불안 · 공황장애와 공포증
상담 워크북

2010년 서울대학교 교육종합연구원의 연구소 지원금에 의한 저작물임.

불안·공황장애와 공포증 상담 워크북

THE ANXIETY & PHOBIA WORKBOOK (4th edition)

Edmund J. Bourne 저 | 김동일 역

학지사

The Anxiety & Phobia Workbook, Fourth Edition
by Edmund J. Bourne, Ph.D.

역자 서문

삶에 절대적인 안전은 없습니다.
힘들더라도 불안과 함께 사는 법을 배우십시오.
당신의 행운을 믿고 그 행운을 불러들이세요.
행운은 함께할 준비가 되어 있는 이에게 은혜를 베풉니다.

-보리스 폰 슈메르체크의 『지금이라도 네 삶을 흔들어라』 중에서

우리의 삶은 언제나 새로운 변화를 맞이하고 그에 대한 적응으로 가득 차 있습니다. 그러므로 불안은 현대사회의 삶에서 피할 수 없는 것입니다. 우리는 일상생활의 많은 상황에서 불안을 경험하고 있습니다. 불안은 신체적으로, 행동적으로 혹은 심리적으로 불편하고 고통스러운 것이지만 위협적인 환경에 적응하기 위하여 꼭 필요한 기본적인 반응입니다. 위험할 수 있는 환경에서 불안한 것은 매우 당연하고 이성적인 것입니다.

그러나 어느 정도의 불안을 넘어서 이러한 경계경보가 너무 예민하거나 수용할 수 있는 범위를 넘어서게 되어 우리에게 도움이 되지 않게 되면, 우리의 몸과 마음에서는 불필요한 생리적 경계 반응과 과도한 긴장이 생겨 회피와 부적응이 나타나게 됩니다. 과도한 불안은 불안장애 및 공포증으로 발전할 수 있습니다.

이 워크북은 일반적인 불안뿐만 아니라 불안장애를 지닌 사람을 위한 것입니다. 이 워크북에 소개된 많은 생각과 방법은 우리의 삶을 보다 균형 있게 유지하도록 도와줄 수 있습니다. 즉, 불안에 따른 긴장과 생리적 반응을 감소시키고, 막연한 회피 행동을 극복하며, 일상생활에서 걱정과 근심을 지속시키는 혼잣말(self-talk)을 대체하여 적극적으로 자신의 문제를 다루도록 도와줄 수 있습니다.

이 워크북의 일부를 발췌하고 수정하여 서울대학교 아동·청소년상담연구실 WITH Lab.(Widen InTellectual Horizon: Education and Counseling for Children-Adolescents with Diverse Needs)의 불안장애상담 워크숍이 구성되었으며, 지금까지 한국상담학회 연차학술대회와 지역 상담학회에서 몇 차례의 워크숍을 진행하였습니다. 이에 워크숍 진행과정에서 수강생들이 제안해 준 피드백에 대한 감사의 뜻과 후속 워크숍 구성에 대한 작업의 일환으로 이 워크북을 정식으로 번역하여 소개하게 되었습니다.

이 워크북을 내놓기까지 많은 분의 도움이 있었습니다. 워크숍과 집단 프로그램에 직접 참여하고 운영해 준 서울대학교 WITH Lab. 가족들, 끝까지 원고 교정을 도와 준 김지연, 허은, 김은정 선생, 워크북을 깔끔하게 만들어 준 학지사 김진환 사장님, 편집부 최임배 상무님, 하시나 선생님에게도 진심으로 고마운 마음을 전합니다. 특히 워크숍에 참여하여 우리에게 귀한 배움의 기회를 제공해 준 현장 교사와 상담사들을 기억하고자 합니다. 마지막으로 이 워크북을 통하여 '불안과 함께' 지내며 적극적으로 행운을 맞이하는 독자 여러분께 깊은 감사를 드립니다.

2010년 11월 관악에서

김 동 일

Powered by WITH Lab.

4판 저자 서문

이 책의 초판이 나온 지 거의 15년이 지났다. 그동안 상담 현장과 책 내용에 많은 변화가 있었다. 1990년대 후반은 두 가지 경향으로 특징지어졌다. 불안장애 분야의 전문화가 고도화되었고, 더불어 불안을 다루는 대안적 방법, 특히 내담자 수준에서의 적극적 탐색이 증가하였다. 고도의 전문화에 따라 공황장애, 광장공포증, 사회공포증, 범불안장애, 강박장애, 외상후 스트레스 장애 등 특정한 불안장애에 대한 좋은 워크북(self-help book)을 구할 수 있게 되었다. 이런 워크북이 불안장애와 그것을 극복하기 위한 주요 접근에 대한 통합적이고 깊이 있는 개요를 제공하고 있지만, 혹시 자신이 가지고 있는 특정 문제에 초점을 둔 책을 보고 싶으면 1장 끝에 제시된 참고문헌 목록을 보라.

대안적 접근에 대한 폭넓은 탐색은 이제 인터넷 검색을 통해 이루어지고 있다. '불안' 이라는 키워드를 사용하면 다양한 종류의 약초(허브)를 찾을 수 있다. 이런 치료제는 검증을 거치지 않았지만 어떤 사람들에게는 도움이 될 수도 있다. 15장에서는 불안을 완화시키기 위해 사용되는 허브와 약제에 대한 종합적인 정보를 찾을 수 있다. 더욱이 많은 사람이 불안에 대한 중재로 복식호흡, 점진적 근육이완법, 혼잣말(self-talk) 대체하기, 노출 등의 표준화된 인지행동 기법과 함께 요가와 명상이 도움이 된다는 것을 인정하고 있다. 명상—또는 마음챙김 훈련(mindfulness training)—은 최근에 불안 치료 접근에 포함되었다. 따라서 이번 판에서 명상에 관한 새로운 장을 추가하였다.

지난 몇 년 동안 불안장애에 대한 신경생물학적 연구가 진보하였다. 뇌에는 두 가지 불안 경로가 있다는 것이 알려져 있다. 뇌의 편도(amygdala)에 의해 중재되는 좀 더 빠른 경로는 우리로 하여금 매우 빨리 위협으로부터 벗어나도록 촉구하고, 전두엽 대뇌피질에 의해 중재되는 좀 더 느린 경로는 몇 천 분의 일 초 정도 더 걸리며 자극이 진짜 위험한 것인지 해석할 수 있게 해 준다. 만약 자극이 가짜인 것으로 드러난 경우, 전두엽 대뇌피질은 편도 활성화를 늦출 수 있다. 공황, 공포증 그리고 범불안장애는 두뇌의 같은 회로의 활성화로 볼 수 있다. 반면, 강박장애(obsessive-compulsive disorder: OCD)는 다른 회로로 볼 수 있다. '두려움/불안 회로'는 시상하부, 해마 그리고 청반과 나란히 연결되어 있는 편도의 중심에 위치해 있다. 'OCD 회로'는 안와전두피질, 시상 그리고 미상핵의 선조체와 관련이 있다. 이 모든 두뇌 구조를 알 필요는 없지만, 중요한 것은 OCD가 다른 불안장애와는 다른 신경 회로를 포함하고 있는 것으로 나타났다는 것이다. 이런 차이는 정신건강 전문가들이 2012년부터 사용하는 『정신장애의 진단 및 통계 편람(*Diagnostic and Statistical Manual of Mental Disorders*)』의 다음 개정판인 DSM-V에 OCD와 OCD 스펙트럼 장애(건강염려증, 신체변형장애와 같은)를 다른 불안장애로부터 분리해서 분류하려고 하는 것에 반영되어 있다.

유전자 또한 차이가 있는 것으로 인식되고 있다. 하나의 특정한 유전자, 즉 7번 염색체의 세로토닌 전달 유전자는 길거나 짧은 형태를 가지고 있다. 짧은 형태를 가지고 태어났다면 긴 형태를 가지고 태어난 사람보다 편도 활성화 수준이 두 배가 될 수 있다. 짧은 형태를 가지면 생활 스트레스 인자에 더 취약하고, 불안이나 기분 장애의 경향성이 높으며, 팍실(Paxil) 또는 졸로프트(Zoloft)와 같은 선택적 세로토닌 재흡수 억제제(SSRI) 약물에 반응성이 낮을 수 있다. 프로이트는 한때 "생물학은 운명이다."라고 말한 적이 있는데 이를 곰곰이 새겨들어야 할 것이다. 이 말의 긍정적인 측면은 미래에는 불안장애에 대한 유전학적 취약성을 아주 초기에 알아낼 수 있어서 부모와 전문가들이 이후에 발달할 수 있는 불안으로 인한 어려움의 위험을 최소화하는 예방 대책을 취할 수 있을 것이라는 것이다.

지난 몇 해 동안 또 무엇이 변하였을까? 테러 위험이 증가함으로써 많은 사람은 결과적으로 불안을 더 많이 느낀다. 불안은 모호하고 불확실하거나 정의가 불명료한 위협, 즉 테러로부터의 위협이 가지고 있는 본성과 같은 위협에 대한 반응으로 나타나는 것으로서 특정 두려움과 구별된다. 이런 위협이 다른 모든 불안의 근원, 즉 현대사회의 속도와 복잡성, 같이 살아가는 기준과 가치에 대한 동의의 결핍, 탈공업화 사회에 의해 촉진된 사회적 고립의 전반적 수준과 더해질 때, 불안은 현대사회에서 삶에 붙박혀 있는 특성이라는 것이 자명하다. 불안은 쉽사리 사라지지 않을 것이다. 그러므로 이 책과 많은 다른 워크북에 대한 요구는 점차 증가할 것이다.

『불안 · 공황장애와 공포증 상담 워크북(*The Anxiety & Phobia Workbook*)』의 이 새로운 개정판은 이전 판과는 다른 특징이 있다.

1장에서 사회공포증과 범불안장애에 대한 섹션은 최신 치료 접근을 반영하기 위해 3판보다 확장되었다.

2장에서 공황 발작, 범불안장애, 강박장애의 생리학적 원인에 대한 섹션은 최근 불안장애의 신경생물학적 연구를 반영하기 위해 개정되었다. 불안과 기분 장애의 기원에서는 세로토닌 전달 유전자의 역할에 대한 연구가 간단히 거론되었다.

이완에 관한 4장에서는 요가와 이완시켜 주는 음악을 어떻게 듣는지에 대한 간략한 섹션을 포함하고 있다. 나의 많은 내담자는 이러한 접근이 깊은 상태의 이완에 도달하는 데 도움이 된다는 것을 발견하였다.

운동에 관한 5장은 다섯 가지 유명한 유산소 운동인 달리기, 수영, 자전거 타기, 에어로빅 그리고 걷기에 대한 자세한 정보를 제공하여 독자가 어떤 형태의 운동을 선택할 것인지 결정하는 데 도움을 줄 수 있다.

6장 '공황발작에 대처하기'에서 증상 유발(내수용기성 노출, interoceptive exposure)에 대한 섹션은 치료자들이 공황장애를 치료하는 데 내수용기성 노출을 널리 사용하고 있다는 사실을 반영하기 위해 갱신되고 확대되었으며 이 장으로 이동되었다. 증상 유발 기술은 적합한 지침이 뒤따른다면 치료자의 도움 없이 자조 기술로 사용될 수 있다. '초기 단계에서 공황을 방지하는 대처 전략' 섹션은 더 쉽게 사용할 수 있도록 재조직하고 능률적으로 만들었으며, '통합하기' 섹션은 끝에 제시하였다.

이전 개정판의 7장과 8장은 새로운 7장 '공포증 돕기: 노출'로 통합되었다. 자료는 몇 가지 방식에서 재조직되었고 개선되었다. '노출을 위한 기본 절차' 섹션은 내담자에게 효과가 있다고 증명된 노출에 대한 변화를 반영하기 위해 다시 쓰였다. '노출 기법을 최대한 활용하기' 섹션 또한 다시 쓰였고 현장에서의 최근 실습을 반영하였다. 새로운 섹션으로 '올바른 태도 유지하기'가 추가되었다. 나는 노출과정에 참여하는 사람의 태도가 매우 중요하다고 믿는다.

영양에 관한 15장(이전의 16장)에서도 몇 가지가 수정되었다. 영양학 분야에서의 최근 경향을 반영하기 위해 '탄수화물에 비해 단백질 섭취량을 늘리기'와 '외식 지침' 섹션이 새로 추가되었다. '낮은 스트레스/불안 식이요법의 지침'에도 식단에서 오메가-3 지방을 증가시키고 트랜스 지방산을 함유하고 있는 음식을 제거하는 지침이 포함되어 있다. 추천하는 식단의 단백질, 탄수화물 그리고 지방의 비율은 최근의 영양학을 반영하여 단백질 30%, 탄수화물 40~50% 그리고 지방 20~30%로 바뀌었다. 카바(kava)와 갈초근 허브에 관한 섹션이 개정되었으며, 카바의 안전성에 관한 논의도 다루고 있다. 마지막으로 트립토판에 관한 섹션이 개정되었고 멜라토닌과 같은 호르몬도 논의되었다.

약물에 관한 17장은 렉사프로(Lexapro)와 가비트릴(Gabitril) 같은 새 약물을 포함시키기 위해 개정되었고, 세르존(Serzone) 약물을 단계적으로 중지시켜 가는 이유가 논의되고 있다. 17장의 마지막 섹션은 어떻게 벤조디아제핀 약물을 점점 줄이는지에 대한 구체적인 정보를 제공하고 있다. 벤조디아제핀의 중단과 관련된 문제는 현대 미국과 유럽의 많은 사람에게 큰 관심사다. 팍실과 인터넷에서 판매되는 불법 약물 중단에 관한 추가적인 자료도 있다.

이 개정판에는 완전히 새로운 두 개의 장이 추가되었다. 불안을 유발할 수 있는 건강 상태에 관한 16장은 불안장애(기분장애뿐만 아니라)를 악화시키는 여덟 가지 다른 상태를 제시한다. 대체로 상담자들은 인지행동 중재에만 초점을 두고 있어서 상담과정을 방해할 수 있는 내담자의 상태를 간과할 수 있다. 주의해야 할 내담자 상태로는 부신 소모, 갑상선 불균형, 칸디다증(candidiasis), 일반적인 신체 독소, 월경전 증후군, 갱년기 장애, 계절성 정서장애 그리고 불면증이 있다. 독자에게 친숙할 수도 있는 이런 증상은 불안(그리고/또는 우울) 관련 문제를 악화시킬 수 있다. 따라서 상담자와 불안장애로 고통받는 사람들 모두 이런 상태를 잘 인식하고 어떻게 그것을 다룰 수 있는지에 대해 알고 있을 필요가 있다.

명상에 관한 18장도 새롭게 추가된 장이다. 지난 5년 동안 명상(상담자와 연구자는 '마음챙김 훈련' 이라고도 부름)은 불안장애를 다루는 대중적인 접근법이 되었다. 명상 훈련은 명상과정 자체와 일상생활에서 좀 더 현재 중심적이 되고 무엇이 다가오든 그대로 받아들이는 것을 훈련하는 것이다. 단순히 당신의 경험을 판단 없이 목격하고 관찰하는 훈련만으로도 불안과 관련된 어려움을 감소시키는 데 상당한 도움이 될 수 있다. 시간이 흐르면서 명상을 하는 사람은 두려운 생각에 사로잡히기보다는 두려운 감정을 촉발하는 두려운 생각으로부터 거리를 둘 수 있게 된다. 최근 연구에서는 규칙적인 명상 훈련이 범불안장애를 치료하는 데, 그리고 우울증으로 고통받은 사람들의 재발을 방지하는 데 도움이 된다고 하였다. 앞으로 몇 년에 걸쳐 명상 훈련은 약학과 생리학의 두 분야에서 점차 주류가 될 것으로 보인다.

이 책이 세계 많은 곳의 수많은 사람에게 도움이 되었다는 것에 감사한다. 이 책은 불안장애에 대해 잘 모르는 사람들에게 출발점이 될 것이다. 아울러 개인 또는 집단 상담에 참여하는 상담자와 내담자에게는 상담 틀로서 활용될 수 있을 것이다. 당신은 19장에서 자신을 돕는 데 필요한 자원을 찾을 수 있을 것이다.

나는 당신이 진정한 노력을 통해 불안을 극복할 수 있기를 바란다. 오늘날에는 이용 가능한 많은 도움이 있다. 자신의 문제에 대해 지속적으로 진정성을 가지고 극복하고자 하면 당신은 삶을 더욱 평화롭게 살 수 있는 방법을 발견할 것이다.

Edmund J. Bourne

서 론

국립정신건강연구소(National Institute of Mental Health)에서 실시한 연구는 불안장애가 미국 여성의 정신건강 문제 중 첫 번째로 많으며 남성에게는 알코올과 약물중독에 이어 두 번째로 많다고 밝혔다. 미국 인구의 대략 15%가 공황 발작, 공포증 또는 다른 불안장애로부터 고통받고 있고, 성인 인구의 약 1/4은 인생의 특정 지점에서 불안장애로 고통받는다고 한다. 하지만 그들 중 소수의 사람만이 치료를 받고 있다. 1990년대에 이르러서는 공포와 불안이 유행하는 수준으로까지 번졌다. 이러한 경향은 새로운 세기가 시작된 지 10년이 지나도록 계속되었으며, 심지어 테러와 경제적 불안정이라는 새로운 불확실성의 물결로 더욱 심해지고 있다.

왜 공황, 공포증 그리고 불안의 문제가 이렇게 널리 퍼진 것일까? 불안장애는 오랫동안 축적된 스트레스의 결과라는 것이 나의 생각이다. 개인이 공황 발작, 공포증 또는 강박증을 발전시키는 데는 분명 영향을 주는 수많은 요인이 있다. 하지만 나는 스트레스가 중요한 역할을 한다고 믿는다. 현대 서구사회에서 살아가는 사람들은 과거의 사람들보다 더 많은 스트레스를 경험하고 있는데, 불안장애의 증가를 설명해 주는 것이 바로 스트레스다. 인간은 항상 스트레스를 유발하는 사회 활동적 상황(전쟁, 기근, 질병, 경제 불황 등)에 대처해야 한다고 반박할 수는 있지만, 예전보다 전체적인 스트레스 수준이 높은 것에는 다음과 같은 이유를 들 수 있다.

우선 지난 30년 동안 우리의 환경과 사회적 수준은 지난 300년 간의 변화보다 더 많이 변해 왔다. 현대사회의 급속한 변화 — 그리고 빠른 속도의 기술 변화 — 는 사람들로 하여금 이런 변화에 적응하기 어렵게 만들었다.

이런 상황에 더하여, 그동안 외부적으로 합의되었던 기준과 가치(전통적으로 사회와 종교에 의해 규정된)는 그 의미가 퇴색되었고, 이에 현대인은 더욱 고군분투하게 되었다. 대중매체에서 제시되는 비일관적인 세계관과 기준에 직면하면서, 사람들은 자신의 의미와 도덕적 질서를 구축할 책임을 져야 한다. 더구나 테러의 위협, 경제적 불확실성, 증가하는 지구환경의 파괴와 같은 외부 요인도 미래를 불안정하고 불확실하게 만든다.

이런 요인으로 인해 많은 사람은 현대사회를 살아가면서 안정성이나 일관성을 경험하기 어렵다. 불안장애는 중독 장애, 우울증 그리고 발병률이 증가하고 있는 다른 퇴행성 장애와 마찬가지로 스트레스에 대처할 수 있는 능력의 저하로 나타난 결과다.

지난 20년 동안 불안장애에 관한 좋은 책이 많이 출판되었다. 대부분의 책은 기본적으로 설명 중심적이다. 그중 몇몇은 치료방법에 대해 이야기하면서 실제적인 회복 전략을 제안하고 있지만, 주요 초점은 독자에게 불안장애에 대한 기본적인 이해를 제공하는 것이었다.

이 워크북은 공황, 불안 그리고 공포증과 관련된 문제를 극복하는 데 필요한 구체적인 기술을 설명하고 이런 기술을 습득하기 위한 단계별 절차와 훈련을 제공하기 위하여 집필되었다. 약간의 설명적인 자료도 포함되어 있지만, 이 책을 워크북이라 부를 수 있는 이유는 대처 전략과 기술에 초점을 두고 있기 때문이다.

이 워크북에서 완전히 새로운 것은 거의 없다. 이완, 운동, 공황 발작에 대처하는 기술, 노출, 감정을 확인하고 표현하기, 자기주장하기, 자존감, 영양, 약물 그리고 명상에 관한 장은 각 장의 끝에 제시된 참고문헌에서 훨씬 더 구체적으로 다루고 있는 개념들을 요약하고 있다. 나의 바람은 불안 관련 문제를 극복하는 데 필수적인 모든 범위의 전략을 한 권의 책에 정의하고자 하는 것이었다. 당신이 자신의 회복 프로그램에 이러한 전략을 통합시켜 나갈수록 당신은 더 효율적이고 더 빠르게 진보할 것이다.

이 워크북의 접근은 다분히 전체론적(holistic)이다. 이 책은 삶의 많은 측면, 즉 신체, 행동, 정서, 마음, 대인관계, 자존감, 영성 등에 영향을 줄 수 있는 중재를 제시한다. 공황과 공포증에 대한 이전의 접근들은 행동적 · 인지적(또는 정신적) 전략을 강조해 왔다. 나는 이런 전략이 매우 중요하다고 보며, 여전히 공황 발작, 공포증, 범불안 또는 강박장애를 치료하는 어떤 성공적인 프로그램에서든 그 중심을 구성한다고 믿는다. 이런 접근은 4장에서 다룬다. 6장은 공황 발작을 다루는 데 있어 중요한 개념과 대처 전략을 제안한다. 7장은 광장공포증, 사회공포증 또는 다른 특정 공포증에서 회복하기 위한 어떤 프로그램에서도 꼭 필요한 노출과 심상 둔감화의 절차를 상세하게 설명하고 있다. 8장과 9장에서는 불안을 영속시킴으로써 도움이 되지 않는 '혼잣말

(self-talk)'과 비합리적 신념에 하루 단위로 맞서는 방법을 제시하고 있다.

나는 나 자신의 훈련을 통해 이완과 개인적 웰빙이 또한 중요하다는 것을 배웠다. 앞서 언급했듯이, 불안장애는 장기간 축적된 스트레스의 결과로 발달하게 된다. 불안장애를 가진 대부분의 사람이 만성적인 생리적 과잉각성 상태의 경향이 있는 것은 잘 알려진 사실이다. 나는 회복이 더 이완되고 균형 잡혀 있으며 건강한 접근을 촉진하는 생활방식의 변화를 삶에 받아들이는 것에 달려 있다고 믿는다. 요약하면, 이러한 변화는 당신의 '신체적 웰빙' 수준을 업그레이드시켜 주는 생활방식의 변화다. 이완, 운동 그리고 영양에 관한 장에서 제시된 전략과 기술들은 이 워크북 전반에 걸쳐 제시된 다른 기술들이 놓일 수 있는 필수적인 기본 바탕을 구성한다. 예를 들어, 당신이 처음에 어떻게 효과적으로 깊은 이완 상태로 들어갈 수 있는지 배웠다면 노출을 실행하는 것은 훨씬 쉬울 것이다. 또한 당신이 신체적으로 건강하고 이완됐다고 느낄 때는 비생산적인 혼잣말을 확인하고 바꾸는 것이 더 쉽게 느껴질 것이다. 긍정적인 혼잣말 습관을 배우는 것이 당신을 기분 좋게 느끼도록 돕는 것처럼, 적합한 이완, 운동, 영양을 통해 당신의 신체적 웰빙을 향상시키는 것도 당신의 비생산적인 태도와 혼잣말을 하는 경향을 감소시켜 줄 것이다. 요컨대, 당신은 기분 좋게 느낄 때 생각도 잘할 것이다.

스펙트럼의 반대편에서 나는 삶에서 방향이나 목적에 대한 감각이 부족한 사람들이 불안장애에 더 취약하다는 것을 발견했다. 공황 발작과 광장공포증 — 특히 무언가에 갇히거나 탈출할 수 없음에 대한 두려움의 경우 — 은 '갈 곳이 없음' 또는 삶에서 '꽉 막혀 버림'과 같은 느낌을 상징할 수 있다. 현대사회의 복잡성과 외부적으로 제시된 가치체계의 부족 때문에 일반적으로 사람들은 삶의 의미와 방향에 대해 혼란스러움과 불확실성을 느낀다. 당신은 영성을 양성해 주는 적합하고 더 큰 개념의 목적과 결합할수록 불안과 관련된 문제를 없애는 데 도움이 될 수 있는 개념을 얻을 수 있다. 이것은 아마 불안장애를 비롯한 다른 대부분의 행동장애를 다루는 데 있어서도 언급되어야 할 중요한 부분이다(19장 참조).

요약하면, 나는 이 워크북에서 제시된 모든 접근을 통합하는 전체론적인 모델의 필요성에 대해서 믿고 있다. 불안장애로부터의 회복은 삶의 모든 측면에 대한 중재에 달려 있다.

이 워크북에 제시된 기술들을 성공적으로 활용하기 위해서는 헌신과 동기화가 되어야 할 것이다. 만약 당신이 자기 동기화되어 있고 훈련되어 있다면 스스로 회복을 유지하는 것이 가능하다고 속단할 수도 있다. 그렇지만 나는 이렇게 혼자서 진행하는 회복 프로그램이 불안장애를 다루는 데 더 좋다고 보지 않는다. 많은 사람이 불안장애의 치료에서 전문가인 상담자와의 작업과 함께 이 워크북을 사용하기를 바란다. 상담자는 전체적인 체계와 지지를 제공할 수 있고, 이 워크북의 개념과 전략을 당신의 개인적 상황에 맞도록 조정하는 것을 도울 수 있다. 지지집단 또는 치료집단(특히 광장공포증과 사회공포증)은 매우 도움이 될 수 있다. 집단상담은 치료에 필요한 기술을 배우고자 하는 당신의 열정을 유지하고 북돋아 줄 수 있다. 많은 사람이 집단상담이 제공하는 통찰과 지지를 통해 도움을 받고 있다.

궁극적으로 당신은 자신에게 가장 좋은 방법을 선택해야 한다. 만약 문제에 대해서 외부의 도움을 바란다면 불안장애 전문가와 연락을 취할 수 있다. 미국과 캐나다에서 활동하는 이런 전문가 목록은 미국불안장애협회(Anxiety Disorder Association of America: ADAA)에서 제공하고 있으며, 웹사이트를 방문해서 도시와 우편번호를 입력하면 된다. ADAA는 불안장애 지지집단 목록도 제공하고 있다.

이 워크북에서 제시한 전략과 운동을 통해 공황, 공포증 또는 불안과 관련된 문제를 극복하는 것이 가능하다. 또한 당신이 원한다면 상담자나 집단상담 프로그램과 함께 진행하는 자료로 이 책을 활용할 것을 적극 권장한다.

차 례

- 역자 서문 / 5
- 4판 저자 서문 / 7
- 서 론 / 13

제1장 불안장애 23

불안은 무엇인가 • 24
불안 대 불안장애 • 27
공황장애 • 28
광장공포증 • 30
사회공포증 • 34
특정 공포증 • 36
범불안장애 • 40
강박장애 • 43
외상후 스트레스 장애 • 46
DSM-IV에 있는 다른 불안장애 • 49
불안장애의 동시 발생 • 55

제2장 불안장애의 주요 원인 59

장기적, 기질적 원인 • 63
생물학적 원인 • 71
단기적, 촉발적 원인 • 80
유지 요인 • 83

제3장 회복: 종합적 접근 93

신체적 수준 • 94
감정적 수준 • 95
행동적 수준 • 96
정신적 수준 • 96
대인관계적 수준 • 97
'전체적 자아' 수준(자존감) • 98
존재적-영적 수준 • 98
종합적 회복 프로그램의 네 가지 사례 • 99
당신 자신의 회복 프로그램 개발하기 • 114
당신의 회복 프로그램을 수행하기 위한 필수 요인 • 115

제4장 이 완 125
복식호흡 • 127
점진적 근육이완 • 132
평온한 장면 상상하기 • 138
명 상 • 140
요 가 • 141
조용한 음악 • 142
깊은 이완으로 인도하는 일일 프로그램에서 나타날 수 있는 일반적인 장애물 • 142
쉬는 시간과 시간 관리 • 144

제5장 신체 운동 155
건강하지 못한 증상 • 156
당신의 건강 수준 • 157
건강 프로그램을 할 준비가 되었는가 • 158
운동 프로그램을 선택하기 • 159
시작하기 • 164
운동의 불안 감소 효과를 최대한 활용하기 • 166
운동 프로그램 실행에 장애물로 작용하는 요인 • 167

제6장 공황 발작에 대처하기 173
위험 줄이기 • 174
신체 증상과 파국적 사고의 연결 끊기 • 180
공황과 싸우지 않기 • 191
대처 진술 • 192
공황 발작의 전례를 탐색하라 • 193
공황의 초기 증상을 분별하는 법 배우기 • 196
초기 단계에서 공황을 방지하는 대처 전략 • 197
불안의 신체 감각에 반응하는 것보다 관찰하는 것을 학습하기 • 203
공황이 4수준을 넘어설 때 하는 것 • 203
통합하기 • 204
당신의 상태에 대해 공유하기 • 205

제7장 공포증 돕기: 노출 211
실생활 둔감화 연습방법 • 213
노출을 위한 기본 절차 • 221
노출 기법을 최대한 활용하기 • 223
올바른 태도 유지하기 • 229

성공을 촉진시키거나 지연시키는 요인 • 231
노출치료 동안 대처 진술 사용하기 • 234
지지자를 위한 지침 • 237
언제 약물치료가 유용한가 • 242
상상 둔감화 • 243
상상 둔감화를 최대한 이용하기 • 246

제8장 혼잣말 249
불안과 혼잣말 • 250
혼잣말의 몇 가지 기본 사항 • 251
부정적인 혼잣말의 유형 • 252
부정적인 혼잣말에 반박하기 • 258
긍정적인 반박 진술문을 적기 위한 규칙 • 265
반박 진술문을 작업하기 • 266
구체적인 두려움과 공포를 지속시키는 혼잣말을 변화시키기 • 267
다른 형태의 왜곡된 사고(인지 왜곡) • 276
혼잣말을 구체화하고 반박하기 위한 일반적 지침 • 285
부정적 혼잣말 중단시키기: 간단한 단계 • 291

제9장 비합리적 신념 295
비합리적 신념의 예시 • 297
비합리적 신념에 반박하기 • 302
비합리적 신념에 도전하는 다섯 가지 질문 • 303
확언을 구성하는 지침 • 308
확언을 사용하는 방법 • 309
확언의 힘 증가시키기 • 311
확언의 예시 • 312

제10장 불안을 지속시키는 성격 유형 317
불안 유발 특성의 유래 • 318
완벽주의 • 318
인정받는 것에 대한 과도한 욕구 • 322
스트레스가 유발하는 신체적 · 심리적 증상을 무시하려는 경향 • 327
통제에 대한 과도한 욕구 • 332

제11장 심상기법 337
효과적인 심상기법 지침 • 339
불안을 경감시키는 심상기법 • 341
공포증을 극복하기 • 349

제12장 감정 표현하기 353
감정에 대한 몇 가지 사실 • 354
공포증과 불안장애를 가진 사람이 자신의 감정을 억누르는 경향을 지니는 이유 • 356
감정을 정의하고 표현하며 의사소통하기 • 357
감정을 정의하기 • 358
감정을 표현하기 • 361
분노 다루기 • 365
감정에 대해 다른 사람과 의사소통하기 • 369
감정 뒤에 있는 욕구를 찾기 • 372
자기평가 • 373
연 습 • 374

제13장 자기주장하기 377
대안적인 행동 유형 • 378
주장하기를 배우기 • 380
비언어적으로 주장하는 행동을 발달시키기 • 384
당신의 기본권을 인식하고 연습하기 • 384
당신의 고유한 감정, 요구, 바람을 인식하기 • 386
주장적인 반응을 연습하기 • 386
그 자리에서 자기주장하기 • 396
'아니요' 라고 말하는 법 배우기 • 401

제14장 자존감 407
자존감을 기르는 방법 • 408
1부: 당신 스스로를 돌보기 • 410
2부: 지지와 친밀감을 개발하기 • 426
3부: 자존감을 위한 다른 방법 • 431

제15장 영 양 449
불안을 일으키는 것 • 450
스트레스를 주는 식습관 • 454
설탕, 저혈당증 및 불안 • 455
음식 알레르기와 불안 • 459
채식주의 식단으로 옮겨가기 • 461
탄수화물에 비해 단백질 섭취량을 늘리기 • 463
외식 지침 • 464
요약: 낮은 스트레스/불안 식이요법의 지침 • 465
불안 감소를 위한 건강보조식품 • 467

제16장 불안을 유발할수 있는 건강 상태 485
부신 소모 • 486
갑상선 불균형 • 489
칸디다증 • 492
신체 독소 • 496
월경전증후군 • 499
폐경기 • 502
계절성 정서장애 • 505
불면증 • 509

제17장 불안을 다루는 약물 523
언제 약물이 유용한가 • 524
불안장애 치료를 위한 약물의 종류 • 527
약물치료에 대한 결정 시 고려해야 할 점 • 538
약물 복용 기간에 관한 문제 • 542
약물치료를 그만두기 • 544
의사와 작업하기 • 546
결 론 • 546
천연 약물의 사용 • 547

제18장 명 상 551
명상의 장점 • 553
명상의 종류 • 555
명상 배우기 • 557
명상 연습 • 566
명상 연습의 유지 • 573
명상과 연민 • 576
명상과 약물 • 577
결 론 • 578

제19장 개인의 고유한 의미(실존적 의미)에 대하여 581
당신의 고유한 목적 찾기 • 583
영 성 • 585
영성과 관련된 신념의 변화 • 589
연습 1: 영성과 당신의 상태에 관한 관점 • 598
연습 2: 초월적 존재와의 만남 • 599
영적 삶의 개발을 위한 선택 사항 • 600
마지막 경고 • 601

■ 찾아보기 • 603

CHAPTER 01 불안장애

수잔은 거의 매일 밤에 잠든 후 두 시간이 지나면 목이 긴장되고, 빠른 심장박동과 어지러움을 느끼며, 심한 열이 나면서 갑자기 깨어난다. 전신이 심하게 떨리지만 그 이유를 모른다. 자신을 파악하기 위해서 여러 날 동안 밤에 깨어나서 거실을 거닐었던 그녀는 혹시 심장에 문제가 있는 것은 아닌지 확인하기 위해서 병원에 갔다.

신디는 공공장소에 있을 때마다 수잔과 비슷한 발작을 일으켜 왔다. 그녀는 자신에 대한 통제력을 잃는 것을 두려워할 뿐만 아니라 그런 일이 일어났을 때 다른 사람들이 그녀를 어떻게 생각할지 무서워한다. 최근에 그녀는 근처에 있는 편의점을 제외하고, 남자친구가 동행하지 않는 한 다른 상점에 가는 것을 피해 왔다. 데이트하는 중에도 레스토랑과 극장은 피했다. 지금 그녀는 자신의 일을 해 나갈 수 있을지 의심하고 있다. 그녀는 억지로 출근을 해 왔지만, 직장 동료와 함께 있으면 자신을 통제할 수 없을지도 모른다는 두려움을 갖기 시작했다. 갑자기 그녀는 떠나야 한다고 느꼈다.

스티브는 소프트웨어 기술자로서 책임자의 위치에 있지만 조직에 기여하는 자신의 능력 부족 때문에 승진할 수 없을 것이라고 느낀다. 회의 중에 의견을 제안하는 것은 그가 감당하기에는 너무 벅찬 일이다. 어제 상사는 그에게 큰 프로젝트에서 그가 맡은 업무에 관한 발표를 할 수 있는지 물었다. 스티브는 극도로 긴장했고, 아무 말도 할 수 없었다. 그는 상사에게 발표에 대해서 다음 날 알려 주겠다고 더듬거리며 말하고는 방을 나갔다. 개인적으로 그는 사직에 대해서 생각했다.

마이크는 몇 달 동안 심지어 아내뿐만 아니라 다른 누구에게도 말할 수 없는 특이한 두려움으로 인해 매우 당황해하고 있다. 운전하고 있는 동안, 그는 자신이 동물이나 사람을 쳤을지도 모른다는 두려움에 종종 사로잡힌다. 비록 그러한 일이 벌어졌다는 것을 알려 주는 '쿵' 소리가 없지만, 그는 유턴을 해야 한다는 강박적인 생각을 하면서 확실히 하기 위해 운전해 온 도로를 되돌아간다. 실제로 그는 최근에 누군가를 친 것 같은 강박증이 너무 심해져서, 아무것도 일어나지 않았다는 것을 스스로 확신하기 위해서 지나온 도로를 서너 차례나 되돌아간다. 마이크는 영리하고 일에 있어서 성공적이고 전문적이지만 자꾸 확인하려고 하는 이런 충동으로 인해 큰 굴욕감을 느낀다. 그는 자신이 미쳐 가는 것이 아닌지 불안해하고 있다.

수잔, 신디, 스티브 그리고 마이크는 모두 불안에 직면해 있다. 그러나 그것은 보통의 불안이 아니다. 그들의 불안은 두 가지 근본적인 면에서 '정상적인' 불안과 다르다. 첫째, 그들의 불안은 통제를 벗어났다. 각각의 경우에서 개인들은 일어나고 있는 것을 통제하는 것에 무기력하다. 이런 무기력함의 감각은 차례로 더 많은 불안을 일으킨다. 둘째, 불안은 그들의 삶이 정상적으로 기능하는 것을 방해한다. 수잔은 수면을 방해받았다. 신디와 스티브는 직업을 잃을지도 모른다. 그리고 마이크는 효과적이고 적절한 방식으로 운전하는 능력을 상실했다.

수잔, 신디, 스티브 그리고 마이크는 불안장애의 네 가지 다른 유형을 보여 준다. 그것은 공황장애, 광장공포증, 사회공포증 그리고 강박장애다. 이 장에서는 각각의 구체적인 불안장애의 특징에 대해 자세히 기술할 것이다. 그러나 먼저 당신이 그것들 전체의 공통적인 주제를 고려해 보기를 원한다. 불안 자체의 본질은 무엇인가?

불안은 무엇인가

불안이 무엇인지와 무엇이 불안이 아닌지를 살펴보는 것은 불안의 본질에 대해서 더 잘 이해하게 해 준다. 예를 들면, 불안은 여러 가지 면에서 두려움과 구분될 수 있다. 당신이 두려울 때, 그 두려움은 대개 일부 구체적인 외적 대상이나 상황을 향한다. 당신이 두려워하는 사건은 대개 가능성의 범주 안에 있다. 당신은 아마 마감 기한을 맞추지 못하는 것, 시험에 떨어지는 것, 청구서를 납부하지 못하는 것, 당신이 기쁘게 하고자 하는 대상으로부터 거절당하는 것을 두려워할지도 모른다. 반면, 당신은 불안을 경험할 때 자신이 걱정하고 있는 것이 무엇인지 종종 구체화할 수 없다. 불안의 초점은 외적이기보다는 내적이다. 그것은 애매하고, 떨어져 있으며, 심지어 인식되지 않는 불안에 대한 반응인 것처럼 보인다. 당신은 당신 자신이나 상황을 제어할 수 없는 것에 대해서 걱정할지도 모른다. 또는 '일어나고 있는 나쁜 것' 에 대해서 막연한 불안을 느끼고 있을지도 모른다.

불안은 당신 전체에 영향을 미친다. 급작스럽게 생리학적, 행동적, 심리적 반응이 나타난다. 생리학적 수준에서 불안은 빠른 심장박동, 근육 긴장, 메스꺼움, 건조한 입, 땀 흘리기와 같은 신체적 반응을 포함한다. 그것은 행동적 수준에서 활동하고, 자신을 표현하며, 날마다의 어떤 상황에 대처하는 것을 방해한다. 심리적으로 불안은 걱정과 불편함의 주관적인 상태다. 대부분은 극도의 불안한 상태에서 자신으로부터 분리되고, 심지어 죽거나 미치는 것을 두려워하게 된다.

불안이 생리학적, 행동적, 심리적 수준에서 당신에게 영향을 미친다는 사실은 회복의 과정에 중요한 시사점을 준다. 불안장애의 회복 프로그램은 다음의 3단계로 개입을 한다.

❶ 생리적 반응을 감소시킨다.
❷ 회피 행동을 제거한다.
❸ 걱정과 근심의 상태를 지속시키는 주관적인 혼잣말(self-talk)을 변화시킨다.

불안은 여러 가지 형태와 여러 수준의 강도로 나타난다. 그것은 불편함에 대한 단순한 가책으로부터 오는 쓰라림에서부터 혼미, 공포로 특징지을 수 있는 완전한 공황발작까지로 분류할 수 있다. 특정한 상황과 연결되지 않고 뜻밖에 오는 불안은 '막연한 불안' 이라고 불리고, 심각한 경우에는 '무의식적인 공황 발작' 이라고 불린다. 막연한 불안과 무의식적인 공황 발작 사이의 차이점은 당신이 다음의 증상들 중에서 4개 이상의 증상을 동시에 느끼는지 아닌지에 의해서 정의될 수 있다.

- 호흡 부족
- 심계항진(빠르고 불규칙한 심장박동)
- 떨림과 전율
- 땀 흘림
- 숨막힘
- 메스꺼움과 복통
- 마비
- 어지러움과 부동성
- 분리를 느끼는 것과 자신으로부터 멀어지는 것
- 오한 또는 화끈 달아오름
- 죽음에 대한 두려움
- 미치는 것과 제어할 수 없게 되는 것에 대한 두려움

만약 당신의 불안이 '단지' 구체적인 상황에 대한 반응으로만 일어난다면, 그것은 '상황적인 불안' 또는 '공포증적인 불안'이라고 불린다. 상황적인 불안은 부조화를 이루거나 비현실적이라는 점에서 일상의 두려움과 다르다. 만약 당신이 고속도로를 운전하는 것, 병원에 가는 것, 배우자를 마주 대하는 것에 대해서 지나치게 걱정한다면 충분히 상황적인 불안이 된다. 상황적인 불안은 당신이 실제로 상황을 '피하기' 시작하면, 즉 당신이 고속도로에서 운전하는 것, 병원에 가는 것, 배우자를 마주 대하는 것을 회피하면 공포증적이 된다. 다시 말하면, 공포증적인 불안은 상황의 지속적인 회피를 포함하는 상황적인 불안이다.

종종 불안은 단지 특정한 상황을 생각함으로써 발생하기도 한다. 당신이 당신의 공포증적인 상황 중 하나에 직면할 때 또는 직면해야 한다면, 그리고 무엇이 일어날지에 대해서 고통을 느낀다면 '예기 불안'이라고 불리는 것을 경험하고 있는 것이다. 약할 경우에 예기 불안은 일상적인 '걱정'과 구분할 수 없다. 그러나 때때로 예기 불안은 '예기 공황'이라고 불릴 정도로 매우 심해진다.

자발적인 불안과 예기 불안(또는 공황) 사이에는 중요한 차이점이 있다. 무의식적인 불안은 갑자기 나타나는 경향이 있으며, 높은 수준까지 매우 빠르게 치솟고는 점차적으로 가라앉는다. 이때 불안의 최고점은 대개 5분 안에 도달하며, 1시간 이상 동안에 점점 줄어들게 된다. 반면에 예기 불안은 위협적인 상황에 직면하는 것—또는 단순

히 그것에 대해서 생각하는 것—에 대한 반응으로서 점차적으로 형성되는 경향이 있으며, 그 후에는 빠르게 감소한다. 당신은 아마 무엇인가에 대해서 1시간 이상 동안 '격분하고 있는 당신 자신을 걱정' 할지도 모르며, 다른 무엇인가가 당신의 마음을 차지하게 되면서부터 그 걱정은 없어질 것이다.

불안 대 불안장애

불안(anxiety)은 현대사회의 삶에서 피할 수 없는 부분이다. 일상에서 다가오는 많은 상황에서 불안으로 반응하는 것은 '적절하고 이성적' 임을 깨닫는 것이 중요하다. 만약 당신이 상실이나 실패의 가능성과 관련된 일상의 도전에 대한 반응에서 '어떠한' 불안도 느끼지 못했다면 무언가가 잘못되었을 것이다. 이 책은 일상적이고 정상적인 불안 반응을 경험하는 누군가에게(다시 말하면, 모두에게) 유용할 수 있다. 또한 이 책은 구체적인 불안장애에 대처하고 있는 사람들을 대상으로 하고 있다. 운동, 호흡 기술, 이완, 유익하고 영양이 되는 습관들을 당신의 일상생활에 통합하는 것—혼잣말, 잘못된 믿음, 감정, 단정, 자존감뿐만 아니라—은 당신이 다루어야 할 불안의 본질과 정도에 상관없이 당신의 삶을 좀 더 균형 있고 덜 불안하게 만드는 데 기여할 수 있다.

불안장애(anxiety disorder)는 ① 더 강하고(예: 공황 발작), ② 더 오래 지속되며(고통스러운 상황이 사라진 후에도 여러 달 동안 지속되는 불안), ③ 당신의 삶을 방해하는 공포를 야기한다는 점에서 일상적이고 정상적인 불안과 구분된다.

구체적인 불안장애를 진단하는 기준은 미국정신의학회(American Psychiatric Association)가 제안하고, 정신건강 전문가들이 사용하는 진단 매뉴얼, 즉 『정신장애의 진단 및 통계 편람 제4판(DSM-IV)』에 열거되어 있다. 다양한 불안장애에 수반되는 사항은 DSM-IV 기준에 근거하고 있다. 이 장의 마지막에 '자가 진단 질문지' 가 제시되어 있다. 이 책은 당신의 구체적인 불안장애나 증상이 DSM-IV에 맞지 않아도 도움을 줄 수 있다. 그러나 당신의 반응이 진단적인 분류의 한 가지 준거에 완벽하게 맞더라도 과도하게 걱정하지 말라. 대략 미국에서 15% 정도의 사람들이 이러한 부류에 속한다.

공황장애

공황장애(panic disorder)는 특정한 이유 없이 '뜻밖에' 일어나는 격렬한 걱정과 강한 두려움의 갑작스러운 에피소드들로 특징지을 수 있다. 강한 공황은 대개 몇 분 이상 지속되지만, 드문 경우에는 2시간 이상 감정의 고조가 나타난다. 공황 동안에는 다음의 증상이 나타날 수 있다.

- 호흡 부족과 질식의 느낌
- 심계항진: 심장이 고동치는 것 또는 심장박동의 가속화
- 어지러움, 부동성, 실신
- 떨림과 전율
- 질식의 느낌
- 땀 흘림
- 메스꺼움과 복통
- 비현실성의 느낌: 마치 '그곳에 없는' 것처럼(비인격화)
- 마비, 손과 발이 따끔거림
- 오한 또는 화끈 달아오름
- 가슴의 고통과 불안
- 미치는 것과 제어할 수 없게 되는 것에 대한 두려움
- 죽음에 대한 두려움

이러한 증상들 중에서 적어도 4개에 해당된다면 완전한 공황 발작이다. 그리고 2~3개의 증상을 지니는 것은 '제한된 증상 발작'으로 언급된다. 만약 당신이 ① 2개 이상의 공황 발작을 가졌고, ② 그 가운데 적어도 하나는 다른 공황 발작을 가지는 것에 대한 지속적인 걱정이 한 달 정도 수반되거나 다른 공황 발작을 가진 것의 암시 가능성에 대한 걱정이 수반되면, 당신의 증상은 공황장애로 진단된다. 공황장애 자체로는 다른 공포증을 포함하지 않는다는 것을 인식하는 것이 중요하다. 공황은 당신이 생각하거나 접근하거나 또는 실제로 공포증적인 상황에 들어가기 때문에 발생하는 것이 아니다. 대신 공황은 명백한 이유 없이 무의식적으로 그리고 예상치 못하게 발생한

다. 또한 공황 발작은 약물의 생리학적인 영향이나 의학적인 조건 때문이 아니다.

당신은 아마 다른 공황 발작을 다시 경험하는 것 없이 또는 다른 공황 발작을 여러 해 동안 경험하는 것 없이 2~3개의 공황 발작을 가질지도 모른다. 또는 공황으로부터 자유로운 기간에 여러 개의 공황 발작을 가지거나 한 달 또는 두 달 후에 순환적 공황을 경험할 수도 있다. 때때로 초기의 공황 발작은 당신이 치료를 받기까지 매주 두 세 번 반복되는 순환적 발작으로 일어나기도 한다. 이러한 모든 경우 다른 공황 발작에 대한 두려움에 초점을 맞추면서 공황 발작들 사이에서 예기 불안이 발전하는 경향이 있다. 다른 공황 발작을 일으키는 것에 대한 이러한 걱정은 공황장애의 특징 중 하나다.

당신이 공황장애 때문에 고통스럽다면 여러 증상에 매우 놀랄 것이며, 의학적인 원인을 찾기 위해서 의사와 상담을 할지도 모른다. 심계항진과 불규칙적인 심장박동은 대부분의 경우에 정상적인 것으로 나타나는 EKG나 다른 심장병 검사들로 이끌지도 모른다. (때때로 승모판 탈출증, 심장 양성의 부정맥은 공황장애와 공존할지도 모른다.) 다행히도 내과 의사 수가 증가하면서 공황장애에 대해 어느 정도 지식을 갖게 되었고, 공황장애를 순전히 신체적인 병과 구분할 수 있게 되었다.

공황장애의 진단은 오직 가능한 의학적 원인들—저혈당증, 갑상선 항진증, 카페인 과민 반응, 알코올 · 안정제 · 진정제 등의 중단—을 배제한 후에 이루어진다. 공황장애의 원인은 유전, 뇌에서의 화학적인 불균형 그리고 개인적인 스트레스의 결합과 관련이 있다. 갑작스러운 상실이나 주요한 삶의 변화는 공황 발작의 발생을 촉진할 수도 있다.

사람들은 후기 청소년기나 20대에 공황 발작을 보이는 경향이 있다. 대부분의 경우, 공황은 광장공포증(다음 섹션에서 설명되는)의 발달에 의해서 복잡해진다. 인구의 1~2%는 '순수한' 공황장애를 지니고 있고, 5% 정도, 즉 20명 중 1명은 광장공포증에 의해서 복잡해진 공황장애 때문에 고통을 겪는다.

최근의 치료

다음의 전략은 모두 공황장애를 치료하는 최신식 치료방법으로 간주된다.

• 이완 훈련: 날마다 복식호흡과 깊은 근육이완의 형태(점진적 근육이완과 같은)를

훈련하는 것이다. 이것은 공황 발작을 갖는 것에 대해서 당신이 경험할지도 모를 예기 불안뿐만 아니라 공황의 '신체적인' 증상들을 감소시키는 것을 돕는다. 신체적인 훈련 프로그램은 또한 불안을 경감시키는 데 권고된다(4장과 5장 참조).

- **공황통제 치료:** 공황 발작을 일으키는 경향이 있는 파국적 사고('나는 갇혔어!' '나는 미칠 것 같아.' 또는 '나는 심장마비를 일으킬 것 같아.')를 구체화시키거나 제거하는 것이다(6장 참조).
- **내부 감각의 둔감화:** 빠른 심장박동, 땀나는 손, 호흡 부족, 어지러움과 같은 공황의 '신체적인 증상'에 대해서 자발적인 습관화를 훈련하는 것이다. 그러한 증상은 대개 치료자의 사무실에서 의도적으로 만들어진다. 예를 들면, 어지러움은 의자에 앉아 돌면서 감소될 수 있고, 빠른 심장박동은 계단을 오르내림으로써 감소될 수 있다. 불쾌한 신체 증상에 반복해서 노출되는 것은 둔감화를 촉진하는데, 둔감화는 더 이상 당신이 놀라지 않을 때까지 익숙해지는 것을 의미한다(7장 참조).
- **약물치료:** 팍실(Paxil), 졸로프트(Zoloft), 렉사프로(Lexapro), 셀렉사(Celexa)와 같은 SSRI 항우울제 약물치료—또는 자낙스(Xanax), 아티바(Ativa), 클로노핀(Klonopin)과 같은 벤조디아제핀(benzodiazepine) 약물치료—는 공황 증상의 정도를 감소시키기 위해서 사용된다. 이러한 약물은 앞의 세 전략과 함께 잘 사용된다.
- **생활방식과 성격 변화:** 공황 발작을 갖게 되는 경향을 감소시키는 생활방식 변화의 일부는 스트레스 관리, 규칙적인 운동, 식단에서 자극제와 감미료를 없애는 것, 천천히 생활하고 '휴식시간'을 만드는 것, 그리고 완벽주의나 타인을 기쁘게 하려는 지나친 요구 혹은 지나치게 통제하려는 요구에 대한 태도 변화를 포함한다.

광장공포증

'광장공포증(agoraphobia)'이란 개방된 공간에서의 두려움을 말한다. 그러나 광장공포증의 본질은 공황 발작에 대한 두려움이다. 만약 당신이 광장공포증으로 힘들어한다면, 또는 갑자기 공황 발작이 생긴다면, 당신은 탈출하기 어려운 장소—또는 도움이 가능하지 않은 장소—에 있는 것을 두려워하는 것이다. 예를 들면, 당신은 타고

난 특성 때문이 아니라 공황이 일어났을 때의 창피함과 도망치기 어려운 상황 때문에 식료품점이나 고속도로를 피할지도 모른다. 이때 창피함에 대한 두려움이 핵심 역할을 한다. 대부분의 광장공포증을 지닌 사람들은 공황장애를 가지고 있을 뿐만 아니라 그들이 공황 발작을 일으켰을 때 다른 사람들이 뭐라고 생각할지를 두려워한다.

광장공포증이 있는 사람들이 다양한 상황을 피하는 것은 일반적이다. 광장공포증을 일으키는 일반적인 장소는 다음을 포함한다.

- 식료품점, 백화점, 음식점과 같이 붐비는 공공장소
- 터널, 다리 또는 미용사의 의자처럼 갇히거나 제한된 공간
- 기차, 버스, 지하철, 비행기와 같은 대중교통 수단
- 집에 혼자 있는 것

아마도 광장공포증의 가장 흔한 증상은 집 또는 '안전한 사람(대개 배우자, 부모, 일차적 애착관계를 가지는 누군가)'으로부터 멀어지는 것에 대한 불안이다. 당신은 아마 완전하게 혼자 운전하는 것을 피하거나 집에서 어느 정도 가까운 거리를 벗어나 혼자 운전하는 것을 두려워할지도 모른다. 좀 더 심각한 경우에는 집으로부터 단지 몇 미터의 거리만을 혼자 걸어갈 수 있거나 또는 집에서 두문불출하고 있을지도 모른다. 동행이 없이는 침실을 나가지 못하는 광장공포증 증상을 지닌 사람도 있다.

만약 당신이 광장공포증이 있다면 다양한 상황에 공포증적일 뿐만 아니라 많은 시간 동안 불안해하는 경향이 있을 것이다. 이런 불안은 당신이 창피한 상황에 부닥치게 될지도 모른다는 것을 '예상하는' 것으로부터 일어난다. 가령 당신이 평소에 피하는 곳을 가도록 요청받아서 그로부터 벗어날 수 있는 방식으로 설명해야 한다면 무슨 일이 일어날까? 또는 당신이 갑자기 혼자 남겨진다면 무슨 일이 일어날까? 당신의 활동과 생활에 대한 엄격한 제한들 때문에 당신은 우울해질지도 모른다. 변화시킬 힘이 없거나 통제할 수 없는 상태에 사로잡혀 있다는 느낌으로부터 우울이 야기된다.

대부분의 경우, 광장공포증은 공황장애에 의해서 야기된다. 처음에 당신은 단순히 명확한 이유 없이 일어나는 공황 발작을 겪는다(공황장애). 잠시 후에는 혼자 있거나 집에서 멀리 떨어져 제한된 상황에서 당신의 발작이 좀 더 빈번하게 일어난다는 것을 인식하게 된다. 당신은 이러한 상황을 두려워하기 시작한다. 당신은 실제로 공황에 대한 두려움 때문에 그 상황을 피하기 시작하는 시점에서 광장공포증을 나타내기 시

작한다. 그 시점부터 당신은 가볍거나, 보통이거나, 심각한 문제를 발달시키기 시작할지도 모른다. 가벼운 경우에는 제한된 상황에서 불편함을 느낄지도 모르지만 실제로는 그것들을 피한다. 당신은 계속해서 일을 하거나 스스로 물건을 사러 다니지만 집에서 멀리 떨어지기를 원치 않는다. 보통의 경우에는 대중교통 수단, 엘리베이터, 집에서 멀리 떨어져서 운전하는 것, 음식점에 있는 것을 피하기 시작할지도 모른다. 그러나 당신의 제한은 단지 일부이고, 집에서 멀리 떨어진 특정 상황이 있거나 심지어 약간 불편하더라도 당신이 스스로 제어할 수 있는 안전한 사람이 있다. 심각한 광장공포증은 동행하는 사람 없이는 집을 떠날 수 없는 수준까지 활동이 포괄적으로 제한받는 것으로 특징지을 수 있다.

왜 공황 발작이 있는 어떤 사람들은 광장공포증이 발달하고 어떤 사람들은 그렇지 않은지에 대해서는 지금까지 알려지지 않았다. (어떠한 공황 발작도 없이 오직 광장공포증만을 보이는 몇몇 사람들도 있다.) 왜 어떤 사람들은 다른 사람들보다 훨씬 더 심각한 경우를 나타내는지도 이해되지 않고 있다. 알려진 것은 광장공포증이 유전과 환경의 결합에 의해서 나타난다는 것이다. 광장공포증을 가진 사람들은 비슷한 문제를 지닌 부모, 형제 또는 다른 친척들이 있을 수 있다. 일란성 쌍둥이는 한 명이 광장공포증 증상을 보일 때 다른 한 명도 광장공포증을 지니고 있을 가능성이 높다. 환경적인 측면에서는 아동이 광장공포증에 걸리기 쉽게 만드는 어린 시절 환경의 특정한 유형이 있다. 여기에는 ① 완벽주의적이고 지나치게 비판적이며, ② 과잉보호하며, ③ 자녀들에게 세상은 '위험한 장소' 라고 의사소통하면서 지나치게 걱정하는 부모들 밑에서 자라는 것이 포함된다. 광장공포증의 유전적이고 환경적인 원인과 다른 불안장애에 대해서는 다음 장에서 좀 더 깊게 다룰 것이다.

광장공포증은 삶의 여러 측면과 사회경제적인 규모의 여러 단계에 있는 사람들에게 영향을 끼친다. 비록 최근에 그 비율이 감소하기는 했지만, 광장공포증을 지닌 사람들의 대략 80%는 여성이다. 여성이 전일제 직업을 갖도록 기대되면서 (가정주부의 생활방식이 사회적으로 덜 받아들여지면서) 광장공포증이 있는 여성과 남성의 비율이 동등해지는 경향이 있다.

최근의 치료

• 이완 훈련, 공황통제 치료, 내부 감각의 둔감화: 광장공포증이 대개 공황 발작에 대한

두려움에 근거하고 있기 때문에 공황장애와 관련해서 설명한 동일한 치료들이 활용되고 있다(4장과 6장 참조).

- **노출**: 노출치료는 당신이 스스로를 두려운 상황에 직면시키고 노출시키는 것을 의미한다. 이 치료에서는 당신이 피해 온 상황들이 작은 점증 단계들을 통해서 점차적으로 직면된다. 그러한 노출들은 처음에는 상상에서 행해지고, 그다음에는 실제 상황에서 행해진다(7장 참조). 예를 들어, 당신이 집으로부터 멀리 운전하는 것을 두려워한다면 점차적으로 운전하는 거리를 늘릴 수 있다. 처음에는 운전 강사가 같은 차 안에서 당신과 함께할 것이다. 그 후에 그는 당신의 뒤에서 차로 따라올 것이고, 마지막에는 당신 혼자 운전하는 것을 연습하게 될 것이다. 또는 당신이 집에 혼자 있는 것을 두려워한다면 당신과 함께 머무를 사람은 처음에는 몇 분 동안만 떠나 있고, 그다음에는 점차적으로 당신과 떨어져 있는 시간을 늘려 나갈 것이다. 장기간에 걸쳐서 당신은 피해 왔던 상황의 모든 것에 직면하고 그 속으로 들어가는 것을 배우게 된다.
- **인지치료**: 인지치료의 목표는 공황과 공포증에 대한 과장되고 두려운 생각을 좀 더 현실적이고 지지적인 정신 습관으로 대체하는 것이다. 당신은 구체화하고 도전하며, 비생산적인 생각을 건설적인 생각으로 대체하는 법을 배운다(8장과 9장 참조).
- **약물치료**: 최근의 광장공포증 치료에는 약물치료가 종종 활용된다. 집에만 있거나 할 수 있는 것들이 강하게 제한되는 좀 더 심한 사람들의 경우에 팍실, 졸로프트, 셀렉사와 같은 SSRI 약물이 특히 사용되기 쉽다. 자낙스, 클로노핀과 같은 안정제를 적게 복용하는 것도 사람들이 노출의 초기 단계를 잘 헤쳐 나가도록 돕는다(17장 참조).
- **주장 훈련**: 광장공포증을 지닌 사람들은 종종 자기 자신을 편들거나 자신의 권리를 옹호하는 것에 어려움을 느끼기 때문에 주장 훈련이 자주 치료의 일부가 된다(13장 참조).
- **집단상담**: 광장공포증에 대한 상담은 집단환경에서 매우 효과적일 수 있다. 집단 안에는 당신이 혼자가 아니라는 것을 깨닫고 매주 과제를 완성시키는 데 활용할 수 있는 지지가 많이 있다. 당신이 광장공포증 집단상담에 관심이 있는 상담자라면 이 장 끝에 제시한 참고문헌 가운데 『집중적인 집단 심리치료(*Focal Group Psycotherapy*)』라는 책의 '광장공포증 치료집단(The agoraphobia treatment

group)' 이라는 글을 읽어 보기 바란다.

사회공포증

사회공포증(social phobia)은 흔한 불안장애 중 하나다. 사회공포증은 당신이 수행해야 하거나 다른 사람의 감독에 노출된 상황에서의 창피함과 수치스러움에 관한 두려움과 관련이 있다. 이런 두려움은 대부분의 공포증이 없는 사람들이 사회적 상황이나 수행 상황에서 경험하는 보통의 불안보다 훨씬 더 강하다. 비록 사회공포증이 있는 일부 사람들은 상당한 두려움을 지니고 있더라도 사회적인 상황들을 견뎌 내지만, 대개는 그 두려움이 너무 강해서 그 상황을 피하게 된다. 전형적으로 당신의 걱정은 다른 사람이 당신을 걱정스럽거나, 약하거나, '미치거나', 어리석다고 판단하도록 야기하는 무언가를 당신이 말하거나 행동할지도 모른다는 점이다. 당신의 걱정은 일반적으로 그 상황을 벗어나게 한다. 그리고 당신은 그러한 걱정이 과도하다는 것을 인식한다(그러나 사회공포증이 있는 아동들은 자신이 가진 두려움이 지나치다는 것을 깨닫지 못한다.).

가장 흔한 사회공포증은 공석에서 말하기에 대한 두려움이다. 실제로 이것은 모든 공포증에 가장 공통적으로 나타나며, 연주자, 연설자, 발표를 요구하는 직업을 가진 사람들, 교실 앞에서 말해야 하는 학생들에게 영향을 끼친다. 공석에서 말하기 공포는 많은 사람에게 영향을 미치고, 남성과 여성에게 모두 널리 퍼져 있다.

사회공포증의 예는 다음과 같다.

- 공공장소에서 얼굴이 붉어지는 것에 대한 두려움
- 공공장소에서 음식을 먹을 때 체하거나 음식을 흘리는 것에 대한 두려움
- 직장에서 감독받는 것에 대한 두려움
- 공중화장실을 사용하는 것에 대한 두려움
- 다른 사람들 앞에서 서류를 작성하거나 서명하는 것에 대한 두려움
- 군중에 대한 두려움
- 시험을 보는 것에 대한 두려움

때때로 사회공포증은 덜 구체적이고, 당신이 감독받거나 평가될지도 모른다고 느끼는 '어떠한' 집단 상황이나 사회적인 상황에 대한 일반화된 두려움과 관련이 있다. 당신의 두려움이 광범위한 사회적 상황과 관련이 있을 때(예: 대화를 시작하는 것, 소집단에 참여하는 것, 권위자에게 말하는 것, 데이트하는 것, 파티에 참석하는 것 등)의 상태를 '일반화된 사회공포증' 이라고 말한다.

사회적 불안은 일반적이지만, 당신의 회피가 일, 사회 활동 또는 중요한 관계들과 대립될 때 그리고 그것이 당신에게 상당한 고통을 야기할 때에만 사회공포증이라는 공식적인 진단을 받게 된다. 비록 당신의 공황이 제한되거나 갇히는 것보다 창피함 및 수치스러움을 느끼는 것과 더 관련이 있지만, 공황 발작은 광장공포증에 동반되듯이 사회공포증에도 동반된다. 또한 공황은 사회적 상황의 구체적인 형태와 관련해서만 일어난다.

사회공포증은 광장공포증보다 초기에 발병하는 경향이 있고, 후기 아동기 또는 청소년기에 시작될 수 있다. 사회공포증은 수줍음이 많은 아동들에게 학교에서 또래 압력이 증가할 때쯤 종종 나타난다. 전형적으로 이러한 공포증은 청소년기와 초기 성인기까지 지속되지만(치료 없이), 삶의 후반부에는 감소하는 경향이 있다. 최근의 연구들에 따르면, 사회공포증은 미국 인구의 4～5% 정도에게 영향을 미치며, 여성보다는 남성에게 더 우세할 수 있다. 그리고 성인의 14% 이상은 그들의 삶에서 특정 시기에 사회공포증을 경험한다.

최근의 치료

다음의 모든 개입이 사회공포증에 대한 현재 치료의 일부다.

- 이완 훈련: 복식호흡과 깊은 이완 기술들은 불안의 신체적인 증상을 완화시키기 위해서 정기적인 기초에 따라 훈련된다(4장 참조).
- 인지치료: 사회공포증을 영속시키는 두려운 생각을 확인하고, 의심해 보며, 좀 더 현실적인 생각으로 대체한다. 예를 들면, '내가 말하면 바보가 될 거야.' 라는 생각은 '내가 말할 때 처음에는 조금 어색해도 대부분의 사람들이 귀찮아하지 않는다면 괜찮아.' 라는 생각으로 대체되기도 한다(8장과 9장 참조).
- 노출: 노출은 사회적 상황 또는 당신이 공포증적으로 느끼는 상황에 점차적 · 점

증적으로 직면하는 것을 말한다. 처음에는 이를 상상으로 할 수 있고, 그다음에는 실생활에서 한다. 예를 들면, 당신이 대중 앞에서 말하는 것에 공포를 느낀다면, 친구에게 1분 말하기를 하는 것에서부터 시작해서 '점차적으로' 더 많은 단계를 거쳐 당신이 말하는 시간과 듣는 사람의 수를 증가시킨다. 또는 당신이 집단에서 말하는 것에 어려움이 있다면, 당신은 점차적으로 집단환경에서 이루어진 비평에 대한 자기 노출의 길이와 정도를 증가시킬 수 있다(7장 참조). 각각의 노출 후에는 불안을 야기하는 비현실적인 생각들을 돌아보고 도전하게 된다. 사회공포증에 대한 치료가 개인에 근거를 두고 이루어질 수도 있지만, 집단치료가 이상적인 치료 형태다. 집단치료는 처음에 불안을 야기하는 상황과 자극에 '직접적으로' 노출시키는 것을 가능하게 한다.

- **과제에 머무르기**: 사회공포증이 있는 사람들은 사회적 상황에서 말하고 있는 동안 자신이 어떻게 하고 있는지 또는 다른 사람들의 반응이 어떤지에 초점을 두는 경향이 있다. 치료는 상사와 이야기를 하건, 교실 앞에서 발표를 하건, 집단 앞에서 정보를 발표하건 간에, 당신 자신이 바로 가까이에 있는 과제에만 집중하도록 훈련하는 것을 포함한다.
- **약물치료**: 팍실, 졸로프트, 루복스(Luvox), 렉사프로(Lexapro)와 같은 SSRI 약물치료 또는 자낙스, 클로노핀과 같은 벤조디아제핀 안정제를 적게 복용하는 것은 앞에서 언급된 인지 및 노출 기반 치료에 사용되기도 한다. 때때로 나르딜(Nardil), 파네이트(Parnate)와 같은 MAO 억제제 약물치료가 사회공포증에 효과적으로 사용된다(17장 참조).
- **사회기술 훈련**: 일부의 경우, 미소 짓기, 눈 맞춤, 대화 유지하기, 자기 노출, 적극적인 경청과 같은 기초적인 사회 기술을 배우는 것은 사회공포증 치료의 일부가 되기도 한다.
- **주장 훈련**: 주장 훈련에는 당신이 원하는 것을 직접적으로 부탁하는 능력 또는 당신이 원하지 않는 것을 거절하는 능력이 종종 치료에 포함된다(13장 참조).

특정 공포증

특정 공포증(specific phobia)은 특정한 형태의 대상이나 상황에 대한 강한 두려움이나 회피를 포함한다. 무의식적인 공황 발작이 없고, 광장공포증처럼 공황 발작에 대한 두려움이 없다. 사회공포증처럼 사회적 상황에서 창피함이나 수치스러움에 대한 두려움은 없다. 그러나 두려워하는 대상이나 상황에 대한 직접적인 노출은 공황 반응을 일으킬 수 있다. 두려움이나 회피가 너무 강해서 일상생활, 일 또는 관계를 방해하고 심각한 고통을 야기할 수도 있다. 심지어 당신이 그 공포의 불합리한 측면을 알고 있음에도 불구하고, 특정 공포증은 당신에게 상당한 불안을 야기한다.

가장 흔한 특정 공포증은 다음과 같다.

- **동물 공포증**: 뱀, 박쥐, 쥐, 거미, 벌, 개, 그 밖의 다른 생물체에 대한 두려움과 회피를 포함한다. 종종 이러한 공포증은 어린 시절에 시작되는데, 그 두려움이 어릴 때는 정상적인 것으로 간주된다. 다만 두려움이 성인기에도 지속되고 당신의 생활을 방해하며 심각한 고통을 야기할 때는 특정 공포증으로 분류된다.
- **고소공포증**(높이에 대한 두려움): 광장고포증과 마찬가지로 건물의 높은 층이나 산, 언덕, 높은 다리의 꼭대기에 있는 것을 두려워하는 것이다. 이러한 상황에서는 ① 어지러움(현기증)이나, ② 자기 자신을 구석으로 몰아붙이는 외적인 힘을 경험하면서 뛰어내리고 싶은 충동을 경험할지도 모른다.
- **엘리베이터 공포증**: 케이블이 끊어지거나 엘리베이터가 충돌할 것에 대한 두려움, 엘리베이터가 멈추거나 그 안에 갇힐 것에 대한 두려움을 포함한다. 공황 반응을 나타내지만 공황장애나 광장공포증에 대한 과거력은 없다.
- **비행기 공포증**: 비행기가 충돌할 것에 대한 두려움을 대개 포함한다. 그렇지 않으면 객실에 기압이 내려가 질식할 것이라는 두려움을 포함한다. 최근에는 비행기 공포증의 경우 납치되거나 폭발할 것에 대한 두려움이 흔하다. 비행하는 동안 당신은 공황 발작을 일으킬지도 모른다. 그렇지 않았다면 공황장애 또는 광장공포증에 대한 과거력이 없는 것이다. 비행하는 것에 대한 두려움은 매우 흔한 공포증이다. 대략 인구의 10% 정도가 비행을 하지 못하며, 20% 정도는 비행하는 동안 상당한 불안을 경험할 것이다.
- **의사나 치과 의사에 대한 공포증**: 이것은 의사나 치과 의사 진료실에서 이루어지는 고통스러운 과정(주사, 치과 치료)에 대한 두려움으로 시작된다. 후에 이 공포증은 의사나 치과 의사와 관련된 두려움으로 일반화된다. 이는 필요한 의학적인 치료를 회피하려고 하기 때문에 위험하다.

- 천둥과 번개에 대한 공포증: 대개 천둥과 번개에 대한 공포증은 어린 시절에 시작된다. 이 공포증이 청소년기를 지나서 계속될 때는 특정 공포증으로 분류된다.
- 혈액-손상 공포증: 주사나 불가피한 상해에 의해서 피 또는 고통에 노출되었을 때 기절하는 (공황을 겪기보다) 경향이 있는 특이한 공포증이다. 이 공포증이 있는 사람들은 어떤 면에서는 신체적 · 심리적으로 건강한 경향이 있다.
- 질병 공포증: 대개 심장 발작이나 암과 같은 구체적인 질병에 걸리거나 궁극적으로 죽게 될 것에 대한 두려움을 포함한다. 질병 공포증이 있는 사람은 의사가 끊임없이 안심시켜 주기를 바라고 끔찍한 질병을 상기시키는 어떤 상황도 피하려고 한다. 질병 공포증은 심기증(hypochondria)과는 다른데, 심기증은 하나의 질병에 초점을 맞추기보다는 많은 다른 형태의 질병을 '상상하는' 것이다.

특정 공포증은 흔하게 나타나며, 대략적으로 인구의 10% 정도에 영향을 미친다. 그러나 항상 심각한 손상을 야기하는 것이 아니기 때문에 특정 공포증이 있는 소수의 사람만이 실제로 치료를 찾는다. 공포증의 이러한 형태는 남성과 여성에게 똑같이 나타난다. 동물 공포증은 여성에게서 더 많이 나타나는 경향이 있으며, 질병 공포증은 남성에게서 좀 더 흔하게 나타난다.

앞에서 언급했듯이, 특정 공포증은 종종 결코 벗어나지 못했던 어린 시절의 두려움이다. 또 다른 경우, 특정 공포증은 조건화의 결과로서 사고, 자연재해, 질병, 치과의사를 만나는 것과 같은 외상적 사건 후에 나타날지도 모른다. 마지막 원인은 어린 시절의 '모델링'이다. 특정 공포증이 있는 부모를 지켜보는 것이 반복되면 그 자녀도 공포증을 갖게 될 수 있다.

최근의 치료

일반적으로 특정 공포증은 무의식적인 공황 발작을 포함하지 않기 때문에, 공황통제 치료, 내부 감각의 둔감화, 약물치료와 같은 공황을 위한 일부 치료는 대개 포함되지 않는다.

- 이완 훈련: 복식호흡과 깊은 근육이완은 특정 공포증을 직면할 때나 공포증 상황을 다루어야 할 상황에 대한 걱정을 경험하는 때에 일어나는 불안 증상을 완화하

기 위해 필요하다. 이러한 훈련은 정기적으로 연습해야 한다(4장 참조).

- **인지치료**: 특정 공포증에 관련된 두려운 생각을 의심해 보고, 좀 더 현실적인 생각으로 대체한다. 예를 들면, '내가 비행기 안에 갇혀서 심한 두려움을 느낀다면 어떻게 될까?'는 '비행기에 두 시간 동안 있어야 할 때, 내가 원하면 내 자리를 떠나서 침실에 여러 번 가는 것처럼 돌아다닐 수 있어. 만약 불안해지면 내가 사용할 수 있는 많은 대처 전략이 있어. 필요하다면 복식호흡, 친구와 이야기하기, 이완 테이프를 듣기, 약물치료와 같은 전략을 사용해 볼 수 있을 꺼야.' 와 같이 현실적이고 지지적인 사고로 대체된다. '나는 전에도 이런 불안을 다룬 적 있으니 다시 다룰 수 있어.' 또는 '이것은 단지 생각일 뿐야. 그리고 타당하지 않아.' 와 같은 생각도 유용하다. 이러한 지지적인 대체 진술들이 내재화될 때까지 연습한다(8장 참조).
- **노출**: 노출은 점진적 단계들을 통해서 공포증적인 상황에 직면하는 것이다. 예를 들면, 비행기에 대한 두려움은 처음에는 상상으로만 직면해 본다(상상적 둔감화). 다음으로는 비행기가 이륙하고 착륙하는 것을 바라보고, 그 후 착륙해 있는 비행기에 탑승해 본다. 그러고는 짧은 비행을 해 보고, 마지막으로 긴 비행을 한다. 처음에는 지지자가 모든 단계에서 당신과 동행하나, 이후에는 스스로 해 본다. 어떤 공포증은 실제 상황에서의 노출이 어렵다. 예를 들면, 당신이 지진을 두려워한다면 노출치료는 인지치료와 지진을 상상해 보는 노출을 시행할 수 있을 것이다(또는 지진에 관한 영화 보기). 상상과 실생활에의 노출에 대해서는 7장에서 제시되어 있다.

요약하면, 특정 공포증이 특히 어린 시절의 흔한 두려움에서 시작되었다면 양호한 장애일 것이다. 비록 공포증이 수년에 걸쳐 지속되었더라도, 그것은 거의 악화되지 않고 시간이 지나면서 종종 감소하기도 한다. 전형적으로 특정 공포증은 다른 정신과적 장애와 연관되어 있지 않다. 특정 공포증이 있는 사람들은 대개 다른 영역들에서는 높은 수준으로 기능한다.

범불안장애

범불안장애(generalized anxiety disorder)는 6개월 이상 지속되지만 공황 발작, 공포증, 강박적 행동을 수반하지 않는 만성적인 불안을 특징으로 한다. 다른 불안장애가 가지는 복잡한 양상 없이 지속적인 불안과 걱정을 가지고 있다. 6개월 동안 대부분의 시간을 2개 이상의 스트레스가 되는 생활환경(재정, 관계, 건강, 학교 성적 등)에 불안과 걱정이 집중되면 범불안장애로 진단받을 수 있다. 당신이 범불안장애를 겪고 있다면 걱정을 많이 하고 많은 시간을 걱정하는 데에 쓰게 된다. 그러나 당신은 그 걱정을 통제하는 것이 어렵다는 것을 알게 될 것이다. 이러한 걱정의 정도와 빈도는 우려되는 사건들이 실제로 일어날 가능성과 항상 들어맞지는 않는다.

잦은 걱정과 더불어, 범불안장애는 다음의 6개 증상 중 3개 이상을 포함한다.

- 쉬어도 쉰 것 같지 않은 기분(restlessness): 긴장을 느낌
- 쉽게 피로해짐
- 집중이 어려움
- 화를 잘 냄
- 근육 긴장
- 수면장애

마지막으로, 걱정이나 수반된 증상이 심각하게 곤란한 상황을 유발하고 직업적으로나 사회적으로 또는 중요한 상황에서 자신의 능력을 발휘하는 데 방해가 된다면 범불안장애로 진단받을 수 있다.

의사가 당신에게 범불안장애를 겪고 있다고 말했다면, 그 의사는 과호흡, 갑상선 문제 또는 약물로 유발된 불안과 같이 만성적인 불안을 일으킬 수 있는 의학적 원인을 배제했을 것이다. 범불안장애는 때로 우울증과 함께 나타난다. 유능한 치료자는 어떠한 장애가 주가 되고 부가 되는지 결정할 수 있다. 그러나 어떤 경우에는 무엇이 우선인지를 말하기 어렵기도 하다.

범불안장애는 어느 연령에서나 나타날 수 있다. 아동기나 청소년기에는 걱정의 초점이 학교에서의 수행이나 운동 경기에 집중되는 경향이 있다. 성인기에는 그 초점이

다양하다. 범불안장애는 미국 인구의 5% 정도에서 나타나고 있으며, 남성보다 여성에게서 조금 더 흔할 수 있다(이 진단을 받은 사람들의 55~60%가 여성이다.).

범불안장애와 관련된 특정 공포증은 없지만, 아론 벡(Aaron Beck)과 게리 에머리(Gary Emery)는 이 장애가 특정 공포증보다는 다음과 같이 더 광범위한 현상(nature)에 대한 '기본적 두려움'에 의해서 나타난다고 주장한다.

- 통제를 잃는 것에 대한 두려움
- 대처하지 못하는 것에 대한 두려움
- 실패에 대한 두려움
- 거부나 포기에 대한 두려움
- 죽음과 질병에 대한 두려움

범불안장애는 늘어난 수행 요구, 심각해진 부부 갈등, 신체 질병, 위험이나 위협의 가능성이 높은 상황처럼 두려움을 유발하는 스트레스 상황에 의해 악화될 수 있다.

범불안장애의 근본적 원인은 밝혀지지 않았다. 유전, 신경생물학, 과도한 부모의 기대, 부모의 방임과 거부와 같은 어린 시절의 경험, 부모의 걱정스러운 행동 모방 등이 결합하여 그 원인이 될 수 있다.

최근의 치료

- 이완 훈련: 복식호흡과 이완 기술은 직접적으로 불안을 제거하는 기본 원칙이다. 신체 운동 프로그램도 치료에 포함될 수 있다(4장과 5장 참조).
- 인지치료: 인지치료에서는 걱정을 유발하는 두려움의 혼잣말을 확인하고, 의심해 보면서, 보다 실제적인 생각으로 바꾸는 작업을 한다. 당신은 걱정이 될 때 부정적인 일이 일어날 가능성은 과대평가하고 나쁜 일이 일어났을 때 대처할 수 있는 당신의 능력에 대해서는 과소평가한다. 인지치료는 이 두 가지 왜곡된 사고를 모두 교정하는 것을 목표로 한다. 또한 부정적인 신념이나 걱정 자체에 대한 '메타 신념'을 바꾸는 작업을 할 수 있다. 여기에는 '내가 그것에 대해 걱정한다면 그 일은 일어나지 않을 거야.'와 같이 걱정이 부정적인 무언가를 피할 수 있도록 도울 것이라는 신념과 '내 걱정은 통제할 수 없어.' 또는 '걱정하는 것 때문에 미치

겠어.' 와 같은 걱정 자체에 관한 두려운 신념을 모두 포함한다. 실제적인 나-진술문(self-statement)은 일관적인 훈련을 통해 시간이 지나면 내면화될 수 있다. 유도된 심상 또한 걱정에 사로잡히는 것에서 보다 낙관적인 주제로 마음을 돌리는 데 도움이 된다.

- **걱정 노출**: 걱정 노출에서는 당신이 걱정하는 것에 대한 두려운 심상(최악의 시나리오)을 반복하고 노출은 더 길게 한다. 이러한 심상에 대한 불안을 줄이고 그 상황에 대처할 때 사용하는 전략을 개발한다.
- **걱정 행동 줄이기**: 당신은 과도하게 '안전 행동' 을 반복하는데, 이런 행동은 걱정을 강화하는 경향이 있다. 예를 들면, 당신이 배우자나 자녀를 확인하기 위해 하루에도 몇 번씩 전화를 하는 경향이 있다면 그 빈도를 줄여야 할 것이다.
- **문제 해결**: 문제 해결은 당신이 걱정하는 문제를 해결하기 위해 체계적인 행동을 취하는 것을 의미한다. 간단히 말하면, 걱정 자체보다 당신을 걱정하도록 하는 문제의 해결책에 초점을 두는 것이다. 효과적인 해결책이 없다면 그 상황에 대한 당신의 태도를 변화시키는 작업을 하게 될 것이다. 이를 통해 당신이 바꾸지 못하는 것을 받아들이는 법을 배운다.
- **기분 전환**: 다양한 기분 전환 기법은 인지치료나 문제 해결에 적합하지 않은 걱정에 도움이 될 수 있다. 보편적인 주의 전환 행동은 친구와 이야기하기, 일기 쓰기, 음악 듣기, 원예, 운동, 퍼즐 풀기, 미술이나 공예, 요리, 인터넷 등이 있다.
- **약물치료**: 심각한 범불안장애를 완화시키기 위해 팍실, 졸로프트, 루복스, 셀렉사와 같은 SSRI 약물을 사용할 수 있다. SNRI 약물인 이펙서(Effexor) 또한 범불안장애를 치료하는 데 효과적이라고 밝혀졌다. 또 다른 약물인 부스파(BuSpar)는 15년 동안 걱정이나 범불안을 치료하는 데 쓰였다. 그러나 SSRI 계열 약물들이 약간 더 효과적임이 밝혀지면서 더 이상 최고의 약물로 여겨지지 않게 되었다. 부스파는 가끔씩 SSRI 계열 약물의 효과를 높이기 위해 SSRI 계열 약물과 함께 사용될 것이다.
- **마음챙김 훈련**: 마음챙김은 판단 없이 지금 이 순간 당신의 생각과 감정이 흘러가는 것을 그대로 지켜보는 자세다. 이는 불교 명상 훈련에서 비롯되었으나, 지금은 스트레스, 우울, 범불안의 보편적인 치료법으로 쓰이고 있다. 마음챙김 훈련에 대한 더 많은 정보는 18장을 참조하라.
- **생활방식과 성격 변화**: 이러한 변화는 공황장애의 기법들과 기본적으로 유사하다.

그 기법들에는 스트레스 관리, 휴식시간 늘리기, 규칙적인 운동, 음식물에서 자극제/감미료 없애기, 대인관계 갈등 해결, 그리고 완벽주의나 타인을 기쁘게 하려는 지나친 요구 또는 지나치게 통제하려는 요구에 대한 태도 변화 등이 있다.

강박장애

다른 사람들보다 선천적으로 더 깔끔하고 정돈되어 있으며 규칙적인 사람들이 있다. 이러한 특징은 직장이나 집에서 또는 그 외의 많은 상황에서 유용하다. 그러나 강박장애를 가진 경우에는 심각하고 파괴적인 수준에 이른다. 강박적인 사람들은 청소, 정돈, 점검, 배열에 많은 시간을 쓰는데, 이러한 활동이 삶의 나머지 업무를 방해할 정도다.

'강박적 사고' 는 어리석어 보이지만 계속해서 당신의 마음에 들이닥치는 아이디어, 사고, 심상, 충동이다. 예를 들면, 폭력적인 심상, 누군가에게 폭력을 가하는 생각, 전등이나 오븐을 켜 두고 집을 나가는 것이나 방문을 잠그지 않고 가는 것에 대한 두려움 등이 있다. 당신은 이러한 생각이나 공포가 비합리적이라는 것을 알아채고 억누르려 하지만 이러한 생각은 몇 시간, 몇 날, 몇 주 혹은 그 이상을 당신의 마음을 침범한다. 이러한 생각이나 심상은 단지 실생활의 문제에 대한 과도한 걱정이 아니며, 보통은 실생활의 문제와 무관하다.

'강박적 행동' 은 강박적 사고가 키운 불안을 없애기 위해 당신이 하는 행동이나 의식이다. 예를 들면, 세균에 감염되는 공포를 없애기 위해서 손을 수없이 씻거나, 오븐이 꺼졌는지를 보기 위해 몇 번이나 점검하거나, 운전 중에 누군가를 쳤을지도 모른다는 불안을 달래기 위해 계속해서 백미러를 볼 수 있다. 당신은 이러한 의식들이 상식적이지 않다는 것을 알지만 특정한 강박적 사고와 결합된 불안을 없애기 위해서 그런 행동을 해야 하는 강박감을 갖게 된다. 강박적 의식에서 벗어나고픈 소망과 그런 행동을 하려는 거부할 수 없는 욕망 사이의 갈등은 불안, 수치심, 절망의 원인이 된다. 결국 당신은 강박증과 싸우는 것을 그만두고 그것에 완전히 빠져 버릴 수 있다.

강박적 사고는 강박적 행동을 반드시 동반하지 않고도 나타날 수 있다. 강박장애를 겪고 있는 사람들 중 약 20%가 강박적 사고만을 갖고 있는데, 그들은 보통 사랑하는 사람들을 해치는 것에 대한 두려움을 특징으로 한다.

가장 흔한 강박적 행동으로는 씻기, 점검하기, 숫자 세기가 있다. 강박적으로 씻는 사람은 항상 오염을 피하는 것에 대해 걱정한다. 그들은 문 손잡이를 만지는 것이나 악수, 또는 자신을 세균, 먼지, 독극물에 감염되도록 하는 모든 사물과 접촉하는 일을 피한다. 또한 세균에 감염되는 것에 관한 불안을 없애기 위해 몇 시간 동안 손을 씻거나 샤워를 할 수 있다. 이러한 강박적 행동은 남성보다 여성에게 더 흔하게 나타난다. 그러나 점검하는 사람은 여성보다 남성이 더 많다. 도둑맞는 것에 대한 강박적 사고를 없애기 위해 문을 계속해서 점검하고, 불나는 것에 대한 강박적 사고를 없애기 위해 오븐을 계속해서 점검하며, 누군가를 차로 치는 것에 대한 강박적 사고를 없애기 위해 도로를 계속해서 점검한다. 숫자 세기 강박에서는 자신이나 다른 누군가에게 일어날 피해에 대한 불안을 없애기 위해 특정 숫자까지 세야만 하거나 한 단어를 특정 횟수만큼 반복해야 한다.

강박장애(obsessive-compulsive disorder)는 종종 우울증을 수반한다. 강박적 사고에 빠지면 우울증이 강해졌다 약해지는 경향이 있다. 이 장애는 전형적으로 공포 회피(phobic avoidance)를 수반하는데, 먼지에 대한 강박적 사고를 가진 사람이 공중 화장실이나 문 손잡이를 만지는 것을 피하려는 것 등이 있다.

강박장애 행동은 기괴하게 들릴 수 있지만 '미치는 것'과는 아무런 관계가 없음을 아는 것이 중요하다. 당신은 당신의 생각과 행동이 비합리적이고 어리석다는 것을 언제나 알고 있으며 그것들을 통제할 수 없다는 것에 좌절하게 된다(우울하게 되는 것과 마찬가지로).

지금까지 강박장애는 드문 행동장애로 여겨졌다. 그러나 최근의 연구는 '일반 인구의 2~3%'가 여러 차원의 강박장애를 겪고 있음을 보여 준다. 유병률이 지금까지 과소평가된 이유는 대부분의 환자들이 자신의 문제에 대해 다른 사람에게 말하기를 꺼렸기 때문이다. 이 장애는 남성과 여성에게 같은 비율로 영향을 미치는 것으로 나타났다. 강박장애의 많은 사례가 청소년기나 초기 성인기에 시작되지만, 절반 정도는 아동기에 시작된다. 발병 연령은 여성보다 남성이 더 빠른 경향이 있다.

강박장애의 원인은 불분명하다. 세로토닌으로 알려진 뇌 신경전달물질의 결핍이나 세로토닌 대사장애가 강박장애와 관련이 있다는 몇 가지 증거가 있다. 이는 뇌 세로토닌 수치를 증가시키는 클로미프라민(아나프라닐)이나 특정 세로토닌 강화 항우울제인 플루옥세틴(프로작), 플루복사민(루복스), 설트랄린(졸로프트), 파록세틴(팍실) 등의 약물을 투여했을 때 많은 환자가 개선되었던 사실에서 나타난다. 또한 강박장애를 지닌 사람들의 경우 전두엽 피질과 미상핵과 같은 뇌 특정 부위가 과도한 활동을 보이는 것으로 나타났다(2장 참조).

최근의 치료

- **이완 훈련**: 모든 불안장애처럼 복식호흡과 깊은 이완 기술을 매일 연습하는 것은 불안 증상을 줄이는 데 도움을 준다(4장 참조).
- **인지치료**: 강박적 사고와 관련된 두렵고 미신적이며 떳떳하지 못한 생각들을 확인하고, 의심해 보며, 대체한다. 예를 들면, '내가 내 아이를 해치려는 행동에 대한 생각을 한다면 그 일을 저지를 거야.' 라는 생각은 '해를 입히는 행동에 대한 생각은 강박장애에 의해 유발된 '불규칙 잡음' 일 뿐이야. 그것은 아무 의미도 없어. 그런 생각을 한다는 것이 내가 그 일을 할 것이라는 것을 의미하지는 않아.' 와 같은 생각으로 대체된다(8장 참조).
- **노출과 반응 방지**(ERP): 이 기법은 의식이나 강박적 행동을 행하는 것을 강제로 억제함으로써 강박적 사고를 악화시키는 상황에 노출시킨다. 예를 들면, 문 손잡이를 만질 때마다 손을 씻는다면 손잡이를 만지고 손 씻는 횟수를 줄이거나 손을 씻는 것을 아예 억제하도록 지시받는다. 비슷하게 집을 나설 때 문을 다섯 번씩 점검한다면 한 번씩 점검하도록 점차 줄여 가도록 한다.

  당신과 치료자는 가급적 당신의 주거환경을 중심으로 다양한 상황을 궁리한다. 그런 후에 지속적으로 그 상황에 자신을 노출하고 강박적 행동을 그만두는 연습(반응 방지)을 한다. 보통 당신의 치료자나 지지자들은 강박적 행동을 하지 않는 것에 대한 당신의 자율적 준수를 함께 점검한다.

  당신의 문제가 강박적 행동이 없는 강박적 사고만을 포함한다면, 강박적 사고에서 비롯된 불안을 없애기 위해 당신이 사용하는 중립적인 사고나 숨겨진 의식을 그만둘 필요가 있다. 또한 강박적 사고를 없애려는 것이 아니라 그것들을 받아들이도록 작업한다. 〔강박장애를 치료하는 노출과 반응 방지에 대한 더 자세한 정보는 에드나 포아(Edna Foa)와 레이드 윌슨(Reid Wilson)이 쓴 『강박적 사고 그만두기: 어떻게 강박적 사고와 강박적 행동을 극복할 수 있을까(*Stop Obesessing: How to Overcome Your Obessions and Compulsions*)』 또는 브루스 하이먼(Bruce Hyman)과 체리 페드릭(Cherry Pedrick)의 『강박장애 워크북(*The OCD Workbook*)』을 보라.〕

- 약물치료: 아나프라닐(Anafranil) 같은 약물이나 프로작, 루복스, 팍실, 졸로프트를 포함하는 SSRI 계열 약물들은 강박장애의 70% 정도에 도움이 된다. 강박장애를 치료하는 데 약물을 장기적으로 사용하는 것은 흔하지만, 어떤 사례에서는 앞에 설명한 인지치료나 노출과 반응 방지 전략만으로도 충분하다(17장 참조).
- 생활방식과 성격 변화: 공황장애나 범불안장애에 설명되었던 생활방식과 성격 변화가 동일하게 강박장애에도 적용된다.

이 워크북에 제시된 전략들은 당신이 강박장애에 걸렸을 때에 도움이 될 것이다. 그러나 내가 제안한 주요 치료방법들은 노출과 반응 방지와 같은 행동적 기법이나 적절한 약물치료의 사용에 통달한 전문가를 고려한 것이다. 이 워크북은 행동치료 접근이나 약물치료 접근을 보충하는 데 쓰일 수 있다.

외상후 스트레스 장애

외상후 스트레스 장애(post traumatic stress disorder: PTSD)의 주된 특성은 외상 사건 이후에 나타나는 정신적 불능 증상의 발달이다. 이것은 제1차세계대전 중 몇 주, 몇 달, 심지어 몇 년 동안 만성적인 불안, 악몽, 회상을 겪는 군인들을 관찰하면서 처음 발견되었다. 이 증상들은 후에 '전투신경증(shell shock)' 으로 알려졌다.

외상후 스트레스 장애는 일반적인 인간 경험의 범위를 넘어서는 심각한 외상의 결과로 누구에게나 일어날 수 있다. 외상 사건은 누구에게나 강렬한 두려움, 공포, 무기력감을 낳으며, 지진이나 태풍과 같은 자연재해, 자동차나 비행기 사고, 강간, 피습 혹은 자신이나 직계가족이 당한 그 외의 폭력 사건이 포함된다. 그 증상은 외상 사건이 강간이나 다른 폭력 범죄처럼 개인적인 사건일수록 더 강력하고 오래 지속되는 것으로 나타난다.

외상후 스트레스 장애로 나타날 수 있는 다양한 증상 가운데 다음의 9개 증상은 특히 보편적으로 나타난다.

- 사건에 대한 반복적이고 비참한 생각
- 사건과 관련된 악몽

- 회상이 아주 강렬하여 외상 사건이 다시 일어나는 것처럼 느끼고 행동하는 것
- 외상 사건과 관련된 생각이나 감정을 피하려는 시도
- 외상 사건과 관련된 활동이나 외부적 상황을 회피하려는 시도: 자동차 사고를 겪은 후 운전하는 것에 대한 공포증이 생기는 것
- 감정적 마비: 자신의 감정을 알려 하지 않는 것
- 다른 사람들로부터 분리되거나 소외된 느낌
- 기쁨을 준 활동들에 대한 흥미를 잃는 것
- 잠들거나 계속 자는 것의 어려움, 집중 곤란, 쉽게 놀라거나 화를 잘 내고 분노가 폭발하는 것과 같이 불안의 증가로 인한 지속적 증상

외상후 스트레스 장애 진단을 받기 위해서는 이러한 증상이 최소한 한 달 동안 지속되어야 한다(한 달보다 지속기간이 짧다면 적합한 진단은 급성 스트레스 장애다. 다음 섹션을 보라.). 더불어 그 장애가 삶의 사회적, 직업적 영역 또는 중요한 다른 영역을 방해함으로써 당신에게 상당한 고통을 유발해야 한다.

만약 당신이 외상후 스트레스 장애를 겪고 있다면 불안하고 우울해하는 경향이 있다. 때로 당신은 갑자기 주거지를 바꾼다거나 아무 계획도 없이 여행을 가는 것처럼 충동적으로 행동하는 자신을 발견할 것이다. 주변 사람들이 죽는 외상 사건을 경험했다면 살아남은 것에 대한 죄책감을 겪을 수도 있다.

외상후 스트레스 장애는 어느 연령에나 나타날 수 있고, 전체 인구의 6~7%에 영향을 미친다. 이 장애를 가진 아동들의 경우 의식적으로 외상 사건을 재연하는 경향은 없지만 놀이에서나 끔찍한 꿈에서 반복적으로 재연한다.

최근의 치료

외상후 스트레스 장애의 치료는 복잡하고 다방면에 걸쳐 있다. 앞의 다른 불안장애의 치료에서 설명된 많은 전략이 도움이 되지만 추가적인 기법들이 쓰일 수 있다.

- **이완 훈련**: 복식호흡과 점진적 근육이완 기법은 불안 증상을 더 잘 조절하기 위해 이용한다(4장 참조).
- **인지치료**: 두렵고 우울한 생각을 확인하고, 의심해 보며, 더 생산적인 생각으로 대

체한다. 예를 들면, 외상 사건에 대한 책임감이나 사랑하는 사람은 살아남지 못했는데 자신은 살아남은 것으로 인한 죄책감을 점검한다. 당신은 '일어난 일은 끔찍한 것이었다. 그리고 그 일을 막기 위해 내가 할 수 있었던 것은 아무것도 없었다는 사실을 받아들인다. 나는 지금 내가 살아갈 수 있다는 것을 배운다.' 와 같은 지지적이고 건설적인 사고들로 스스로를 강화한다(8장과 9장 참조).

- 노출치료: 치료자나 지지자는 당신이 강한 불안을 유발하기 때문에 피하려 했던 두려운 상황에 직면하도록 돕는다. 심상적 노출에서 당신은 반복적으로 본래의 외상 사건과 관련된 사건, 사물, 사람들에 대한 두려운 기억을 되돌아본다. 실제 생활 노출에서 당신은 외상 사건이 일어났던 실제 상황으로 돌아간다. 예를 들면, 엘리베이터에서 폭행을 당했다면 몇 번이고 엘리베이터로 돌아가는 것이다. 반복적인 노출은 그 두려운 상황이 더 이상 위험하지 않다는 것을 이해하도록 돕는다(7장 참조).
- 약물치료: 팍실, 졸로프트, 루복스, 프로작, 셀렉사와 같은 SSRI 계열 약물들은 PTSD 증상을 완화시키는 데 도움이 된다. 특히 이러한 증상들이 심각하고 장기간 지속될 때, 약물치료 과정은 1년이나 2년 동안 쓰일 수 있다. 자낙스, 클로노핀과 같은 신경안정제는 단기적으로 사용될 수 있다(17장 참고).
- 지지집단: 지지집단은 PTSD 피해자들에게 그들이 혼자가 아님을 알게 해 준다는 점에서 특히 도움이 된다. 강간이나 범죄 생존자들을 위한 지지집단은 대도시 지역에서 이용 가능하다.
- EMDR 또는 최면 기법: 안구운동 둔감화와 재처리(EMDR) 또는 최면 기법은 PTSD 피해자들이 회복하고 외상 사건에 대한 기억에서 벗어나도록 하는 데 도움이 된다. 이러한 기법은 치료과정을 촉진시키고 노출에 대한 저항을 극복하는 데 사용할 수 있다.

부부치료 또는 가족치료는 어떤 불안장애에 대한 치료법에도 추가될 수 있다. 배우자 또는 가족과의 대인관계 문제는 불안을 영속시키고 치료의 성공을 해칠 수 있다. 가족치료는 가족을 어떻게 이해하고 지지하는지 배우는 데 효과적이고, 어떤 경우에는 불안장애를 겪고 있는 가족 구성원과 한계를 정하는 데 사용될 수 있다.

DSM-IV에 있는 다른 불안장애

이상의 불안장애는 그 분야의 전문가들에 의해 20년 이상 인정받아 왔다. DSM-IV가 출판된 1994년에는 다음의 네 가지 장애가 추가되었다.

급성 스트레스 장애

외상후 스트레스 장애처럼, 급성 스트레스 장애(acute stress disorder)는 외상 사건에 노출된 이후 불안과 다른 불능 증상의 발달을 포함한다. 기본적인 차이는 이 장애의 경우 그 증상이 한 달 이내에 진정된다는 것이다. 증상이 한 달을 넘어서 지속된다면 진단은 급성 스트레스 장애에서 외상후 스트레스 장애로 바뀐다. 외상후 스트레스 장애와 같이, 처음의 외상 사건은 죽음이나 심각한 부상의 위험을 수반하는 사건(예: 전쟁, 폭행, 성폭행, 천재지변이나 인간이 만든 재난, 자동차 사고, 생명이 위험한 병으로 진단받는 것)에 노출되는 것을 포함한다. 외상 사건을 겪는 중이나 겪은 이후에는 무감각, 분리, 비현실적인 느낌이나 자아상실감과 같은 증상이 나타날 수 있다. 이후에는 그 사건을 떠올리게 하거나 불안 증상(수면 곤란, 쉽게 화를 냄, 낮은 집중력, 과도하게 깜짝 놀라는 반응, 쉬어도 쉰 것 같지 않은 기분)을 지속시키는 모든 것을 회피하려 든다. 이 장애는 전형적으로 일이나 중요한 대인관계를 방해하지만, 지적한 대로 외상 사건 이후 4주 이상 지속되지 않는다.

공황장애 과거력이 없는 광장공포증

이 불안장애는 다양한 상황에 대한 회피처럼 광장공포증과 모든 점에서 동일하다. 그러나 완전한 공황 발작의 과거력이 없다. 대신 두려움의 초점이 공황장애에서 나열된 증상들 가운데 하나 혹은 두 가지 증상에만 국한된다. 예를 들면, 집에서 너무 먼 곳에 가거나 사람이 많은 공공장소에 갈 때만 심장박동이 빨라지는 것을 걱정할 수 있다. 때로 그 두려움은 공황 발작 증상 목록에 없는 부적격 증상들에 대한 것이다. 예를 들면, 당신은 소변이 마렵거나 설사가 일어날까 걱정되어 장거리 운전을 하거나 마을에서 멀리 가는 것을 두려워할 수 있다.

광장공포증을 지닌 사람들 중 소수만이 공황장애의 과거력이 없다(예상 범위 5~15%). 치료는 이완 훈련, 인지치료, 실제 상황에의 노출을 강조한다.

일반적인 의학적 상태로 인한 불안장애

이 진단 범주는 심각한 불안(공황 발작이나 범불안장애)이 의학적 상태의 생리학적인 효과에 직접적으로 기인했을 경우에 해당된다. 내분비 상태(갑상선 기능 항진증과 저하증, 크롬친화세포종, 저혈당증), 심혈관 상태(울혈성 심부전, 폐색전), 대사 상태(비타민 B_{12} 결핍, 포르피린증), 신경 상태(전정 문제, 뇌염)를 포함한 많은 의학적 상태 유형들이 불안을 유발할 수 있다. 더 많은 목록은 2장의 '공황 발작이나 불안을 야기할 수 있는 의학적 상태' 섹션을 보면 된다.

물질로 유발된 불안장애

이 범주는 범불안장애나 공황 발작이 약물 남용, 투약, 독소 노출 등 물질의 직접적인 생리적 효과로 인한 것이라고 판단될 때 쓰인다. 불안은 물질에 노출되거나 금단의 결과로 나타날 수 있다. 예를 들면, 불안장애의 과거력이 없는데 투약을 너무 빨리 중단한 결과로 공황 발작을 갑자기 경험하게 되었다면 이 진단이 내려질 수 있다.

자가 진단 질문지

다음 질문은 당신이 겪고 있는 불안장애가 무엇인지 확인하도록 돕기 위해 개발된 것이다. 이것은 정신 건강 전문가들이 사용하는 불안장애의 공식적 분류와 DSM-IV를 기초로 하였다.

1. 당신은 갑자기 불안 발작을 일으킨 적이 있습니까? (어떠한 공포증도 갖고 있지 않은 경우에만 '네'로 대답하시오.) 네____ 아니요 ____

2. 지난달에 그러한 발작을 적어도 한 번은 일으켰습니까? 네 ____ 아니요 ____

3. 지난달에 불안 발작을 일으켰다면 또 다른 발작을 일으킬까 걱정을 했습니까? 아니면 당신의 발작이 신체적 혹은 정신적 건강과 맺는 관련에 대해 걱정을 했습니까?
   네 ____ 아니요 ____

4. 불안에 대한 가장 나쁜 경험에서 당신은 다음 증상 가운데 세 개 이상을 가졌습니까?
   - ☐ 짧은 호흡이나 숨이 막히는 느낌
   - ☐ 현기증이나 불규칙한 감정
   - ☐ 심계항진증이나 빠른 심장박동
   - ☐ 몸의 떨림
   - ☐ 발한
   - ☐ 숨이 막힘
   - ☐ 메스꺼움이나 복통
   - ☐ 당신의 몸에서 분리되거나 닿지 못하는 기분
   - ☐ 무감각이나 저린 느낌
   - ☐ 안면 홍조나 오한
   - ☐ 가슴 통증이나 불편함
   - ☐ 죽음에 대한 두려움
   - ☐ 미치거나 제어할 수 없는 것에 대한 두려움

만약 1, 2, 3, 4번 문항에 '네' 라고 답했다면 멈추십시오. 당신은 공황장애의 조건을 갖추었습니다.
만약 1번 문항에만 '네' 라고 대답하고 당신의 불안 반응이 4번 문항에 나열된 증상 중 세 개나 그 이하만을 포함한다면, 당신은 제한된 증상 발작(limited-symptom attacks)이라 불리는 것을 경험한 것으로 완전한 공황장애는 갖고 있지 않은 것입니다.
당신이 공황 발작과 공포증을 모두 갖고 있다면 계속 하십시오.

5. 공황 발작을 일으킬 것에 대한 두려움으로 특정한 상황에 이르는 것을 피합니까?
   네 ____ 아니요 ____

만약 5번 문항에 '네' 라고 답했다면 멈추십시오. 당신은 광장공포증을 겪고 있는 것 같습니다. 광장공포증의 정도를 결정하기 위해 6번 문항을 보십시오.

6. 다음의 상황 중 당신이 발작에 대한 두려움으로 인해 피하는 것은 무엇입니까?
   - ☐ 집에서 멀리 떠나는 것
   - ☐ 잡화점에서 물건 사는 것
   - ☐ 잡화점에서 줄 서 있는 것
   - ☐ 백화점에 가는 것
   - ☐ 쇼핑몰에 가는 것
   - ☐ 고속도로에서 운전하는 것
   - ☐ 집에서 먼 일반도로에서 운전하는 것
   - ☐ 어디든 혼자서 운전하는 것
   - ☐ 대중교통(버스, 기차 등)을 이용하는 것
   - ☐ 다리를 건너는 것(운전을 하든 걸어가든)
   - ☐ 터널을 지나가는 것(운전을 하든 걸어가든)
   - ☐ 비행기를 타는 것
   - ☐ 엘리베이터를 타는 것
   - ☐ 높은 곳에 있는 것
   - ☐ 치과나 병원에 가는 것
   - ☐ 이발소나 미용실에 앉아 있는 것
   - ☐ 식당에서 밥 먹는 것
   - ☐ 일하러 가는 것
   - ☐ 안전한 사람이나 안전한 장소에서 멀리 떨어져 있는 것
   - ☐ 혼자 있는 것
   - ☐ 집 밖으로 나가는 것
   - ☐ 기타 ____

위에서 당신이 표시한 상황의 수는 광장공포증의 범위와 당신의 활동을 제한하는 정도를 나타냅니다. 5번 문항에 '아니요' 라고 답했으나 공포증이 있다면 계속 하십시오.

7. 당신은 단순히 발작을 일으킬 것에 대한 두려움 때문이 아니라 창피하거나 남들에게서 부정적으로 평가되는 것이 두려워 특정한 상황을 피합니까? (창피함이 당신을 공황 상태로 이끌 수 있습니다.)

네 ____ 아니요 ____

만약 7번 문항에 '네' 라고 답했다면 멈추십시오. 당신은 사회공포증을 겪고 있는 것 같습니다. 사회공포증의 범위를 결정하기 위해 8번 질문을 보십시오.

8. 다음의 상황 중 당신이 창피함이나 수치스러움에 대한 두려움 때문에 피하는 상황은 어떤 것입니까?

☐ 어떤 집단(예: 직장, 학교 교실, 사회사업 단체, 자조집단)에서 앉아 있는 것
☐ 소집단 사람들 앞에서 말하거나 발표하는 것
☐ 대집단 사람들 앞에서 말하거나 발표하는 것
☐ 파티나 사회적 기능
☐ 공중 화장실을 쓰는 것
☐ 다른 사람들 앞에서 먹는 것
☐ 다른 사람들이 있는 곳에서 글을 쓰거나 이름을 적는 것
☐ 데이트하는 것
☐ 당신이 무언가 바보 같은 것을 말하는 모든 상황
☐ 기타 ____

위에서 당신이 표시한 상황의 수는 사회공포증이 당신의 활동을 제한하는 범위를 보여 준다. 5번과 7번 문항에 '아니요' 라고 답했으나 다른 공포증이 있다면 계속 하십시오.

9. 당신은 다음에 제시된 것 중 두렵거나 피하는 것이 하나라도(혹은 하나 이상) 있습니까?

☐ 거미, 벌, 뱀, 쥐, 박쥐, 개와 같은 벌레나 동물
☐ 높이(건물의 높은 층, 언덕이나 산의 정상, 높은 다리)
☐ 운전
☐ 터널
☐ 다리
☐ 엘리베이터
☐ 비행기(비행)
☐ 의사나 치과 의사
☐ 천둥이나 번개
☐ 물
☐ 피
☐ 주사나 의료 절차
☐ 심장 발작이나 암 같은 병
☐ 어둠

□ 기타 ____

10. 당신은 보통 이러한 상황 중 하나에 직면해야 할 때만 높은 수준의 불안을 느낍니까?
    네 ______ 아니요 ______

만약 9번 문항에서 하나나 그 이상의 항목에 표시하고 10번 문항에 '네' 라고 답했다면 멈추십시오. 당신은 특정 공포증을 겪고 있는 것 같습니다. 아니라면 계속 하십시오.

11. 당신은 뚜렷한 공황 발작이 없고, 공포증도 없으며, 강박적 사고나 강박적 행동이 없는데도 많은 시간 불안감을 느낍니까? 네 ____ 아니요 _____

12. 당신은 적어도 지난 6개월간 지나치게 걱정하는 경향이 있었습니까?
    네 ______ 아니요 ______

13. 당신의 불안과 걱정은 다음 여섯 개 증상 중 적어도 세 개와 관련이 있습니까?
    □ 쉬어도 쉰 것 같지 않은 기분 혹은 긴장감
    □ 쉽게 피로해짐
    □ 집중이 어렵거나 마음이 공허해짐
    □ 쉽게 화를 냄
    □ 근육 긴장
    □ 수면장애(잠에 들거나 잠든 상태로 있는 것이 어려움, 잠을 못 이루고 만족스럽지 못한 수면)

만약 11, 12, 13번 문항에 '네' 라고 대답했다면 멈추십시오. 당신은 범불안장애를 겪고 있는 것 같습니다. 만약 11번 문항에는 '네' 라고 대답했으나 12, 13번 문항은 '아니요' 로 답했다면, 당신은 범불안장애 정도로 심각하지는 않은 불안 상태를 겪고 있는 것입니다.

14. 당신은 가까운 친척을 다치게 하거나 해를 입히거나, 먼지 또는 독극물에 감염되거나, 문을 잠그거나 전기 제품을 끄는 것을 잊었을까 두려움을 느끼거나, 혹은 대참사의 불쾌한 환상과 같은 생각들을 반복적으로 경험합니까? (당신은 이러한 생각들이 비합리적이라는 것을 알지만 마음에 떠오르는 것을 막을 수 없습니다.) 네 ____ 아니요 _____

15. 당신은 마음에 깃든 비합리적 공포로 인한 불안을 줄이기 위해 손을 씻거나, 점검하거나, 숫자를 세는 것과 같은 의식적 행동을 합니까? 네 ____ 아니요 ____

만약 14번 문항에 '네' 라고 답하고 15번 문항은 그렇지 않다면, 당신은 강박적 사고만을 가진 강박장애를 겪고 있는 것 같습니다.
만약 14번과 15번 문항에 모두 '네' 라고 답했다면, 당신은 아마 강박적 사고와 강박적 행동을 모두 갖고 있는 강박장애를 겪고 있을 것입니다.
만약 14번과 15번 문항 그리고 앞에 나온 문항 대부분이나 모두에 '아니요' 라고 답했으나 여전히 불안이나 불안 관련 증상이 있다면, 당신은 외상후 스트레스 장애나 비특이성 불안 상태를 겪고 있을 수 있습니다. 이 장에 있는 외상후 스트레스 장애 섹션을 이용해서 당신의 증상이 이 범주에 맞는지 확인하십시오.

불안장애의 동시 발생

이 책 『불안 · 공황장애와 공포증 상담 워크북』의 초판이 출판된 이래 많은 사람이 하나 이상의 불안장애를 겪고 있다는 사실은 더욱 분명해졌다. 예를 들면, 공황장애를 지닌 사람들에 대한 한 조사에서는 15～30%가 사회공포증을, 25%가 범불안장애를, 10～20%가 특정 공포증을, 그리고 8～10%가 강박장애를 함께 갖고 있는 것으로 나타났다. 광장공포증을 지닌 사람들은 흔히 사회공포증이나 강박 문제를 지니고 있다. 당신의 상태가 하나 이상의 불안장애에 대한 설명과 맞아떨어지더라도 그것은 당신 혼자만 그런 것이 아니다.

참•고•문•헌

American Psychiatric Association. *Diagnostic and Statistical Manual of Mental Disorders*. Fourth edition. (DSM-IV) American Psychiatric Association, 1994.

공황장애

Beck, Aron T., and Gary Emery. *Anxiety Disorders and Phobias: A Cognitive Perspective*. New York: Basic Books, 1990.

Beckfield, Denise F. *Master Your Panic and Take Back Your Life*. Second edition. San Luis Obispo, Calif.: Impact Publishers, 1998.

Weekes, Claire. *Hope and Help for Your Nerves*. New York: Bantam Books, 1978.

Wilson, Reid. *Don't panic: Taking Control of Anxiety Attacks*. Revised edition. New

York: HarperCollins, 1996.

Zuercher-White, Elke. *An End to Panic*. Second edition. Oakland, Calif.: New Harbinger Publications, 1998.

광장공포증

Beckfield, Denise F. *Master Your Panic and Take Back Your Life*. Second edition. San Luis Obispo, Calif.: Impact Publishers, 1998.

Bourne, Edmund J. The agoraphobia treatment group. In *Focal Group Psychotherapy*. Oakland, Calif.: New Harbinger Publications, 1992.

Feninger, Mani. *Journey from Anxiety to Freedom*. Rocklin, Calif.: Prima Publishers, 1998.

Pollard, C. Alec, and Elke Zuercher-White. *The Agoraphobia Workbook*. Oakland, Calif.: New Harbinger Publications, 2003.

Ross, Jerilyn. *Triumph Over Fear*. New York: Bantam Books, 1994.

Zuercher-White, Elke. *An End to Panic*. Second edition. Oakland, Calif.: New Harbinger Publications, 1998.

사회공포증

Antony, Martin, and Richard Swinson. *The Shyness & Social Anxiety Workbook*. Oakland, Calif.: New Harbinger Publications, 2000.

Berent, Jonathan. *Beyond Shyness: How to Conquer Social Anxieties*. Columbus, Ohio: Fireside, 1994.

Markway, Barbara, Cheryl Carmin, Alex Pollard, and Teresa Flynn. *Dying of Embarrassment*. Oakland, Calif.: New Harbinger Publications, 1992.

Marshall, John. *Social Phobia: From Shyness to Stage Fright*. Boulder, Colo.: Basic Books, 1995.

Rapee, Ronald. *Overcoming Shyness an Social Phobia*. Northvale, N.J.: Jason Aronson, 1998.

Schneier, Franklin, and Lawrence Welkowitz. *The Hidden Face of Shyness: Understanding and Overcoming Social Anxiety*. New York: Avon Books, 1996.

특정공포증

Bourne, Edmund J. *Overcoming Specific Phobia: Therapist Protocol* and *Client Manual*. Oakland, Calif.: New Harbinger Publications, 1998.

Brown, Duane. *Flying without Fear*. Oakland, Calif.: New Harbinger Publications, 1996.

Greist, Georgia L., James W. Jefferson, and John H. Greist. *The Fearful Flyer's Guide*. Dean Foundation, 1996.

범불안장애

Bourne, Edmund J., and Lorna Garano. *Coping with Anxiety*. Oakland, Calif.: New Harbinger Publications, 2003.

Brantley, Jeffrey. *Calming Your Anxious Mind*. Oakland, Calif.: New Harbinger Publications, 2003.

Copeland, Mary Ellen. *The Worry Control Workbook*. Oakland, Calif.: New Harbinger Publications, 1998.

White, John. *Overcoming Generalized Anxiety Disorder: Therapist Protocol* and *Client Manual*. Oakland, Calif.: New Harbinger Publications, 1999.

강박장애

Foa, Edna, and Reid Wilson. *Stop Obsessing: How to Overcome Your Obsessions and Compulsions*. New York: Bantam Books, 1991.

Gravitz, Herbert L. *Obsessive-Compulsive Disorder: New Help for the Family*. San Luis Obispo, Calif.: Healing Visions Press, 1998.

Hyman, Bruce M., and Cherry Pedrick. *The OCD Workbook*. Oakland, Calif.: New Harbinger Publications, 1999.

Johnston, Hugh F. *Obsessive-Compulsive Disorder in Children and Adolescents: A Guide*. Third edition. Madison, Wisc.: Madison Institute of Medicine, 2002.

Rapoport, Judith L. *The Boy Who Couldn't Stop Washing: The Experience and Treatment of Obsessive-Compulsive Disorder*. New York: New American Library (Plume), 1990.

Shwartz, Jeffrey M. *Brain Lock: Free Yourself from Obsessive-Compulsive Behavior*. New York: Regan Books, 1996.

Steketee, Gail, and Kerin White. *When Once Is Not Enough*. Oakland, Calif.: New Harbinger Publications, 1990.

외상후 스트레스 장애

Allen, Jon G. *Coping with Trauma: A Guide to Self-Understanding*. Washington, D.C.: American Psychiatric Press, 1999.

Flannery, Raymond B. *Post-Traumatic Stress Disorder: The Victim's Guide to Healing and Recovery*. Crossroads Publishing, 1995.

Matsakis, Aphrodite. *I Can't Get Over It: A Handbook for Trauma Survivors*. Second Edition. Oakland, Calif.: New Harbinger Publications, 1996.

__________________. *Trust After Trauma: A Guide to Relationships for Survivors and Those Who Love Them*. Oakland, Calif.: New Harbinger Publications, 1998.

CHAPTER 02

불안장애의 주요 원인

여러 불안장애 중 한 가지 장애로 고생하고 있다면, 당신은 문제의 원인을 알기를 원할 것이다. 당신은 아마도 '나에게 왜 공황 발작이 일어나지? 유전인가, 아니면 자라면서 생겨난 것일까? 무엇이 공포를 느끼게 할까? 왜 나는 위험하지 않다는 걸 알면서도 두려워하는 걸까? 무엇이 강박과 충동을 일으킬까?' 라고 스스로에게 물어볼 것이다.

불안장애의 증상은 종종 비합리적이고 이해받기 어렵다. '왜' 라는 의문이 드는 것이 당연하다. 하지만 불안장애의 원인을 세부적으로 살펴보기 전에 기억해 두어야 할 것이 두 가지가 있다. 첫째는 불안장애의 원인을 알게 됨으로써 불안장애가 어떻게 발전해 왔는지 통찰하게 되더라도 그 정보가 당신의 문제를 해결해 주지는 못한다는 것이다. 이 책에 제시된 불안장애를 극복하는 다양한 전략들—이완, 운동, 둔감화, 혼잣말의 변화와 잘못된 신념, 감정 다루기 등—은 기본적인 원인에 대한 지식에 기반한 것이 아니다. 이 장의 정보들은 관심을 끌 정도로 솔깃할 수 있지만 어떤 '주문' 같은 것이 아니다. 둘째는 어떤 종류의 불안장애든 단 하나의 원인이나 유형만 있다고 여기는 것은 잘못된 생각이라는 것이다. 당신이 공황 발작, 사회공포증, 범불안장애, 강박장애 중에서 어느 장애로 고생하고 있든지 문제를 제거하는 원인은 하나만 있는 것이 아니다. 불안의 문제는 다양한 수준에서 일어난 여러 가지 원인에 의해 발생한다. 그 원인에는 유전, 생리적 요인, 가족 배경과 양육 조건, 최근 스트레스, 혼잣말과 개인적 신념, 감정을 표현하는 능력 등이 있다. 이 장은 당신이 불안장애에서 회복할 수 있는 방안과 원인에 대해 다양하고 각기 다른 수준에서 알려 줄 것이다.

어떤 불안장애 전문가는 '단독원인론'을 제시하기도 한다. 이런 이론은 불안장애를 굉장히 단순화시키고 모든 원인을 '생물학적 원인' 또는 '심리적 원인'과 같이 두 가지 원인 중 하나의 원인으로만 귀착시킨다. 생물학적 원인은 불안장애의 원인을 뇌나 몸의 생물학적 혹은 생리적 불균형으로만 보는 것이다. 예를 들면, 최근에는 공황장애나 강박장애의 원인을 엄격하게 생물학적 수준으로 축소하는 경향이 있다. 공황장애는 편도나 청반, 뇌간의 일부와 같은 뇌 부분의 기능장애로 일어나는 것으로 본다. 강박장애는 '세로토닌'이라고 불리는 뇌의 특정한 신경전달물질의 부족 또는 뇌신경의 세로토닌 체계의 조절이 잘 안 되어서 발생하는 것으로 본다(신경전달물질은 신경 자극을 하나의 신경 세포에서 다른 세포로 전달해 주는 화학물질이다.).

공황장애나 강박장애가 생리적인 기능장애로 발생할 수도 있다는 것을 아는 것은 도움이 된다. 이것은 확실히 이 문제의 처방에 대한 답을 내포하고 있다. 그러나 이러한 사실이 공황장애와 강박장애가 생리적인 원인만으로 설명된다는 것을 뜻하지는 않는다. 여기서 다음과 같은 질문이 제기될 수 있다. '무엇이 생리적인 원인을 일으켰는가?' 공황장애에서 아마도 만성적인 스트레스가 편도와 청반의 기능부전을 일으킬 것이다. 또는 만성적으로 억압해 온 분노가 강박장애를 일으키는 뇌 속의 세로토닌 수준에 혼란을 가져올 수도 있을 것이다. 심리적인 충돌과 억압된 분노는 양육 과정에서 유발될 수도 있다. 어떤 특정한 생리적인 장애가 스트레스나 심리적 요인으로 인해 생겨날 수 있기 때문에 불안장애가 단지 생리적인 불균형에서만 일어난다고 보는 것은 적절하지 않다.

이와 반대로 심리적 원인만으로 설명하려는 것 역시 적절하지 않다. 사회공포증이나 범불안장애가 무관심하고 방임하고 학대했던 부모의 양육 때문에 생겼다고 가정해 보자. 그리고 결과적으로 성인이 되어서도 공포 회피와 불안을 초래하는 깊은 불안전감과 수치심을 가지는 것도 잘못된 부모의 양육 때문일 수 있다. 당신의 가족 배경이 현재의 문제에 중요한 영향을 주었다 하더라도, 그것만이 유일한 원인이라고 본다면 정당하다고 생각하는가? 그렇게 생각하는 것은 유전과 생물학적 요인을 간과하는 것이다. 무엇보다도 역기능적인 가정에서 자란 모든 아동이 불안장애를 겪고 있지는 않다는 것을 알 수 있다. 오히려 불안과 공포에 대한 유전적 경향과 수치심과 불안전감을 심어 준 어린 시절의 환경의 결과라고 보는 것이 좀 더 그럴싸할 것이다.

종합해 보면, 당신이 겪고 있는 특정한 어려움이 단순한 생리적 문제나 심리적 문제로부터 시작된다고 보는 것은 본성과 양육이 상호작용적이라는 것을 무시하는 것이다. 생물학적 문제는 스트레스나 심리적 요인에 의해 생길 수도 있고, 반대로 심리적 문제는 타고난 생물학적 요인에 의해 영향을 받을 수도 있다. 여기에는 무엇이 처음이고 무엇이 이른바 궁극의 원인이라고 말할 만한 것은 없다. 같은 이유로 공황, 공포, 불안을 치료할 포괄적인 접근은 생리적 또는 심리적 원인 중 어느 하나만을 치료하는 것으로는 안 된다. 생물학적, 행동적, 정서적, 정신적, 대인관계적 측면과 영적 요인들까지 포함한 다양한 수준의 전략이 완전하고 지속적인 치료를 위해서 필요하다. 치료에 대한 중다적인 접근은 다음 장에서 논하며, 이 책 전반에서 제시될 것이다.

불안장애의 원인은 그것들이 일어나는 수준뿐만 아니라 기간에 따라서도 매우 다양하다. 어떤 경우에는 태어날 때나 아동기부터 나중에 공황이나 불안을 쉽게 발달시키는 병의 소인을 가지고 있을 수 있다. 또 어떤 경우에는 '최근' 또는 '단기간'의 원인들이 있는데, 즉 공황 발작이나 광장공포증의 발병을 '유발하는' 환경이 원인이 될 수 있다. 또 다른 경우는 지속적인 원인들—일단 시작된 후에 불안장애를 지속시키는 최근의 생활양식, 태도와 행동—에 있다. 이 장의 나머지 부분에서는 이 원인들에 대해 좀 더 상세히 살펴볼 것이다. 생물학적 원인에 대한 섹션을 통해 공황 발작과 불안을 일으키는 뇌의 역할에 대해 잘 알려진 가설들에 익숙해질 수 있을 것이다.

불안장애의 원인에 대한 개관은 다음과 같다.

불안장애의 원인

〈**장기적, 기질적 원인**〉

- 유전
- 어린 시절의 환경
  - 당신의 부모는 과도하게 세상을 조심해야 한다고 이야기했다.
  - 당신의 부모는 과도하게 비판적이고, 지나치게 높은 기준을 제시했다.

- 정서적 불안전감과 의존성
- 당신의 부모는 당신의 자기주장을 억눌렀다.

• 오랜 시간 누적된 스트레스

〈생물학적 원인〉

• 공황의 생리학
• 공황 발작
• 범불안
• 강박장애
• 공황 발작이나 불안을 야기할 수 있는 의학적 상태

〈단기적, 촉발적 원인〉

• 공황 발작을 촉진시키는 스트레스 인자
  - 심각한 개인적 상실
  - 중요한 생활상의 변화
  - 자극제와 마약
• 공포 조건화와 원인
• 정신적 외상, 단순 공포증 및 외상후 스트레스 장애

〈유지 요인〉

• 공포증적 상황의 회피
• 걱정스러운 혼잣말
• 비합리적 신념
• 억누른 감정
• 자기주장의 부족
• 자기 양육 기술의 부족
• 근육 긴장
• 자극제와 다른 음식물
• 높은 스트레스 생활양식
• 의미와 목적의식의 결핍

장기적, 기질적 원인

유전

불안장애는 유전되는가? 현재까지 제시된 제한적인 증거로 보아서는 부분적으로 그렇다. 광장공포증을 가지고 있는 부모가 있는 환경에서 자라난 아이들의 적어도 15～20%는 광장공포증을 가지게 된다고 추산되는 반면, 일반인 중 광장공포증을 호소하는 비율은 단지 5%에 불과하다. 이런 사실만으로 광장공포증이 유전된다는 것을 증명할 수는 없다. 왜냐하면 부모로부터 학습을 통해 광장공포증을 갖게 되었다고 할 수도 있기 때문이다.

좀 더 강력한 증거는 일란성 쌍둥이에 대한 연구에서 볼 수 있다. 쌍둥이 중 하나가 불안장애를 보인다면 다른 하나가 불안장애를 보일 가능성은 31～88%에 이른다. 대조적으로 이란성 쌍둥이의 경우는 그 가능성이 더 낮다. 쌍둥이 중 하나가 불안장애를 보이면 다른 하나가 불안장애를 보일 가능성은 0～33%다. 동일한 유전 조합을 갖는다는 것은 비슷한 문제를 보이게 될 가능성이 다른 사람에 비해 '두 배 이상'이 된다는 것이다. 흥미롭게도 이란성 쌍둥이가 불안장애를 보일 비율은 일반인의 비율보다 일반적으로 더 높다(대략 8～10%). 이것은 동일한 가족에서 자라났다는 사실이 불안장애의 발달에 어느 정도 기여한다는 것을 증명한다. 본성과 양육 모두가 영향을 주는 것이다.

유전되는 것은 무엇인가? 지금까지 알려진 바에 따르면, 당신은 광장공포증, 사회공포증, 공황 발작 등을 당신의 부모로부터 물려받지는 않는 것으로 보인다. 유전되는 것은 당신을 과도하게 걱정하는 사람으로 만드는 '일반적인 성격 유형'일 것이다. 이런 성격 유형은 불안장애가 없는 개인의 성격이기보다는 약간의 자극에 의해서도 쉽게 촉발되는 순간적이고 흥분을 잘 하는 반응적인 성격이다. 이런 반응성이 높은 성격을 가지고 태어났다면, 당신은 아마도 특별한 환경과 양육으로 유발된 불안장애를 가졌을 것이다. 예를 들면, 당신이 광장공포증을 가지고 있든 사회공포증을 가지고 있든 그것은 어떤 역할을 수행해야 하는 상황에서 부끄러움을 얼마나 많이 느끼도록 배웠는지에 달려 있다. 공황 발작이든 그렇지 않든, 그것은 본성과 청소년기와 청년기 동안 노출되었던 당신의 스트레스 정도에 달려 있다. 간단히 말하면, 유전적으로 좀 더 반응적이고 흥분을 잘 하는 신경체계를 가지고 태어났고, 한편으로는 어린 시절의 경험, 조건화, 스트레스가 결과적으로 당신으로 하여금 부가적으로 불안장애의 특정한 형태를 형성하도록 했을 것이다.

행동유전학 분야의 최근 연구들은 불안장애와 관련된 특정한 유전자를 연구하고 있다. 예를 들면, 17번째 염색체(인간은 23개의 염색체를 가지고 있다)는 SERT(세로토닌 전달 유전자)로 알려진 유전자를 포함하고 있는데, 이것은 뇌 신경전달물질 세로토닌을 만드는 기능을 가지고 있다. 이 유전자가 짧은 사람은 불안장애가 발달한 경향(우울과 같은 기분장애뿐만 아니라)이 더 높은 반면, 이 유전자가 긴 사람은 어린 시절과 어른이 된 후의 스트레스에도 불구하고 자기보호 경향의 강도가 높게 나타났다.

어린 시절의 환경

어린 시절의 경험이나 가족환경에서 특정 불안장애를 발달시킬 수 있는 것은 무엇인가? 불행하게도 이 주제에 관해서는 아주 드물게 연구가 수행되었다. 연구자들은 성인기의 공황 발작과 광장공포증이 종종 어린 시절의 분리불안장애로 거슬러 올라간다고 하였다. 이것은 아이들이 부모와 분리되는 상황—학교를 가거나 심지어 잠자기 전과 같은 상황—에서 경험하는 불안, 공황, 신체 증상이 조건화된 것이다.

이러한 사람들은 나중에 성인이 되어서도 안전감을 주는 사람과 장소로부터 분리될 때 불안을 경험하게 된다. 맨 처음 분리불안장애로 이끌었을지 모르는 조건들이 추론의 대상이 된다.

다음의 목록은 불안장애를 발달시켰을지도 모르는 상황들에 대한 것이다. 이 목록은 다년간 내담자들과 함께 작업하면서 경험했던 것에 기초한 것이다. 이 요인들은 무엇보다 광장공포증 또는 사회공포증에 적절한 것이지만, 다른 불안장애에도 적용 가능할 것이다.

* 당신의 부모는 과도하게 세상을 조심해야 한다고 이야기했다

공포증을 가진 사람들의 부모는 자신들도 공포증을 갖고 있거나, 평균 이상으로 두려워하고 걱정하는 경향이 있다. 종종 그들은 자신의 자녀가 겪을 수 있는 잠재적인 위험에 대해 과도하게 걱정한다. 그들은 "비 맞고 다니지 마라. 감기에 걸릴 거야." "TV를 많이 보지 마. 눈 나빠져." "매우 조심해야 한다." 등과 같은 말을 반복하고 또 반복한다. 그들이 자녀에게 과도하게 주의하라고 말하면 할수록, 아이들은 세상을 매우 위험한 곳으로 보게 된다. 당신이 바깥세상은 위협적인 곳이라고 배운다면 자동적으로 모험을 하거나 위험을 감수하는 행동을 제한하게 된다. 그리고 과도하게 걱정하는 경향을 보이며 자란다면 안전에 대해 과도한 걱정을 하게 될 것이다.

✻ 당신의 부모는 과도하게 비판적이고, 지나치게 높은 기준을 제시했다

비판적이고 완벽주의적인 부모들에게서 자란 아동은 자신이 수용받을 수 있는 가능성에 대해 결코 확신하지 못한다. 그들은 자신이 '충분히 좋은' 상태이거나 충분히 가치 있는지에 대해 언제나 의심한다. 결과적으로는 부모를 기쁘게 하고 부모로부터 인정받기 위해 끊임없이 노력한다. 성인이 되면서는 자신이 느끼는 진짜 기분과 역량을 없애 가면서 다른 사람에게 과도하게 잘 보이려고 하거나 친절해지려고 할 수 있다. 불안전감을 가지고 자라날 경우 안전한 사람과 장소에 더 의존하게 될 것이다. 그리고 자신을 잃을 수도 있는 위험을 떠안고 들어가야 하는 사회적 상황을 회피할지도 모른다. 어쩌면 부모의 가치를 내면화하여 유별나게 완벽주의자가 되거나 자기비판적인(다른 사람에게도 비판적일 뿐 아니라) 사람이 될 수도 있다.

✻ 정서적 불안전감과 의존성

아동은 4세 혹은 5세까지 부모, 특히 어머니에게 전적으로 의존한다. 이 기간 동안 불안전감을 만드는 어떤 조건도 과도한 의존성과 매달림을 유발할 수 있다. 과도한 비판과 완벽주의 기준을 가진 부모는 불안장애를 발달시키는 사람들의 공통적 원인으로 보인다. 무시, 거부, 이혼과 죽음으로 인한 유기와 신체적/성적 학대에 관한 경험은 불안장애의 기반을 형성하는 기본적 불안전감(정서적 의존감)을 만든다.

내가 상담한 내담자들의 20~25%는 부모 중 한 명이나 두 명 모두가 알코올중독자인 경우가 대부분이다. 이 주제에 관한 저명한 책들에 기술된 내용을 보면, 알코올중독자인 성인의 자녀들은 ① 통제적 환경, ② 감정의 회피, ③ 타인 신뢰의 어려움, ④ 과도한 책임감, ⑤ 흑백 사고, ⑥ 자신의 욕구를 희생해 가면서라도 다른 사람을 기쁘게 해 주려는 과도한 열의와 같은 특징을 가지고 자라난다. 알코올중독자의 자녀 모두가 불안장애를 보이지는 않는다 하더라도, 앞에 제시된 특징들은 공황 또는 공포증을 가진 많은 사람에게서 공통적으로 나타나는 것이다.

알코올중독자의 아이들과 다른 형태의 학대를 받았던 사람들 그리고 불안장애를 호소하는 대부분 사람들이 보이는 공통점은 깊게 자리 잡은 불안전감이다. 불안전감과 그에 반응하는 양식은 중독이나 다른 행동 양식과는 다른 형태의 불안장애다. 아동이 과도한 의존성을 수반하는 불안전감에 반응한다면 성인이 되어서 안전감을 주는 사람이나 장소에 과도하게 기대려는 반응을 보일 것이다. 이것이 광장공포증을 보이는 사람들의 공통된 배경이다.

❋ 당신의 부모는 당신의 자기주장을 억눌렀다

부모는 당신의 의존성을 키웠을 뿐만 아니라 감정을 표현하고 주장하는 근본적인 역량을 억누렀을 수 있다. 예를 들면, 아이였을 때 당신은 말을 하거나 감정에 따라 행동하거나 화내는 것에 대해 벌을 받거나 비난받았을 수 있다. 그 결과로 당신은 자신의 충동과 느낌을 표현하는 것을 제한하고 가혹하게 압력을 가하며 자라게 된다. 이러한 충동과 느낌이 오랜 시간 억눌리게 되면 스트레스 상황에서 갑작스럽게 억눌렸던 것들이 드러나게 되면서 불안해지거나 공황 상태에 빠질 수 있을 것이다. 어린 시절에 빈번하게 자신의 느낌과 표현을 억눌렀던 사람은 성인이 되어 더 긴장하고 불안한 경향을 보이며 자기 자신을 표현하지 못하게 된다. 물론 어린 시절에 형성된 이러한 형태의 억누름은 성인이 되어 우울과 수동성을 갖게 할 수도 있다. 두 가지 사례 모두 자신의 느낌을 표현하고 좀 더 자기주장을 할 수 있게 되었을 때 매우 큰 치료 효과를 보일 수 있다.

이상의 요인에 대해 읽어 봄으로써 당신은 자신의 어린 시절에 무슨 일이 일어났는지 생각해 볼 수 있을 것이다. 다음의 '가족 배경 질문지'를 사용하여 나의 가족환경이 불안 관련 문제에 어떤 영향을 주었는지 좀 더 알아볼 수 있을 것이다.

가족 배경 질문지

당신의 어린 시절을 반영하는 다음의 질문지를 작성하라. 현재의 불안 문제에 기여한 환경이 무엇이었는지 알 수 있겠는가?

1. 부모 중 한 분이 공황 발작이나 공포증으로 고생했는가?

2. 공황 발작이나 공포증을 가진 형제자매, 조부모 또는 다른 친척이 있었는가?

3. 부모 중 한 분에게 지나치게 걱정하는 성향이 있었는가?

4. 부모 중 한 분은 당신이나 다른 가족에게 닥칠 가능성이 있는 위험에 대해 과도하게 걱정하는 사람이었는가?

5. 부모는 외부 세계로의 도전을 격려하는 사람이었는가, 아니면 주의하고 의심하고 불신하는 태도를 키워 주는 사람들이었는가?

6. 당신은 부모님이 지나치게 비판적이고 요구하는 사람들이라고 느끼는가? 그렇다면 당신은 그 비판을 들으면서 어떻게 느꼈는가?
   - □ 가라앉거나 위축됨
   - □ 수치스러움 또는 죄의식
   - □ 상처 또는 거부감
   - □ 분노 또는 거역

7. 아이였을 때 당신은 자신의 느낌과 충동을 자유로이 표현했다고 느끼는가? 가족 속에서 당신의 느낌은 어떻게 다루어졌는가?
   - □ 표현이 자유로움
   - □ 처벌받음
   - □ 거부됨

8. 당신이 울 때는 괜찮았는가? 당신이 울 때 부모님은 어떻게 반응했는가?

9. 분노를 표현하는 것은 괜찮았는가? 당신이 화낼 때 부모님은 어떻게 반응했는가?

10. 가족 속에서 당신의 역할은 무엇이었는가? 가족 내의 다른 아이들의 경우는 어떠한가?

11. 당신은 불안전감을 느끼며 자랐다고 생각하는가? 다음 중 어떤 것이 당신의 불안전감에 기여했다고

생각하는가?

- ☐ 부모가 가한 과도한 비판
- ☐ 과도한 처벌
- ☐ 부모는 당신 자신이 수치심을 느끼도록 했다.
- ☐ 부모는 당신 자신이 죄의식을 갖도록 했다.
- ☐ 부모는 당신을 무시했다.
- ☐ 부모 중 한 명 혹은 모두가 죽거나 이혼하면서 당신을 유기했다.
- ☐ 신체 학대
- ☐ 성적 학대
- ☐ 부모의 알코올중독

12. 당신이 불안전감을 느끼며 자랐다면 당신은 그 느낌에 대해 어떻게 반응했는가?
    - ☐ 가족에게 매우 의존하였다. (집을 떠나는 것에 대한 어려움이 있었는가?)
    - ☐ 가족으로부터 매우 독립적이 되었다. (당신은 집을 일찍 떠났는가?)
    - ☐ 분노하거나 반항적이 되었다.

오랜 시간 누적된 스트레스

불안장애의 발달에 영향을 주는 세 번째 요인은 오랜 시간 누적된 스트레스의 영향이다. 스트레스는 몇 달 또는 몇 년 동안 없어지지 않고 지속될 때 누적되는 경향이 있다. 누적된 스트레스는 이사로 인한 스트레스, 크리스마스 시즌 또는 단기간의 금융 문제 등과 같이 평이한 것보다 훨씬 오래 지속된다. 누적된 스트레스는 몇 년간 지속된 미해결 심리 문제로 인해 일어날 수도 있고 오랫동안 지속된 삶의 한 영역—결혼 문제나 건강 문제—에서 일어난 어려움에서 기인할 수도 있다. 마지막으로 다양한 삶의 사건이 누적되어 일어날 수도 있을 것이다. 생애 사건—대학 입학, 이직, 결혼, 친밀한 관계를 떠남, 새로운 지역으로의 이사, 출산, 자녀의 독립 등—은 적응과 우선순위의 변경을 가져온다. 매년 발생하는 하나 또는 두 가지 정도의 생애 사건은 평이하고 조절 가능한 것이지만, 1년 혹은 2년 동안 이와 같은 많은 일이 연속적으로 일어나게 된다면 만성적인 스트레스와 소진(burnout)을 일으킬 수 있다.

생애 사건의 개념은 리처드 홈스(Richard Holmes)와 토머스 레어(Thomas Rahe)에 의해 제시되었다. 그들은 2년간 지속되는 생애 사건의 수와 정도를 진단하기 위해

'생애 사건표(혹은 '사회적 재조정 척도')'를 개발하였다. 그들은 생애 사건표를 신체적 질병이 발병할 위험 정도를 예언하는 데 사용하였다. 또한 이 표는 누적된 스트레스의 일반적 측정을 위해서도 사용할 수 있다. 당신은 다음에 제시된 '생애 사건표'를 작성해 봄으로써 당신 자신의 누적된 스트레스 수준을 어림잡아 볼 수 있다.

오랜 세월 동안 스트레스는 고혈압, 두통, 궤양 등의 정신신체증을 일으킬 위험을 높이는 것으로 알려져 왔다. 최근에서야 '심리적 장애들'이 누적된 스트레스의 결과라는 것이 알려졌다. 스트레스는 우울과 불안장애처럼 기분장애에 주요한 역할을 하는 뇌의 신경 내분비 조절체계에 영향을 줄 수 있다. 스트레스는 특정한 부분에만 영향을 주지 않는다. 그것은 당신 조직에서 가장 약한 부위에 심각한 영향을 준다. 스트레스가 심혈관계에 영향을 준다면 고혈압이나 편두통이 나타날 수 있고, 뇌의 신경 내분비체계나 신경전달체계에 영향을 미친다면 조울증, 범불안장애, 공황장애와 같은 행동장애로 더 잘 드러나게 될 것이다. 간단히 말해서, 누적된 스트레스는 가장 약한 부위에서 두통, 피로감 또는 공황 발작 중의 하나를 일으킬 수 있다. 아울러 취약한 부위는 유전에 의해 영향을 받기도 한다. 다음 도식에 제시된 바와 같이, 유전인자, 누적된 스트레스, 어린 시절의 환경 모두가 특정한 불안장애의 발생에 영향을 미친다.

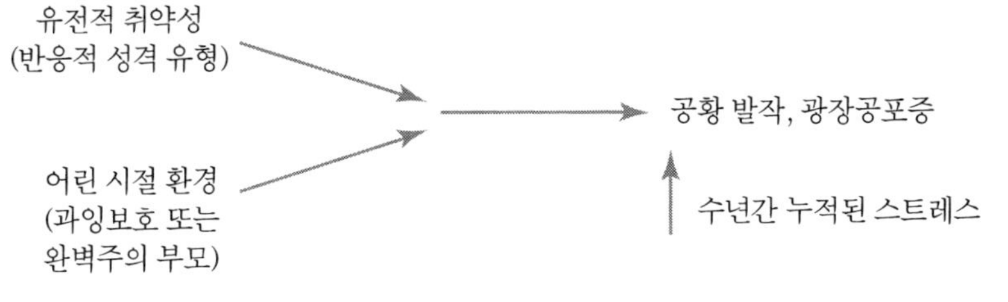

장기적 원인을 살펴본다면, 원인 중 어느 하나도 단독적으로 특정한 불안장애를 일으키지는 못한다는 것을 알 수 있다. 당신은 공황 발작에 관한 유전적 취약성을 가지고 20년을 살아왔다 해도 아직 그것을 겪어 보지 못했을 수도 있다. 당신의 20대의 생애 사건이 잠재된 공황 발작을 활성화시킬 수 있을 정도의 누적된 스트레스로 작용한다면 문제를 일으키기에 충분할지도 모른다. 당신이 불안전감 속에서 성장하고 외부세계가 위험하다는 교육을 받았다면 광장공포증이 나타날 수도 있다. 무언가를 할 때 수치심을 느끼면서 자랐다면 아마도 장소 회피 공포보다는 좀 더 사회적인 공포(즉, 사회공포증)에 가까울 것이다.

생애 사건표	
생애 사건	평균 스트레스 지수
배우자의 죽음	100
이혼	73
별거	65
교도소 수감	63
가까운 가족의 죽음	63
부상이나 병	53
결혼	50
해고	47
결혼생활의 문제	45
은퇴	45
가족 중의 건강 문제	44
임신	40
섹스 문제	39
새로운 가족의 탄생	39
일에 대한 새로운 적응	39
금전 문제	38
가까운 친구의 죽음	37
다른 종류의 일로 변화	36
배우자와의 말다툼 횟수의 변화	35
중요한 구매를 위한 모기지나 대출(집)	31
모기지 또는 대출의 저당권 상실	30
일에서 책임의 변화	29
자녀가 집을 떠남	29
시댁과의 갈등	29
뛰어난 개인적 성취	28
배우자가 일을 시작하거나 그만둠	26
학교에 입학하거나 그만둠	26
생활환경의 변화	25
개인적 습관의 변화	24
상사와의 갈등	23
일하는 시간 또는 조건의 변화	20
거주에서의 변화	20
학교에서의 변화	20
기분 전환에서의 변화	19
교회 활동에서의 변화	19
사회적 활동에서의 변화	18
작은 것의 구매를 위한 모기지 또는 대출(차 또는 TV 같은)	17
잠자는 습관에서의 변화	16
가족 모임에서의 수 변화	15
섭식 습관에서의 변화	15
휴가	13
크리스마스	12
사소한 법규 위반	11

지난 2년 동안 삶에서 어떤 생애 사건이 있었는지를 정하고 총 스트레스 점수를 더하라. 예를 들면, 당신이 결혼했고, 다른 종류의 일로 변화했으며, 거주지를 바꿨고, 두 번의 휴가를 떠났다면 총 스트레스 지수는 50+36+20+13+13=132다. 총 점수가 150점 아래라면 누적된 스트레스로 인한 고생이 덜할 것이다. 150~300이라면 일어난 생애 사건들을 어떻게 지각하고 다루는지에 달려 있는 만성적인 스트레스로 고생하고 있을지 모른다. 300점이 넘는다면 누적된 스트레스의 해로운 결과를 경험하고 있을 것이다. 위에 제시된 점수들은 평균임을 주지하여야 한다. 특정 사건이 당신에게 줄 스트레스의 정도는 당신이 어떻게 지각하느냐에 달려 있다.

생물학적 원인

생물학적 원인은 불안장애와 관련된 뇌와 몸의 생리적인 불균형과 관련이 있다. 그러한 불균형은 필수불가결한 궁극의 원인이 아니라 다음과 같은 것에 의해 스스로 일어난다는 것을 인지하는 것이 중요하다.

- 특정한 유전적 취약성
- 오랜 시간 누적된 스트레스
- 누적된 스트레스에 의해 유발된 유전적 취약성

다시 말하지만, 유전, 생애 역사, 스트레스가 함께 주요 불안장애를 일으키는 것이다.

최근의 연구는 다른 종류의 불안장애에 대해서 생물학적인 차이가 존재한다는 것을 보여 주고 있다. 자동적인 공황장애와 연관된 기능의 유형은 범불안장애와 연관된 유형과는 다르다. 그리고 이 모두는 강박장애와 관련된 생리적인 불균형과도 다르다. 각각의 유형은 다음에서 별도로 논의되어 있다.

나는 주요 불안장애의 생물학적인 원인에 대한 지식 수준이 아직은 매우 임시적이고 불완전하다는 사실을 강조하고 싶다. 공황의 생리학에서 언급된 뇌의 구조에 관한 것은 증명된 사실이 아닌 가설이라는 점을 기억해야 한다.

결론적으로, 특정한 불안장애의 근원이 되는 뇌 기능의 생리적인 불균형이 있다손 치더라도 자신의 불안장애를 바로잡을 수 없다고 가정할 이유는 없다는 사실을 아는 것이 중요하다. '스트레스를 줄이고 신체적인 안녕감을 높이기 위해 삶의 양식을 변화시키려 한다면 공황, 공포, 불안 또는 강박과 관련된 어떤 생리적인 불균형이라 해도 줄어들거나 사라지게 될 것이다.' 이러한 생활양식의 변화는 매일의 이완 프로그램, 운동, 영양 섭취, 사회적 지지, 자조 활동 등(관련 장 참조)을 포함한다. 생리적인 불균형을 바로잡을 수 있는 선택 중 하나는 뇌 활동을 개선해 주는 약물 처방을 받는 방법이다. 약물 처방은 불안장애의 생리적 원인들을 극복하는 데 좋다. 그렇지만 내 생각에 그것은 최후의 수단이 되어야 한다고 본다. 당신의 건강과 안녕감 수준을 높임으로써 신체적 불균형을 바로잡는 것이 가능하기 때문이다.

이 장의 뒷부분에서 공황장애, 범불안장애, 강박장애와 관련해 최근의 연구에 기반한 뇌 구조에 대한 내용을 읽을 수 있을 것이다. 먼저 공황장애의 생리학적인 현상을 살펴보자.

공황의 생리학

공황 발작이 일어나는 동안 당신의 몸에서는 무슨 일이 일어나는가? 공황은 위협에 대해 당신의 몸이 극단적으로 반응하는 자연스러운 현상이다. 수년 전에 월터 캐넌(Walter Cannon)은 이를 '투쟁-도피 반응(fight-or-light reaction)'이라고 묘사하였다. 투쟁-도피 반응은 육식동물이나 다른 직접적인 위협에 대응하여 위험에 빠진 동물이 엄청난 양의 에너지를 재빨리 동원하도록 해 주는 내재된 체계다. 이러한 경보 반응은 현실적인 위험이 있을 때 우리를 지켜 준다. 불행하게도 우리 대부분은 '심리적인' 위험, 위협, 압도적인 분위기에 대응하여 투쟁-도피 반응을 경험하게 된다. 당신의 배우자와 말다툼을 하거나 불편한 잠자리를 가진 후 일어나 일하러 갈 때, 당신은 그것이 당신의 생존에 어떤 직접적 위협을 가하지 못함에도 불구하고 그것을 위협으로 지각하기 때문에 두드러진 스트레스 반응을 보일 수 있다.

공황 발작의 경우, 거기에는 어떤 지각된 위협이 없다. 즉, 어떤 주목할 만한 원인 없이 불시에 나타날 수 있다. 아무튼 투쟁-도피 반응은 통제를 벗어나게 된다. 맥락에서 벗어나고 분명한 이유 없이 일어난다는 것은 반응을 조절하는 뇌의 체계가 적절히 작동하지 못한다는 것이다. 뇌의 오작동에 관한 최근의 가설을 다음 섹션에서 기술하고 있다. 그러나 공황의 생리학 자체가 더 알려져 있는 편이다.

신경체계는 '수의성'과 '불수의성'이라는 두 가지 분리된 역할을 한다. 근육을 움직이거나 직접적인 명령을 받아들이는 것은 수의적 신경체계다. 반면에 불수의적 신경체계는 심장박동, 호흡, 소화 등과 같은 자동적인 기능을 조절한다. 이러한 불수의적 체계는 다시 '교감신경'과 '부교감신경' 체계의 두 가지로 나뉜다. 교감신경체계는 감정적이 되거나 흥분할 때마다 몸을 통해 수많은 반응을 나타내도록 한다. 부교감신경체계는 반대의 기능을 맡고 있다. 즉, 편안하게 쉬고 있을 때 다양한 몸의 기관들을 유지시키는 기능을 한다.

공황 발작에서 교감신경체계는 몇몇 다른 신체 반응을 빠르고 집중적으로 촉발시킨다. 우선, 교감신경체계는 많은 양의 아드레날린을 분비하는 부신을 일으킨다. 당신이 느끼는 것은 종종 공포와 두려움을 수반한 급격한 충격이다. 두 번째로, 과도한 아드레날린은 ① 심장을 뛰게 하고, ② 호흡을 얕고 빠르게 하며, ③ 많은 땀을 흘리게 하고, ④ 몸을 떨리게 하며, ⑤ 손발을 차게 만든다. 교감신경체계는 근육 수축을 초래하기도 한다(심할 경우는 공포로 얼어붙기도 한다.). 숨쉬기 힘들 정도의 공포를 수반하는 가슴과 목구멍의 강력한 수축을 경험하게 한다. 교감신경체계에 의한 다른 반응은 위산 분비, 소화 불량, 비장에서 분비되는 적혈구, 간에 저장된 당의 분비, 신진대사 증진과 동공 확대다.

이러한 반응은 당신이 감정적이거나 흥분했을 때 더 적게 나타난다. 공황 문제는 당신이 압도당하고, 공포스럽고, 순환하는 강렬한 느낌이 절정에 이르는 상태다. 공황에 의해 분비된 아드레날린은 몇 분 안에 간과 콩팥에 의해 재흡수된다는 사실을 아는 것이 중요하다. 당신이 공황과 싸우지 않거나 그것을 견뎌 낼 수 있다면, 공황은 얼마가지 않아 진정될 것이다. 6장에서는 공황의 신체적 증상에 반응하기보다는 관찰하는 것을 배우는 전략에 대해 기술할 것이다. 공황에 더 반응하기보다는 적절하게 호흡하고 지지함으로써 공황을 조절하는 것을 배울 수 있다.

이제 공황의 생리학을 잘 이해했다면, 이러한 생리적 반응을 유발하는 뇌의 구조는 아직 잘 이해되지 못했을 것이다. 다음에서는 공황 발작에 책임이 있는 것으로 보이는 뇌의 특정한 불균형에 대한 최근의 가설을 보여 줄 것이다.

공황 발작

뇌는 신체에서 가장 복잡한 체계로, 1,000억이 넘는 뇌 세포나 뉴런으로 구성되어 있다. 항상 수백만의 신경 자극이 뇌의 다양한 영역과 상호 연결된 많은 통로를 따라 이동하고 있다. 하나의 신경 자극은 하나의 신경 세포에서 다음 신경 세포로 이동할 때마다 빈 공간을 통과해야 한다. 개별 신경 세포들은 연결되어 있지 않고 '시냅스(synapse)' 라고 불리는 미세한 간격으로 분리되어 있다. 한때 하나의 신경 자극이 시냅스를 따라 움직이는 과정은 자연 상태에서 일어나는 화학적 현상으로 알려졌다. 미세한 양의 화학물질들이 시냅스로 분비되어 한 뉴런에서 다음 뉴런으로 신경 자극을 전달한다. 이 화학물질을 신경전달물질이라고 부르며, 뇌에는 20개 종류 이상의 신경전달물질이 존재한다.

뇌에 존재하는 체계들은 각각 하나의 특정한 신경전달물질에만 반응한다. 각 체계는 특정한 신경전달물질에만 반응하는 수많은 신경 세포들의 네트워크로 구성되어 있다. 노르아드레날린 체계로 불리는 체계는 노르에피네프린이라 불리는 신경전달물질에 특히 민감하다. 세로토닌 체계라고 불리는 체계는 세로토닌이라 불리는 신경전달물질에 특히 민감한 뉴런으로 구성되어 있다. 이 두 체계 모두 공황 발작이 일어나는 동안 주로 활동하는 뇌 구조의 일부분에 많은 수용기(신경전달물질에 반응하는 신경세포들이 있는 부분)를 가지고 있다. 구체적으로 뇌간에 있는 편도(amygdala)는 공황을 촉진하는 데 있어서 주된 역할을 하는 것으로 추정된다. 연구들은 편도가 혼자 작용하지 않고 공황을 자극하는 데 기여하는 모든 다양한 다른 구조들과 조화를 이뤄 작용한다는 것을 입증하고 있다. 그 구조에는 감각 정보를 '위험' 이나 안전' 으로 해석함으로써 조정하는 역할을 하는 전두엽 피질과 섬(insula)과 같은 '고등' 뇌 중추가 포함된다. 이러한 정보는 '해마' 라고 불리는 뇌의 영역에 기억으로 저장된다. 고등 뇌 중추와 해마는 편도와 직접적으로 접속한다. 즉, 편도는 다양한 다른 뇌간 구조들을 자극함으로써 공황을 촉진하는데, 이때 관련되는 구조들에는 ① 일반 행동과 생리적 각성과 관련되는 청반(locus coeruleus), ② 아드레날린 분비를 조절(아드레날린 샘을 자극하여 뇌하수체 샘을 경유)하고 교감신경체계를 조절(이전 섹션 참조)하는 시상하부, ③ 방어적이고 회피적인 행동을 자극하는 중뇌의 회백질 영역, ④ 호흡이 증가하도록 자극하는 완방핵(parabrachial nucleus)이 포함된다.

뇌 안에서 이러한 체계가 전체적으로 과도하게 민감해졌을 때 공황 발작이 더 발생하는 것 같다. 그전에 더 자주, 더 격렬하게 이러한 체계가 활성화되었을지도 모른다. 따라서 의사가 당신에게 말해 준 것처럼 공황의 신경학적 기반이 '화학적 불균형' 이라고 말하는 것은 정확하지 않고, 오히려 위에 제시한 뇌 구조 모두를 포함하는 '공포체계' 가 지나치게 민감해진 것이다. 연구자들은 신경전달물질인 세로토닌과 노르에피네프린의 결핍으로 인해 편도, 청반 그리고 이러한 공포체계를 구성하는 관련 구조들을 '충분히 억제하지 못한다' 고 믿는다. 이 때문에 뇌에 유용한 수준으로 세로토닌과 노르에피네프린의 양을 증가시키는 SSRI나 삼환계 항우울제가 공황 발작을 감소시킬 수 있다. 2~4주가 지나면 이 약물들이 과도하게 민감해진 편도, 청반 그리고 관련 공포체계를 안정화시키고 둔감화시킬 수 있다.

이 공포체계에 과도한 민감화를 전형적으로 '야기하는' 것이 무엇인지는 확실하지 않다. 하나의 가설은 이 체계에서 일어나는 변화는 급성 스트레스의 결과나 장기적으로 지속되는 다양한 스트레스로 인해 발생할 수 있다는 것이다. 이 가설이 증명되지 않은 채 남아 있음에도 불구하고, '누적되는 스트레스는 공황 발작을 시작하게 하는 주요한 수단으로 작용하는' 것처럼 보인다(앞서 논의했듯이). 만약 편도와 공포체계를 변화시키는 스트레스에 대한 이 가설이 사실로 입증된다면 '공황장애와 관련된 뇌 기능장애에 대한 가장 효과적인 장기치료는 삶에서 스트레스를 감소시키는 일관되고 포괄적인 프로그램' 이라는 중요한 시사점을 준다. 약물은 짧은 기간 동안 공황과 불안을 일으키는 뇌 구조들의 재안정화를 확실하게 도울 수 있다. 하지만 삶의 방식을 더 단순하고 평화롭게 살도록 돕는 변화(규칙적인 휴식과 운동, 효과적인 시간 관리, 적절한 영양, 사람들의 지지, 적극적인 태도)가 없이 약물 섭취를 중단하면 공황과 불안은 다시 찾아올 것이다.

범불안

자낙스, 아티반, 클로노핀 같은 벤조디아제핀계 안정제는 매우 효과적으로 범불안(공황과 공포 장애에서 나타나는 예기 불안을 포함하여)을 감소시킨다. 뇌의 특수체계인 GABA 체계는 벤조디아제핀계 약물에 특히 민감하다고 밝혀졌다. 이 체계는 감마아미노뷰티르산(gamma-aminobutryic acid: GABA)에 민감한 뉴런들로 구성되어 있다. GABA는 자연적으로 뇌에서 억제 신경전달물질로 기능한다. 이는 뇌 활동을 억제하거나 '약화' 시킨다. 특히 감정을 다루는 뇌 중추인 대뇌 변연계에서 작용한다. 따라서 GABA는 뇌 자체의 자연적인 진정 반응과 관련된다. 사람들에게 GABA를 직접 투여하거나 GABA 체계를 활성화시키는 약을 먹게 했을 때 불안이 감소한다.

자낙스 같은 벤조디아제핀계 안정제는 GABA 신경전달물질이 하는 것처럼 GABA 체계를 더 활동하게 자극한다. 이는 이 안정제가 불안과 다른 형태의 감정적 각성을 약화시키는 이유다.

만성적으로 불안한 사람들의 GABA 체계에서는 무슨 일이 일어날까? 이에 대해서 여러 가설이 제안되었다. GABA의 결핍으로 인해 GABA 체계가 덜 억제된다거나 GABA 체계의 활동을 감소시키기 위해 뇌에서 자연적으로 생성되는 벤조디아제핀계 물질이 결핍되었기 때문이라는 가설이 있다. 어쩌면 GABA의 양이 유용한 수준과 관련되는 GABA 수용기가 너무 많기 때문일 수도 있다. 이러한 상황은 불안을 발전시키는 뇌의 활동이 GABA 체계뿐만 아니라 세로토닌과 노르에피네프린계(심지어 다른 신경전달물질 체계)에 의해 조절되기 때문에 매우 복잡하다. 더구나 뇌 연구는 이 체계들이 모두 상호작용하고 서로를 변화시킨다는 것을 발견했다. GABA 체계가 범불안의 신경생물학적 기반에서 주된 역할을 한다고 말하는 것으로 충분하다. GABA 체계의 활성화가 결핍되면 모든 형태의 불안에 영향을 미치는 편도와 청반처럼 대뇌 변연계 구조를 충분히 억제하지 못한다.

강박장애

범불안에 적용되는 동일한 이유가 강박장애(OCD)에도 적용된다. 플루옥세틴(프로작), 설트랄린, 졸로프트, 파록세틴(팍실), 플루복사민(루복스)이 포함된 클로미프라민(아나프라닐)과 SSRI 항우울제(선택적 세로토닌 재흡수 억제제)처럼 OCD를 경감시키는 특정한 약물의 효과는 OCD에 대해서 가능한 생물학적 기제를 우리에게 이야기해 준다. 이러한 약물은 뇌에서 세로토닌 같은 특정 신경전달물질의 양을 증가시키는 것으로 알려져 있다. 또한 다른 대부분의 항우울제보다 훨씬 효과적으로 작용한다. 그래서 우리는 세로토닌(그리고 뇌의 세로토닌 체계)이 OCD의 신경생물학적 기반에서 중요한 역할을 함을 알고 있다.

최근의 뇌 연구에 따르면, 뇌에 있는 OCD의 '신경 회로'는 '안와전두엽피질' '시상' '미상핵'과 같은 뇌의 세 가지 구조와 관련되어 있다고 한다. 뇌 영상 연구에 따르면, OCD인 사람들의 뇌에서는 과도하게 활성화된 회로 혹은 '고리'가 나타난다. SSRI 약물은 이러한 OCD 회로의 과도한 활성을 낮추는 작용을 한다. 뇌에 있는 많은 세로토닌 뉴런들은 기능적으로 억제제이고, OCD 고리를 구성하는 구조에는 이러한 억제 뉴런이 풍부하게 존재한다. 따라서 뇌에서 증가하는 세로토닌은 OCD 회로의 과도한 활성에 '브레이크를 거는' 억제 세로토닌 뉴런이 활성화되는 것을 돕는다.

OCD의 다른 뇌 구조는 전측대상회(anterior cingulate gyrus)다. 이 대상의 한 가지 기능은 융통성 있게 한 화제에서 다른 화제로 주의를 돌릴 수 있게 도와준다. 이 대상이 적절하게 기능하지 않을 때는 특정 주제에 쉽게 '빠져들거나' 고정될 수 있다. 즉, 무언가에 사로잡히게 되는 것이다. SSRI 약물은 대상이 더 잘 기능하도록 돕는다. 또한 뇌 영상 연구는 특히 노출과 반응 방지 같은 인지행동치료가 OCD와 연관된 구조의 뇌 기능을 정상화시킬 수 있음을 밝혔다. 매우 흥미로운 것은 엄격한 심리학적 중재가 약물이 할 수 있는 것과 유사하게 뇌 기능에 지속적인 변화를 일으킬 수 있다는 것이다.

공황 발작이나 불안을 야기할 수 있는 의학적 상태

이 섹션의 서두에서 설명했던 공황의 생리적 기능은 잘 정립되어 있다. 하지만 최근에 등장한 뇌의 다른 신경전달체계가 포함하고 있는 생물학적 기제에 대한 다양한 설명은 여전히 가설로 남아 있다. 이러한 생물학적 가설이 주로 적용되지만 모든 공황 발작과 범불안에 적용되지는 않음을 명심하는 것이 중요하다. 때로는 공황 반응이나 불안이 잘 알려진 의학적 상태와는 매우 동떨어진 의학적 상태 때문에 일어날 수도 있다. 예를 들면, 갑상선 기능항진증과 저혈당증은 공황장애에서 나타나는 것과 동일한 형태의 공황 발작을 야기한다. 칼슘, 마그네슘 결핍이나 특정 음식 첨가물에 대한 알레르기 또한 공황이나 불안을 야기할 수 있다. 이러한 상태가 정상으로 되돌아가면 불안은 사라진다.

다음의 상태는 공황 발작이나 범불안의 원인이 될 수 있다. 이 여섯 가지는 가장 자주 관찰할 수 있는 것이다.

* 호흡항진증

빠르고 얕은 흉식호흡은 때로 혈류상 이산화탄소의 양을 과도하게 낮출 수 있다. 이러한 증상은 어지럼증, 현기증, 비현실감, 짧은 호흡, 떨림, 손, 발, 입술이 따끔거리는 것을 포함한 공황 발작의 증상과 매우 유사하다. 이러한 증상은 위험한 것으로 인식되어 실제 공황 발작을 자극할 수 있다(호흡항진증에 대한 더 상세한 논의는 4장의 복식호흡 관련 섹션을 보라.).

* 저혈당증

매우 많은 사람이 부적절한 음식이나 단순한 스트레스로 인해 혈당 수준이 현저하게 떨어지는 경우를 경험한다. 이러한 현상이 나타날 때 불안, 떨림, 현기증, 쇠약과 같이 공황 반응과 유사한 다양한 증상을 경험한다. 저혈당증은 공황 발작을 더 자주 야기할 수 있고, 다른 요소들로 야기되는 공황 반응을 악화시킬 수 있다(더 자세한 논의는 15장을 보라.).

* 갑상선 기능항진증

티록신 호르몬의 과도한 분비는 심계항진증(빠른 심장박동), 발한, 범불안을 야기할 수 있다. 갑상선 기능항진증의 다른 증상으로는 몸무게 감소, 체온 증가, 불면, 안구 돌출이 있다. 만약 당신이 이러한 증상을 가지고 있다면 의사에게 티록신 검사를 요청하여 그 증상이 당신의 불안이나 공황 증상에 영향을 주는 것인지의 여부를 확인하라(티록신 상태들이 어떻게 불안에 영향을 미칠 수 있는지에 대해서는 16장에서 보다 자세한 정보를 제공하고 있다.).

✱ 심장 승모판 탈출증

승모판 탈출증은 심계항진을 야기하는 해롭지 않은 상태다. 이 증상은 왼쪽 심장에 있는 심방 상부와 하부를 나누는 판막에 생긴 약간의 결함으로 인해 발생한다. 혈액은 심방의 상부에서 하부로 흐를 때 승모판을 통과한다. 승모판 탈출증이 있으면 판막이 완전하게 닫히지 않고 어느 정도의 혈액이 하부 심방에서 상부 심방으로 역행하여 심장박동이 불규칙해진다. 심장박동이 불규칙해지면 일부 사람들에게는 공황 발작이 일어날 수 있다. 하지만 위험한 수준은 아니다. 승모판 탈출증은 심장 발작의 원인이 아니다.

그 이유가 분명하지는 않지만, 일반 사람보다는 공황장애가 있는 사람들에게서 승모판 탈출증이 더 빈번하게 발생한다. 심각한 경우에는 인데랄(Inderal) 같은 베타 차단제를 이용하여 치료할 수 있다.

✱ 월경전 증후군

당신이 여성이라면 당신의 공황 반응(혹은 범불안)이 월경 주기 직전에 악화되는지의 여부를 관찰하는 것이 중요하다. 만약 그렇다면 월경전 증후군(PMS)을 치료함으로써 공황이나 불안과 관련된 문제를 충분히 완화시킬 수 있을 것이다. 치료방법으로는 보통 음식과 운동 조절, 비타민 B_6 같은 영양제를 섭취하는 방법이 있으며, 경우에 따라서는 천연 프로게스테론을 섭취하기도 한다(더 자세한 논의는 16장을 보라.).

✱ 내이장애

소수의 사람들에게는 공황 발작이 (감염, 알레르기, 메니에르 증후군[Méniere's syndrome]이나 다른 문제 때문에 발생한) 내이의 팽창으로 인한 균형 잡기의 어려움과 관련이 있는 것으로 보인다. 불안과 공황 문제로 인한 증상 중 현기증, 어지럼증과 조급증이 두드러지게 나타난다면 이비인후과 의사를 찾아가서 내이 내부 검사를 상의해 볼 수 있다.

이 외에 공황이나 불안을 야기할 수 있는 다른 의학적 상태는 다음과 같다.

- 코카인, 암페타민, 카페인, 아스파탐, 식욕 억제제, 천식약, 스테로이드 혹은 다른 자극제에 대한 과민 반응
- 알코올, 진정제, 안정제 중단
- 갑상선중독증
- 쿠싱 증후군(Cushing' s syndrome)
- 부신 종양
- 부갑상선 질병
- 복합 부분 발작(측두엽 간질)
- 뇌진탕 후 증후군
- 칼슘, 마그네슘, 칼륨, 나이아신, 비타민 B_{12} 결핍
- (폐)기종
- 폐색전
- 심부전증
- 충혈성 심부전
- 본태성 고혈압
- 수은, 이산화탄소, 탄화수소, 식품 첨가물, 살충제 같은 환경 독소

특정 문제로부터 회복하기 위한 행동적, 심리적 치료를 실시하기 전에 특정 문제를 야기하거나 악화시킬 수 있는 의학적 상태를 적절하게 치료하기 위해서 의사가 혈액검사를 포함한 종합 건강검사를 실시할 것이다. 앞에서 제시한 의학적 상태(호흡항진증과 저혈당증 제외)가 소수의 경우에 공황이나 불안에 영향을 준다는 것을 명심하라.

불안장애와 관련된 의학적 상태에 대한 보다 자세한 논의는 마크 골드(Mark S. Gold)의 『공황, 불안 그리고 공포증에 관한 희소식(*The Good News About Panic, Anxiety and Phobia*)』의 6장을 참고할 수 있다(이 장의 참고문헌 참조).

단기적, 촉발적 원인

유전, 아동기 환경, 누적된 스트레스 같은 장기적 원인은 불안장애의 소인(경향)을 만든다. 하지만 실제 공황 발작을 촉발하거나 공포증을 발전시키는 요인은 짧은 기간 동안 작용하는 더 특수한 상태다. 이 섹션에서 우리는 간단하게 다음의 사항을 살펴볼 것이다.

- 최초의 공황 발작을 야기한 특수한 스트레스 인자
- 공포를 일으킨 조건화된 과정
- 특정한 단순 공포증과 외상후 스트레스 장애에서 외상 사건의 역할

공황 발작을 촉진시키는 스트레스 인자

최초의 공황 발작은 주로 스트레스 사건이나 상황에 의해 발생한다. 앞에서 언급한 질병 때문에 공황장애에 이미 취약한 사람들을 다뤄 본 나의 경험에 따르면 그들에게 최초의 공황 발작을 촉진시킨 스트레스 인자에는 다음의 세 가지 유형이 있다.

✻ 심각한 개인적 상실

죽음, 이혼, 별거로 인해 중요한 사람을 떠나 보내는 것은 매우 흔한 최초 공황 발작의 촉발 요인이다. 일자리를 잃는 것, 질병으로 인해 건강을 잃는 것 혹은 심각한 재정 파산 같은 다른 종류의 심각한 상실 또한 최초 공황 발작을 촉진시킬 수 있다.

✻ 중요한 생활상의 변화

몇 달 동안 지속되는 적응 기간이 필요한 중대한 생애 사건은 때때로 최초 공황 발작을 촉진시킬 수 있다. 이러한 사건의 예로는 결혼, 임신, 대학 졸업, 전업, 입대, 다른 지역으로의 이사, 장기적인 신체 질병으로의 전이 등을 들 수 있다.

심각한 상실이건 중대한 생애 변화건, 어떤 주요한 스트레스 인자라도 이미 다른 이유로 인해 약해진 개인의 최초 공황 발작을 촉진시킬 수 있다.

✱ 자극제와 마약

과도한 카페인 섭취 후에 최초 공황 발작이 발생하는 것은 흔한 일이다. 흔히 사람들은 주의를 끌 정도로 심각한 공황 발작이 발생하기 전에는 자신들이 과도하게 카페인을 섭취하고 있음을 알아채지 못한다.

코카인을 사용하는 사람에게는 공황 발작이 훨씬 흔하게 나타난다. 코카인은 앞에서 제시한 장기적 원인에 의해 공황장애를 쉽게 일으키는 경향이 없는 사람들에게조차 공황 발작을 일으키는 매우 강력한 자극제다. 또한 암페타민('speed'), PCP, LSD, 과도한 마리화나 복용, 마취제, 바르비투르산염(barbiturate)이나 안정제 복용 중단으로 인해 최초 공황 발작이 촉진될 수 있다.

공포 조건화와 원인

공포는 두려운 대상, 피하고 싶은 상황을 유발하는 특정한 대상, 활동이나 상황에 대한 지속적이고 비합리적인 두려움이다. 공포를 평범하고 일상적인 두려움과 구분하는 특성은 세 가지다. 첫째, 당신은 긴 시간 동안 그 대상이나 상황을 지속적으로 두려워한다. 둘째, 당신은 자신의 두려움이 비합리적임을 알고 있으면서도 그런 인식이 두려움을 제거하는 데 도움이 되지 않는다. 셋째, 공포의 가장 중요한 특성은 두려운 상황에 대한 회피다. 무언가에 대한 비합리적인 두려움을 공포라고 말하기는 어렵다. 실제로는 두려워하는 것을 피하기 시작할 때 공포가 시작된다.

피하는 대상은 공포의 형태에 따라 다양한 경향이 있다. 만약 광장공포증이라면 당신은 두려워하는 상황, 즉 공황 발작을 일으켰을 때 쉽게 빠져나오기 힘든 장소—식품 가게 계산대, 고속도로, 엘리베이터, 다리 등—를 피하는 경향이 있을 것이다. 당신이 단순 공포증을 가지고 있다면 자연재해나 특정한 동물에 의해 죽거나 다치는 것 혹은 갇히는 것에 대해 굉장히 두려워하게 될 것이다.

이러한 공포는 어떻게 발생할까? 가장 대표적인 과정은 다음의 두 가지 유형이다. 하나는 조건화이고, 다른 하나는 정신적 외상이다. 정신적 외상은 항상 공포를 유발하지는 않지만 조건화 절차는 항상 존재한다. 공포를 형성하는 데 영향을 미치는 조건화에는 두 가지 유형이 있는데, 하나는 연합으로 인한 조건화이고 다른 하나는 회피로 인한 조건화다.

연합으로 인한 조건화에서는 어느 날 당신이 어떤 상황에서 공황이 일어났거나 강력한 불안 반응을 경험한 후에 원래는 중립적이었던 그 상황이 강력한 불안을 발생시키기 시작한다. 가령, 당신이 고속도로를 달리고 있는데 갑작스럽게 공황 발작이 일어났다고 하자. 그 공황은 '여기서 어떻게 빠져나가지?' 혹은 '내가 여기서 사고가 나면 어떡하지?' 와 같은 공포스러운 생각 때문에 더 악화된다. 당신의 마음은 고속도로에 있는 것과 불안을 경험한 것 사이에 강력한 연합을 형성한다. 그래서 이후에 고속도로에 있거나 고속도로 근처에 가거나 고속도로에 대한 생각을 하면 불안해진다. 즉, 당신은 고속도로와 불안 사이의 연합을 학습한 것이다. 대중 연설을 할 때 강력한 불안을 처음 경험했다면 그 둘 사이에 연합이 형성된다. 그래서 결국 다른 사람들 앞에서 연설을 하려 하거나 그에 대한 생각을 할 때마다 자동적으로 강력한 불안이 발생한다.

연합으로 인한 조건화는 특정한 상황이나 대상에 대한 공포를 발생시키지만 자체적으로 공포를 발생시키지는 않는다. 당신은 그 상황이나 대상을 피하기 시작하면서 공포를 '학습하게' 된다. 행동심리학에서는 어떤 행동이든 보상을 받으면 되풀이되는 경향이 있다고 설명하고 있다. 당신이 두려워하는 상황을 피하는 것은 명백하게 보상을 받는 행위인데, 그것이 불안을 경감시키기 때문이다. 따라서 당신이 그 상황을 피할 때마다 이후의 불안이 완화되는 보상을 받고, 그 때문에 당신의 회피 행동은 강화되고 반복되는 경향을 띠게 된다. 회피가 당신을 불안으로부터 아주 잘 보호해 주는 것이다.

두려운 상황으로부터 달아나는 것이 보상이 되어 학습을 하는 것은 회피로 인한 조건화다. 회피로 인한 조건화는 모든 종류의 공포를 형성하는 데 있어 가장 기본적인 과정이다. 7장에서는 상상과 실생활에의 노출 절차로 그것을 직접 변화시키고 극복하는 방법을 제시한다.

정신적 외상, 단순 공포증 및 외상후 스트레스 장애

광장공포증과 사회공포증은 주로 앞에서 설명한 조건화 절차의 결과로 발생한다. 반면 특정한 단순 공포증은 특정 외상 경험의 결과로 생길 수 있다. 나는 두 살 때 벌을 손으로 집었다가 쏘인 경험 때문에 아동기에 벌에 대한 공포를 갖고 있었다. 이는 연합으로 인한 조건화의 실례다. 당시에 내가 느꼈던 두려움은 벌과 두려움을 연합했기 때문에 만들어진 것이다. 벌이 내 주변에 있는 것을 볼 때마다 벌로부터 멀리 달아나기 시작한 이후부터 회피로 인한 조건화가 진행되었다. 마찬가지로 자동차 사고를 당했다면 결과적으로 운전하는 것이나 차 자체에 대한 두려움이 야기된다. 물에 빠져 거의 죽을 뻔했다면 그 결과로 물에 대한 공포증이 발생한다. 많은 단순 공포증이 아동기에 겪은 외상 사건으로 인해 발생할 수 있다. 어둠에 대한 두려움이나 곤충에 대한 공포와 같이 특히 매우 어린 나이에 경험했던 것들은 우리의 발달 산물의 일부분일 것이다. 이러한 두려움은 그 종의 생존율을 증진시키기 위해 모든 포유류의 신경체계에 생물학적으로 프로그램화된 것이다. 따라서 사람들이 자라면서 습득하는 이러한 태생적 두려움은 ① 지속적인 회피를 야기하지 않고, ② 성인기까지 지속되지도 않으므로 공포라고 간주할 수 없다.

정신적 외상으로 생길 수 있는 또 다른 결과는 외상후 스트레스 장애의 유발이다. 1장에서 제시한 바 있듯이, 특정 공포증이 생기는 것은 아니지만 대신 원래의 정신적 외상을 '재창조' 하는 여러 증상이 발생할 것이다. 과거에 일어났던 사건에 대한 비참한 기억과 꿈은 원래 사건에 대한 통제를 시작하게 만들고, 그로 인한 정서적 책임을 완화시키기 위한 마음의 시도가 나타나게 된다.

유지 요인

불안장애의 유지 요인은 이 장애를 지속시키는 경향이 있다. 유지 요인으로는 사고방식, 감정, 불안, 공황이나 공포를 영속시키는 데 기여하는 대처방식이 있다. 이 워크북의 대부분은 이러한 유지 요인을 다루는 데 도움을 주는 내용으로 채워져 있다. 우리가 살펴보고 있는 불안장애의 네 가지 원인 중에서 유지 요인만이 지금-여기 관점에서 작용하는 요인이며, 따라서 가장 다루기가 쉽다. 여기서는 유지 요인들을 모두 제시하지 않고 가장 명료한 것만 제시한다. 세부적인 내용은 이 책의 나머지 부분에서 다룰 예정이다.

공포증적 상황의 회피

공포는 불안한 상황에 직면하는 것을 피하는 것 자체가 매우 큰 보상이 되기 때문에 발생한다. 공포증은 지속적으로 공포증적 상황, 활동이나 대상에 대해 회피적으로 반응하면 할수록 계속 지속될 것이다. 만약 그 상황을 직면하지 않는다면 단순히 공포에서 벗어나는 방법을 생각하거나 합리화하려는 시도는 소용이 없다. 그 상황을 피하면 피할수록 그것을 다룰 수 있는지에 대해 계속 걱정하게 될 것이다.

공포를 극복하는 것은 다른 것을 재학습하는 동안 특정한 반응을 학습하지 않는 것을 의미한다. 당신이 마침내 그 상황에 직면하게 될 때, 당신은 ① 그 상황에서 공황 상태에 빠질까 봐 미리 걱정하는 '지레 겁먹기(fear-in-advance)' 와 ② 그 상황 자체를 피하는 버릇의 두 가지를 없앨 수 있게 된다. 동시에 당신은 지속적인 불안을 느끼지 않고 공포증적 상황에 놓였을 때 견딜 수 있는 방법을 배울 기회를 스스로에게 제공하게 된다. 만약 당신이 공포증적 상황에 대해 효율적으로 단계를 밟아 가며 차근차근 접근한다면 어떤 공포 상황에서도 편안해지고 견디는 것을 배울 수 있게 된다. 7장에서 논의하는 상상 둔감화와 실생활 둔감화 절차는 이러한 형태의 학습을 촉진해 준다.

걱정스러운 혼잣말

혼잣말(self-talk)은 내면에서 자기 자신에게 말하는 것을 의미한다. 혼잣말은 스스로 돌아보고 주의를 기울이지 않는다면 인식하지 못할 정도로 매우 자동적이고 미묘함에도 불구하고 당신이 매우 많은 시간을 들여 가며 하고 있는 내적 독백이다. 불안의 대부분은 '만약에' 라는 단어로 시작하는 말, 예를 들면 '만약 내가 줄을 서 있는 동안 공황 상태가 되면 어떡하지?' 라는 식의 말을 스스로에게 하기 때문에 발생한다. 이러한 형태의 혼잣말은 불안이 발생하기 전에 미리 최악을 예견한다. 더 일반적인 용어로는 '걱정하는 것(worry)' 이다.

혼잣말은 공황 발작을 가장 심하게 발생하게 할 수도 있다. 이런 발작은 가슴과 심장 떨림으로 인한 긴장과 같은 신체 증상으로 시작될 것이다. 만약 이런 증상을 위협적이라고 생각하지 않고 수용하면서 '흘려 보낼 수' 있다면, 그 증상은 빨리 정점에 이르고 이내 가라앉을 것이다. 하지만 당신은 매우 자주 스스로에게 '안 돼. 난 공황 상태에 빠질 거야!' '만약 심장마비가 오면 어떡하지?' '난 여기서 빠져나가야만 해. 그런데 그렇게 할 수가 없어!' '만약 다리에 힘이 빠져서 얼마 동안 쉬어야 하거나 기대야 하면 사람들이 나를 쇠약하다고 생각할 거야.' 라고 말한다. 이런 위협적인 말은 신체 증상을 악화시킬 뿐이고, 더 심각한 위협적인 말을 발생시켜서 심각한 공황 발작을 만드는 악순환을 야기할 것이다.

다행히도 불안을 일으키는 혼잣말을 인식하는 것을 배울 수 있고, 그것을 멈추고 스스로에게 더 지지적이고 스스로를 진정시킬 수 있는 말로 대치할 수 있다. 혼잣말에 대한 더 자세한 논의는 8장에서 다룰 것이다.

비합리적 신념

당신의 부정적인 혼잣말은 당신 자신과 다른 사람 그리고 '세상의 방식'에 대한 기본적인 비합리적 신념(mistaken beliefs)에서 기인한다. 예를 들면, 당신은 혼자서는 안전할 수 없다고 믿는다면 스스로에게나 모든 사람에게 누군가는 당신과 함께 있어야만 한다는 암시를 할 것이다. 만약 당신이 진실로 삶이 항상 투쟁이라고 믿는다면 나아진 느낌을 갖기 시작하고, 다른 사람이 도움을 주려고 할 때 스스로에게 무언가 잘못되고 있다고 말할 것이다. 바깥세상이 위험하다는 신념은 신뢰하지 않는 태도와 광장공포증 같은 상태를 극복하기 위해 필요한 위험을 기꺼이 감수하려는 태도를 갖는 데 도움이 되지 않는다.

자신과 인생에 대한 기본적인 믿음을 바꾸는 것은 단순히 염려하는 혼잣말을 바꾸는 것보다 많은 시간과 노력이 든다. 하지만 그렇게 하는 것이 자존감, 자신과 타인의 불완전함을 기꺼이 수용하려는 마음 그리고 장기적인 심적 평온에 광범위하게 영향을 줄 것이다. 비합리적인 신념에 대한 것은 9장에서 자세히 다룰 것이다.

억누른 감정

분노, 주저함, 슬픔, 심지어 흥분이라는 감정조차 부인하는 것은 자유롭게 떠돌아다니는 불안(free-floating anxiety) 상태에 영향을 준다. 자유롭게 떠돌아다니는 불안은 당신이 그 이유를 모르고 있는 상태에서 모호하게 불안을 느끼는 것을 의미한다. 당신은 보통 분노 감정을 표출하거나 환호한 후에 더 평온함을 느끼고 더 편해지는 것을 경험한 적이 있을 것이다. 감정을 표현하는 것은 불안 수준을 경감시키는 뚜렷한 생리적 효과를 야기할 수 있다.

앞에서 언급했듯이, 불안 경향이 있는 사람들은 더 감정적으로 반응하거나 변덕스러운 경향을 가지고 태어난다. 하지만 그들은 흔히 자신의 필요와 감정을 표현하기 전에 부모의 동의를 얻어야 하는 가정환경에서 자란다. 성인이 되어서도 여전히 완벽함을 유지하거나 강한 감정을 표현하는 것보다 양해를 구하는 것이 더 중요하다고 느낀다. 깊은 정서를 부인하는 이러한 경향은 만성적인 긴장과 불안 상태를 야기할 수 있다. 그 공포로 인해 회피하고자 하는 외재적 위험이 실제로 깊이 내재되어 있는 내적 위험(장기간 억압된 감정이 재발현될 것에 대한 두려움)과 맞닿아 있다고 믿는다. 그리고 이런 감정이 표출되도록 '위협당할' 때 공황이 발생한다. 예를 들면, 당신이 물에 대한 공포증이 있다면 그것이 부인된 감정에 대해 깊이 내재한 두려움과 맞닿아 있다고 볼 수 있다. 혹은 사나운 동물에 대한 두려움은 자신의 분노를 경험하는 것과 그로 인한 욕구를 충족시키지 못할 것에 대해 깊이 내재한 공포를 상징할 수 있다. 나의 관점에서 공포증에 대한 정서 기반 이론은 적어도 부분적으로는 옳다.

다행스럽게도 우리는 더 쉽게 더 자주 감정을 인식하고 표현하는 것을 배울 수 있다. 감정, 특히 분노를 지나치게 표출하는 것은 항상 생산적인 것은 아니지만 적어도 무엇을 느끼는지와 어떤 유형의 감정을 표출해도 되는지를 알 수 있다는 점에서 중요하다. 그렇게 하는 것은 불안 수준을 상당히 낮춰 주고 공황 경향을 줄여 준다. 이 주제에 대해서는 12장에서 다룰 것이다.

자기주장의 부족

다른 사람에게 감정을 표현하기 위해서는 솔직하고 직접적으로 자기 자신을 표현하는 확고한 의사소통 양식을 개발하는 것이 중요하다. 확고한 의사소통은 원하는 것을 모두 요청하는 것을 두려워할 때의 복종적인 모습과 강제적으로 혹은 위협적으로 원하는 것을 요구할 때의 공격적인 모습 사이의 적당한 균형을 깨뜨린다. 만약 당신에게 불안과 공포증적인 성향이 있다면 당신은 복종적으로 행동할 것이다. 당신은 원하는 것을 직접적으로 말하는 것을 피하고 분노처럼 강렬한 감정을 표현하는 것을 두려워할 것이다. 또한 당신은 다른 사람에게 강요하는 것을 두려워할 것이다. 왜냐하면 자신은 호의적이고 좋은 사람이라는 자아상을 손상시키고 싶지 않기 때문이다. 혹은 독단적인 의사소통으로 인해 당신의 기본적인 안전감을 위해 당신이 의존하는 사람으로부터 자신이 멀어지게 될 것을 두려워하기 때문이다. 자기주장의 부족으로 인한 문제는 자신을 가두고 분노하는 감정을 키우는 것이다. 그리고 분노와 고립감은 불안과 공포를 악화시키는 데 기여한다.

당신의 바람과 감정을 확고하고 직접적으로 표현하는 것을 배우는 것은 가능하다. 이러한 의사소통 형태에 대해서는 13장에서 소개한다.

자기 양육 기술의 부족

불안장애를 지닌 많은 사람이 보이는 일반적인 특징은 스며든 불안전감이다. 이는 특히 광장공포증에서 뚜렷하게 나타나는데, 안전한 장소나 사람과 가까이 있으려는 바람이 매우 강력할 수 있다. 이러한 불안전감은 아동기의 다양한 조건, 즉 부모의 무관심, 유기, 학대, 과잉보호, 지나친 비판, 가족 중에 알코올의존증이나 화학물질 의존증이 있는 경우 등의 조건으로부터 파생된다. 그들은 아동기 때 지속적이거나 안정적인 양육을 받지 못했기 때문에 다양한 형태의 박탈을 경험하게 되고, 성인이 되어서도 흔히 자신의 필요를 적절하게 돌보는 능력이 부족하다. 스스로를 어떻게 사랑하고 돌볼지 모르기 때문에 그들은 낮은 자존감으로 고통받고, 성인으로서의 의무와 책임에 직면했을 때 불안하거나 압도당할 것이다. 이러한 자기 양육 기술의 부족은 불안을 촉진시키는 데 기여한다.

부모의 학대와 박탈에 대한 가장 지속적인 해결책은 스스로에게 가장 좋은 부모가 되는 것이다. 당신의 필요를 자각하는 것, '내면 아이(child within)'를 치유하는 것 그리고 자기 양육의 방법은 14장에 제시되어 있다.

근육 긴장

근육이 긴장할 때, 당신은 '초조해질' 것이다. 근육 긴장은 호흡을 제한하는 경향이 있다. 그리고 호흡이 막히거나 제한될 때는 불안을 더 경험할 것이다. 긴장된 근육은 또한 감정을 억누르게 하고, 앞서 언급했듯이 불안을 증가시킬 것이다. 신체가 긴장할 때는 마음이 더 급해지는 경향이 있다. 신체 전반을 이완할 때, 마음은 느려지고 차분해지기 시작한다. 이완의 체계적인 방법을 고안한 에드먼드 제이콥슨(Edmond Jacobson)은 한때 "이완된 신체에서는 불안한 마음이 나타날 수 없다."라고 말했다. 몸과 마음은 불안과 관련하여 뒤얽혀 있다.

깊은 이완과 격렬한 운동으로 구성된 일일 프로그램을 지속적으로 수행하면 당신의 근육 긴장 수준을 안정된 상태로 감소시킬 수 있다. 이 중 하나만으로도 근육 긴장을 감소시킬 수 있지만 함께 사용하면 더 큰 효과를 볼 수 있다. 이완과 운동을 삶의 방식에 함께 적용하는 것에 대한 세부적인 지침은 4장과 5장에 제시되어 있다.

자극제와 다른 음식물

카페인과 니코틴 같은 자극제는 불안을 악화시킬 수 있고 사람을 공황 발작에 더 취약하게 만든다. 많은 사람이 자신의 삶에서 그와 같은 자극제를 없애고 감소시킬 때까지는 그 영향을 알아채지 못한다. 나는 두 가지 사례에서 내담자들이 카페인을 음식에서 제거했을 때(커피뿐만 아니라 홍차, 콜라, 의사 처방 없이 사용하는 약에 든 카페인까지) 공황 발작이 완전하게 사라지는 것을 확인했다. 어떤 사람에게는 설탕과 식품 첨가물 같은 다른 종류의 음식물이 때로는 공황 반응을 악화시키거나 야기한다.

음식과 불안의 연합에 대해서는 불안장애에 관한 대중적인 책이나 전문적인 책에서도 거의 제시되지 않고 있다. 이 책의 15장에서 이러한 연합에 관해 자세하게 다룬다.

높은 스트레스 생활양식

불안장애를 쉽게 일으키는 성향의 요인이기도 하고 단기적 요인이기도 하는 스트레스의 역할에 대해서는 앞에서 언급한 바 있다. 스트레스를 받는 생활양식이 불안과 관련된 문제를 촉진한다는 것은 놀라운 사실이 아니다. 공황 발작의 주기와 공포증의 심각성은 생활에서 매일 경험하는 스트레스에 어떻게 대처하느냐에 따라 증가하기도 하고 감소하기도 한다. 이 섹션에서 논의한 불안의 모든 유지 요인, 즉 혼잣말, 비합리적 신념, 억눌린 감정, 자기주장의 부족, 지지의 부족, 근육 긴장 그리고 섭식 등으로 당신의 삶에서 스트레스를 감소시키려면 오랜 시간이 걸릴 것이다. 이 워크북에서 다루지 않은 스트레스와 관련된 다른 요소들은 시간 관리, A형 성격 유형 그리고 의사소통을 포함한다. 이는 스트레스 관리를 다룬 수많은 대중적인 책에 제시되어 있다. 나는 마틴 셰퍼(Martin Shaffer)의 『스트레스 이후의 삶(*Life After Stress*)』, 존 메이슨(John Mason)의 『스트레스 감소를 위한 지침서(*Guide to Stress Reduction*)』, 마샤 데이비스(Martia Davis), 엘리자베스 에셜먼(Elizabeth Eshelman) 그리고 매튜 매케이(Matthew Mackay)의 『이완과 스트레스 감소 워크북(*The Relaxation & Stress Reduction Workbook*)』을 추천한다(이 장의 참고문헌 참조).

의미와 목적의식의 결핍

나는 내담자들이 자신의 삶이 의미 있고 목적이 있으며 방향성이 있다고 느낄 때 불안뿐만 아니라 공포로부터 벗어나는 경험을 하는 것을 반복적으로 목격해 왔다. 당신이 자기만족보다 더 큰 무언가, 즉 삶에 목적 의식을 제공해 주는 무언가를 발견할 때까지, 당신은 모든 잠재력을 현실화하지 않았기에 지루함을 느끼고 갇힌 듯한 느낌을 경험하게 된다. 이렇게 갇힌 것 같은 느낌은 불안, 공포, 심지어 공황 발작을 일으키는 강력한 요인이 될 수 있다.

무의미함과 무목적성의 문제, 그리고 그 두 가지와 심리적 안녕의 관계는 빅터 프랭클(Victor Frankl)과 롤로 메이(Rollo May) 같은 현존하는 심리학자들에 의해 깊이 다루어졌다. 자신의 삶에서 이러한 주제에 직면하고 작업하는 여러 방법에 대해서는 19장에서 다룰 것이다.

연습

1. 다음에 제시한 요인 중 당신이 느끼기에 당신의 특정 문제를 유지하도록 돕는 요인은 어떤 것인가?
   - ☐ 공황 상황 회피
   - ☐ 걱정스러운 혼잣말
   - ☐ 비합리적 신념
   - ☐ 억누른 감정
   - ☐ 자기주장의 부족
   - ☐ 자기 양육 기술의 부족
   - ☐ 근육 긴장
   - ☐ 자극제와 다른 음식물
   - ☐ 높은 스트레스 생활양식
   - ☐ 의미와 목적의식의 결핍

2. 당신이 느끼기에 유지 요인이 당신의 상태에 미치는 영향이 어느 정도인지에 따라 유지 요인의 순위를 매겨 보자. 어떤 것이 가장 심각하게 작용한다고 느끼는가?

3. 다음 달에 당신이 생각하기에 심각하게 작용할 것이라고 생각되는 유지 요인 세 가지를 구체적으로 적어 보라.

____

____

____

참•고•문•헌

Davis, Martha, Elizabeth Robbins Eshelman, and Matthew McKay. *The Relaxation & Stress Reduction Workbook*. Fifth edition. Oakland, Calif.: New Harbinger Publications, 2000.

Gold, Mark S. *The Good News About Panic, Anxiety and Phobias*. New York: Villard Books, 1989.

Holmes, Thomas, and Richard Rahe. Social readjustment rating scale. *Journal of Psychosomatic Research* 11: 213–218, 1967.

Mason, John. *Guide to Stress Reduction*. Berkeley, Calif.: Celestial Arts, 1985.

Preston, John, John O'Neal, and Mary C. Talaga. *Handbook of Clinical Psychopharmacology for Therapists*. Fourth edition. Oakland, Calif.: New Harbinger Publications, 2005.

Shaffer, Martin. *Life After Stress*. Chicago: Contemporary Books, 1983.

CHAPTER 03

회복: 종합적 접근

2장에서 불안장애의 원인으로 서로 다른 요소들이 어떻게 기여하는지 설명했다. 유전, 두뇌의 생리학적 불균형, 어린 시절의 애정 결핍과 잘못된 양육, 그리고 오랜 시간에 걸쳐 누적된 스트레스의 영향이 모두 공황 발작, 광장공포증 또는 다른 여러 불안장애를 촉발할 수 있다. 이러한 장애가 계속되는 원인은 많을 뿐만 아니라 다양하다. 그 요소는 당신의 신체(예: 얕은 호흡, 근육 긴장, 영양 결핍), 감정(드러나지 않는 감정), 행동(공포스러운 상황의 회피), 마음(걱정스러운 혼잣말, 비합리적 신념) 그리고 '전체적 자아' (예: 낮은 자존감, 자기 양육 기술의 부족) 수준에서 작용할 수 있다.

만약 불안장애의 원인이 다양하다면 회복을 위한 적절한 접근도 역시 다양할 필요가 있다. 공황, 공포증 또는 불안과 관련된 다른 문제들을 치료하기 위한 가장 효과적인 접근은 이러한 상황에 원인이 되는 모든 범위의 요소를 다루는 것이어야 한다는 것이 이 워크북의 기본 철학이다. 이러한 접근을 '종합적(comprehensive)' 이라고 부를 수 있다. 이것은 단순히 어떤 사람에게 '맞는' 치료제를 주고 공황이나 범불안이 없어지기를 기대하는 것을 의미하지 않는다. 또 어린 시절 잘못된 양육으로 감정적인 영향을 받은 어떤 사람으로 하여금 작업을 통해 어린 시절의 애정 결핍을 해결하고 그 문제가 사라지기를 바라는 것을 의미하지도 않는다. 마찬가지로 단순히 사람들에게 새로운 행동과 사고방식을 가르치고 나서 그것으로만 그들의 문제가 해결되기를 기대할 수도 없다. 어떤 치료자는 여전히 불안장애를 약물로 '치료' 될 수 있는 정신의학적 상태로만 또는 단지 행동적인 문제로만 취급하고 있다. 하지만 최근의 경향은 이러한 일방적 측정의 접근으로부터 멀어지고 있다. 현장의 많은 전문가는 단순히 한두 가지의 원인만을 해결했을 때는 불안과 관련된 문제가 단지 일시적으로만 사라진다는 것을 발견했다. 오래 지속되는 회복은 습관, 태도 그리고 생활양식에서 기본적이고 종합적인 변화를 만들고자 할 때 이루어진다.

이 장에서는 내가 불안 문제를 치료하면서 오랜 시간에 걸쳐 발전시킨 회복을 위한 종합적 접근에 대해 약술하고 설명할 것이다. 이 접근을 진정으로 종합적으로 만드는 것은 기여 원인의 서로 다른 일곱 가지 수준을 다루는 개입을 제공하는 데에 있다. 그 수준은 다음과 같다.

- 신체적
- 감정적
- 행동적
- 정신적
- 대인관계적
- 전체적 자아
- 존재적-영적

이들 수준에 대한 간략한 설명과 함께 이 워크북의 나머지 장들에 대한 소개를 시작할 것이다.

신체적 수준

신체적 수준의 원인은 두뇌와 몸에서 나타나는 생리학적 불균형을 포함한다(2장의 '생물학적 원인' 에 관한 섹션 참조). 이러한 원인에는 ① 얕은 호흡, ② 근육 긴장, ③ 누적된 스트레스로 인한 신체적 영향, ④ 영양적인 식이요법 요소(예: 당신의 식사에 들어 있는 과다한 카페인 또는 당류)를 포함한다. 신체적 수준의 원인에 대처하기 위한 전략은 이 워크북의 서로 다른 다섯 개 장에서 찾아볼 수 있다. 4장에서는 당신의 호흡 패턴을 얕은 호흡, 즉 불안을 유발하는 흉식호흡을 고칠 수 있도록 돕는 호흡 기법을 알려 준다. 또한 근육 긴장과 스트레스의 영향을 줄이도록 개발된 두 가지 깊은 이완 기법인 점진적 근육이완과 명상을 제공한다. 규칙적으로 연습했을 때 이 기법들은 대체로 더 차분함을 느낄 수 있도록 도와주고 종종 진정제에 의존할 필요가 없게 만들어 준다.

신체 운동에 관한 5장은 규칙적인 유산소 운동(에어로빅) 프로그램에 참여하도록 하는 강력한 동기를 만든다. 나의 많은 내담자들은 규칙적인 운동이 근육 긴장, 스트레스 그리고 불안(만성과 급성 둘 다)을 줄이는 가장 효과적인 전략이라는 것을 발견했다. 15장은 불안을 줄일 수 있도록 도와주는 다양한 식습관 변화에 대해 논의한다. 여기에는 자극제와 신체에 스트레스를 주는 물질을 제거하고 더 차분한 기질을 촉진시켜 주는 음식과 보충제에 더 의존하는 것을 포함한다. 16장에서는 불안을 심화시키는 신장 피로, PMS, 계절성 정서장애, 불면증과 같은 다양한 건강 문제에 대해 설명한다. 모든 경우에는 불안을 극복하기 위해서 종합적인 프로그램으로 대처할 필요가 있다. 마지막으로 17장에서는 약물치료가 적합한 상황과 함께 불안장애를 치료하기 위해 사용되는 주요 약물의 위험성과 장점도 논의할 것이다.

감정적 수준

억압된 감정—특별히 억제된 분노—은 만성 불안과 공황 발작에 매우 중요한 기여 원인이 된다. 종종 공황은 분노, 좌절, 슬픔 또는 절망의 억압된 느낌을 단순히 위장하는 감정일 경우도 있다. 불안장애를 가진 많은 사람들은 감정 표현을 격려받지 못하는 가족에서 자랐다. 어른으로서 무엇을 느끼고 있는지 확인하는 데 어려움을 느끼고 그러한 감정을 홀로 표현하는 것에 어려움을 느낄지 모른다. 12장은 다음의 감정을 위한 자세한 지침과 전략을 제공한다.

- 억압된 감정의 증상을 인식하기
- 무엇을 느끼는지 구분하기

• 감정을 표현하는 것 배우기
• 다른 사람과 나의 감정에 대해 의사소통하기

행동적 수준

공포증은 단 하나의 행동, 즉 회피 때문에 지속된다. 당신이 고속도로에서 운전하는 것, 다리를 건너는 것, 대중 앞에서 말하는 것 또는 집에 혼자 있는 것을 피하는 한, 이러한 상황에 대한 두려움은 지속될 것이다. 공포증은 회피 행동이 계속 잘 보상받기 때문에 지속되는 것이다. 즉, 당신이 두려워하는 것에 직면한다면 여태까지 경험해 오던 불안에 맞서지 않아도 된다. 7장에서는 공포증을 다루는 데 매우 효과적이라고 밝혀진 전략에 대해 설명한다. 상상을 통한 둔감화는 두려움을 잘 다룰 수 있다고 반복적으로 상상함으로써 처음에는 정신적으로 당신의 두려움에 맞서게 해 준다. 실생활에서의 둔감화는 실제로 공포증에 대면하는 것을 포함한다. 그리고 이런 둔감화는 지지자의 도움과 약간의 향상을 보이면서 이루어지게 된다.

특정 행동 중에는 공황 발작을 유발하는 행동이 있다. 공황에 저항하거나 싸우려고 노력하는 것은 보통 그런 행동을 악화시킬 것이다. 대부분의 경우 공황에서 벗어나려는 의지를 갖는 것조차 불가능하게 만들기도 한다. 6장에서는 공황이 처음 발생했을 때 그것을 최소화하는 데 사용할 수 있는 전략을 제안한다. 공황 발작의 신체적 증상에 반응하는 대신에 관찰하는 것을 배우고 '그것과 함께하기'는 아마도 당신이 이룰 수 있는 가장 중요한 행동적 전환이다. 다른 사람과 이야기하기, 마음을 혼란케 하기, 몸을 바쁘게 움직이기, 욕구와 감정을 표현하기, 복식 호흡하기 그리고 확언을 반복하기 등과 같은 구체적인 기법들은 모두 수동적이기보다는 공황장애로 인한 신체적 증상에 적극적으로 대응할 수 있는 능력을 기르는 데 도움이 된다.

정신적 수준

자기 자신에게 마음속으로 말하는 것—이른바 혼잣말(self-talk)—은 불안 상태가 갖는 주요한 증상이다. 불안장애를 가진 사람은 두려워하는 것에 앞서 닥칠 수 있는 최악의 결과에 대해 과도한 '만약에' 생각과 상상에 빠지는 경향이 있다. '만약에' 시나리오를 통해 스스로를 겁나게 하는 것은 전통적으로 걱정이라고 불렀다. 자기비판적인 사고와 완벽주의적 혼잣말('나는 반드시 ~해야 해' 와 같은 문장의 진술문) 또한 불안을 유발한다.

8장은 파괴적인 사고방식을 인식하고 그에 저항하는 구체적인 전략을 소개한다. 부정적인 혼잣말을 좀 더 지지적이고 자신감을 부여하는 진술문으로 재구성함으로써 당신은 걱정, 자기비판 그리고 불안을 영속시키는 완벽주의와 같은 오래된 습관을 그만둘 수 있다.

불안을 유발시키는 혼잣말의 밑바탕에는 자신과 다른 사람들 그리고 가장 기본적인 방식으로 불안을 유발하는 세상에 대한 비합리적 신념이 깔려 있다. 예를 들어, 자기 자신을 다른 사람과 비교해서 무력하다고 본다면(또는 바깥세상을 위험한 곳으로 본다면) 이러한 기본적인 태도를 교정할 때까지 불안한 상태를 지속하는 경향이 있을 수 있다. 9장에서는 불안을 유발하는 비합리적 신념을 인식하고 맞서는 전략을 제공한다.

대인관계적 수준

사람들이 경험하는 많은 불안은 대인관계에서의 어려움으로부터 비롯된다. 나의 진짜 감정과 욕구를 다른 사람과 의사소통하는 데 어려움을 느낄 때, 우리는 만성적으로 긴장하고 불안한 수준으로까지 좌절감을 억누를지도 모른다. 한계를 설정하지 못하거나 다른 사람의 원치 않는 요구와 부탁을 거절하지 못할 때와 마찬가지다. 13장은 나의 권리를 지키고 진정한 욕구와 감정을 표현하는 것을 배울 수 있는 다양한 전략을 제공한다. 자신감 있는 의사소통은 상대방에 대한 존경을 유지하는 방법으로, 원하는 것과 원하지 않는 것을 표현하는 방법을 제공한다. 자기주장을 잘 말할 수 있도록 배우는 것은 특히 광장공포증 또는 사회공포증의 문제를 가지고 있는 경우의 회복 과정에서 매우 중요한 부분이다.

나의 상태에 대해서 다른 사람에게 말할 수 있는 것은 또한 회복과정에서 중요한 단계다. 이러한 방법에 대해서는 6장의 끝부분에서 논의될 것이다.

'전체적 자아' 수준(자존감)

불안장애를 유발하는 모든 기여 원인 중에서 낮은 자존감은 가장 큰 원인 중 하나다. 당신은 다양한 형태의 결핍, 학대 또는 방치를 통해 역기능적인 가족에서 자랐고, 이것이 낮은 자존감을 유발했을 수 있다. 결과적으로 깊이 뿌리박혀 있는 불안전, 불명예 그리고 부적절함의 감정을 어른이 되어서도 가지게 되고, 그것이 공황 발작, 외부 세계를 대하는 두려움(광장공포증), 수치스러움에 대한 두려움(사회공포증) 또는 일반적인 불안과 같이 더 눈에 띄는 수준으로 나타나는 경향이 있다. 종종 낮은 자존감은 이러한 모든 원인과 관련이 있다. 특히 단호함의 부족, 자기비판적 또는 완벽주의적 혼잣말 그리고 감정 표현의 어려움이 더욱 관련이 있다.

자존감을 높이는 데에는 많은 방법이 있다. 긍정적인 신체 이미지 만들기, 구체적인 목표를 향해 노력하고 성취하기 그리고 입증된 확언으로 부정적 혼잣말에 맞서기가 모두 도움이 될 수 있다. 나의 많은 내담자들은 그들 자신의 내면 아이(inner child)와의 관계를 깊게 하는 것이 특히 도움이 되었다는 것을 알아냈다. 내면 아이는 우리의 자연적이고 즐거운 한 부분이지만, 동시에 어린 시절로부터 넘어온 불안전성, 수치스러움 또는 고통을 가지고 있다. 스스로가 내면 아이에게 충분히 양육적인 부모가 됨으로써 어린 시절의 불충분한 양육을 만회하는 것이 가능하다. 14장은 당신의 자존감을 강화할 수 있는 자세한 전략과 연습을 제시한다.

존재적-영적 수준

때때로 사람들은 이상의 모든 수준을 향상시켰음에도 불구하고 여전히 불안하고 불안전한 상태로 남아 있을 수 있다. 그들은 삶에 대한 불만족, 공허함 또는 지루함 같은 모호한 감정을 가지고 있으며, 그것이 공황이나 만성적 범불안으로 이어질 수 있다. 나의 내담자 중 몇몇은 불안에 관한 그들의 문제에 대한 궁극적인 '해결책'이 그들의 삶에 더 큰 의미를 부여하는 광범위한 목표나 방향을 찾는 것이라는 것을 발견했다. 종종 이것은 그들의 진정한 재능과 관심을 달성시켜 주는 직업을 가지는 것도 포함한다. 또는 창의적인 결과물을 창작해 내는 예술적인 재능을 계발하는 경우도 있다. 불안의 증상(우울과 함께)은 지적인 발달, 감정적인 발달 또는 심지어 신체와 더 접촉하는 것을 포함하면서, 당신으로 하여금 삶에서 인식되지 않은 잠재력을 탐색하고 실현시키도록 당신을 이끌어주는 정신적 방법이 될 수 있다. 공황 또는 공포증을 단순히 부정적인 신체적, 감정적, 정신적 요소에 대한 반응이라고 간주하는 대신에 그것들이 당신의 완전한 잠재력을 인식할 수 있는 신호가 될 수 있다는 것을 발견하고 놀라게 될 것이다.

깊은 영적 헌신과 참여는 많은 사람들에게 불안 문제에서 회복으로 가는 중요한 통로를 제공한다. 12단계 프로그램은 중독의 시대에서 영적 깨달음의 효과를 증명해 보이고 있다. 불안장애로부터의 회복에서도 마찬가지다. 더 높은 힘(신, 영혼 또는 그 무엇이든 당신이 믿는 것)과의 연결을 개발하는 것이 내적 안정성, 힘, 마음의 평화 그리고 외부 세계는 자비로운 곳이라는 태도를 가지게 해 주는 중요한 수단을 제공할 수 있다. 회복의 존재적-영적 수준은 19장에서 다룬다.

종합적 회복 프로그램의 네 가지 사례

이어지는 섹션은 불안장애를 회복해 가는 종합적 접근에서 작동하기 시작한 다양한 수준에 대한 당신의 이해를 넓히도록 도울 수 있다. 이를 더 확실하게 하기 위해서, 나는 그 접근이 네 가지 구체적인 사례에서 어떻게 보이는지 생각해 보기를 권한다. 다음의 네 가지 사례는 1장의 서두에서 제시된 것으로서, 치료자가 보기에 가장 흔한 네 가지 유형의 불안장애를 나타낸다. 각 사례를 읽어 감에 따라 당신의 회복 프로그램에 어떤 전략을 포함시키고 싶은지 체계화할 수 있을 것이다. 사례들 뒤에 나오는 '문제별 효과성'과 '주간 활동 기록표'에서 좀 더 자세하게 당신만을 위한 프로그램을 작업할 수 있을 것이다.

수잔: 공황장애

1장에서 수잔이 심계항진, 어지러움 그리고 죽을 것과 같은 공포를 동반한 공황 발작 때문에 매일 밤 깨어 있었다는 것을 기억할 것이다. 그녀는 일어나서 이러한 증상들이 사라지도록 애썼는데, 증상이 사라지지 않으면 집 안을 한 시간 이상 걸어다닐 정도로 더욱더 불안해졌다. 겁에 질리고 혼란스러운 가운데, 그녀는 심장발작이 올지도 모른다는 걱정을 했다. 반복되는 공황 상태가 일주일 동안 계속되자, 그녀는 심장 전문의와 면담을 가졌다.

그녀의 심장 전문의가 불안장애에 대해 아주 잘 알고 있다고 가정해 보자. 그 전문의는 심장 문제를 무시한 후 그녀를 공황장애로 진단하고는 공포증과 공황 치료가 전문인 치료자에게 그녀를 보냈다. 이 치료자는 신체적, 감정적 그리고 정신적 수준에서 수잔의 문제를 줄이도록 설계된 종합적인 치료 접근를 사용했다.

먼저 치료자는 다시 내과 의사에게 돌려보내서 그녀의 문제에 영향을 줄 수 있는 갑상선 항진증, 저혈당증, 심장 승모판 탈출증 또는 칼슘-마그네슘 결핍과 같은 가능한 신체적 요건을 배제시켰다. 이러한 의학적 요건이 해결되고 나자, 수잔은 공황 발작(4장 참조)에 동반되는 생리적 각성 반응이 멈추는 것을 도와주는 복식호흡 기법을 배우면서 회복 프로그램을 시작했다. 그녀는 또한 몸이 이완 상태로 쉽게 들어갈 수 있도록 도와주는 점진적 근육이완 훈련(4장)을 매일 하도록 지시받았다. 규칙적인 점진적 근육이완 훈련은 누적적 효과를 가져왔다(누적적 효과는 다른 어떤 깊은 이완 기법, 예를 들어 심상기법 또는 명상에서도 나타날 수 있다.). 몇 주 후, 수잔은 자신이 항상 더 이완되어 있음을 느끼고 있는 것을 발견하게 되었다. 호흡과 깊은 이완 기법에 덧붙여, 그녀는 규칙적이고 활력 있는 운동 프로그램(5장 참조)에 참여하도록 지시받았다. 그녀는 어떤 운동을 할지 선택할 수 있었지만 되도록이면 일주일에 4~5회, 한 번에 30분 이상 지속되는 유산소 운동(에어로빅)이어야 했다. 규칙적인 운동은 호흡 기법, 깊은 이완과 같이 작용하여 극도의 근육 긴장을 이완시키는 것과 여분의 아드레날린 신진대사, 갑작스러운 불안의 초래에 대한 취약성을 줄여 주는 것, 그리고 수잔의 전체적인 안녕감을 증가시켜 주는 것을 도왔다. 이러한 이완과 운동의 조합은 의미심장할 정도로 그녀의 공황 발작의 강도와 빈도를 줄여 주는 데 큰 역할을 했다.

수잔의 치료자는 또한 그녀가 하루에 서너 잔의 커피를 마신다는 것을 알아냈다. 다른 사람들에게는 이것이 감당할 수 있는 양이겠으나, 공황장애를 가진 대부분의 사람들은 극소량의 카페인으로도 상태가 악화될 수 있다. 수잔은 점차적으로 카페인 섭취를 줄이고 카페인이 없는 커피로 대체하도록 했다. 그녀의 치료자는 또한 유기농이나 가공되지 않은 음식 그리고 최소한의 설탕과 소금만으로 구성된 규칙적인 식사를 하도록 권장했다. 그녀는 또한 고함량 비타민 B 복합체, 비타민 C 그리고 칼슘-마그네슘 보충제를 먹으라는 충고를 들었다(15장 참조).

그러고 나서 수잔은 증상에 대한 접근을 처음 알아채기 시작했을 때 공황 발작의 시작을 멈출 수 있는 구체적인 방법에 대해서 배웠다(6장 참조). 이러한 방법으로는 친구를 부르기, 집안일로 신체적 힘을 써 버리기, 분노나 좌절을 느낄 때 그것을 일기에 쓰기와 같은 것이 있다. 아울러 그녀의 혼잣말—공황 증상의 느낌이 시작되는 처음에 자기 자신에게 말하는 것—에 특별히 중점을 두었다(8장 참조). 치료자는 그녀가 속으로 '심장발작이 오면 어떡하지?' '난 그걸 견딜 수 없어!' '여기를 벗어나야 돼!' 와 같이 말함으로써 높은 강도의 불안으로 그녀 자신을 겁주는 경향이 있다는 것을 발견했다. 그녀는 이러한 '위협적 말(scare-talk)' 을 '난 이 감각을 조절할 수 있어.' '난 이걸 따라가고 내 불안이 없어지길 기다리는 거야.' '난 내 몸이 움직이도록 할 수 있고 이건 지나갈 거야.' 와 같은 좀 더 긍정적이고 자기 지지적인 진술문으로 대체하도록 했다. 이러한 '긍정적 확언(coping affirmations)' 을 수차례 연습한 후, 수잔은 신체적 증상에 반응을 보이기보다는 단순히 그것을 바라볼 수 있다는 것을 알았다. 얼마 지나 그녀는 심각한 공황 반응을 모두 피할 수 있게 되었다. 치료자는 또한 수잔이 자신의 많은 행동의 기저에 내재되어 있던 기본적이고 비합리적인 신념을 구체화하도록 도왔다(9장 참조). 그녀는 자신에 대한 그러한 기본적 가설, 예를 들어 '나는 내가 하는 모든 일에서 완벽하게 성공해야 해.' '삶은 전쟁이야.' '모든 일은 예측 가능해야 하고 통제 가능해야 해.' 등에서 벗어나기 시작했다. 그녀는 인생을 좀 더 쉬운 것으로 받아들일 수 있었고, 인생이라는 피할 수 없는 도전을 좀 더 전체적인 관점에서 바라볼 수 있었다. 궁극적으로는 그녀의 전체적인 불안 수준이 엄청나게 감소하는 결과를 가져오게 되었다.

수잔의 공황 반응과 관련된 마지막 문제는 분노와 좌절을 완전히 억압하려하는 그녀의 경향이었다. 초반에 치료자는 수잔이 직장에서의 많은 좌절스러운 상황 속에서 찾아오는 공황에 가장 취약했다는 것을 알아챘다. 그녀는 가족 모두가 항상 불만 없이 자기 일을 해내야 하는 가족 속에서 자라났다. 감정이나 욕구의 직접적인 표현을 억제하면서 속으로는 어떻게 느끼고 있는지에 상관없이, 그녀는 모르는 사람이나 친구들 앞에서 상냥함을 유지해야 된다고 배웠다. 비록 처음에는 믿을 수 없었지만, 결국 수잔은 자신의 공황 반응이 때로는 감추어진 분노와 좌절에 대한 강렬한 감정에 지나지 않는다는 것으로 결론 내렸다. 그녀의 운동 프로그램은 그녀가 이러한 감정 중 어느 정도를 내려놓도록 도와주었다. 그녀는 또한 자신이 감정적으로 예민해질 때마다 자신의 감정을 일기에 써 내려가는 것이 도움이 된다는 것을 알았다.

수잔의 회복 프로그램은 신체적, 행동적, 감정적 그리고 정신적 수준에서의 매우 다양한 중재로 구성되었다. 이를 요약하자면 다음과 같다.

〈**신체적**〉

- 호흡 연습
- 규칙적인 깊은 이완 연습
- 규칙적인 유산소 운동(에어로빅)
- 카페인 제거
- 비타민 보충제를 포함한 영양 개선

〈**행동적**〉

- 공황 반응 시작에 복식호흡과 주의전환 기법과 같이 그것을 중지시키는 기법으로 대처하기

〈**감정적**〉

- 공황 반응 중 감춰진 분노 알아내기
- 좌절을 말 그리고 글로 표현하는 것 배우기

〈**정신적**〉

- 공황 초기에 위협적 말을 지지적이고 차분한 혼잣말로 바꾸기
- 긍정적 확언(coping affirmations)을 연습하기
- 내재되어 있는 비합리적 신념을 재평가하고 인생에 대해 좀 더 느슨하고 쉬운 관점 수용하기

수잔이 공황 발작으로부터 지속적인 안식을 찾을 수 있었던 것은 이런 모든 중재의 통합을 통해서다. 프로그램을 시작한 지 6개월 후, 그녀는 가끔씩 여전히 불안해했지만 공황 증상은 거의 경험하지 않았다. 불안할 때 그녀는 그런 반응이 여세를 가하기 전에 그것을 없앨 수 있는 다양한 방법을 알고 있기 때문이다.

수잔은 처방약 없이 공황으로부터 벗어날 수 있었다. 하지만 이것이 항상 가능한 것은 아니다. 공황이 너무 자주 일어나고 심각하여 앞에 기술한 것처럼 다가온다거나

관계 또는 기능을 할 수 있는 일반적인 능력을 방해한다면(또는 앞에 논의한 것처럼의 접근이 이루어지지 않는다면), 약을 먹는 것이 필요할 수 있다. 졸로프트(설트랄린)와 같은 항우울제를 6개월에서 1년 동안 먹는다면 이러한 경우에 도움이 될 수 있다(17장 참조).

신디: 광장공포증

1장에서 거론한 신디의 사례를 기억할 것이다. 그녀는 공황 발작을 가지고 있을 뿐만 아니라 가게, 식당, 영화관 등과 같이 발작이 일어날까 두려워하는 상황을 피하기 시작했다. 그녀는 직업을 그만두어야 할지도 모른다고 매우 걱정하고 있었다. 공황에 대한 두려움 때문에 상황을 피하는 것은 광장공포증의 주요 특징이다. 신디를 위한 종합적 회복 프로그램은 어떤 것일까?

수잔의 사례에서 설명했던 모든 중재가 신디의 사례에도 사용될 수 있다. 신디 또한 공황 발작을 경험하고 있었기 때문이다. 호흡 기법, 점진적 근육이완의 규칙적인 연습, 규칙적인 운동(가능하다면 유산소 운동) 그리고 영양 개선이 모두 발작의 생리적 요소를 줄이는 데 필요했다(이 워크북의 해당 장 참조). 신디는 또한 공황에 대한 똑같은 대처 기법을 배워서 그녀가 처음 공황이 다가오는 신체적 증상을 느낄 때 그에 반응하기보다는 행동할 수 있게 되었다(6장 참조). 신디는 역효과적인 혼잣말(8장 참조)을 변화시키는 데 노력했다. 그녀의 경우에는 이 부분이 특히 중요했다. 공황 자체에 대처하기 위해서뿐만 아니라 그녀가 일하러 갈 때 공황 발작에 대해 과도하게 걱정하는 그녀의 경향을 제어하기 위해서다. 마침내 수잔처럼 신디도 그녀의 기본적인 비합리적 신념, 예를 들어 '난 실수하면 안 돼.' '나는 항상 모든 사람들을 기쁘게 해 줘야 해.' '성공만이 전부야.' 와 같은 신념을 재검토할 필요가 있었다. 그녀는 이러한 신념에 맞서기 위해서 확언을 개발했고, 그것을 테이프에 녹음해서 밤에 잠들기 전에 들을 수 있도록 했다(9장 참조).

신디의 경우는 공황 반응에 대해서 작업하는 것뿐만 아니라 회피 행동에 대해서 작업하는 것도 중요했다. 처음에 그녀는 혼잡한 공공장소, 예를 들어 식료품점, 식당, 영화관과 같은 곳을 피했고, 직장에 가는 것을 두려워할 정도까지 이르렀다. 몇 주 안에 그녀는 갈 곳을 심각하게 제한했다. 그녀는 상상 둔감화와 실생활 둔감화 과정을 통해서 모든 상황에 다시 들어가서 그 상황들과 편해질 수 있는 것을 배웠다(7장 참조). 이 과정에는 세 단계가 있다. 첫째, 각각의 특수한 상황에 다시 들어가는 목표를 몇 단계로 나눈다. 예를 들면, 식료품 가게의 경우 다음의 8단계를 거친다.

❶ 가게 입구에서 1분 정도 보내기
❷ 가게 문 안에서 1분 정도 있기
❸ 가게 뒤쪽으로 반 정도 들어가서 1분 있다가 나오기
❹ 가게 뒤로 가서 1분을 보내고 나오기
❺ 가게에서 아무것도 사지 않은 채 3분을 보내기
❻ 한 가지 물건을 사서 익스프레스 계산대로 지나오기
❼ 세 가지 물건을 사서 익스프레스 계산대로 지나오기
❽ 세 가지 물건을 사서 일반 계산대로 지나오기

둘째, 상상 둔감화를 연습한다. 상상으로 각각의 단계를 거쳐 어떤 불안도 느끼지 않으면서 구체적으로 마지막 단계를 심상화할 수 있었다.

셋째, 실생활 둔감화를 연습하여 실제 생활에서 8단계 각각을 밟는다. 그녀는 처음에 지지자, 보통 그녀의 남자친구의 도움을 받으면서 각 단계를 여러 번 연습했고, 나중에는 혼자서 시도했다. 예를 들면, 그녀는 3단계를 혼자 마치고 나서 4단계를 지지자와 함께 연습하기 시작했다. 그녀는 통제할 수 없을 정도로 불안이 강하게 다가오는 것을 느낄 때마다 일시적으로 멈추거나 후퇴할 때 가장 잘 된다는 것을 발견했다. 그녀가 극도의 불안을 느낄 때까지 과도하게 노출하거나 자신을 다시 민감해지게 하지 않는다면 한 단계에서 다음 단계로 나아가는 것이 더 쉬웠다.

신디는 특정 공포증 각각에 이 3단계 과정, 즉 ① 목표를 작은 단계로 나누기, ② 상상 둔감화, ③ 실생활 둔감화를 거쳤다. 규칙적으로 둔감화를 연습함으로써 3개월 후에는 이전에 피하고자 했던 모든 상황에 다시 들어가서 편안함을 느낄 수 있게 되었다.

신디는 높은 자기 동기화를 가지고 있었다. 신디가 처음 공포스러운 상황에 들어갈 때마다 항상 함께 있어 주던 그녀의 남자친구로부터 받았던 지속적인 격려와 강화는 그녀의 회복과정을 매우 빠르게 해 주었다.

어떤 공포든지 그 극복을 위한 가장 직접적이고 효율적인 방법은 그것에 직면하는 것이다. 당신이 광장공포증을 가지고 있다 해도 오래 지속되고 있는 공포에 직면하

는 것이 처음에는 너무 어려워 보일 수도 있다. 신디는 이런 직면과정이 처음에는 상상 속에서의 협상을 통해 효과적으로 작은 단계로 쪼갠다면 제어가 가능하다는 것을 배웠다.

공포증을 극복하는 것을 넘어서, 신디의 회복에 있어서 또 다른 중요한 부분은 자기주장적이 되는 것을 배우는 것이었다(13장 참조). 그녀에게 처음 공황 발작을 일으키게 한 주요 스트레스는 상사의 비합리적인 요구에 대해서 "아니요."라고 말하지 못하는 것에 있었다. 신디의 친구들도 그녀가 자신의 권리를 옹호하지 못하고 남자친구가 그녀를 떠날지도 모른다는 두려움 때문에 그에게 "싫어."라고 말하지 못한다고 말했다. 그녀의 아버지는 그녀가 여덟 살 때 가족을 떠났다. 게다가 어머니는 매우 요구적이고 비판적이었다. 결과적으로 신디는 자신이 사랑받고 있다고 확신한 적이 결코 없고 버림받을 것이라는 불안전감이 깊이 자리 잡게 되었다. 어린 시절 그녀는 자기 자신을 위해 말하는 것이 어머니로부터 받고 있던 조건적인 사랑마저 없앨까 봐 두려워했다. 신디는 이런 의존성 형태와 버림받음의 두려움을 성인기까지 끌고 와서 그녀의 남자친구와의 관계에서 재생시켰다. 이것이 미묘한 방식으로 그녀의 광장공포증을 강화하는 역할을 했다. 무의식적인 수준에서 남자친구가 그녀를 돌보도록 그에게 의존한다면 자신을 절대 떠나지 않을 것이라고 느꼈던 것이다.

회복되는 동안, 신디는 자신의 '인생 각본'을 다시 작업해 보기를 원한다는 것을 깨달았다. 항상 모든 사람의 말을 잘 듣는 자신에 대해서 점점 더 실망하고는 자신의 권리에 대해 좀 더 강한 인식을 가질 필요성을 느끼기 시작했다. 자기주장적이 되는 것을 배움으로써 그녀는 원하는 것을 요구할 수 있고 원치 않는 것은 거절할 수 있다는 것을 발견했다. 그리고 여전히 남자친구나 다른 사람들로부터 그녀가 필요로 하는 사랑과 지지를 얻을 수 있다는 것을 알았다. 사실 그녀는 남자친구를 포함한 모든 사람이 그녀가 자립할 수 있게 된 것 때문에 그녀를 더 존중한다는 것을 알았을 때 놀랐다. 이전에 피하던 상황에 직면하는 것을 배움으로써 얻은 독립성은 좀 더 자기주장적인 상호관계 양식을 개발함으로써 얻은 독립성과 상호 협력적이 되었다. 그것을 지속시킨 의존성이 더 이상 어떤 필요도 없게 되었기에 그녀의 광장공포증은 더 이상 필요 없게 되었다.

신디는 그녀의 아동기 전반에 걸친 불안전감과 버림받을 것에 대한 두려움 때문에 자존감에 대해서 작업하는 것이 중요했다(14장 참조). 그녀는 자신이 받았던 불충분한 양육에 대한 유일한 치료제는 자기 자신에게 좋은 부모가 되는 것임을 알았다. 그녀는 자신의 신체 이미지를 향상시키거나 내적 비평가(자기비판적인 내적 대화)에게 자기수용과 자존심의 확언으로 맞서면서 부분적으로 이 작업을 수행했다. 그녀가 보기에 가장 도움이 되는 것은 내면 아이와의 관계를 형성하는 것이었다. (내면 아이는 유희적이고 창의적이지만 오래된 상처들, 즉 고통, 불안전감, 아동기 때부터 느꼈던 불충분한 느낌 등에 해당하는 당신의 일부분이다.) 신디는 자신의 내면 아이의 양육을 위한 임무로서 불안전하거나 좌절스럽다고 느꼈던 감정에 다시 이름을 붙였다. 그녀는 자신의 내면 아이를 지지하고 양육하며 돌보는 다양한 방법을 배움으로써 상당한 내적 힘과 자신감을 얻었다.

요약하자면, 공장공포증에 대한 신디의 회복 프로그램은 공황 발작에 대한 수잔의 프로그램의 모든 요소를 포함하고, 신디의 특정한 회피를 극복하기 위한 상상둔감화와 실생활 둔감화를 추가한다. 신디는 자기주장과 자존감 문제를 다루는 것 또한 필요하다. 그녀는 어린 시절부터 비롯된 불안전감과 버림받을 것에 대한 두려움을 극복할 필요가 있었다. 이런 불안전감과 두려움이 그녀의 광장공포증을 강화하는 경향이 있었기 때문이다. 그녀의 전체 프로그램은 여섯 가지 다른 단계를 포함하는데, 이는 다음과 같다.

〈신체적〉

- 호흡 연습
- 깊은 이완의 규칙적인 연습
- 규칙적인 유산소 운동(에어로빅)
- 비타민 보충제를 포함한 영양 개선

〈행동적〉

- 공황 반응의 시작을 중단시키기 위한 대처 기법
- 특정 공포증을 극복하기 위한 상상 둔감화와 실생활 둔감화

〈감정적〉

- 감정을 구분하고 표현하는 것을 배우기

〈정신적〉

• 공황 발작과 공황에 대한 걱정을 유발하는 부정적인 혼잣말에 반박하기
• 잠재된 비합리적 신념들을 자기 지지적인 확언으로 반박하기

〈대인관계적〉

• 좀 더 자기주장적인 상호관계 양식을 개발하기

〈전체적 자아〉

• 다음을 통해 자존감 개발하기
  - 신체 이미지 만들기
  - 내적 비평가를 극복하기
  - 내면 아이와 관계를 맺기

신디가 이러한 중재를 완전히 실행하는 데는 1년 정도가 걸렸다. 1년 후에 그녀는 공황 발작뿐만 아니라 광장공포증으로부터도 자유로워졌다. 그녀는 의료 비서로서의 직업을 계속하면서 공인간호사가 되기 위해 시간제로 학업을 계속하기로 결정했다.

스티브: 사회공포증

스티브가 직장에서 회의에 참석하는 데 어려움이 있었다는 1장의 내용을 기억할 것이다. 그는 회의에서 입을 다물고 있으며, 자신이 회의에 기여하지 않는 것에 대해 동료들이 비판적으로 볼까 봐 두려워하고 있다. 그의 가장 큰 두려움은 집단 앞에서 발표를 하라고 요청받는 것이다. 결국 그런 일이 일어났을 때, 그는 너무 두려워서 직장을 그만두어야 할 것 같다고 느꼈다.

스티브의 문제는 사회공포증의 경우에 매우 잘 들어맞는다. 그는 집단 상황을 잘 처리하지 못하는 결과로 나타나는 창피와 수치를 두려워했다. 그의 회복 프로그램은 상상 둔감화와 실생활 둔감화 과정에 중점을 둔다.

수잔과 신디처럼, 스티브도 종합적 상담 접근이 필요했다. 그는 일반적으로 많은 시간 동안 불안해하는 경향이 있었기 때문에 수잔과 신디에게 불안의 신체적 요소를 줄이기 위해 사용되었던 것과 같은 전략이 필요했다. 스티브는 처음에 단시간에 불안

을 줄일 수 있는 복식호흡 기법을 배웠다. 이것은 직장에서 회의에 참석하라고 했을 때 다가오는 걱정을 감소시키는 데 매우 도움이 되었다. 그는 또한 하루에 두 번 깊은 이완 기법을 연습했다. 스티브의 경우는 그의 산만한 마음을 가라앉히는 데 점진적 근육이완보다 명상이 더 효과적인 것으로 나타났다(18장 참조). 또한 일주일에 네 번 조깅을 하는 것은 그의 긴장과 불안 수준에 있어서 의미 있는 효과를 가져왔다(5장 참조). 마침내 그는 백설탕 섭취량을 줄인 후에 감정 기복이 사라지고 엄습하는 우울감에 덜 빠지게 되었다(15장 참조). 스티브는 전체적인 건강과 건강관리를 향상시킴으로써 사회공포증을 다루는 데 자신감을 갖게 되었다.

직장에서 회의가 있을 때 생기는 공포증은 먼저 상상 둔감화를 통해 다루어진다. 신디의 경우처럼, 스티브는 회의를 다룰 수 있게 되는 목표를 작은 단계로 나누었다.

❶ 작은 집단(5명 이내)에 15분 동안 앉아 있기
❷ 작은 집단 안에서 45분에서 1시간 동안 앉아 있기
❸ 더 큰 집단에서 15분 동안 앉아 있기
❹ 더 큰 집단에서 45분에서 1시간 동안 앉아 있기
❺ 1단계에서 4단계까지 반복하면서 회의시간 동안 적어도 한 번 의견 말하기
❻ 1단계에서 4단계까지 반복하면서 회의시간 동안 두 번 의견 말하기
❼ 작은 집단 앞에서 1분 발표하기
❽ 작은 집단 앞에서 3분 발표하기
❾ 작은 집단 앞에서 5~10분 발표하기
❿ 좀 더 큰 집단 앞에서 7단계에서 9단계를 반복하기

다음 과정은 머릿속에서 세부적으로 각각의 단계를 수행하는 것이다. 스티브는 불안을 더 이상 느끼지 않을 때까지 특별한 단계를 수행한 후에 다음 단계로 넘어가게 된다. 만약 매우 강하게 불안해지기 시작하면서 통제할 수 없다고 느끼는 부분이 있으면 그가 심상화한 장면을 마음을 매우 평온하게 하고 이완시키는 장면으로 바꿀 수 있다. 스티브는 프로그램의 10단계 모두를 심상화하여 그를 안내해 주는 테이프를 만드는 것이 유용하다는 것을 발견했다.

상상 둔감화에 성공한 이후, 스티브는 현실에서 불안을 극복하는 임무를 수행했다. 우선 그는 상사와 함께 앉아서 자신의 문제에 대해서 논의했다. 그는 자신이 회의에

참여하기를 원하고, 불안을 극복하는 단계적 프로그램을 수행하고 있다는 것을 설명했다. 그는 규모가 작고 짧은 회의에 참여하기로 상사와 타협했다. 그리고 불안의 정도가 심각해지면 일시적으로 나가도 된다는 허락을 받았다. 작고 간단한 회의를 마친 다음에는 더 크고 긴 회의에 참석할 수 있었다. 필요하다면 항상 그만둘 수 있다는 것을 알게 되자, 그는 실생활 둔감화를 보다 기꺼이 시작하려고 했다. 그가 큰 규모의 회의에서 차츰 말을 하게 되면서 발표 불안에 대해서 효과가 나타나기 시작했다. 직장에서 이러한 임무를 수행하는 대신, 스티브는 지역의 전문대학에서 '연설' 강좌를 수강하기로 결심했다. 모든 사람이 배우는 교실 장면에서 발표하는 것은 직장에서보다 불안이 심하지 않았다. 연설 강좌를 마친 후에 그는 잘 알고 있는 작은 동료 집단에서 간단한 발표를 했다. 그러고는 더 큰 집단에서 더 긴 발표를 했고, 마침내 낯선 집단에서도 발표를 했다.

스티브는 집단 앞에 섰을 때 불안을 느끼기 시작했지만 곧 복식호흡법과 '나는 이 불안을 잘 견딜 수 있고 좋아질 수 있다.' '시작하자마자 좋아질 거야.' '내가 말하는 것은 모든 사람이 흥미로워할 만한 가치가 있는 거야.' 라는 긍정적 확언으로 불안에 대처했다. 시간이 흐름에 따라 그는 발표하는 데 더 이상 불안을 느끼지 않게 되었고, 사실 자신의 통찰력과 아이디어가 사람들에게 기여하는 기회가 되기를 고대했다.

상상 둔감화와 실생활 둔감화에 덧붙여, 스티브는 신디처럼 자기주장 훈련과 자존감 훈련을 받았다(13장과 14장 참조). 그는 가족에서 삼형제 중 막내다. 항상 형들에게 꼼짝 못했기 때문에 감정과 생각을 억제하는 것을 배웠다. 그는 삶에서 자립하는 것이 두려웠다. 이러한 두려움은 집단 앞에서 이야기하거나 발표하는 것을 어렵게 하는 데 적지 않은 영향을 주었다. 자기주장 훈련을 통하여 그는 감정과 다른 사람들에게 직접적으로 원하는 것을 표현하는 방법을 배웠다. 그는 대개 다른 사람들이 고마워하고 자신이 말한 것을 흥미로워한다는 것을 발견하고는 매우 놀라웠다. 가족들은 막내였던 스티브를 아동기에는 어린애처럼 다루었다. 그는 한 개인으로서 자립하고 성인으로서 많은 책임을 떠맡는 데 기본적인 두려움을 갖고 자랐다. 그는 자신이 가치 있고 소중하며 다른 사람을 도울 수 있다는 것을 깨닫기 위해 자존감 훈련을 받기 시작했다. 또한 신디처럼 확실하게 사회공포증을 극복하기 위해서 내면 아이와의 관계를 치유하는 작업을 받았다. 지속적으로 내면 아이를 타당화하고 지지하면서, 그는 점차로 공포감을 유발시킨 부적절한 감정과 수치심을 극복해 나갔다.

스티브의 사회공포증 회복 프로그램에는 신디의 광장공포증 회복 프로그램의 많은 구성 요소가 포함되었다. 단지 스티브는 공황 증상을 다룰 필요가 없었다는 것에 차이가 있다. 그의 공포증은 공황 발작이 일어나는 동안 제어할 수 없게 된다는 두려움이라기보다 창피와 수치에 대한 두려움에 휩싸이는 것이다. 가장 결정적인 실생활 둔감화와 함께 그의 회복을 도운 전략은 다음과 같다.

〈신체적〉

- 호흡 연습
- 규칙적인 깊은 이완 연습
- 규칙적인 에어로빅 운동
- 영양 개선(백설탕 섭취 줄이기와 저혈당증적 기분의 두드러진 변화)

〈행동적〉

- 상상 둔감화
- 직장에서 발표하기 전에 연설 강좌를 듣는 것을 포함하는 실생활 둔감화

〈감정적〉

- 감정을 드러내고 표현하는 것을 배우기

〈정신적〉

- 부정적 혼잣말에 반박하기
- 비합리적 신념에 반박하기

〈대인관계적〉

- 자기주장적 대인관계 양식 개발하기

〈전체적 자아〉

- 내면 아이와 관계를 맺음으로써 자존감을 향상시키기

마이크: 강박장애

기억하다시피, 마이크는 운전하는 동안 사람이나 동물을 칠 것이라는 비합리적인 두려움을 호소하는 '성공한 사업가' 였다. 이러한 두려움이 너무 강하고 끈질겨서, 그는 차에 치여 쓰러져 있는 사람이 아무도 없다고 확신하기 위해 계속해서 운전했던 길을 되돌아가야만 했다. 그의 점검하려는 강박 증상이 너무 강해서 세 번이고 네 번이고 길을 되돌아가야만 했다. 또한 그는 행동을 조절하는 데 수치감과 무력감을 가졌기 때문에 분명하게 우울했다(이는 강박장애를 지닌 사람의 공통적인 증상이다.). 마이크의 문제는 강박장애의 '점검 증상' 유형의 한 예다. 그가 받기 시작한 종합적인 회복 프로그램은 씻는 것, 세는 것 또는 다른 강박 행동을 포함하는 강박장애의 형태에도 동일하게 적용될 수 있다.

많은 측면에서 마이크의 회복을 위한 여정은 앞의 수잔, 신디, 스티브의 사례와 유사했다. 마이크의 치료자는 두려움의 생리적 요인을 줄이기 위해 매일 복식호흡 연습, 점진적인 근육이완 연습, 에어로빅을 하도록 시켰다. 마이크는 또한 카페인과 당류의 섭취를 줄였고, 아침과 저녁에 고함량 복합 비타민 B와 비타민 C를 복용하기 시작했다. 마이크는 이러한 활동을 하면서 더 이상 운전하던 길을 되돌아갈 필요가 없게 되어서 기분이 훨씬 더 나아졌다. 그러나 그의 문제가 한꺼번에 사라지지는 않았다.

마이크는 운전하는 동안 하는 혼잣말을 바꾸기 시작했다. 항상 자신에게 하는 '내가 누군가를 쳤다면 어떻게 되었을까?' 라는 진술 대신 '내가 어떤 것을 친다면 분명 그 소리를 들을 수 있고 느낄 수 있어. 그러나 이러한 일은 일어나지 않아. 그래서 나는 괜찮아.' 라는 진술로 반박하는 것을 배웠다. 이렇게 안심시키는 진술을 반복함에 따라, 그는 길을 세 번이나 네 번 되돌아가는 것을 한 번이나 두 번으로 줄일 수 있었다. 그러나 그의 강박 문제가 완전하게 없어지지는 않았다.

도움이 되는 또 다른 중재 전략은 분노를 드러내고 표현하는 것이다. 마이크는 때때로 점검하는 강박적 행동에 대해 화를 내고 차에서 매우 크게 "안 돼!" 라고 소리쳐서 두려움을 사라지게 함으로써 점검 행동을 하지 않아도 된다는 것을 깨달았다. 그는 자신의 좌절감과 만나고 깨닫게 됨으로써 점검하려는 특정 문제 영역에서 받았던 스트레스를 줄일 수 있었다. 그러나 욕구와 감정을 표현하는 것은 강박 문제를 완전하게 해결하기 위해서 그가 시도했던 신체적 · 정신적 전략에 비해서 아직 충분하지 않았다.

마이크는 제공된 자료를 읽으면서 다음의 두 가지 특정 중재 전략이 결합되었을 때 강박장애에 가장 효과적이라는 것을 배웠다.

- 노출과 반응 방지라 불리는 행동 중재
- 약물, 특히 클로미프라민(아나프라닐)과 플루옥세틴(프로작)과 같은 항우울제

치료자의 감독하에, 마이크는 두 단계로 이루어진 노출과 반응 방지를 수행했다. 우선 그는 길을 되돌아가는 횟수를 한 번으로 줄이라고 지시받았다. 그는 이미 네 번에서 다섯 번 반복하는 것을 두 번에서 세 번으로 그 빈도를 줄였고, 이후 한 달에 걸쳐 한 번으로 줄일 수 있었다. 이를 위해 치료자는 마이크와 함께 차에 타서 그가 되돌아가려는 충동을 느낄 때마다 차를 갓길에 세우도록 지시했다. 그런 다음 마이크가 몇 분이 걸리든 불안이 진정되어 길을 되돌아가지 않아도 될 때까지 기다렸다. 그런 다음 그는 운전을 다시 시작했다. 치료자와 함께 반응 중지법을 시행한 지 2주 후, 마이크는 마침내 스스로 그 방법을 해 볼 수 있었다. 마이크는 길을 되돌아가는 데 시간과 에너지를 많이 소비하지 않을 수 있을 만큼 매우 자유로워졌다.

긍정적인 혼잣말이 어느 정도 도움이 되었음에도 불구하고, 그는 누군가를 칠 것에 대한 강박적 사고를 정신적으로 완전하게 없애지 못했다. 그는 운전하는 동안 계속 부단히 경계했고, 자신의 사고를 조금밖에 통제하지 못한다는 것에 우울해졌다.

마이크의 치료자는 임상에서 강박장애의 약 60%를 경감시키는 데 효과적이라고 알려진 클로미프라민을 처방해 준 정신과 의사에게 그를 의뢰했다. 그의 강박적 사고와 우울증이 함께 사라졌다. 그는 긴장을 풀고 누군가를 칠 것이라는 걱정에서 자유로워져서 다시 운전을 즐기기 시작했다. 정신과 의사는 복용량을 점점 줄여서 약물 없이 강박적 사고로부터 자유로워질 때까지 1년 정도 복용할 필요가 있다고 했다.

이상의 복합적인 중재방법이 마이크의 강박장애에 꽤 효과가 있었음에도 마이크는 때때로 우울해졌다. 치료자는 마이크가 일이나 생활에서 일반적으로 어느 정도 지루함을 느낀다는 것을 명백하게 알 수 있었다. 회복 프로그램의 마지막 단계에는 삶에 의미와 방향을 부여하여 적응하게 만드는 데 중요한 두 가지가 포함되었다. 먼저 그는 직업을 바꾸기로 결심했다. 1년 정도 지나 그는 마케팅 법인 회사에서 자기 소유의 소매업으로 전환했다. 마이크는 그의 삶에서 음악에 강한 흥미가 있었지만 그것을 실

현시키지 못했다. 그래서 그는 피아노 레슨을 받기 시작했다. 일 년 후에 더 진척되어 신시사이저를 샀고, 자신만의 피아노 곡을 만들기 시작했다. 이러한 창조적인 출구는 마이크의 삶에 새로운 차원을 더해서 그가 이전에 깨닫지 못한 잠재력을 표현하도록 해 주었다. 이후에 그의 우울증은 완전히 사라졌다.

강박장애로부터 마이크를 회복시키는 데 가장 결정적인 요인은 반응 방지와 함께 약물치료를 한 것이다. 우울증 회복의 핵심 요인은 강박장애의 극복과 함께 그의 삶에 새로운 차원의 의미를 부여해 주는 창조적인 출구를 개발하도록 한 것이다. 회복을 위한 전체 프로그램은 다음과 같이 요약될 수 있다.

〈신체적〉

- 심호흡 연습
- 규칙적인 깊은 이완 연습
- 규칙적인 에어로빅
- 비타민 보충제를 포함한 영양 개선

〈행동적〉

- 점검 증상을 경감시키는 노출과 반응 방지

〈감정적〉

- 분노와 좌절을 드러내고 표현하는 것을 배우기

〈정신적〉

- 누군가를 칠 것이라는 두려움에 반박하는 혼잣말

〈약물〉

- 일 년 동안 클로미프라민 복용하기

〈존재적-영적〉

- 피아노 치기와 음악 작곡 활동으로 창조적 흥미를 추구하기

당신 자신의 회복 프로그램 개발하기

이 시점에서 나는 당신이 다음과 같은 세 가지 아이디어를 얻기를 희망한다. ① 종합적 회복 프로그램에서 사용된 다양한 종류의 전략, ② 사용된 특정 전략 유형, ③ 그 전략이 실제로 특정 사례에서 어떤 효과를 주었는지에 관한 것이다.

당신은 지금 자신의 회복 프로그램을 개발할 수 있다. 이를 위해 다음에 나오는 두 가지 표가 당신을 도울 수 있도록 기획되었다. 첫 번째 표는 '문제별 효과성'이다. 이것은 이 워크북의 각 장의 전략과 함께 여러 가지 유형의 불안장애와 관련이 있다. 특별히 해당 장애를 지닌 모든 사람에게 적합한 장은 대문자 'X'로 표기하고, 가끔 적합한 장은 소문자 'x'로 표기한다. 물론 전략에 대한 당신의 선택은 특정한 어려움의 특징과 원인에 달려 있다. 이 워크북의 3장을 먼저 읽은 후에 강조할 전략이 무엇인지에 대한 아이디어를 얻을 수 있다.

두 번째 표는 '주간 활동 기록표'로, 자신만의 개인적 회복 프로그램에 대한 상세한 윤곽을 그릴 수 있게 한다. 이 표에는 이 워크북에서 제시된 모든 특정 전략과 기술이 나열되어 있다. 괄호 안에는 한 주 동안 각 전략을 실행하는 데 권고되는 빈도 수가 나와 있다. 이 표는 한 주 동안 매일 한 활동을 점검할 수 있게 한다. 이것은 주간 활동표이기 때문에, 1년 동안 해 볼 수 있도록 52장을 복사할 것을 권장한다(물론 실제적으로 1년보다 더 빨리 회복될 수 있다.).

표의 맨 위에는 그 주의 목표뿐만 아니라 날짜도 기입하는 것을 명심하라. 표의 맨 아래에는 그 주에 얼마나 회복이 이루어졌다고 생각하는지를 0에서 100까지의 척도로 평가해 볼 수 있다. (주의 사항: 한 주와 그다음 주 사이의 진보와 퇴보 정도가 적힌 회복 수준을 작성하라.) 분명하게 매주 이 워크북에서 제안된 모든 전략을 이행할 필요는 없다. 각 장을 따라가면서 아마도 그 장에서 배운 전략을 강조하게 될 것이다. 그렇지만 당신이 지니고 있는 불안장애 유형에 상관없이 1년 52주 동안 매주 5~7회 해 볼 것이 권고되는 다음과 같은 네 가지 전략이 있다.

❶ 깊은 이완 기법(근육이완, 심상기법 또는 명상)
❷ 운동 30분
❸ 바람직한 영양 섭취 습관

❹ 부정적인 혼잣말에 반박하기 또는 비합리적 신념에 반박하는 확언 사용하기

만약 공포가 엄습해 온다면 그로부터 자유로워질 때까지 추가적으로 다음 두 전략을 매주 3~5회 정도 수행한다.

❺ 상상 둔감화
❻ 실생활 둔감화

그 밖에 특별한 회복 프로그램을 구성하는 다양한 다른 전략과 함께 필요한 시간이 어느 정도인지 산출해 볼 수 있다. 전략을 시종일관 수행하는 것은 부분적인 회복과 완전한 회복 간의 차이를 만들어 낼 것이다. 주간 활동 기록표는 장기간에 걸쳐 개인적인 회복 프로그램을 계속 할 수 있게 돕도록 기획되었다.

당신의 회복 프로그램을 수행하기 위한 필수 요인

지금까지 당신은 자신의 회복을 위해 사용하기를 원하는 전략에 대한 아이디어를 얻었을 것이다. 이제 주간 활동 기록표에 매주 당신의 개인적인 프로그램에 통합시킬 특정한 전략과 기술을 적을 수 있다. 그럼에도 불구하고 당신은 단지 일련의 전략보다는 회복하는 것이 더 필요하다고 생각할 수 있다. 이 워크북에서 권하는 전략을 수행하는 역량은 당신의 문제에 관해 정말로 수행하려는 당신의 태도, 열의, 동기에 달려 있다. 회복은 다음에 제시된 다섯 가지 필수 요인을 선택하고 통합시키는 것에 달려 있다.

책임지기: 지지적 맥락에서

당신의 문제에 대해 책임감을 느끼는가? 아니면 유전이나 학대적인 부모 또는 당신의 삶에서 스트레스 인자가 되는 사람들 탓이라고 생각하는가? 장애의 원인이 당신에게만 있지 않다고 느껴지더라도, 궁극적으로 그것을 수용하고 무언가를 해야 할 책임은 당신에게 있다. 나의 문제를 유지하건 극복하건 결정은 내가 해야 한다는 생각을

문제별 효과성								
보통의 불안	외상후 스트레스 장애	강박 장애	범불안 장애	단순 공포증	사회 공포증	광장 공포증	공황 발작	
X	X	X	X	X	X	X	X	이완
X	X	X	X	X	X	X	X	에어로빅(유산소 운동)
					x	X	X	공황에 대한 대처 기법
				X	X	X	X	노출
X	X	X	X	X	X	X	X	혼잣말
X	X	X	X	X	X	X	X	비합리적 신념
X	X	X	X		X	X	X	감정 표현하기
x	x	x	x		X	X		자기주장 훈련
X	X	X	X	X	X	X	X	자존감 훈련
X	X	X	X	X	X	X	X	영양 섭취
	X	X	x		x	x	X	약물치료
x	x	x	x		x	x	x	의미/영성

주간 활동 기록표

주간 목표 날짜:

1.

2.

3.

	월	화	수	목	금	토	일
심호흡 기법을 사용했는가? (6~7)							
깊은 이완 기법을 사용했는가?* (5~7)							
1시간 반 정도 운동했는가? (5~7)							
공황 대처 기법을 사용했는가?**							
부정적인 혼잣말에 반박했는가? (5~7)							
비합리적 신념에 반박하는 확언을 사용했는가?**							
숙는 것을 피하기 위해 자기주장 의사소통 훈련을 했는가?**							
자존감 훈련: 신체 이미지를 향상시키는 작업을 했는가?**							
자존감 훈련: 목표를 성취하기 위해 조처를 취했는가?**							
자존감 훈련: 내적 비난에 반박했는가?**							
자존감 훈련: 내면 아이를 돌보았는가?**							
영양 섭취: 카페인/설탕/자극제를 줄였는가? (7)							
영양 섭취: 전체 가공하지 않은 식품만을 먹었는가? (5~7)							
영양 섭취: 항스트레스 보충제를 복용했는가? (5~7)							
약물: 의사에 의해 처방된 적절한 약을 복용했는가? (5-7)							
의미: 삶의 목적을 회복하는/깨닫는 활동을 했는가?**							
영성: 불안을 감소시키기 위해 영적 신념을 사용하고 수행했는가?**							

회복 정도를 추정하기(1~100%): _____

* 예: 점진적 근육이완, 심상기법 또는 명상

** 초점에 따라 권고된 빈도가 다양하다.

처음에는 받아들이기 힘들 수도 있다. 그러나 책임을 전적으로 받아들이는 것은 당신에게 능력을 부여할 수 있는 가장 중요한 단계다. 당신은 여건을 계속 조절한다면 그것을 바꾸고 더 빨리 성장할 수 있을 것이다.

책임을 진다는 것은 장애에 대하여 다른 사람을 비난하지 않는다는 것을 뜻한다. 그것은 또한 자신을 비난하지 않는 것을 뜻한다. 정말 당신이 공황 발작, 공포증, 강박장애를 가지고 있다고 자신을 비난하는 것이 정당한가? 정말 이러한 문제를 만든 것이 당신의 실수인가? 당신이 지식과 자원을 가지고 책임 있게 처리하기 위해 최선을 다했다고 말하는 것이 보다 정확하지 않겠는가? 상황을 변화시키는 것이 당신에게 달려 있다면, 그것을 가진 당신 자신을 판단하거나 비난할 근거는 없다.

문제를 극복하기 위해 책임을 진다는 것은 그것을 전부 혼자 해야 한다는 것을 의미하지 않는다. 사실은 그 반대의 의미가 맞다. 당신은 충분히 지지받음을 느낄 때 기꺼이 변화하고 위험을 받아들이려고 하는 경향이 더 커진다. 회복 프로그램을 수행할 때 가장 중요한 선행 조건은 적절한 지지체계를 갖는 것이다. 지지체계는 배우자 또는 파트너, 한두 명의 친한 친구, 지지집단, 불안장애를 돕기 위해 구성된 특정 집단 등을 포함할 수 있다.

동기: 이면의 적응적 요소 극복하기

자신의 문제에 책임지려고 결정했을 때, 그것을 실제로 하는 역량은 우리의 동기에 달려 있다. 정말 변화하려는 동기가 있는가? 당신은 정말 기꺼이 일상에서 사고와 행동의 새로운 습관을 배우고 통합하려고 하는가? 당신은 정말 기꺼이 생활양식에서 몇 가지 기본적인 변화를 일으킬 준비가 되었는가?

심리학자 데이비드 바칸(David Bakan)은 한때 “고통은 성장의 가장 큰 동기다.”라는 것에 주목했다. 만약 특정 문제 때문에 심각하게 고통스럽다면 그것에 대해 무엇인가를 해야 한다고 강하게 동기를 부여받을 수 있다. 자기 가치에 대한 기본적인 믿음은 또한 변화하기 위한 강력한 동기를 부여할 수 있다. 만약 당신이 진정으로 실천적이고 생산적인 삶을 살아갈 자격이 있다고 생각할 정도로 자신을 사랑한다면, 당신은 공황, 공포 또는 다른 불안 증상에 의해 방해받는 것을 참지 않을 수 있다. 당신은 그것보다 삶에서 더 많은 것을 요구할 것이다.

이것은 무엇이 동기를 방해하는가 하는 문제를 낳는다. 의식적이든 무의식적이든 당신의 상황을 유지하는 것에 대해 보상을 제공하는 사람, 상황 또는 요인은 동기를 훼손시키는 경향이 있다. 예를 들어, 당신은 집 안에 틀어박혀 문제를 극복하기를 원할수도 있다. 그러나 의식적이든 무의식적이든 극복하고자 하는 광장공포증을 밖에서 직면하여 다루기를 원하지 않는다면, 당신은 갇혀 있는 것을 유지하려는 것이다. 의식적으로 당신이 광장공포증을 극복하기를 원하는데, 당신의 동기는 아직 회복하지 않으려는 무의식적인 '보상(payoffs)' 을 극복하는 데 충분히 강하지 않을 수 있다.

수년 전에 지그문트 프로이트(Sigmund Freud)는 '이면의 적응적 요소(secondary gain)' 로서 무의식적 보상에 대한 아이디어를 제안했다. 불안장애, 우울증, 중독, 비만과 같은 만성적이고 무력하게 만드는 문제로부터 회복하는 것에 강한 저항이 있을 때는 이면의 적응적 요소가 종종 작용한다. 만약 당신의 문제에 대해 어떤 것을 할 동기를 부여받거나 견디는 데 어려움이 있다는 것을 발견한다면 스스로에게 '내가 이것을 그대로 두는 데 어떤 보상을 받고 있는 거지?' 라고 물어보는 것이 중요하다. 당신을 고착시킬 수 있는 더 흔한 이면의 적응적 요소 중 몇 가지가 다음에 제시되어 있다.

- 당신이 일상의 삶을 회복하고 이끌 '자격이 없다' 는, 즉 당신이 마땅히 행복할 만한 가치가 없다는 깊게 자리 잡은 신념이다. 이러한 자기 처벌이 이면의 적응적 요소일 때는 누군가에게 앙갚음하기 위해 자기 자신에게 벌하고 있는 경우다. 자기 처벌은 자신의 문제에 대해 죄책감을 느끼기 때문에 발생할 수 있다. 죄책감과 자신을 억압하려는 경향에서 벗어나는 방법은 자존감 훈련을 하는 것이다(14장 참조).
- 진정으로 변하기 위해서는 '해야 할 일이 너무 많다' 고 깊게 자리 잡은 신념이다. 결국 당신은 스트레스를 받고 압도당할지도 모른다. 지금 당신은 보다 책임감을 갖고 회복하기 위해 작업하도록 요구받고 있다. 무의식적으로 작업이 너무 많은 것처럼 보일 수 있고, 그것은 당신의 문제에서 벗어나는 것에 대해 낙심하게 만들 수 있다. 이러한 딜레마에 대한 해결책은 '너무 많은 일' 이라고 여기는 당신의 가정을 '나는 내일 완전하게 낫지 않아도 돼. 나는 내 속도대로 회복하기 위해 작은 단계를 밟은 거야.' 또는 '작은 단계를 극복한 것도 충분히 어떤 목표를 이룬 거야.' 와 같은 보다 긍정적인 신념으로 대체하는 것이다(12단계 회복 프로그램은 '하루 한 번' 이라는 슬로건으로 이러한 건설적인 태도를 간략하게 표현한다.).

- 만약 당신이 광장공포증이 있고 비교적 집 안에 틀어박혀 있다면 배우자나 파트너로부터 보상을 얻는 경향이 있을 수 있다. 이것은 관심, 돌봄을 받는 것과 경제적으로 지원받거나 일반적으로 성인으로서의 책임을 갖지 않아도 되는 것을 포함한다.
- 이 상황의 반대 경우도 사실이다. 배우자나 파트너는 당신이 그들에게 의존하는 것으로부터 보상을 받을지도 모른다. 이러한 것은 당신의 삶을 돌보고, 통제하며, 심지어 책임을 지는 것을 포함한다(이것은 상호 의존이다, 14장 참조). 또한 그 보상은 당신이 결코 떠나지 않을 것이라는 확증이 될 수도 있다. 즉, 파트너는 당신이 완전하게 회복하고 좀 더 독립적이 되어서 그들을 떠나는 것을 두려워할지도 모른다. 당신이 그들과의 관계를 유지하기 위해 무의식적으로 그들과 공유하지 않는다면 당신은 당신의 파트너의 이차적 보상에 저지받지 않을 수 있음을 깨달아야 한다.

이상은 이면의 적응적 요소의 일부에 불과하다. 이것들이 당신에게 적용될 수도 있고, 적용되지 않을 수도 있다. 당신이 회복하고자 하는 동기에서 어려움을 겪고 있다고 느낀다면 다음 질문을 하는 것이 중요하다. "변화를 피하는 것에 대한 보상은 무엇인가?"

활동을 유지 · 반복하기

문제에 대해서 무엇인가를 하기로 처음 결정했을 때 가지고 있던 동기와 열정은 대부분 무엇인가를 시작하도록 하는 데 충분하다. 진짜 문제는 활동을 유지하고 반복하는 데 있다. 당신은 과연 완전하고 지속적인 회복을 위해서 여러 달에 걸쳐서 그리고 때로는 몇 년이 걸리기도 하는 기술과 전략을 연습하는 것에 전념할 수 있는가? 내 경험에 비추어 볼 때, 결과에 만족할 때까지 회복 프로그램에 깊고 진지하게 전념하지 않는 한 오랜 시간 동안 높은 수준의 동기를 유지하는 것은 어렵다. 실제적인 수준에서 이것은 밖으로 나가서 연습하는 것, 둔감화 연습, 심지어 내키지 않는 날에도 자존감 훈련을 하는 것을 의미한다. 그것은 당신이 나아질 수 있을 것인지 의문이 들게 하는 실패가 있은 후에도 일어나서 계속하는 것을 의미한다. 당신의 동기가 높아지거나 낮아질 때, 프로그램을 따르는 당신의 개인적인 신념은 부분적 또는 전체적인 회복 간의 차이를 만드는 것이다.

위험을 기꺼이 감수하기

일부 위험을 감수하지 않고서는 삶의 영역에서 변화하거나 성장하는 것은 불가능하다. 회복하는 것은 처음에는 친근하지 않을 수도 있는 새로운 사고방식과 느낌, 행동을 기꺼이 실험하는 것을 의미한다. 그것은 또한 동기에 관한 섹션에서 설명했듯이 변화하지 않은 것에 대한 보상의 일부를 포기하는 것을 의미한다. 당신이 공포증을 다룬다면, 그것을 극복하는 방법은 점차적으로 그리고 처음에는 상상으로 당신이 피해 왔던 상황을 직면하는 것이다. 공황 발작을 다룬다면, 일부 통제를 포기하는 것과 그것에 싸우고 저항하는 대신 불쾌한 신체 감각들을 따라가는 것이 필요할지도 모른다. 강박적 사고와 충동을 다루고 있다면, 강박적인 행동에 저항할 때 불안을 경험하는 모험을 해 보는 것이 필요할지도 모른다. 또는 처방 진단을 받아 보는 위험을 감내하는 것이 필요할지도 모른다.

효과적인 회복 프로그램은 처음에는 더 많은 불안을 야기할 수 있지만 장기적으로는 매우 도움이 되는 새로운 행동들을 시도해 보려는 당신의 의지에 따라 예측할 수 있다. 책임을 지는 경우에서처럼, 믿고 지지해 주는 사람으로부터 받는 지지는 당신이 위험을 감수하는 것을 상당히 쉽게 만들어 줄 것이다.

회복의 목표를 분명하고 구체적으로 마음속에 그려 보기

만약 당신이 목표에 대해 명백하고 구체화된 아이디어를 갖고 있지 않다면 문제에 달려들고 극복하는 것이 어려울 것이다. 당신 자신의 회복 프로그램을 시작하기 전에 다음과 같은 질문에 대답해 보는 것이 중요하다.

- 내 인생에서 이루기를 원하는 가장 중요한 긍정적인 변화는 무엇인가?
- 나의 현재 문제에 대한 완전한 회복은 어떨 것 같은가?
- 특히 내가 완전히 회복되었을 때 나의 일, 나와 다른 사람의 관계, 나와 나 자신의 관계에서 나는 어떤 것을 생각하고 느끼고 행동하는가?
- 완전히 회복되었을 때, 내가 얻을 수 있는 새로운 기회는 무엇인가?

당신의 회복이 어떠할지를 분명히 그려 보는 것은 목표를 구체화하는 데 매우 도움이 된다. 깊은 이완 연습을 하려고 할 때, 만약 불안 문제로부터 완전하게 자유롭다면 당신의 삶이 어떻게 될지를 몇 분 동안 상상해 보라. 일, 기분 전환 활동, 관계, 몸, 외모가 변했다고 구체적으로 그려 보라. 이런 긍정적인 시나리오를 전개하는 데 도움을 주기 위해, 당신이 완전히 회복되었을 때의 삶이 어떻게 보일지 다음 공간이나 별도의 종이에 '각본' 을 써 보라. 가능한 한 삶의 여러 가지 다양한 영역을 포함해야 한다는 것을 명심하라.

♤ 회복된 이후 내 삶의 이상적인 시나리오

매일 회복의 목표를 구체적으로 그려 보는 활동(이완시킨 상태에서 하는 것이 좋다)은 성공에 대한 확신을 높여 줄 것이다. 이 활동은 실제적으로 보다 온전한 회복을 이루게 할 것이다. 당신이 전심으로 믿고 바라보는 것은 실현되는 경향이 강하다는 많은 철학적 증거가 과거뿐만 아니라 현재에도 제시되고 있다.

활동 요약

1. 이 워크북의 어떤 장이 당신의 특정 장애와 관련되어 있는지 결정하기 위해 이 장에 제시된 사례를 다시 읽어 보고 '문제별 효과성' 표를 점검해 보라.
2. 당신의 문제와 관련된 몇 가지 장을 어떤 순서로 실행할지 결정하라. 나는 이 워크북에서 제시된 순서대로 장을 사용할 것을 권고한다.
3. 1년 동안 당신의 회복 프로그램을 감독하기 위해 '주간 활동 기록표'를 52부 복사해 놓으라(물론 회복은 1년보다 더 빨리 이루어질 수도 있다.).
4. 마음속에 성공적이고 완벽한 회복을 위한 다섯 가지 비결을 강화시키기 위해 마지막 섹션인 '당신의 회복 프로그램을 수행하기 위한 필수 요인', 즉 책임지기, 동기(이면의 적응적 요소 극복하기를 포함하는), 활동을 유지 · 반복하기, 위험을 기꺼이 감수하기, 목표를 구체화하기를 다시 읽어 보라.

CHAPTER 04
이 완

이완 능력은 불안, 공포, 공황 발작 등을 극복하기 위한 어떤 프로그램에서도 기본이 된다. 이 책에서 소개된 둔감화(desensitization), 심상 기법(visualization), 부정적 혼잣말(self-talk) 바꾸기 같은 기술은 깊은 이완을 할 수 있는 능력의 토대 위에서 가능하다.

하루 일과를 마치고 TV 앞이나 욕조에서 긴장을 풀기는 하지만, 이완은 그 이상의 것을 말한다. 즉, 불안을 다룰 때 실제로 차별화된 이완의 유형은 깊은 이완을 매일 규칙적으로 연습하는 것이다. 깊은 이완이란 스트레스 상황이나 공황 발작일 때 몸이 반응하는 것과는 정반대의 뚜렷한 생리적 상태를 말한다. 이런 상태는 1975년 허버트 벤슨(Herbert Benson)에 의해 처음 이완 반응(relaxation response)이라고 명명되었다. 이는 다음과 같은 생리적 변화를 포함한다.

- 심장박동이 줄어듦
- 호흡 수가 줄어듦
- 혈압이 낮아짐

- 안면 근육 긴장이 완화됨
- 신진 대사량과 산소 소비량이 줄어듦
- 분석적 사고가 줄어듦
- 피부 저항력이 증가함
- 뇌에서의 알파파 활동이 증가함

매일 규칙적으로 20～30분 정도의 깊은 이완을 실시하면 시간이 지남에 따라 일상생활에 이완을 일반화시킬 수 있을 것이다. 즉, 하루에 한 번의 깊은 이완 연습을 몇 주 하고 나면 지속적으로 긴장을 좀 더 풀 수 있다.

지난 20여 년간 깊은 이완의 다른 많은 혜택이 연구되어 왔다. 그것은 다음을 포함한다.

- 범불안의 감소. 많은 학자는 규칙적 연습이 공황 발작의 빈도와 강도를 줄인다는 것을 알아냈다.
- 스트레스가 누적되는 것을 막음. 줄지 않는 스트레스는 시간이 갈수록 강화되는 경향이 있다. 하루에 한 번씩 생리적으로 고요한 상태에 들어간다면, 당신은 스트레스의 영향으로부터 회복할 수 있는 기회를 얻게 된다. 깨어 있을 때 깊은 이완을 취하지 않는다면 잠을 자는 것조차 누적된 스트레스 주기를 무너뜨리지 못할 수 있다.
- 생산성과 에너지 수준의 증가(스트레스 상황에서는 자신에게 좋지 않게 활동하고 비효율적이 될 수 있다.)
- 기억력과 집중력 개선. 규칙적인 깊은 이완 연습은 집중력을 개선시키고 성급한 마음을 안정시킨다.
- 불면증과 피로 감소. 이완을 배우면 좀 더 숙면을 취하게 해 준다.
- 고혈압, 편두통, 두통, 천식, 궤양 등과 같은 정신신체증의 감소 또는 예방
- 자신감 증가와 자기비난 감소. 많은 사람들에게는 과도한 자기비난과 부적절감 등이 스트레스와 동반하여 나타난다. 이완되어 있을 때는 기분이 좋을 뿐만 아니라 과업 수행도 더 잘 할 수 있다.
- 감정을 보다 잘 이용하게 됨. 근육 긴장은 감정을 인식하는 데 주요 방해물 중의 하나다.

어떻게 깊은 이완 상태가 될 수 있을까? 좀 더 일반적인 방법은 다음을 포함한다.

- 복식호흡
- 점진적 근육이완
- 평온한 장면 상상하기
- 명상
- 유도된 심상(guided imagery)
- 자기 최면적 스트레스 이완요법(autogenic training)
- 바이오피드백(biofeedback)
- 감각 차단
- 요가
- 조용한 음악

우리는 우선 처음 네 가지와 마지막 두 가지 방법에 초점을 맞출 것이다. 유도된 심상, 심상 기법은 다른 장에서 다루고 있는 주제다.

복식호흡

호흡은 바로 몸이 느끼는 긴장의 수준을 반영한다. 긴장하면 호흡은 대체로 얕고 빨라지며, 가슴으로 호흡하게 된다. 반면 이완하면 좀 더 깊고 충분하며, 배에서부터 호흡을 한다. 긴장을 하면서 동시에 배로 호흡하는 것은 어렵다.

복식호흡은 다음과 같은 이점을 갖고 있다.

- 뇌와 근육에 산소 공급 증가
- 부교감신경계의 자극. 자율신경계에서 이 부분은 평온과 고요한 상태를 촉진한다. 이것은 공황 발작 상태일 때의 생리적 반응과 정서적 흥분을 자극하는 교감신경계와 정확히 반대 작용을 한다.
- 정신과 육체 사이의 더 강한 교감. 불안과 걱정은 계속 긴장하여 '머리로 생각하게' 만든다. 몇 분 동안의 깊은 복식호흡은 당신의 관심이 온몸으로 내려올 수

있도록 돕는다.

- 신체 독소의 효율적인 배출. 몸 속의 많은 유독 물질이 폐를 통해 배출된다.
- 집중력의 개선. 마음이 산란하면 주의를 집중하기가 어렵다. 복식호흡은 마음을 안정시키는 것을 도울 것이다.
- 복식호흡 자체만으로도 이완 반응을 일으킬 수 있다.

만약 당신이 공포, 공황 또는 다른 불안장애로 고통받고 있다면 호흡을 할 때 다음의 두 가지 문제 또는 두 가지 중 하나의 문제를 보일 것이다.

- 너무 가슴으로만 호흡을 하거나 호흡이 얕을 것이다.
- 호흡이 빨라져서 혈관으로 운반되는 산소 양에 비해 이산화탄소가 너무 많이 나가버릴 것이다. 얕고 가슴으로 하는 호흡이 빨라지면 호흡항진(hyperventilation)에 이를 수 있다. 바꾸어 말하면, 호흡항진은 공황 발작 증상들과 매우 유사한 신체 증상을 일으킬 수 있다.

이 두 가지 호흡에 대해 좀 더 자세히 살펴보겠다.

얕은 흉식호흡

연구들에 의하면, 불안하고 숫기 없는 사람들의 호흡 유형은 좀 더 편안하고 사교적인 사람들의 호흡 유형과 차이가 있다. 소심하고 숫기 없는 사람들은 가슴으로 얕은 호흡을 하는 편이고, 외향적이고 긴장이 이완된 사람들은 배로 좀 더 깊고 느린 호흡을 한다.

계속 읽어 나가기 전에, 잠깐 당신이 지금 어떻게 호흡하는지 확인해 보자. 당신의 호흡은 빠른가 혹은 느린가? 깊은가 혹은 얕은가? 가슴을 중심으로 호흡하는가 혹은 그보다 아래 복부에서 하는가? 더불어 당신의 호흡 유형이 스트레스 상황일 때와 좀 더 편안할 때의 차이를 확인할 수 있을지도 모른다.

만약 당신이 가슴으로 얕게 호흡한다는 것을 확인했다고 해도 좌절하지 말라. 배로 좀 더 깊게 하는 호흡을 훈련하는 것이 가능하기 때문이다. 규칙적으로 복식호흡을 연습(다음에서 기술됨)하면 점차적으로 가슴으로부터 아래로 호흡의 중심을 옮길 수 있을 것이다. 규칙적으로 깊은 복식호흡을 연습하면 폐활량 또한 증가시킬 수 있다. 활기찬 에어로빅 프로그램 또한 도움이 될 것이다.

호흡항진증

만약 당신이 가슴으로 호흡한다면 과도하게 내쉬는 경향이 있을 것이다. 이는 혈관에 있는 산소량에 비해 이산화탄소가 과도하게 방출되는 것을 말한다. 또는 당신은 입을 통해 호흡할지도 모른다. 그 결과로 빠른 심박 수, 현기증, 쑤시는 감각 등의 증상이 나타나는데, 이런 증상은 공황의 증상과 유사하며 거의 구별하기 어렵다. 호흡항진에 의한 생리적 변화는 다음을 포함한다.

- 신경 세포의 알칼리성을 증가시켜서 좀 더 흥분하기 쉽게 만든다. 그 결과 안절부절못하거나 신경이 곤두섬을 느끼게 된다.
- 혈액 속의 이산화탄소를 감소시켜 빛은 더 밝아 보이고 소리는 더 크게 들리게 할 뿐만 아니라 심장이 더욱 빠르고 거세게 뛰게 한다.
- 뇌의 혈관 수축을 증가시켜 현기증, 방향 감각 상실, 심지어 비현실감 또는 몸으로부터 분리되는 느낌을 일으킬 수 있다.

이런 증상은 공황 발작의 발병으로 진단될 수도 있다. 당신 안에서 '나는 통제력을 잃고 있어!' '나에게 도대체 무슨 일이 일어나고 있는 거야?' 와 같은 공황을 불러일으키는 말로 위와 같은 신체적 변화에 반응하면, 당신은 정말로 공황 상태가 된다. 처음에는 단지 공황과 비슷한 증상이 진짜 공황으로 이어진다. 호흡항진은 ① 공황을 일으키는 신체 감각을 일으키거나, ② 불쾌한 신체 증상을 악화시킴으로써 공황의 진행에 영향을 미칠 수 있다.

만약 당신이 자신에게 호흡항진 증상이 쉽사리 나타나는 것으로 생각된다면 가슴이나 입으로 얕게 호흡한다는 것을 확인할 수 있을 것이다. 깜짝 놀랐을 때 호흡을 참거나 얕고 빠르게 호흡하는 자신을 확인할지도 모른다. 팔이나 다리가 욱신거리거나 마비되는 듯한 느낌을 경험한다면 이 또한 호흡항진의 증상일 수 있다. 만약 이러한 특성이 당신에게 적용된다면 호흡항진이 당신의 공황 반응이나 불안을 유발시키거나 악화시키는 데 역할을 하고 있는 것이다.

급성 호흡항진 증상의 전통적 치료방법은 종이 가방을 써서 호흡하는 것이다. 이 방법은 이산화탄소를 들이마시고 혈관의 이산화탄소 대 산소의 균형을 회복하게 한다. 이 방법은 효과가 있다. 다음에서 언급하겠지만 복식호흡과 숨 고르기 연습은 똑같이 호흡항진 증상을 줄이는 데 효과적이다. 이들 모두 산소의 흡입을 효과적으로 줄이고, 이산화탄소 대 산소의 비율을 원래대로 되돌려서 호흡을 천천히 하도록 돕는다.

만약 호흡항진 증상이 무엇인지 알고 주의해서 호흡을 느리게 함으로써 이 증상을 줄이는 것을 배우게 되면 당황해서 그에 반응할 필요가 없다.

다음에 언급되는 두 가지 연습은 당신의 호흡 유형을 바꾸는 것을 도울 것이다. 이것을 연습하면 짧은 기간 안에 깊은 이완 상태에 이를 수 있다. 대부분 3분 정도의 복식호흡 또는 숨 고르기 연습만으로도 깊은 이완 상태에 이를 수 있다. 많은 사람들은 불안 증상이 나타나기 시작할 때 공황 발작을 멈추게 해 주는 이런 방법을 성공적으로 사용해 왔다. 이런 방법은 두려운 상황에 직면하기 전에 선행되는 불안을 줄이는 데 매우 유용하다. 이후 소개될 점진적 근육이완과 명상 등의 기법은 그 효과를 발휘하기 위해서 20분 정도의 시간이 필요한 반면, 복식호흡과 숨 고르기 연습 등은 보통에서 깊은 수준의 이완에 이르기까지 보통 3~5분밖에 걸리지 않는다.

복식호흡 연습

❶ 당신이 느끼는 긴장의 정도를 적어 보라. 그런 후 한 손을 갈비뼈 바로 아래의 복부에 놓아 보라.

❷ 코를 통해 폐의 안쪽까지 깊고 천천히 숨을 들이마셔 보라. 다시 말해서, 최대한 아래로 공기를 내려 보내라. 만약 배로 호흡을 한다면 당신의 손은 올라가야만 한다. 가슴은 살짝만 움직일 것이나 배는 팽창할 것이다. (복식호흡으로 인해 폐강과 복강을 구분하는 횡격막은 아래로 이동할 것이다. 그때 횡격막은 복강을 둘러싼 근육을 바깥쪽으로 밀어낸다.)

❸ 숨을 완전히 들이마시고, 잠시 멈춘 후 원하는 대로 코나 입을 통해 천천히 내뱉으라. 완전히 내뱉도록 주의하라. 내쉴 때는 몸 전체가 호흡을 내보낼 수 있도록 하라(자기 자신을 팔이나 다리가 늘어지고 흐느적거리는 봉제 인형으로 상상하여 시각화할 수도 있다.).

❹ 열 번의 깊고 느린 복식호흡을 하라. 한꺼번에 큰 숨을 들이키거나 확 내쉬지 말

고, 부드럽고 규칙적으로 호흡을 유지하려고 노력하라. 숨을 들이마실 때 천천히 4까지 세고, 내쉴 때도 천천히 4까지 센다면 호흡을 천천히 하는 데 도움이 될 것이다. 매번 숨을 들이마신 후 짧게 멈추는 것을 기억하라. 내쉴 때마다 하나의 숫자를 세어서 10부터 1까지 거꾸로 수를 세라. 이 과정은 다음과 같이 진행될 것이다.

천천히 들이마신다…… 멈춘다…… 천천히 내쉰다("열.")
천천히 들이마신다…… 멈춘다…… 천천히 내쉰다("아홉.")
천천히 들이마신다…… 멈춘다…… 천천히 내쉰다("여덟.")

이렇게 해서 1까지 내려오라. 복식호흡을 연습하면서 머리가 어지럽다면 15초에서 20초 정도 멈추고 다시 시작하라.

❺ 원한다면 10에서부터 1까지 거꾸로 세는 것을 한 '세트'로 생각하며, 복식호흡 2～3세트를 하여 이 연습을 확장하라(각각의 내쉬기를 1로 세라.). 딱 5분 정도의 복식호흡만으로도 불안이나 공황의 초기 증상을 줄이는 데 뚜렷한 효과를 보인다. 반면 어떤 이들은 10까지 세는 것을 선호한다. 이를 더 선호한다면 그 역시 좋다.

숨 고르기 연습

숨 고르기 연습(calming breath exercise)은 요가의 오랜 훈련으로부터 도입되었다. 이는 빨리 깊은 이완 상태로 이르는 데 매우 효과적인 방법이다.

❶ 배로 호흡을 하고, 5까지 세면서 천천히 코로 숨을 들이마셔 보라(숨을 들이마시면서 천천히 수를 세라. "하나…… 둘…… 셋…… 넷…… 다섯.").
❷ 멈추고 다시 5를 세면서 숨을 참으라.
❸ 코나 입으로 천천히 숨을 내쉬면서 5를 세라(더 오래 할 수 있다면 더 큰 수를 세라.). 완전히 내쉬도록 주의하라.
❹ 완전히 내쉰 후에는 보통 숨을 두 번 쉬고, 앞의 세 단계를 반복하라.
❺ 최소 3～5분 동안 연습하라. 이는 들이마시며 5까지 세기, 멈추고 5까지 세기 그리고 내쉬며 5까지 세기를 적어도 10회 정도 하는 것을 포함한다. 이 연습을

하면서 들이마실 때보다는 내쉴 때 더 많은 수를 셀 수 있다는 것을 알게 될 수도 있다. 이와 같이 수를 세는 데서의 변화를 자연스럽게 하라. 다만 연습을 5분 이상 지속하라. 각 주기(1, 2, 3) 사이에는 두 번의 보통 호흡을 하는 것을 기억하라. 만약 이 연습을 하면서 머리가 어지럽기 시작하면 30초 정도 멈춘 뒤에 다시 시작하라.

❻ 이 연습을 하는 동안에는 숨을 확 들이마시거나 갑자기 내쉬지 말고, 부드럽고 규칙적으로 호흡하라.

❼ 선택 사항: 숨을 내쉴 때마다 '긴장을 풀자(relax).' '마음을 가라앉히자(calm).' '내려놓아라.' 와 같은 안정시키는 단어, 구 등을 스스로에게 조용히 말할 수도 있을 것이다. 이것을 하면서 당신의 몸 전체를 놓아주라. 연습할 때마다 이를 계속한다면, 마침내 이러한 안정시키는 단어들을 말하기만 해도 다소 이완 상태로 이르게 될 것이다.

숨 고르기 연습은 처음 불안 증상이 나타날 때 공황 반응의 순간을 멈추는 유용한 기술이 될 수 있다.

연습하기

적어도 2주 동안 매일 5분 정도 복식호흡 연습 또는 숨 고르기 연습을 해야 한다. 이 호흡 연습이 습관화되도록 가능하면 매일 정해진 시간에 한다. 연습을 통해 짧은 기간 안에 불안과 공황이 동반하는 생리적 반응을 줄이는 것을 배울 수 있다.

둘 중 한 가지 기술이라도 다소 숙련된 것 같으면 스트레스를 받거나 불안하거나 공황 초기 증세를 겪을 때 그것을 적용해 본다. 한 달이나 그 이상 이 연습을 계속하게 되면 당신은 복부로 호흡하는 것을 지속할 수 있을 것이다. 가슴으로부터 배로 호흡의 중심을 바꿀수록 좀 더 지속적으로 편안함을 느끼게 될 것이다.

점진적 근육이완

점진적 근육이완(progressive muscle relaxation: PMR)은 깊은 이완 상태에 이르는

조직적인 기술이다. 이는 에드먼드 제이콥슨(Edmund Jacobson) 박사에 의해 50여 년 전 개발되었다. 제이콥슨 박사는 근육을 몇 초간 긴장시키고 그 후 풀어 주면 그 근육을 이완시킬 수 있다는 것을 발견했다. 그리고 온몸의 다양한 근육군을 긴장시켰다가 풀어 주면 깊은 이완 상태에 이르러 고혈압에서부터 궤양성 대장염과 같은 다양한 증상을 완화시킬 수 있다는 것을 발견했다.

제이콥슨 박사는 그의 저서 『점진적 이완(*Progressive Relaxation*)』에서 여러 달이 걸려야 마칠 수 있는 200여 가지의 근육이완 훈련과 교육 프로그램을 개발했다. 최근에는 이 체계를 15~20가지의 기본적 연습으로 줄였다. 이는 정기적으로 연습하기만 한다면 초기의 연습만큼이나 효과적이면서 좀 더 정교한 체계라는 것이 확인되었다.

점진적 근육이완은 특히 불안이나 근육 긴장에 강하게 연합된 사람들에게 도움이 된다. 이는 종종 '초조하거나' '긴장하고' 있다고 말하는 것을 의미한다. 만약 당신이 목이나 어깨에 만성적인 긴장을 경험한다면 점진적 근육이완을 통해 효과적으로 줄일 수 있다. 그 외에 점진적 근육이완에 잘 반응하는 증상에는 긴장성 두통, 요통, 턱 긴장, 눈 주위 긴장, 근육경련, 고혈압, 불면증 등이 포함된다. 격렬한 생각들로 괴로울 때 계획적으로 근육들을 이완하면 생각들을 늦추는 데 도움이 된다는 것을 발견할 수 있을 것이다. 제이콥슨 박사 자신도 다음과 같이 말한 적이 있다. "이완된 몸에 불안한 생각은 있을 수 없다."

점진적 근육이완의 직접적 효과는 이 장의 서두에 소개했던 이완 반응의 모든 장점을 포함한다. 규칙적으로 수행된 점진적 근육이완의 장기적 효과는 다음을 포함한다.

- 범불안의 감소
- 공포와 관련된 예기 불안의 감소
- 공황 발작의 빈도와 기간의 감소
- 단계적 노출을 통해 공포증적인 상황에 직면하는 능력의 개선
- 집중력 개선
- 기분에 대한 통제감의 증가
- 자존감의 증가
- 자발성과 창의성의 증가

이와 같은 장기적 장점은 때때로 일반화 효과라고 불린다. 매일 모임을 통해 경험

된 이완은 종종 한두 달 정도 후면 그날의 나머지까지 일반화되는 경향이 있다. 규칙적으로 점진적 근육이완을 수행하면 불안을 더 잘 조절하고, 두려움을 직면하고, 공포를 극복하며, 기분이 좋아지게 하는 등 크게 도움이 된다.

점진적 근육이완에서는 긴장하고 이완하는 근육이 부상당하지 않았다면 아무런 금기 사항이 없다. 진정제를 복용할 경우에는 정기적으로 점진적 근육이완을 수행하면 복용량을 줄일 수 있다는 것을 발견할 수 있을 것이다.

점진적 근육이완(또는 깊은 이완의 어떤 형태)의 수행을 위한 지침

다음 지침은 점진적 근육이완을 최대한 활용할 수 있도록 도울 것이다. 그리고 규칙적으로 연습하고자 하는 자기 최면술, 유도된 심상화, 명상 등을 포함하는 깊은 이완의 어떤 형태에도 적용이 가능하다.

❶ 하루에 최소 20분은 연습하라. 20분 정도를 2회 실시하는 것이 보다 바람직하다. 하루 1회는 일반화 효과를 보기 위해서 필수적이다. (처음에는 30분 정도의 연습으로 시작하고자 할 수도 있다. 이완법에 숙련될수록 이완 반응을 경험하기 위해 필요한 시간이 줄어든다는 것을 알게 될 것이다.)

❷ 방해받지 않을 조용한 장소를 찾으라. 연습을 하는 동안 전화벨이 울리지 않도록 하라. 필요하다면 선풍기나 에어컨을 이용해서 주변의 소음에서 벗어나라.

❸ 규칙적인 시간에 연습하라. 일반적으로 깨어날 때, 잠자리 들기 전, 식사 전 등이 가장 좋은 시간이다. 지속적으로 매일 이루어지는 이완은 일반화 효과의 가능성을 높일 것이다.

❹ 공복에 연습하라. 식사 후의 음식 소화과정은 깊은 이완을 방해하는 경향이 있다.

❺ 편안한 자세를 취하라. 머리를 포함한 몸 전체가 받쳐지고 있어야 한다. 이렇게 받치는 가장 편한 방법 두 가지는 침대나 소파에 눕는 것과 안락의자에 앉는 것이다. (누웠을 때 무릎 밑에 베개를 놓으면 좀 더 편안하게 받쳐질 수 있다.) 만약 피곤하거나 졸릴 때는 눕는 것보다 일어나 앉는 것이 더 좋다. 잠이 드는 것보다는 이완 반응의 완전한 깊이를 의식적으로 경험하는 것이 유익하다.

❻ 꽉 끼는 옷을 풀고 신발, 시계, 안경, 콘택트렌즈, 장신구 등은 벗으라.

❼ 아무런 걱정도 하지 않기로 결심하라. 그날의 근심은 잠시 치워 두라. 자신에게 관심을 갖고, 마음을 편하게 갖는 것을 어떠한 걱정보다도 우위에 놓으라. (이완에 성공하고자 한다면 당신의 가치체계에서 마음의 안정을 가장 우위에 올려놓는 것이 중요하다.)

❽ 수동적이고 초연한 태도를 취하라. 아마도 이것은 가장 중요한 요소일 것이다. '일이 일어나는 대로' 의 태도를 취하고, 당신이 이 기법을 얼마나 잘 수행할지에 대한 어떠한 걱정을 버리라. 긴장을 풀려고 노력하지 말라. 몸을 조절하려고 노력하지 말라. 연습에 대한 판단을 하지 말라. 요지는 그냥 놓아 버리는 것이다.

점진적 근육이완 기법

점진적 근육이완은 16개의 다른 근육군의 연속적인 긴장과 이완을 포함한다. 이러한 생각은 각 근육군을 약 10초 동안 긴장시켰다가(그러나 너무 무리해서 아플 만큼은 아니다) 갑자기 풀어 주는 것이다. 긴장되었을 때 근육의 느낌과 비교해서 이완했을 때 어떻게 느껴지는지 살피면서 15~20초간 이완한다. 그러고 나서 다음 근육군으로 이동한다. 각 근육군을 이완시킬 때마다 "나는 편안하다." "긴장을 풀어라." "긴장을 흩어 보내자." 등과 같이 이완시키는 문구를 말할 수도 있다. 연습을 하는 동안에 근육에 주의를 집중한다. 주의가 산만해지면 작업하고 있는 바로 그 특정 근육으로 주의를 이동한다. 다음 지침은 점진적 근육이완을 자세히 서술하고 있다.

- 당신이 편안하고 조용한 환경 안에 있는지 확인하라. 앞의 이완 수행을 위한 지침을 살펴보라.
- 특정 근육군을 긴장시킬 때는 7~10초가량 무리하지 말고 활기차게 하라. 시간을 재기 위해서 '1001' '1002' 와 같이 수를 셀 수도 있다.
- 무슨 일이 일어나는지에 집중하라. 특정 근육군이 긴장되었을 때의 강해진 느낌을 느껴 보라. 종종 특정 근육군이 긴장된 것을 시각화하는 것이 도움이 될 것이다.
- 근육을 갑자기 풀어 주라. 이때 갑작스럽게 축 늘어진 느낌을 즐기면서 이완하라. 다음 근육군으로 이동하기 전에 적어도 15~20초간 이완이 확장될 수 있도록 시간을 가지라.

- 특정 근육군에서 작업을 하고 있을 때, 가능한 한 다른 근육은 이완되어 있도록 노력하라.
- 각 근육군을 한 번씩 긴장시키고 이완시키라. 어떤 부분이 특히 긴장하고 있다면 각 주기 사이에 20초가량을 기다리면서 두 번이나 세 번 정도 긴장과 이완을 반복할 수 있다.

우선 당신이 조용한 장소에서 편안하게 받쳐지고 있는 상태에 있다면 다음 구체적인 지시문을 따른다.

❶ 시작할 때 세 번의 깊은 복식호흡을 하세요. 내쉴 때마다 천천히 내쉬세요. 내쉴 때 몸에 퍼져 있는 긴장이 흘러나가는 이미지를 그려 보세요.

❷ 주먹을 꾹 쥐세요. 7～10초간 잡았다가 15～20초 동안 풀어 주세요. 이 시간 간격을 다른 근육군에도 적용하세요.

❸ 팔뚝을 어깨 쪽으로 당기면서 그리고 두 팔로 '근육을 만들면서' 이두근을 긴장시키세요. 유지하세요…… 이제 이완하세요.

❹ 팔꿈치를 고정하고, 팔을 바깥쪽으로 쭉 뻗어서 삼두근(상박)의 안쪽에 있는 근육을 긴장하세요. 유지하세요…… 이제 이완하세요.

❺ 당신이 할 수 있는 한 눈썹을 위로 올려서 이마의 근육을 긴장하세요. 유지하세요…… 이제 이완하세요. 이완할 때 이마의 근육이 부드러워지고 축 늘어지는 이미지를 그리세요.

❻ 눈꺼풀을 세게 감아서 눈 주위의 근육을 긴장하세요. 유지하세요…… 이제 이완하세요. 눈 주변에서 깊이 이완되는 느낌이 퍼진다는 상상을 하세요.

❼ 입을 크게 벌려서 턱 관절 근처의 근육들이 펼쳐지도록 턱을 긴장시키세요. 유지하세요……. 이제 이완하세요. 입술이 벌어지게 두고, 턱이 느슨하게 걸린 것 같이 두세요.

❽ 머리가 등에 닿을 것처럼 머리를 뒤로 밀어서 목 뒤의 근육들을 긴장하세요. (근육들이 다치지 않도록 부드럽게 한다.) 목의 근육들이 긴장되는 것에만 초점을 맞추세요. 유지하세요…… 이제 이완하세요. (종종 이 부분은 특히나 긴장하는 부분이므로 긴장-이완 주기를 두 번 하는 것도 좋다.)

❾ 몇 번의 깊은 호흡을 하면서 머리 무게를 당신을 떠받쳤던 것으로 다시 옮기세요.

⑩ 마치 어깨를 들어 올려 귀에 닿게 할 듯이 어깨를 긴장하세요. 유지하세요…… 이제 이완하세요.

⑪ 마치 두 뼈가 닿을 듯이 어깨뼈들을 뒤로 밀어 어깨뼈 근처 근육을 긴장시키세요. 어깨뼈의 긴장을 유지하세요…… 그런 후에 이완하세요. 종종 이 부분은 특히 긴장되곤 하므로 이 긴장-이완 주기를 두 번 반복할 수도 있습니다.

⑫ 깊은 호흡을 들이마셔서 가슴의 근육을 긴장시키세요. 10초까지는 숨을 참은 뒤…… 천천히 내뱉으세요. 내쉬면서 가슴 안에 모여 있던 긴장이 흘러나간다고 상상해 보세요.

⑬ 숨을 들이마셔서 배 근육을 긴장시키세요. 유지하세요…… 이제 이완하세요. 이완이 복부에 퍼진다고 상상해 보세요.

⑭ 등의 아랫부분을 굽혀서 긴장시키세요. (만약 등의 아랫부분에 통증이 느껴지면 이 연습을 생략해도 된다.) 유지하세요…… 이제 이완하세요.

⑮ 엉덩이를 서로 끌어당겨서 긴장시키세요. 유지하세요…… 이제 이완하세요. 엉덩이가 느슨하고 축 처진다고 상상해 보세요.

⑯ 허벅지부터 무릎의 근육까지 꽉 조이세요. 아마도 허벅지를 조일 때 엉덩이까지 긴장될 것입니다. 이는 허벅지 근육이 골반에 붙어 있기 때문입니다. 유지하세요…… 이제 이완하세요. 허벅지 근육이 부드러워지고 완전히 이완되는 것을 느끼세요.

⑰ 발가락들을 당겨서 종아리 근육을 긴장시키세요. (쥐가 나지 않도록 주의하면서 구부린다.) 유지하세요…… 이제 이완하세요.

⑱ 발가락을 아래쪽으로 말아서 발을 긴장시키세요. 유지하세요…… 이제 이완하세요.

⑲ 몸에 남은 긴장이 있는지 속으로 느껴 보세요. 어떤 부분이 긴장된 채 있다면 그 근육군에 1회나 2회의 긴장-이완 연습을 반복하세요.

⑳ 이제 이완의 느낌이 머리에서부터 모든 근육군을 지나서 당신의 발끝까지 천천히 퍼지는 것을 상상하세요.

점진적 근육이완을 처음 순차적으로 시도할 때는 20~30분 정도 걸리게 된다. 연습을 하다 보면 15~20분 정도로 필요한 시간이 줄어들게 될 것이다. 초기 연습과정을 신속하게 만들기 위해서 카세테이프에 앞의 연습과정을 녹음할 수도 있다. 또는 점진적 근육이완 과정을 전문적으로 기록한 테이프를 구할 수도 있다. 어떤 이들은 항상 테이프를 사용하고자 하고, 다른 이들은 몇 주간의 연습을 통해 이 기법을 잘 습득한 후 기억하며 연습하기를 선호할 것이다.

하루에 한 번씩 점진적 근육이완을 규칙적으로 수행하면 불안 수준을 확실히 낮출 수 있다는 것을 기억하라. 또한 이는 공황 발작의 빈도와 강도도 줄일 것이다. 마침내는 규칙적인 연습을 통해 공포스러운 상황에 자신을 체계적으로 드러내는 과정에서 일어날 수도 있는 예기 불안을 줄일 수 있을 것이다(7장 참조).

평온한 장면 상상하기

점진적 근육이완을 마친 후에 평온한 장면 안에 있는 자신의 모습을 떠올리는 것도 도움이 될 수 있다. 점진적 근육이완은 특정 근육에 영향을 주는 방법이다. 당신은 자신이 굉장히 평온한 장면 가운데 있는 모습을 상상하면 전체적으로 이완이 되면서 걱정에서 벗어날 수 있다. 평온한 장면은 조용한 해변가가 될 수도 있고, 산 속의 시냇물이나 조용한 호수가 될 수도 있다. 혹은 침대가 될 수도 있고, 추운 겨울날 아늑한 난로가가 될 수도 있다. 너무 현실적인 장면만 떠올리지 않아도 된다. 원한다면 구름 위를 떠다니거나 마법 양탄자를 타고 날아다니는 것을 상상할 수도 있다. 중요한 점은 완전하게 당신의 마음을 빼앗아 버릴 수 있을 정도로 굉장히 구체적인 장면을 눈앞에 그려 보는 것이다. 평온한 장면 속으로 빠져들다 보면 이완 상태로 빨려 들어갈 것이고, 실제로 신체도 이완될 것이다. 근육의 긴장을 풀어 주고, 심장박동을 느리게 하며, 숨을 깊이 쉬고, 모세혈관들을 열리게 하며, 손과 발을 따뜻하게 하라. 평온한 장면을 떠올리는 것은 자기최면의 가벼운 형태가 될 것이다.

평온한 장면을 상상하는 두 가지 예가 있다. (그리고 11장의 '해변'과 '숲' 심상 기법도 보라.)

당신은 아름답고 한적한 해변을 걷고 있습니다. 맨발인 당신은 해변가를 따라 걸으면서 발 아래 있는 단단하고 하얀 모래를 느낄 수 있습니다. 파도가 밀려 들어오고 빠져나가는 소리를 들을 수 있습니다. 그 소리는 최면을 걸어오듯 당신을 점점 더 이완시켜 주고 있습니다. 물 색깔은 너무나 아름다운 옥색의 푸른색이며, 파도가 부서지는 물

마루에는 흰색 조각들이 놓여 있는 것 같습니다. 수평선 가까이에는 잔잔하게 떠 있는 작은 돛단배가 보입니다. 해변에 부서지는 파도소리가 당신을 점점 더 깊은 이완 속으로 빠져들게 합니다. 숨을 쉴 때마다 신선하고 약간 짠 맛이 나는 냄새가 납니다. 피부는 따뜻한 햇볕으로 달아오릅니다. 뺨에는 부드러운 바람이 스치고 머리카락이 휘날립니다. 전체 장면 속에서 당신은 매우 고요해지고 편안함을 느낍니다.

당신은 침낭 안에 누워 있습니다. 햇볕이 숲 사이로 들어옵니다. 태양이 당신의 얼굴을 따뜻하게 비추기 시작합니다. 새벽 하늘이 파스텔 풍의 분홍색과 오렌지색으로 당신 위에 펼쳐집니다. 주변 나무에서 나는 신선한 소나무 냄새를 맡습니다. 가까이에서 산 속 시냇물이 흘러가는 소리가 들립니다. 산뜻하고 시원한 아침 공기가 당신을 새롭게 하고 힘을 불어넣어 줍니다. 당신은 아늑하고 편안하고 안전하게 느낍니다.

이런 장면을 언어로 표현해서 적으면서 보이는 장면, 들리는 것, 만질 수 있는 것, 맡을 수 있는 것들을 묘사해 보자. 여러 감각에 관한 언어를 표현하다 보면 당신이 실제 그 장소에 있는 것처럼 그 장면을 경험하게 해 주는 힘이 증가될 것이다. 평온한 장면을 상상하는 데 있어서 중요한 점은 당신 자신을 쉬지 않고 생각하는 평상시 상태에서 깊은 이완의 변화된 상태로 옮겨 놓는 것이다.

몇 장의 종이 위에 당신이 상상하는 평온한 장면들을 그려 본다. 가능한 한 많은 감각이 드러나도록 생생하고 구체적인 장면들로 그려야 한다. 다음의 질문에 답해 보는 것이 도움이 될 것이다. 상상하고 있는 장면은 무엇 같은가? 어떤 색깔이 두드러지는가? 어떤 소리가 나는가? 몇 시인가? 온도는 어떠한가? 장면 중에서 무엇이 만져지거나 신체에 닿는가? 공기는 어떤 냄새가 나는가? 혼자 있는가, 아니면 누군가와 함께 있는가?

점진적 근육이완에서처럼 상상한 평온한 장면을 테이프에 녹음해서 애쓰지 않고도 그 장면을 그려 낼 수 있기를 원할 수도 있다. 점진적 근육이완의 지시문을 녹음한 테이프에 이어서 당신이 상상한 장면을 녹음할 수도 있다.

녹음을 할 때는 평온한 장면을 소개하기 위해 다음 대본을 사용해도 좋다.

……머리끝부터 발끝까지 당신 몸의 모든 근육을 이완시키는 것에 대해서만 생각하십시오.

……숨을 내쉬면서 몸, 마음, 생각에서 긴장을 풀어 준다고 상상해 보세요. 그대로 스트레스가 사라지도록 두십시오.

……숨을 깊게 들이쉬면서 당신 몸이 더 깊이…… 깊이…… 완전한 이완 상태로 내려가는 것을 느낍니다.

……이제 평온한 장면을 상상하는 단계로 들어갑니다……. 가능한 한 생생하게, 마치 당신이 그 장면에 있는 것처럼…… 구체적인 장면을 상상하십시오. (당신이 상상하는 평온한 장면을 끼워 넣는다.)

……당신은 매우 아름다운 장소에서 편안하게 있습니다. 아무도 당신을 방해하지 않습니다……. 이곳은 당신에게 세상에서 가장 평온한 장소입니다……. 당신이 그 안에 있다고 상상하면서 평온한 감각들이 당신에게 흘러가는 것과 안녕감들을 느껴 보십시오. 이런 좋은 기분을 즐기십시오……. 점점 더 강하게 이 평온한 감각들을 느끼십시오.

……그리고 기억하십시오. 당신이 원할 땐 언제든지 안식을 느낄 시간을 가지면서 이 특별한 장소로 돌아올 수 있습니다.

……이 평온하고 기분 좋은 이완되는 느낌들은 당신이 이완을 시도할 때마다 점점 더 강하게 느낄 수 있을 것입니다.

이상적인 평온한 장면을 상상한 다음에는 매번 점진적 근육이완, 깊은 호흡, 또는 다른 이완 기법들로 돌아와서 그것을 사용하는 훈련을 하라. 이것은 마음속에서 상상한 장면을 더욱 강화시켜 줄 것이다. 그렇게 연습하다 보면 그 장면들은 아주 견고해져서 당신이 걱정에서 벗어나 자신을 이완시키기 원할 때면 언제나 순간의 자극에도 그 장면으로 돌아갈 수 있게 될 것이다. 이 기법은 하루 동안 지속되는 불안과 스트레스를 다루기 위해 사용할 수 있는 가장 빠르고 효과적인 방법 중 하나다. 평온한 장면 상상하기는 7장에서 소개하는 공포증을 극복하는 과정인 상상 둔감화에서도 중요한 부분이 될 것이다.

명 상

아침에 깨는 시간부터 잠자리에 드는 시간까지 우리는 대부분 거의 지속적으로 외부 활동을 하게 된다. 그리고 굉장히 적은 시간 동안 내면의 감정이나 자각에 접촉한다. 밤에 잠이 들어서 모든 감각을 닫아 버렸을 때조차 항상 전날이나 다음 날에 대한 기억, 환상, 생각, 느낌이 혼합되어 있다. 이런 모든 것을 뛰어넘어서 지금 이 순간 '존재 그 자체' 로 우리 자신을 경험하는 시간은 거의 드물다. 사실 서양의 많은 사람들에게는 아무것도 하지 않거나 존재 자체로 있는다는 생각은 받아들이기 힘들다.

명상은 당신이 존재 자체로 있는 장소로 이끌어 준다. 자신을 완전하게 멈추게 하고, 이미 지나간 과거나 미래에 대한 생각에서 벗어나며, 단순히 지금 현재의 존재 자체에 집중한다. 당신의 정신이 달려가고 있고 너무나 바쁘다는 것을 알았을 때 이 훈련을 하는 것이 매우 도움이 될 것이다. 이완 기법과 불안에 대처하는 일반적 전략들과 마찬가지로 명상에 대한 세부적인 논의는 18장에서 계속된다.

요 가

요가(yoga)라는 단어는 'yoke(한 쌍의 소 등에 메우는 멍에. 결합의 의미)'와 'unify(하나가 되다)'라는 의미를 가진다. 정의에 따르면 요가는 정신, 신체, 영혼의 결합을 촉진시키는 행위와 연관된다. 서양에서는 항상 요가를 일종의 스트레칭 운동으로 생각했지만, 실제로 요가는 전반적인 인생철학과 인간을 변화시키는 정교한 체계를 포함하고 있다. 그 체계에는 윤리적 교훈, 채식, 친숙한 스트레칭이나 자세, 숨쉬기를 지시하고 조절하는 구체적인 연습, 집중 연습 그리고 깊은 명상이 포함된다. 요가는 기원전 2세기에 철학자 파탄잘리(Patanjali)에 의해서 시작되었으며 오늘날 전 세계에서 수행되고 있다.

요가 수행자들에 의하면 요가 자세는 건강, 융통성, 이완을 증가시키는 데 매우 효과적인 방법이다. 요가는 혼자서 또는 집단으로 연습할 수 있다. 나 자신을 포함해서 많은 사람들은 요가가 정신을 맑게 해 주면서 동시에 에너지와 생기를 불러일으킨다는 것을 확인한다. 요가는 잠시 동안 특정하게 굽힌 자세를 취한 다음 이완을 시킨다는 점에서 점진적 근육이완과 구분될 수 있다. 요가와 점진적 근육이완 모두 이완 상태로 이끌어 준다. 그러나 개인적으로 막혀 있던 에너지를 자유롭게 해 주는 데는 요가가 점진적 근육이완보다 더 효과적이라고 생각한다. 요가를 하다 보면 에너지가 척추 위를 오르락내리락하고 몸 전체로 움직여 가는 것처럼 느껴지는데, 이것은 점진적 근육이완을 할 때는 쉽게 느끼기 어려운 부분이다. 격심한 운동처럼, 요가는 직접적으로 정신과 신체를 통합시킨다. 그러나 요가는 여러 가지 면에서 더 구체적이다. 각각의 요가 자세는 정신적인 태도를 반영한다. 특정하게 앞으로 구부린 자세는 포기를 의미하는 것이기도 하고, 뒤로 구부린 자세는 의지를 강화하는 것이기도 하다. 특정한 요가 자세와 움직임을 강조하여 연습하면 부정적이고 구속하는 성격 유형을 긍정적이고 자유로운 유형으로 만들 수 있다. 성격 문제를 다루는 방법으로 요가를 사용하는 요가치료 학교도 있다.

요가를 배우는 데 흥미가 있다면 지역의 헬스클럽이나 대학에서 열리는 요가 수업을 듣는 것에서 시작하는 것이 좋다. 그런 수업이 당신이 살고 있는 지역에 없다면 집에서 요가 비디오를 보면서 연습해 보는 것도 좋다. 인기 있는 요가 저널에는 매우 좋은 요가 비디오가 많이 실려 있다.

조용한 음악

음악은 때로 영혼의 언어라고 불린다. 음악은 우리 안에 깊숙이 있는 것들을 어루만지는 듯하다. 그리고 당신의 불안과 걱정을 뛰어넘어 내면세계로 인도해 준다. 이완시켜 주는 음악은 당신이 일상의 스트레스와 문제들에 대해 둔감한 내면 깊은 곳에 있는 고요한 장소로 점점 가라앉을 수 있도록 도와준다. 또한 그것은 우울한 기분으로부터 끌어올려 준다. 운전을 하거나 일할 때 또는 쉬는 시간을 잠시 가지기 전에 음악을 듣는 것은 불안이나 걱정으로부터 해방될 수 있는 가장 강력하고 전통적인 방법이 될 것이다. 불안을 완화시키기 위해 음악을 사용한다면 자극적이거나 정서적으로 환기시키는 음악보다는 차분하게 안정시켜 주는 음악을 선택하는 것이 좋다.

테이프나 시디플레이어가 주변에 없다면 휴대용 워크맨을 사용해도 좋다. 주변의 다른 사람을 방해하지 않기 원한다면, 특히 밤에는 휴대용 플레이어를 사용하는 것이 좋다. 음악은 점진적 근육이완이나 평온한 장면 상상하기 기법과 같은 이완 기법들을 도울 수 있다.

깊은 이완으로 인도하는 일일 프로그램에서 나타날 수 있는 일반적인 장애물

규칙적으로 깊은 이완의 어떤 형태를 연습하다 보면 많은 어려움에 부딪힐 수 있다. 처음에는 매일 이완 연습의 시간을 가지면서 열정적으로 시작할 것이다. 그러나 일주일 정도 지나면 그 시간을 '잊어버릴' 수도 있다. 속도, 효율성, 생산성을 중시하는 급속도의 사회에 살면서 20~30분 동안 모든 것을 멈추고 단순하게 이완시키는 시간을 가지기란 쉽지 않다. 우리는 너무 '행동하는' 것에 익숙해져 있어서 그저 '존재하는' 일들은 하찮아 보이기도 한다.

당신이 매일 깊은 이완을 시도하려고 하는 자신의 약속을 깨뜨렸다면, 이완 연습을 하지 않을 때마다 자신에게 무엇이라고 말하는지—무엇이라고 변명하는지—를 매우 주의 깊게 들여다보는 시간을 가지는 것이 좋다. 단지 '그것을 좋아하는 것 같지 않다면' 자신에게 무슨 말을 하고 있는지를 살피면서 그런 식으로 느끼는 것에 대한 몇 가지 구체적인 이유를 발견할 수 있을 것이다.

이완 연습을 하지 않는 데 대한 몇 가지 일반적인 변명에는 다음과 같은 것이 있다.

- "나는 이완을 할 시간이 없어."

  이 말은 당신이 자신의 꽉 찬 일정 속의 다른 활동들 가운데 이완하는 시간에 충분히 우선순위를 두지 않고 있다는 것을 의미한다.

- "난 이완을 할 장소가 없어."

  그런 장소를 만들어 보라. 당신을 방해하지 말라고 지시한 후 아이들에게 가장 좋아하는 TV 프로그램을 보거나 가장 좋아하는 장난감을 가지고 놀게 하고 당신이 다른 방으로 갈 수도 있다. 만약 방이 하나밖에 없거나 아이들이 너무 어려서 당신의 사생활을 보장해 주지 못한다면 아이들이 집 밖에 있거나 잠들었을 때 이완 연습을 할 수도 있다. 같은 방식으로 당신의 배우자에게 도움을 청할 수 있다.

- "이완 연습은 너무 느리고 지루해 보여."

  이렇게 말하고 있다면 당신이 항상 너무 속도를 내고 있고 인생에서 극도로 자신을 밀어붙이고 있다는 좋은 암시가 될 수 있다. 천천히 하라. 그것이 당신에게 좋다.

- "이완시킬 때 난 더 불안해져."

  어떤 사람들에게는 깊은 이완이, 종종 불안감과 동반되는 억누른 감정을 끌어올릴 수도 있다. 이런 일이 일어난다면 상대적으로 짧은 시간 동안 이완하기 시작하고 점차 시간을 길게 늘려 가라. 어떤 불안감이 느껴지기 시작하는 순간, 더 나은 기분이 느껴질 때까지 살짝 눈을 감고 이완 연습을 잠시 멈추라. 이런 시간을 가지면서 인내하면 그 불안감은 사라질 것이다. 그래도 사라지지 않는다면 이완하면서 불안감에 둔감해지도록 이끌어 줄 불안장애 치료 전문가에게 도움을 요청하는 것이 좋다.

- "난 단지 훈련이 되어 있지 않아."
  이 말은 당신이 이완 연습을 습관적으로 할 만큼 충분히 내재화되도록 이완 연습을 지속하지 않았다는 것을 의미한다. 당신은 새로운 행동을 습득하려고 했을 때 예전에도 자신에게 그런 비슷한 말을 했을지도 모른다. 이를 닦는 것도 처음에는 자연스럽게 할 수 있는 것이 아니었다. 이완 연습이 습관화되기 위해서는 시간과 노력이 필요하다. 적어도 한 달 정도 매주 5일간 깊은 이완 연습을 시도하려고 노력한다면 더 이상 그것을 하려고 생각할 필요가 없을 정도로 당신에게 깊이 습관화될 것이다. 즉, 자동적으로 이완 연습을 하게 될 것이다.

깊은 이완을 연습하는 것은 기법을 배우는 것 이상이다. 그것은 당신의 태도나 생활에서도 기본적인 변화를 일으킬 것이다. 생산성, 성취, 돈, 지위와 같은 당신을 억누르는 요구보다 당신의 건강과 마음의 내적인 평화에 우선순위를 두려는 의지가 필요하다.

쉬는 시간과 시간 관리

이완에 대한 이 장은 쉬는 시간과 시간 관리의 개념에 대해 얘기하지 않고는 완성될 수가 없다. 사실 당신의 삶에서 이 개념을 온전히 받아들이고 실행하는 것은 당신이 더 이완된 생활양식을 추구하기를 원한다면 해야 할 가장 중요한 것이라고 볼 수 있다.

매일 깊은 근육이완이나 명상을 하면서 20~30분간 기분 좋은 휴식시간을 가질 수 있다. 이런 연습을 규칙적으로 한다면 전반적인 당신의 감정을 고양시킬 수 있다. 그러나 일상생활이 쳇바퀴 돌 듯해서 당신의 일정 가운데 해치워야 할 일들이 너무 많고 쉴 수 있는 시간이 없다면, 당신은 만성적인 불안이나 공황 발작 그리고 종국에는 소진 상태에 이르게 하는 스트레스 가운데 놓이게 될 수 있다.

쉬는 시간

쉬는 시간은 일에서 잠시 벗어나 쉬면서 에너지를 보충하게 해 주는 시간을 의미한다. 쉬는 시간이 없으면 당신이 일하는 동안 겪는 스트레스와 책임감들이 점점 누적될지도 모른다. 이완시키는 시간 없이 계속해서 쌓여 가기만 한다면 마침내 당신은 탈진해 버리거나 불안감이나 공포증이 악화될 때까지 자신을 밀어붙이게 될지도 모른다. 밤에 잠자는 시간은 쉬는 시간으로 여기지 않는다. 스트레스를 받은 채 침대로 가면 8시간 동안 잠을 자도 여전히 긴장되고 지치며 스트레스 받은 상태로 깰 수도 있다. 쉬는 시간은 잠자는 시간이 아닌 낮 동안 계획해서 가져야 한다. 쉬는 시간을 가지는 우선적인 목적은 스트레스 받는 인생의 순환 속에서 잠시 쉼을 가지는 것이다. 그리하여 스트레스가 누적되지 않도록 만들어 주는 것이다. 다음과 같이 쉬는 시간을 만들어 주기를 바란다.

- 하루에 한 시간
- 일주일 중 하루
- 12~16주마다 한 주 정도의 휴가

일 년에 4주 정도 유급 휴가를 주지 않는다면 무급으로라도 기꺼이 휴가를 갖는 것이 좋다. 이 쉬는 시간 동안에 당신은 일을 생각하는 것에서 해방되고 모든 책임감을 뒤에 던져 두며, 당신이 목소리를 듣기 원하는 사람이 아니라면 전화도 받지 않아야 한다.

더 이완된 생활양식을 만들어 주는 데 중요한 세 가지 종류의 쉬는 시간이 있다. 그것은 ① 휴식시간, ② 레크리에이션 시간, ③ 관계 맺는 시간이다. 이 세 가지를 모두 가질 수 있을 만큼 쉬는 시간을 충분히 가지는 것이 중요하다. 가끔 레크리에이션 시간과 관계 맺는 시간은 섞이기도 한다. 그러나 그 외에는 아무것도 하지 않고 그것만을 하기 위한 쉬는 시간을 가지는 것이 중요하다.

휴식시간은 모든 활동을 뒤로 하고 단지 당신이 존재하는 자체로만 있도록 하는 시간이다. 이 시간에는 모든 행동을 멈추고 완전하게 휴식 상태로 들어간다. 휴식시간은 소파에 누워 있거나, 아무것도 하지 않고 조용히 명상하거나, 의자에 기대앉아 평온한 음악을 감상하거나, 욕조에 몸을 담그거나, 바쁜 일상 가운데 낮잠을 자는 것 등을 포함한다. 휴식시간의 중요한 점은 기본적으로 수동적이 되는 것이다. 모든 활동과 성취하려는 일을 멈추고 단지 존재 그 자체가 된다. 요즘 사회는 우리에게 생산적인 사람이 될 것을 요구하며 항상 하루 중 점점 더 많은 시간 동안 깨어서 성취하는 데 몰두하도록 만들고 있다. 이런 상황에서 필연적으로 휴식시간을 함께 가져야 한다. 스트레스를 받을 때는 잠자는 시간이 아닌 다른 시간에 하루 한 시간 정도의 쉬는 시간을 가지는 것이 좋다.

레크리에이션 시간은 당신을 즐겁게 해 주면서 에너지를 불러일으켜 주는 활동과 연관된다. 레크리에이션 시간을 통해 당신의 영혼을 밝게 하고 끌어올릴 수 있다. 본질적으로 즐기고 노는 것처럼 경험할 수 있는 일을 한다. 이런 종류의 활동은 정원에서 공을 치거나, 소설을 읽거나, 특별한 영화를 보거나, 하이킹을 가거나, 배구를 하거나, 짧은 여행을 하거나, 빵을 굽거나, 낚시를 하는 활동 등을 포함한다. 레크리에이션 시간은 일하는 낮 동안에도 할 수 있으며, 일하지 않는 쉬는 날에 이런 시간을 갖는 것도 중요하다. 레크리에이션 시간은 쉬는 시간 중 다른 종류의 시간과 겹치게 되어 혼자 또는 다른 사람들과 함께 가질 수도 있다.

관계 맺는 시간은 어떤 사람, 때로는 몇몇 사람들과 함께 즐기기 위해 사적인 목표와 책임을 버리는 시간이다. 관계 맺는 시간의 초점은 당신의 배우자, 자녀, 가족, 친구, 애완동물과 함께 관계를 맺고, 그동안 당신이 개인적으로 추구하는 일들을 잊어버리는 것이다. 가족이 있다면 관계 맺는 시간을 가질 때 배우자와 함께 떨어져 있는 시간, 아이들과 떨어져 있는 시간, 온 가족이 함께 있는 시간을 적절하게 잘 배분해야 한다. 배우자와 둘이 산다면 배우자와 함께 있는 시간과 친구들과 함께 있는 시간을 현명하게 잘 배분해야 한다.

다른 사람들과 함께 천천히 쉬는 시간을 가진다면 친밀감, 접촉, 애정, 인정, 지지 등의 기본적인 욕구를 거의 무시하지 않게 된다(14장의 '당신의 기본적인 욕구' 섹션 참조). 이런 기본적인 욕구를 만나면 자신이 안녕 가운데 있음을 느낄 것이다. 중요한 관계에 헌신하는 시간을 충분히 가지지 않는다면 당신이 가장 우려하는 사람들에게 엮여서 고통스럽게 될 것이다.

인생에서 이런 세 종류의 쉬는 시간을 어떻게 더 많이 가질 수 있을까? 가장 필수적인 것은 일중독이 되지 않도록 하는 것이다. 일중독은 일이 오직 자신의 내적인 성취감과 자신의 가치를 느끼게 해 주는 것이라고 믿는 중독 장애다. 일중독이 되면 모든 시간과 에너지를 일하는 데 쏟아 버리고 신체적 · 감정적 욕구는 무시하게 된다. 일중독은 만성적인 스트레스, 소진 그리고 결국 심각한 질병으로 이끄는 생활의 불균형적인 방법이다.

만약 당신이 일중독이라면 앞에서 논의한 것과 같은 생활 가운데 일을 하지 않는 부분들을 즐기고, 일반적으로 더 균형 잡힌 자신을 보도록 연습할 수 있다. 일부러 휴식시간, 레크리에이션 시간, 관계 맺는 시간을 만드는 것이 우선 어려울 수 있다. 그러나 점점 더 편하게 이런 시간을 즐기고, 그것을 자신에게 보상을 주는 시간으로 받아들이게 될 것이다.

또 다른 중요한 단계는 단순하게 기꺼이 덜 하고자 하는 것이다. 즉, 문자 그대로 일하는 시간을 줄이고 주어진 일과를 완성해야 한다는 책임감을 줄이는 것이다. 어떤 경우에는 일을 바꿀 수도 있으며, 다른 경우에는 일과 휴식, 이완 시간에 배분하는 시간을 다시 구성할 수도 있다. 어떤 사람들에게는 돈을 버는 것보다 균형 잡힌 생활양식을 만드는 것이 더 중요하기도 하다. 그러나 이전의 일을 떠나기 전에 당신이 현재 삶의 상황 가운데 있는 성취와 생산성(당신이 실제로 해야 할 '무엇')에서 그와 반대되는 생활의 과정(당신이 '어떻게' 살아가는가)에 더 중점을 두는 방향으로 어떻게 가치를 옮겨 갈 수 있을지 생각해 보아야 한다.

✻ 연습

앞에서 논의한 세 가지 쉬는 시간에 어떻게 더 많은 시간을 할애할 수 있을지 생각해 보라. 다음 공간에 그 답을 적어 보라.

• 휴식시간: ______________________________

____

____

• 레크리에이션 시간: ______________________________

____

____

• 관계 맺는 시간: ______________________________

____

____

시간 관리

일과 책임감으로부터 벗어나는 시간을 더 많이 가지기를 원할 때 가장 중요한 기술은 시간 관리를 잘하는 것이다. 시간 관리는 당신의 일상적인 활동을 잘 구성하고 조직하는 것이다. 비효과적인 시간 관리는 스트레스, 불안, 소진을 가져오며, 결국 질병에 이르게 할 수 있다. 반면 효과적인 시간 관리를 하면 앞의 세 가지 쉬는 시간, 즉 휴식시간, 레크리에이션 시간, 관계 맺는 시간에 더 많은 시간을 투자할 수 있다.

좋은 시간 관리 기술을 발달시키기 위해서는 그동안 고수해 온 습관을 버릴 필요가 있다. 당신에게 다음과 같은 경향이 있는가? 다음 진술문을 점검해 보라.

☐ "나는 일이나 어떤 활동을 할 때 얼마나 시간이 걸릴지를 생각하지 않는 경향이 있어. 일이 끝나 보면 다른 일을 위해 필요한 시간까지 다 써 버린 경우가 많아."

☐ "나는 너무 많은 일을 너무 적은 시간 안에 억지로 해 버리려는 경향이 있어. 결과적으로 일을 마치기 위해 서두르게 되지."

☐ "나는 나와 연관된 어떤 일에서 벗어나기가 힘들어. 그래서 내가 해야 할 다음 활동에 충분한 시간을 갖지 못하기도 해."

☐ "나는 해야 할 일들에 우선순위를 매기기가 힘들어. 덜 중요한 일을 하기 전에 가장 중요한 일부터 하는 게 어려워."

☐ "나는 다른 사람들에게 덜 중요한 일을 위임해도 될 때에도 그렇게 하는 게 힘들어."

만약 이러한 진술문에 해당되는 것으로 표시했다면, 당신은 효과적인 시간 관리 기술을 배우고 연습하면서 도움을 받을 수 있다.

다음에 나열된 기술들—우선순위 매기기, 위임하기, 추가 시간 남겨 놓기, 완벽주의에서 벗어나기, 미루는 행동 극복하기, '아니요' 라고 말하기—은 시간을 빼앗기보다는 시간을 가지고 일하도록 도울 수 있을 것이다.

✽ 우선순위 매기기

우선순위 매기기는 중요하고 덜 중요한 일과 활동을 구분하는 것을 의미한다. 가장 중요한 것이 무엇인지 알아채고 그 외의 일은 미루거나 다른 사람들에게 위임할 수 있다. 다음을 읽어 보라.

매일의 일과 책임은 필수적인 것, 중요한 것, 덜 중요하거나 사소한 것의 세 가지로 나뉠 수 있다는 점을 알면 유용할 것이다. 필수적인 일이나 활동은 즉시 주의를 기울여야 하는 종류다. 아이를 학교에서 데리고 오는 것과 같이 꼭 해야만 하는 일이다. 또한 당신이 불안을 줄이는 연습을 하고 있다면 운동을 하는 것과 같은 활동도 당신에게 매우 중요할 수 있다. 중요한 일이나 활동은 중요한 가치를 가지지만 잠깐 동안은 미뤄 둘 수 있는 것이다. 당신의 배우자나 파트너와 함께 일대일로 시간을 보내는 것이 포함될 수 있다. 그러나 중요한 일은 너무 오래 지연되어서는 안 된다. 덜 중요하거나 사소한 일은 심각한 위기가 없는 한 좀 오래 미룰 수 있고 다른 사람에게 위임할 수도 있는 일이다. 이런 일에는 재활용 센터에 신문 묶음을 가져다주는 일이나 새로운 앨범에 사진을 옮기는 일 등이 포함된다.

아침에 일어나자마자 당신이 해야 하는 일들을 필수적이고, 중요하고, 덜 중요한 일로 구분해 보는 것도 도움이 될 것이다. 실제로 메모지를 세 부류로 나누고 모든 할 일을 써 내려간다. 그러고 나서 가장 필수적이고 중요한 목록에 있는 일부터 시작한다. 이 두 목록에 있는 모든 일을 마쳤을 때에만 덜 중요한 목록에 있는 일로 옮겨 가라. 일반적으로는 당신이 더 많은 쉬는 시간을 가지기 위해서 덜 중요한 목록에 있는 모든 일을 뒤로 미룰 것을 권고한다.

만약 당신이 더 이완된 생활양식을 진지하게 추구하고 있다면 휴식시간, 레크리에이션 시간, 관계 맺는 시간과 같은 쉬는 시간을 필수적인 항목에 넣어둘 필요가 있다. 쉬는 시간이 당신의 계획 안에서 가장 높은 우선순위를 가지게 되어 일상적으로 미루지 않고 그 시간을 갖게 된다면 더 여유 있고 편안한 삶을 시작하게 될 것이다. 결과적으로 스트레스를 덜 받게 되고, 잠을 더 잘 잘 수 있게 되며, 일반적으로 자기 자신을 더 즐길 수 있게 될 것이다. 쉬는 시간을 필수적인 것으로 만들다 보면 완벽주의로 가는 것뿐만 아니라 일이나 외적인 성취, 성공에 중독되어 가는 것을 포기하게 된다.

또한 당신의 먼 미래의 이상과 인생 목표를 성취하기 위해 필수적인 항목 아래에 이런 장기 목표를 성취하기 위한 활동들을 포함할 수도 있다. 먼 미래의 이상과 인생 목표는 현재 한 단계씩 밟아 가면서 그 목표를 성취하기 위한 활동을 하지 않는다면 아득하게 먼 미래로 미뤄지게 되는 경향이 있다.

✻ 위임하기

위임하기 기술은 당신에게 덜 중요하거나 개인적으로 당신이 꼭 해야 할 만큼 중요하지는 않은 활동이나 일을 그것을 할 수 있는 다른 사람에게 기꺼이 넘겨 주는 것을 의미한다. 위임을 하게 되면 당신에게 필수적이고 개인적으로 꼭 해야 하는 일을 하는 데에 더 많은 시간을 가질 수 있을 것이다. 때때로 위임은 시간이 좀 더 있다면 스스로 하려고 했던 일, 즉 집 청소, 세차, 요리, 아이 돌보기, 기본적인 수리 등을 다른 사람이 하도록 하는 것을 의미한다. 또 다른 의미로는 가족 구성원들에게 적절하게 일을 배분하는 것이기도 하다. 배우자나 아이들이 집안을 돌보는 일들을 나눠서 하도록 하는 것이다. 위임을 할 때 중요한 점은 다른 사람의 능력을 기꺼이 믿고 의지하는 것이다. 당신만이 그 일을 하기에 적임자라는 생각을 버리고, 다른 사람들이 그 일을 할 책임이 있다는 것을 기꺼이 믿으라.

✻ 추가 시간 남겨 놓기

시간 관리에서 일반적으로 일어날 수 있는 문제는 일을 완성하는 데 걸리는 시간을 과소 측정하는 것이다. 그 결과로 당신은 어떤 일을 서둘러서 끝내거나, 규정된 시간을 넘기거나, 계획상에서 다음 활동을 위해 필요한 시간을 써 버리기도 한다. 일반적으로는 하루 동안 각각의 활동을 하기에 예상되는 시간보다 조금 더 많은 시간을 할당하는 것이 좋다. 일을 하는 데 필요한 시간을 더 많이 예상해서 다음 활동으로 더 느긋하게 넘어가도록 충분한 시간을 남겨 두는 것이 좋다.

추가 시간 남겨 놓기에서 가장 우선되어야 할 것은 일을 적게 하게 되는 것에 대해서 거리낌이 없어야 한다는 점이다. 주어진 시간의 틀 안에 너무 많은 일을 밀어 넣어서는 안 된다. 이런 일은 바쁘게 달려가거나 분주하게 느끼는 것으로부터 흥분감과 성취감을 느끼며 아드레날린을 발산하는 것을 좋아하는 사람들에게 더 어렵게 느껴질 것이다. 그러나 추가 시간을 남겨 놓게 되면 더 편안하고 이완된 공간에서 시간을 보낼 수 있다는 점에서 큰 보상을 얻게 될 것이다. 그렇게 하면 많은 스트레스로부터 스스로를 지킬 수 있다.

✻ 완벽주의에서 벗어나기

완벽주의는 근본적으로 자신의 위치와 자신에 대한 기대를 너무 높게 가지는 것을 의미한다. 어떤 목표를 향해 나아가는 과정 가운데 생기는 피할 수 없는 실수, 좌절, 지연, 한계들을 수용하지 못한다. 완벽주의는 항상 과도한 일과 과도한 헌신의 쳇바퀴 가운데로 자신을 밀어 넣고, 자기 자신의 필요를 위해 쉬는 시간을 가지려 하지 않는다. 완벽주의에서 벗어나기 위해서는 근본적인 태도의 변화가 필요하다. 최선을 다한 것 자체로 좋다고 생각하고, 어떤 실수를 하기도 하며, 최선의 노력에 미치지 못했을 때조차 그 결과를 받아들이는 식의 변화가 필요하다. 또한 인간 존재 내부에 있는 근원적인 한계를 보고 절망하기보다는 그냥 웃어넘기는 것을 배울 필요도 있다. (완벽주의에서 벗어나기에 대해 더 살펴보려면 10장을 보라.)

✻ 미루는 행동 극복하기

미루는 행동은 항상 자신에게 너무 적은 시간을 남겨 두는 자기 패배적인 행동이다. 시험을 보러 가거나 출근 준비를 할 때 결국 서두르게 되고 어쩔 수 없이 스트레스를 받는다.

미루는 행동을 하는 한 가지 이유는 당신이 첫 번째로 해야 할 어떤 일이건 간에 정말 하기 싫어한다는 것일 수 있다. 이를 핑계로 댄다면 위임하기나 우선순위 매기기로 그것을 해결할 수 있다. 당신이 별로 하고 싶지 않은 일을 다른 사람에게 위임할 수 있다면 꼭 그렇게 하라. 그렇게 할 수 없다면 바라지 않는 그 일을 첫 번째로 하라. 즉, 해야 할 다른 어떤 일들보다 먼저 그 일을 하라. 그리고 별로 바라지 않는 그 일이 잘 끝나고 나면 그다음에 보상으로 흥미롭고 재미있는 일을 할 거라고 자신에게 약속하라. 미루는 행동을 극복하면 채찍보다 더 좋은 당근이 항상 따라오게 되어 있다.

미루는 행동을 하는 또 다른 이유는 완벽주의다. 어떤 것을 완벽하게 해야 한다고 생각하면 그 일이 정말 제대로 이루어지지 않을 수도 있다는 두려움 때문에 계속 미루는 행동을 하기 시작한다. 이런 경우 해결책은 그 일을 할 준비가 제대로 되어 있다고 느끼는지에 관계없이 일단 뛰어들어서 시작하는 것이다. 기억해야 할 중요한 원칙은 때때로 동기가 행동 다음에 따라오기도 한다는 점이다. 단지 일을 시작함으로써 그 일을 계속해서 하고 완성할 수 있는 동기가 생겨날 수 있다. 그리고 나서 처음 고민하던 시간으로 돌아가 당신이 한 일을 다시 살펴보고 재점검하는 시간을 가지라. 그러나 당신이 계속 핑계를 만들어 낸다면 항상 자신이 하고 싶어 하는 종류의 일을 하는 데 모든 시간을 사용할 수도 있다. 가장 나쁜 결과는 당신의 불가능해 보이는 높은 기준 때문에 일을 전혀 시도조차 하지 않는 경우다.

* '아니요' 라고 말하기

사람들이 '아니요!' 라고 말하기 어려워하는 데에는 여러 가지 이유가 있다. 그들이 당신에게 요구하는 것이 무엇이건 간에, 당신은 항상 가족이나 친구들에게 기쁨을 주고 싶고 반응해 주고 싶어 한다. 그래서 그들의 요구나 필요가 당신이 감당할 수 있는 선을 넘어설지라도 어떤 한계를 정해 놓기가 어려워지는 것이다. 또한 그런 것들에 너무 열중하다 보면 그 일 자체가 자신의 정체성과 의미를 추구하는 근본적인 일이 되어 버리기도 한다. 얼마나 많은 시간과 노력을 필요로 하는 일에 책임을 지게 되건, 당신은 그렇게 하지 않으면 공허해지기 때문에 계속해서 그 일들을 해 나간다.

간단히 말하면, '아니요' 라고 말하기 어려운 것은 보통 자기 이미지와 관련이 있다. 당신의 자기 이미지가 모든 이에게 항상 멋있고 쓸모 있는 사람이기를 원하는 것이라면 누군가 당신에게 요구하는 것들에 대해서 어떤 한계도 정하지 못할 것이다. 또 당신의 일이 당신이 누구인지를 증명하는 것이라고 생각한다면 당신의 개인적인 필요를 충족시키기 위해서 사람들의 요구에 대해 '아니요' 라고 말하기가 점점 더 어려워진다.

'아니요' 라고 말하는 것을 배우는 데 필요한 것은 누군가를 위해 가장 어려운 일 중 하나를 해야 한다는 자신의 소중한 믿음을 기꺼이 포기하는 것이다. 이것은 필연적으로 누군가를 돌보거나 일을 도와주는 것 이상으로 당신의 정체성을 확장시키는 과정이 될 것이며, 오로지 당신 자신의 필요에 주목하고 그것을 키우기 위해 그 시간을 써야만 한다는 사실을 배우게 된다. 그것은 당신 자신을 돌봐야 한다는 현실—심지어 그것이 다른 사람을 위해 무언가 하는 것을 희생할지라도—이 이기적인 것이 아니라는 점을 받아들여야 한다는 것을 의미한다. 극히 피곤하거나 스트레스를 받거나 소진되어 있다면, 당신은 정말로 최선을 다해 다른 이를 도와줄 수 있는가?

내가 경험한 사례에서는 '아니요' 라고 말하는 것이 얼마나 중요한지를 깨닫기 전에 심각한 질병의 극단까지 가 버리는 경우가 있었다. 여러 사례에서 질병들, 즉 공황 발작이나 우울증 또는 어떤 다른 지속적인 문제들은 당신에게 자신의 삶을 사는 방법에 대해 스스로 반추해 보도록 만들 것이다. 질병은 당신이 편안해지고, 자신을 돌보게 되며, 훨씬 더 안정되고 온전한 삶을 살아가는 방법을 배우게 되는 촉매제 역할을 할 수도 있다.

활동 요약

1. 복식호흡에 관한 섹션을 다시 읽어 보고 당신이 해 보고 싶은 호흡법을 결정하라. 당신이 선택한 호흡법을 하루에 5분씩 적어도 2주 동안 수련하라. 한 달 이상 수련하면 가슴 아래부터 복부까지 이르는 호흡의 유형이 변화될 것이다.
   무의식적으로 불안 증상이 일어날 징후가 보일 때마다 복식호흡이나 숨 고르기 연습을 사용하라.
2. 점진적 근육이완을 하루에 20~30분 동안(하루에 두 번 실시하는 것이 더 좋다) 적어도 2주 동안 수련하라. 처음에 몇 번은 누군가에게 지시문을 읽어 달라거나 녹음테이프를 틀어 놓고 하면 힘들이지 않고 따라 할 수 있다. 결국에는 테이프에 의지하지 않고도 지시문을 기억할 수 있게 될 것이다.
3. 점진적인 근육이완과 병행해서 평온한 장면 상상하기 기법을 활용하라. 점진적 근육이완을 위한 지시문 녹음 내용 뒤에 이와 같은 장면을 구체적으로 묘사한 내용을 녹음해 두면 도움이 될 것이다. 불안이 느껴지는 순간에는 (복식호흡을 한 다음에) 평온한 장면을 상상해 보라.
4. 적어도 2주간 점진적 근육이완을 실시하고 나면 그 효과가 너무 좋아서 더 깊이 있는 이완 기법을 해 보고 싶어 할 수도 있다. 그렇다면 11장에 제시된 심상 기법 중 하나를 해 보거나 명상을 배울 수 있다. 어떤 종류의 이완법을 실시하는가는 매일 더 깊은 이완을 실시하고자 하는 당신의 의지나 헌신보다는 덜 중요하다.
5. 오랜 기간 동안 깊은 이완 연습을 지속하는 데 어려움을 느꼈다면 '깊은 이완으로 인도하는 일일 프로그램에서 나타날 수 있는 일반적인 장애물' 섹션을 다시 읽어 보라.
6. '쉬는 시간과 시간 관리' 섹션을 고려하면서 시간을 보내라. 인생 가운데 휴식, 레크리에이션, 사람들과 관계 맺는 것에 더 많은 시간을 보낼 필요는 없는가? 이런 시간들을 가지기 위해서는 당신의 매일의 일정에서 어떤 변화를 만들 필요가 있는가? 적어도 한 가지씩 이번 주 안에 시작할 수 있는 변화를 찾아보자. 당신은 기꺼이 그러한 변화를 일으키겠는가?

참•고•문•헌

서적

Benson, Herbert. *Beyond the Relaxation Response*. New York: Berkley Books, 1985.

_______. *The Relaxation Response*. New York: Morrow, 1975.

Davis, Martha, Elizabeth Robbins Eshelman, and Matthew McKay. *The Relaxation & Stress Reduction Workbook*. Fifth edition. Oakland, Calif.: Harbinger Publications, 2000.

Harp, David, and Nina Feldman. *The Three-Minute Meditator*. Third edition. Oakland, Calif.: New Harbinger Publications, 1996.

Jacobson, Edmund. *Progressive Relaxation*. Midway reprint. Chicago: The University of Chicago Press, 1974.

Kabat-Zinn, Jon. Wherever *You Go, There You Are*. New York: Hyperion, 1994.

Lakein, Alan. *How to Get Control of Your Time and Your Life*. New York: Signet, 1973.

LeShan, Lawrence. *How to Meditate*. New York: Bantam Books, 1974.

Mason, John. *Guide to Stress Reduction*. Berkeley, Calif.: Celestial Arts, 1985. (This book is particularly recommended as a good resource for relaxation scripts you can record for yourself.)

테이프

Audiotapes by Dr. Emmett Miller are recommended for relaxation. You can obtain them by calling 1-800-52-TAPES or going to www.drmiller.com.

CHAPTER 05

신체 운동

불안을 줄이고 공황 발작이 일어나는 경향을 극복하는 가장 효과적이고 강력한 방법 중 하나는 규칙적이면서 격렬한 운동 프로그램에 참여하는 것이다. 당신의 신체의 자연스러운 투쟁-도피 반응(fight-and-flight reaction)은 현실적인 위협에 대해 아드레날린이 갑작스럽게 급상승하는 것으로, 이 신체 반응이 과할 때 공황 발작을 경험할 수 있다. 각성에 대한 투쟁-도피 상태에 있을 때, 운동은 몸에게 자연스러운 출구와 같다. 규칙적인 운동 프로그램에 참여하는 대부분의 내담자는 공황 발작에 덜 취약하고, 공황 발작을 일으킨다 해도 그 증상이 덜 심각하다. 규칙적인 운동은 대중 앞에서 말하기와 혼자 있는 것에 대한 두려움까지 모든 종류의 공포증의 회복을 도와주고, 아울러 공포 상황에 대한 예기 불안을 경험하는 것을 줄여 준다.

규칙적인 운동은 불안으로 생긴 여러 생리 · 심리적 요소에 직접적인 영향을 미친다. 운동은 다음과 같은 효과를 가져온다.

- 긴장이나 '초조해하는' 것과 같은 느낌을 유발하는 골격의 근육 긴장을 줄여 줌
- 혈류 내에 존재하는 과도한 아드레날린과 티록신의 과도한 신진대사로 각성과

홍분 상태를 유지시키는 경향
- 공포증이나 공황 반응을 악화시키는 억압된 좌절의 배출
- 운동의 일반적이고 생리학적인 이점
- 긴장과 집중을 증가시키는 혈액과 뇌에서의 산화 증가
- 화학적인 면과 효과 면에서 모르핀을 닮은 자연 물질인 엔도르핀 생산 촉진. 엔도르핀은 행복에 대한 당신의 인식을 증가시킨다.
- 에너지 수준을 증가시키는 혈액의 pH 저하(산성도 증가)
- 순환 향상
- 음식의 소화와 활용 향상
- 배설(피부, 폐, 내장의) 향상
- 콜레스테롤 수치 감소
- 혈압 감소
- 여러 경우에서 식욕 억제뿐만 아니라 체중 감소
- 혈당 조절 향상(저혈당증의 경우)

이러한 신체적인 향상을 동반하는 여러 가지 생리학적인 이점에는 다음과 같은 것이 있다.

- 주관적인 안녕감 향상
- 알코올과 약물에 대한 의존 감소
- 불면증 감소
- 집중과 기억 향상
- 자존감 향상
- 불안 통제에 대한 인식 향상

건강하지 못한 증상

당신이 건강하지 못하고 운동이 필요하다는 것은 어떻게 알 수 있는가? 여기 흔한 증상이 있다.

- 한 줄로 이어진 계단을 올라간 후에 숨이 차는 것
- 한 줄로 이어진 계단을 올라간 후에 회복시간이 많이 필요한 것
- 힘든 일을 잠깐 한 후 지치는 것
- 만성적인 근육 긴장
- 약한 근육 긴장
- 비만
- 운동을 하고 난 후에 여러 날 동안 근육 경련이 일어나고 아픈 것
- 만성적인 피로, 무기력, 지루함

당신의 건강 수준

다음 연습지는 당신의 건강 정도를 평가하는 데 도움이 될 것이다. 당신이 주 중에 연습하는 격렬한 운동 활동을 생각해 보라. 다음의 질문을 완성하면 건강 점수를 결정하고 건강 수준을 평가해 볼 수 있다.

강 도	빈 도	지속 기간
운동이 얼마나 격렬한가?	매주 몇 번 운동하는가?	매번 얼마나 운동을 하는가?
매우 격렬함 = 5점 (빠른 사이클링, 달리기, 에어로빅)	3번 이상 = 5점	21분에서 1시간 = 5점
보통 = 3점 (조깅, 사이클링, 매우 빠르게 걷기)	1~2번 = 2점	11분에서 20분 = 3점
약함 = 1점 (골프, 배회하기, 가사일)	전혀 안 함 = 0점	10분 이하 = 1점
점수를 더하시오.	____ + ____ + ____ = ______	총합

총점	건강 수준	추천 행동
13~15	매우 좋음	축하해요. 당신이 하는 활동의 현재 수준을 유지하세요.
8~12	평균	충분히 활발하지 않으므로 운동의 수준을 증가시켜야 해요.
7 이하	좋지 않음	지금 운동 프로그램을 계획하세요.

건강 수준을 평가하는 또 다른 방법은 가만히 있을 때 맥박을 측정하는 것이다. 이것은 휴식하고 있을 때 분당 평균 심장박동 수를 의미한다. 경험에 바탕을 둔 방법으로서, 휴식하는 동안 80 이상의 맥박은 당신이 건강을 향상시킬 수 있다는 것을 의미한다. 70~80 사이의 휴식 맥박은 운동을 더 해야 한다는 것을 의미한다. 그리고 당신이 건강 프로그램에 참여하고 있고 평균 휴식 맥박이 70 이하라면 건강한 상태에 있을 것이다. 맥박을 측정할 때는 쉬고 난 다음에 20초 동안 맥박 수를 측정하고 3을 곱하라.

건강 프로그램을 할 준비가 되었는가

운동을 더 하고 싶다고 결심했다면 완전하게 준비되었는지 자신에서 물어볼 필요가 있다. 왜냐하면 당신이 할 수 있는 운동의 강도와 양을 제한하는 신체적인 조건들이 있기 때문이다. 다음의 어떤 질문에도 '예' 라고 대답한다면 운동 프로그램을 시작하기 전에 반드시 의사와 상담하라. 의사는 당신에게 적합하면서도 제한적으로 관리되는 운동 프로그램을 추천할 것이다.

예 아니요

___ ___ 의사가 당신에게 심장병이 있다고 말한 적이 있는가?

___ ___ 심장이나 가슴에 종종 통증을 느끼는가?

___ ___ 종종 통증이나 어지러움을 느끼는가?

___ ___ 의사가 당신에게 운동에 의해서 악화된 뼈나 관절 문제(관절염과 같은)

를 가졌거나 악화될 수 있다고 말한 적이 있는가?

___ ___ 의사가 당신의 혈압이 너무 높다고 말한 적이 있는가?

___ ___ 당뇨병이 있는가?

___ ___ 40세 이상이고, 격렬한 운동에 익숙하지 않은가?

___ ___ 여기서 언급되지 않은 신체적인 이유가 있다면, 당신은 왜 운동 프로그램을 해서는 안 되는가?

당신이 앞의 모든 질문에 '아니요' 라고 답했다면 합리적으로 운동 프로그램을 시작할 준비가 되었다고 확신할 수 있다. 천천히 시작해서 몇 주에 걸쳐 점차적으로 활동을 증가시키라. 40세 이상이고 운동에 익숙하지 않다면 운동 프로그램을 시작하기 전에 건강 진단을 위해서 의사를 만날 계획을 세우라.

어떤 사람들은 격렬한 운동이 유발하는 생리적인 자극이 그들에게 많은 공황 증상을 상기시키기에 운동하기를 꺼린다. 당신도 그렇다면 날마다 45분씩 걷는 것으로 시작할 수 있다.

또한 점차적으로 좀 더 격렬한 수준의 운동을 할 수 있다. 2~3분의 조깅이나 사이클링을 시도하고, 그런 후에 조금이나마 공황의 연상을 할 때마다 멈추는 것을 기억하며, 점차적으로 한 번에 일 분씩 날마다 운동 시간을 증가시킬 수 있다(3장과 7장의 단계적인 둔감화에 대한 설명 참조). 운동에 대해서 공포를 느낀다면 점진적인 노출 프로그램이 다른 공포증에 대해 작용하는 것과 동일한 방식으로 당신이 둔감화하는 것을 도울 것이다.

운동 프로그램을 선택하기

선택할 수 있는 운동에는 많은 종류가 있다. 하고자 하는 운동의 종류를 결정하는 것은 당신의 목적에 달려 있다. 범불안과 공황의 경향을 감소시키기 위해서는 달리기, 격렬한 달리기, 야외에서의 사이클링, 페달 밟기 운동, 수영 또는 에어로빅과 같은 유산소 운동이 많은 사람들에게 효과적이다. 유산소 운동은 많은 근육을 지속적으로 움직이도록 한다. 그것은 골격의 근육 긴장을 감소시키고 심장 혈관의 조건화, 즉 산소를 조직과 세포에 효율적으로 전달하는 순환체계의 능력을 감소시킨다. 규칙적인 유산소 운동은 스트레스를 감소시키고 체력을 증진시킬 것이다.

유산소 운동 외에 당신은 운동을 하는 데 다른 목적이 있을 수 있다. 만약 약한 근력을 증진시키는 것이 중요하다면 프로그램에서 웨이트 트레이닝이나 등척 운동을 하기를 원할 수도 있다. (심장 문제나 협심증이 있다면 아마도 역도 또는 보디빌딩을 하지 않을 것이다.) 사회화가 중요하다면 라켓볼이나 골프, 야구, 농구, 배구와 같은 팀 운동이 원하는 것일 것이다. 요가와 같은 스트레칭은 근육의 유연성을 기르는 데 이상적이다. 체중 감소를 원한다면 조깅이나 사이클링이 아마도 가장 효과적일 것이다. 공격성이나 좌절을 해소하는 것이 중요하다면 경쟁적인 운동을 시도해 볼 수도 있다. 마지막으로 야외 활동을 원한다면 하이킹이나 원예가 적합할 것이다. 격렬한 하이킹〔예: 시에라 클럽(Sierra Club, 미국에서 발생한 세계적인 민간 자연보호단체로, 단순히 환경을 보호하기보다는 즐기면서 보호하자고 주장—역자 주)에서 수행된 것과 같은〕은 힘과 인내심을 길러 줄 것이다. 여러 종류의 운동이 가지는 다양한 이점들에 대한 추가적인 정보를 원한다면 그 주제에 관한 코버트 베일리(Covert Bailey)의 저서 『새로워진 건강 혹은 비만(*The New Fit or Fat*)』을 보라.

많은 사람들은 그들이 하는 운동의 종류를 다양하게 하는 것이 도움이 된다는 것을 안다. 일반적인 조합은 조깅, 사이클링 같은 유산소 운동을 일주일에 서너 번 하는 것과 테니스와 같은 사회화 운동, 보디빌딩을 일주일에 두 번 하는 것이다. 두 가지 다른 종류의 운동을 진행하는 것은 한 가지 운동만 해서 너무 지루해지는 것을 막는다. 다음은 유산소 운동의 좀 더 일반적인 형태에 관한 간략한 설명이다. 각각의 형태는 장점과 단점을 지니고 있다.

달리기

달리기(조깅)는 그 편리함 때문에 오랫동안 가장 대중적인 유산소 운동 중 하나로 자리 잡았다. 달리기를 하는 데 필요한 유일한 장비는 러닝화이고, 대부분의 경우 시작하기 위해서 밖으로 나가기만 하면 된다. 달리기는 열량을 바르게 소모하기 때문에 체중을 줄이는 가장 효과적인 운동 중 하나다. 많은 연구에서 달리기가 뇌의 엔도르핀과 세로토닌의 수준을 낮추면서 우울에 대해 효과가 있다는 것을 보여 주었다. 앞서 언급했듯이, 달리기는 많은 아드레날린을 신진대사시키고 골격의 근육 긴장을 감소시킴으로써 불안을 줄여 준다. 일주일에 서너 번씩 3마일의 조깅(대략 30분 동안)은 불안에 대한 당신의 취약성을 감소시키는 데 큰 영향을 준다. 10분마다 1마일의 속도로 열심히 하라.

오랜 기간에 걸친 달리기 운동의 부정적인 측면은 손상의 위험을 증가시킬 수 있다는 것이다. 특히 딱딱한 표면 위를 달린다면 관절에 가해지는 지속적인 충격이 발, 무릎, 등에 손상을 야기할 수 있다. 다음과 같이 한다면 그런 손상의 위험을 감소시킬 수 있다.

- 적절한 신발—관절에 충격을 최소화하는 신발—을 신으라.
- 부드러운 표면 위—잔디, 흙, 트랙, 단단한 해변—를 달리라. 가능한 한 콘크리트를 피하라. 좋은 신발을 가지고 있고 매일 달리는 것이 아니라면 아스팔트도 괜찮다.
- 시작하기 전에 준비 운동을 하라. 느린 조깅을 1~2분 정도 하라.
- 날마다 운동하는 것을 피하라. 다른 형태의 운동과 번갈아 가면서 하라.

밖에서 달리는 것이 날씨, 부드러운 트랙 부족, 안개, 교통 때문에 문제가 된다면 러닝머신에 투자하기를 원할 수도 있다. 덜 지루하기 위해서는 앞에 TV나 VCR을 두라.

수영

수영은 내가 개인적으로 선호하는 운동이다. 수영은 몸 전체의 다른 많은 근육을 사용하기에 특히 좋다. 수영이 관절에 주는 충격을 최소화하기 때문에, 의사들은 대개 근육과 골격에 문제, 상처, 관절염을 가진 사람들에게 수영을 추천한다. 수영은 달리기와 같은 수준에서 체중 감소를 촉진하지는 않는다. 그러나 체형을 바로잡는 데 도움이 된다.

유산소 수준의 조건화를 위해서는 20~30분 동안 자유롭게 수영하는 것이 최선이다. 일주일에 4~5번 하는 것이 선호된다. 적당하고 휴식을 취하는 운동으로 평영은 즐거운 대안이다. 결과적으로 물 온도가 화씨 75~80° 정도인 수영장에서 수영하는 것이 가장 좋다.

수영의 주요 부정적인 측면은 많은 수영장이 심하게 염소 처리를 한다는 점이다.

이것은 호흡의 관 위쪽에 있는 막조직뿐만이 아니라 눈, 피부, 머리에 상당한 자극을 일으킬 수 있다. 이는 수경이나 귀마개를 함으로써 막을 수 있다. 운이 좋다면 살균제나 소독제로 거품이 나는 오존이나 과산화수소를 사용하는 수영장을 찾을 수도 있다. 이러한 것들은 염소보다 선호된다.

사이클링

최근에 사이클링은 유산소 운동의 매우 대중적인 형태가 되었다. 사이클링은 조깅과 같은 이점을 많이 가지면서 관절에 무리가 덜 간다. 유산소 조건을 충족시키기 위해서, 사이클링은 평편한 표면에서 한 시간 이상을 15마일 정도로 격렬하게 할 필요가 있다. 특히 교통체증이 적은 아름다운 주변 환경이나 잘 만들어진 자전거 도로가 있다면, 좋은 날씨에서의 사이클링은 매우 재미있을 수 있다. 날씨가 사이클링을 방해한다면 실내에서 페달 바퀴가 달린 자전거 기구를 이용할 필요가 있다.

야외 사이클링을 원한다면 처음에 좋은 자전거에 투자할 필요가 있다. 자전거 구입을 위한 수백 달러가 마련되기 전까지는 다른 사람의 자전거를 빌리고자 할 수도 있다. 자전거를 살 때 사이클링 경주를 하지 않는 경우라면 경주용 자전거를 피할 것을 제안한다. 자전거를 탈 때 구부정하게 앉는 것보다 똑바로 앉는 것이 더 재미있고 스트레스를 덜 받는다. 구매한 자전거가 당신의 몸에 잘 맞고 크기가 정확한지 확인하라. 그렇지 않으면 당신에게 문제가 생길 수도 있다. 쿠션이 좋은 자리는 좋은 투자다.

사이클링을 시작할 때는 시간당 15마일 속도를 내기까지 여러 달이 걸릴 것이다. 일주일에 3~4번씩 한 시간의 사이클링을 하는 것으로 충분하다. 반드시 안전모를 착용하도록 하고, 밤에 타는 것은 피하라.

에어로빅 교실

대부분의 에어로빅 교실은 준비 스트레칭과 지도자에 의한 에어로빅(유산소) 운동으로 구성된다. 대개는 음악에 맞춰 행해진다. 수업은 일반적으로 초급, 중급, 고급의 여러 수준을 갖춘 건강 교실에서 이루어진다. 일부 운동은 관절에 충격을 줄 수 있기 때문에 '낮은 충격'의 에어로빅 교실을 찾으라. 에어로빅 교실의 잘 짜인 형식은 당신으로 하여금 운동하게 만드는 효율적인 방법이다. 자기 동기화가 되어 있고 집에서 하기를 선호한다면 좋은 에어로빅 비디오들을을 다양하게 사용할 수 있다.

에어로빅 운동을 하기로 결정했다면 발을 안정시키고 충격을 흡수하며 뒤틀림을 최소화시켜 주는 신발을 신으라. 가능하다면 카펫을 피하고 나무로 된 표면에서 운동하는 것이 최선이다. 일주일에 3～5번씩 45분에서 1시간 정도(준비 운동을 포함해서)의 운동이면 충분하다.

걷기

걷기는 다른 운동에 비해서 장점을 가지고 있다. 첫째, 걷기는 훈련이 필요하지 않다. 어떻게 걷는지를 이미 알고 있기 때문이다. 둘째, 걷기는 신발 외에 다른 도구를 필요로 하지 않고 사실상 어느 장소에서나 할 수 있다. 필요하다면 심지어 쇼핑몰에서도 할 수 있다. 다른 어떤 종류의 운동보다 손상을 입을 가능성도 적다. 마지막으로 걷기는 가장 자연스러운 운동 활동이다. 이런 모든 것이 운동에 포함된다. 사회가 정착되기 전까지 걷기는 우리 삶의 일부였다.

이완이나 기분 전환을 위해서 걷는 것과 유산소 조건화를 위해서 걷는 것은 별개다. 유산소 걷기를 위해서는 3마일 정도를 한 시간 정도 빠른 걸음으로 걷는다. 일반적으로 20～30분의 걷기는 유산소 조건화를 얻기에 충분하지 않다. 걷기를 규칙적인 운동 형태로 만든다면 일주일에 4～5번을 가급적 밖에서 하라. 빠르게 한 시간 걷는 것이 운동으로 충분하지 않다면 아령을 추가하거나 언덕이 있는 장소를 찾으려고 노력하라.

걷기로부터 최대한 도움을 얻고 싶다면 바른 자세가 중요하다. 팔을 발의 걸음에 반대되게 흔드는 것이 편안하게 느껴진다면 뇌의 좌반구와 우반구를 교차시키는 '교차 측면의 조건'을 습득할 것이다. 좋은 걷기용 신발 또한 중요하다. 덧대어진 깔창, 발바닥의 좋은 장심, 굽의 견고한 지지를 살펴보라.

멈추지 않고 3～4마일을 걷는 것이 편안해진다면 시골이나 국립공원으로 하이킹 여행을 하는 것도 고려해 보라. 야외 하이킹은 몸에 활력을 불어넣는 것처럼 정신에 활력을 줄 수 있다.

시작하기

운동을 해 본 적이 없다면 너무 빠르거나 강한 운동부터 시작하지 않는 것이 좋다. 그렇게 하는 것은 규칙적인 운동 프로그램을 유지해야겠다는 생각을 너무 빨리 소진시킨다. 운동을 시작하기 위해서는 다음의 지침을 지켜야 한다.

- 점차적으로 운동에 접근하라. 첫 주에는 격일로 10분 정도(숨이 차 오는 시점까지)만 운동하기처럼 제한된 목표를 설정하라. 30분에 이를 때까지 매주 운동시간을 5분씩 늘려가라.
- 한 달의 시간을 가지라. 아픔, 고통, 무력증 또는 운동에 대한 다른 저항을 극복하며 한 달 동안 프로그램에 전념하라. 첫 달이 끝나갈 무렵, 당신은 자기 촉진적인 운동이 가지고 있는 충분한 이점을 경험하기 시작할 것이다. 3~4개월 정도면 몸이 쇠약해진 후에 건강 수준이 높아지는 것을 인식할 수 있을 것이다.
- 매일 운동 일지를 적으라. 날짜, 시간, 운동시간, 매일 하는 운동의 형태를 추적하기 위해서 다음에 나오는 '일일 운동 기록'을 이용하라. 한 달을 넘어선 운동 프로그램을 추적하기 위해서는 이 양식을 복사해야 할 것이다. 유산소 운동을 하고 나서는 운동을 마친 후 즉시 맥박을 기록하고, '맥박 수' 칸에 적어 넣으라. 운동 경험에 대해서는 10점 척도(1= '만족하지 않음', 10= '아주 만족함')를 사용하여 만족 수준을 반드시 측정하라. 당신의 만족은 건강해짐에 따라 더욱 높아질 것이다. 마지막으로 의도한 시간에 운동하지 못했다면 그 이유를 제시하라. 나중에 그것들이 정말로 유효한 이유인지 혹은 '단순한 변명' 인지를 알아보기 위해서 이러한 이유들을 재평가하는 것은 유용할 것이다. (운동에 대한 저항을 다루기 위해서는 이 장의 마지막 섹션을 보라.)
- 일부 초기의 불편함을 예상하라. 당신이 건강하지 않다면 운동을 시작할 때 경험하게 되는 아픔과 고통은 정상적이다. 힘과 지구력이 커짐에 따라서 고통이 지나갈 것을 예상할 수 있다.
- 성과보다는 운동의 과정에 초점을 맞추도록 노력하라. 운동이 지니고 있는 고유한 즐거움의 측면에 익숙해질 수 있는지 확인하라. 조깅이나 사이클링을 좋아한다면 생생한 환경을 갖추는 것이 도움이 될 것이다. 자신이나 다른 사람과의 경쟁

일일 운동 기록

(1월)

날짜	시간	운동 유형	지속시간	맥박 수	만족 수준	운동을 못한 이유

* 매주 6일 동안의 운동 최대 빈도를 바탕으로 함.

에 초점을 두는 것은 불안이나 스트레스를 감소시키기보다는 증가시킬 것이다.

- 운동 프로그램에 전념한 것에 대해서 스스로에게 보상해 주라. 처음 몇 주와 몇 달 동안 프로그램에 참여한 것에 대한 보상으로 외식을 하거나 주말 여행을 가거나 새 운동 기구나 장비를 마련할 수 있다.
- 준비 운동을 하라. 운전하기 전에 차를 준비시키는 것이 필요한 것처럼, 우리의 몸도 격렬한 운동을 시작하기 전에 점진적인 준비 운동이 필요하다. 당신이 40세 이상이라면 준비 운동은 특히 중요하다. 대개 5분 동안 하는 미용체조나 스트레칭이 효과적일 것이다.
- 격렬한 운동을 한 후에 몇 분 정도는 진정시킬 수 있는 시간을 갖는 것이 중요하다. 2~3분 정도 걷는 것은 피가 주변의 근육으로부터 몸의 다른 부위까지 순환하는 것을 도울 것이다.
- 식사한 지 90분 이내에 운동하는 것을 피하고, 운동하고 한 시간 동안은 음식을 먹지 말라.
- 아프거나 피로할 때 운동하는 것을 피하라. (대신에 깊은 이완 기법을 사용해 보라.)
- 갑작스럽거나 설명할 수 없는 신체 증상을 경험한다면 운동하는 것을 멈추라.
- 혼자 운동하는 것이 지루하다면 함께 운동할 수 있는 파트너를 찾거나 혹은 파트너를 필요로 하는 형태의 운동을 찾아보라.

운동의 불안 감소 효과를 최대한 활용하기

운동이 불안에 충분한 영향을 줄 수 있기 위해서는 적당한 규칙성, 강도, 지속시간을 필요로 한다. 다음의 기준은 목적을 위한 목표들이 될 수 있다.

- 이상적으로 운동은 유산소 운동이어야 한다.
- 최적의 빈도는 일주일에 4~5번이다.
- 최적의 지속시간은 회당 20~30분이다.
- 유산소 운동을 위한 최적의 강도는 적어도 10분 동안 (220-당신의 나이)×.75의 심장박동이다.

다음 표는 다양한 나이에 대한 유산소 맥박의 범위를 보여 준다.

나 이	맥박(심장) 수
20~29	145~164
30~39	138~156
40~49	130~148
50~59	122~140
60~69	116~132

- 일주일에 한 번만 운동하는 것을 피하라. 운동을 드물게 갑자기 많이 하는 것은 몸에 해롭고 일반적으로 득보다는 해가 된다(걷기는 예외다.).

운동 프로그램 실행에 장애물로 작용하는 요인

운동 프로그램을 시작하거나 유지하는 것이 어렵다면 어떤 변명이나 합리화를 하고 있는지 자신에게 물어보라. 자신에게 말하고 있는 것은 당신을 합리화하게 만드는 경향이 있다. 당신이 늘어놓는 기회와 변명을 기록해 보라. 다음 예시를 참조할 수 있다

카우치 포테이토(couch potato)의 일지

제니는 23킬로그램 과체중이다. 그녀는 체중을 줄이기를 원한다. 그러면서도 자신의 체중을 운동하지 않는 변명으로 사용한다. 다음은 움직이지 않으려 하는 생활양식에 대해서 분투하는 제니의 일지다.

이루어지지 않은 운동	운동을 하지 않은 이유	다음번에 나 자신에게 어떻게 말할 것인가
친구가 그녀의 에어로빅 교실에 오라고 초대했다.	내가 몸에 착 붙는 옷을 입으면 얼마나 우스꽝스러울까를 계속 생각한다. 경쟁심 때문에 내가 너무 열심히 운동해서 심장 발작이라도 일어나면 어떡하지?	나는 튀어나온 살을 감춰 주는 느슨하고 편안한 옷을 찾을 것이다. 나는 자신에게 맞는 속도를 지킬 것이다. 너무 스트레스를 받는다고 느끼기 시작한다면, 나는 속도가 느려지는 것 또는 잠시 동안 서 있거나 스트레칭 하는 것을 느끼지 못할 것이다.

식료품점에 걸어갔다.	집으로 옮겨 갈 것이 너무 많다. 그리고 어쨌든 비가 올 것 같다.	나는 한 번에 가방 하나만 가지고 다니기 위해서 쇼핑에서 여행으로 범위를 넓힐 것이다. 나는 집에 가는 도중에 손을 자유롭게 하기 위해서 캠프용 배낭을 멜 것이다. 우산은 내 가방에 충분히 들어간다. 그리고 어쨌든 운반하기에 충분히 편하다.
시에라 클럽 분회에서 들새 관찰회를 광고하고 있다.	나는 새의 이름도 모른다. 나는 프리즘 쌍안경을 가지고 있지 않다. 내가 높은 곳을 올라가야 한다면 공황 상태가 될지도 모른다.	나는 사람들이 새의 이름을 모르기 때문에 이런 활동을 한다고 생각한다. 나는 좋은 회원이 될 것이다. 비록 내가 프리즘 쌍안경을 가지고 있지 않지만, 밖에 나가서 공기를 마시는 것이 나에게 좋을 것이다. 아마도 우리는 가까이서 새들을 볼 것이다. 나는 프리즘 쌍안경을 빌릴 수 있는지 알아볼 것이다. 내 친구 조지에게 같이 가자고 물어볼 것이다. 그는 나의 공황 상태에 대해서 알고 있고, 내가 스트레스를 받기 시작하면 도와줄 수 있을 것이다.

운동하지 않는 것에 대한 흔한 변명

다음은 사람들이 운동을 피하는 것에 대해 흔히 하는 변명이다.

- "나는 시간이 충분히 없어요."
  당신이 정말로 말하고 있는 것은 당신이 운동하는 시간을 내기를 꺼린다는 것이다. 당신은 향상된 체력, 안녕감 그리고 운동을 통해서 불안을 더 통제하게 되는 것에 충분한 중요성을 부여하고 있지 않다. 문제는 시간이 아닌 우선순위다.

- "운동하기에는 너무 피곤해요."
  이에 대한 하나의 해결책은 일하러 가기 전에 운동하는 것이다. 또는 하루가 끝날 무렵보다는 점심시간에 하는 것도 가능하다. 이것이 불가능하다면 포기하라. 운동하지 않는 사람들이 깨닫지 못하는 점은 적절한 운동은 실제로 피로를 해소시켜 준다는 것이다. 많은 사람들은 피곤함에도 불구하고 운동을 하고, 운동한 후에 더 젊어지고 활기차진다. 일단 당신이 운동을 시작하는 버릇을 들인다면 더 쉬워질 것이다.

- "운동하는 것은 지루해요. 재미가 없어요."

앞서 열거한 모든 운동이 당신에게 지루하다는 것이 사실인가? 당신은 제시된모든 운동을 해 보았는가? 재미있게 운동을 함께 할 수 있는 누군가를 찾는 것이 필요할 수도 있다. 또는 흥미를 높이기 위해서 서로 다른 두 가지 형태의 운동을 번갈아 할 수도 있다. 심지어 처음에는 지루할지라도 몇 달 동안 지속적으로 보상을 준 후 운동이 좋아지기 시작할 수도 있다. 조깅을 고려하고 있는데 너무 지루하다고 생각된다면, 마이크 스피노(Mike Spino)가 쓴 『조깅을 넘어서—달리기의 내적 공간(*Beyond Jogging-The Inner Space of Running*)』이라는 책을 읽어 보기를 권한다.

• "운동하러 어딘가에 가는 것이 너무 불편해요."
집에서 편안하게 격렬한 운동을 하는 방법들이 있기 때문에 이것은 전혀 문제가 되지 않는다. 실내에서 자전거 타기는 매우 대중적인 운동이고, 하루에 20분 자전거 타기는 좋은 운동이 될 것이다. 지루하다면 휴대용 카세트 플레이어를 듣거나 자전거를 TV 앞에 놓으라. VCR이나 DVD가 있다면 집에서 하는 에어로빅 운동이 편하고 재미있다. 제인 폰다(Jane Fonda)의 에어로빅 비디오 같은 것으로 시작하는 것이 좋다. 다른 실내 활동에는 소형 트램펄린에서 뛰거나 미용체조, 로잉 머신(rowing machine)을 이용하거나 아령이 있는 체육관을 이용하는 것이 포함된다. 또한 TV에서 하는 이른 아침 운동 프로그램을 활용할 수도 있다. 운동 기구를 갖출 수 없다면 시끄러운 음악을 틀어 놓고 20분 동안 춤을 추라. 요약하자면, 집을 떠나지 않고도 적절한 운동 프로그램을 유지하는 것이 상당히 가능하다.

• "나는 공황 발작이 일어날까 두려워요."
날마다 45분씩 빠르게 걷는 것은 공황과 관련된 증상을 야기하지 않는 좋은 형태의 운동이다. 만약 좀 더 활발한 운동을 원한다면 2~3분의 짧은 운동에서 시작해 한 번에 1분씩 점차적으로 시간을 늘려가라. 불편하게 느껴지면 완전하게 회복될 때까지 기다리고, 그날 당신이 계획한 운동시간을 마치도록 노력하라. 7장에서 설명할 등급이 매겨진 노출의 원리가 운동 관련 공포에 효과적으로 적용될 수 있다.

- "운동은 젖산의 증진을 촉진한다. 이것이 공황 발작을 일으키지 않을까?"
  운동이 젖산의 생산을 증가시킨다는 것이 사실이고, 젖산은 그런 경향이 있는 사람들에게는 공황 발작을 촉진시킬 수 있다. 그러나 규칙적인 운동은 또한 당신의 몸에서 산소 전도(oxygen turnover)를 증가시킨다. 즉, 당신의 몸이 젖산을 포함하여 필요하지 않는 물질을 산화시키는 능력을 향상시켜 준다. 규칙적인 운동의 최종 효과는 젖산을 축적시키는 몸의 경향의 전반적인 감소다.

- "나는 40세가 넘었어요. 운동을 시작하기에는 너무 나이가 들었어요."
  40세가 넘은 내담자가 내게 운동을 하기에는 너무 늦었다고 말할 때, 나는 그들에게 40대에 우주비행사가 된 많은 사람들을 상기시켜 준다. 또한 그들에게 전혀 운동을 하지 않다가 40세나 60세에 달리기를 시작한 사람들에 대해 말해 준다. 의사가 당신에게 운동하지 말아야 할 명백한 의학적인 이유를 대지 않는 한, 나이는 더 이상 유효한 변명이 아니다. 인내와 끈기를 가지고 어떤 나이에도 좋은 체력을 갖추는 것이 가능하다.

- "나는 너무 과체중이고 쇠약해요." 또는 "나는 격렬하게 운동해서 내 몸에 스트레스를 준다면 심장 발작이 일어날까 두려워요."
  심장에 무리를 주는 신체적인 이유를 지니고 있다면 반드시 의사의 도움을 받아서 운동 프로그램을 계획하라. 빠른 걷기는 사실상 모두에게 안전한 운동이고, 걷기는 근육이나 뼈에 손상을 거의 야기하지 않는다. 그래서 의사들은 빠른 걷기를 이상적인 운동으로 간주한다. 당신이 쇠약하거나 과체중이라면 수영도 안전하다. 당신이 선택한 운동 프로그램에서 분별을 갖추고 현실적이 되라. 날마다 한 시간씩 걷든 마라톤을 위해서 훈련을 하든 간에, 중요한 것은 지속적으로 전념하는 것이다.

- "운동을 한번 시도해 보았는데 효과가 없었어요."
  여기서 물어봐야 하는 것은 왜 효과가 없었는지에 관한 것이다. 너무 강하거나 빠르게 시작했는가? 지루해졌는가? 처음 경험한 아픔과 고통에 좌절했는가? 혼자 운동하는 것이 외로웠는가? 지금이 당신에게 규칙적인 운동이 갖는 모든 신체적이고 생리적인 이점을 배울 수 있는 기회를 주어야 할 때다.

규칙적인 운동은 이 워크북에 제시된 불안, 공황, 공포증을 극복하기 위한 전체 프로그램의 필수적인 구성 요소다. 규칙적인 깊은 이완의 프로그램과 운동을 조합한다면 의심할 여지없이 범불안이 상당히 감소하는 것을 경험할 것이고, 공황 발작에 대한 저항을 감소시킬 것이다. 운동과 깊은 이완은 불안에 대한 유전적-생화학적인 소인을 전환하는 데 가장 효과적인 두 가지 방법이다. 이 워크북의 남아 있는 장에 설명되어 있는 기술들의 효과성은 깊은 이완과 규칙적인 운동 프로그램에 대한 당신의 헌신과 숙달에 달려 있다.

활동 요약

1. '당신의 건강 수준' 섹션에 제시된 연습지를 사용하여 당신의 체력 수준을 평가하라.
2. '건강 프로그램을 할 준비가 되었는가' 섹션의 질문들에 답하여 당신이 건강 프로그램을 시작할 준비가 되어 있는지의 여부를 결정하라.
3. 당신이 선호하게 될 한두 가지 형태의 운동을 선택하라. 당신이 건강하지 않다면 적어도 30분 걷기를 하거나 10~15분 정도 좀 더 활발한 운동을 하라. 점차적으로 당신이 하는 운동의 지속시간과 강도를 높이라. 적어도 일주일에 네 번은 운동하라.
4. 일일 운동 기록 양식을 사용하여 적어도 한 달에 한 번 당신의 운동 프로그램을 점검하라.
5. '시작하기' 섹션에 나열된 규칙적인 운동 프로그램을 유지하기 위한 모든 지침을 살펴보라. 준비 운동을 할 시간을 갖는 것과 시작하기 전 그리고 격렬한 운동을 한 후에 진정하는 것이 특히 중요하다.
6. 운동에 대한 저항에 직면하거나 일주일 정도 운동을 한 후에 계속할 동기를 상실하면, '운동 프로그램 실행에 장애물로 작용하는 요인' 섹션을 다시 읽으라. 동기가 부족하거나 저항을 야기하는 운동에 대해서 당신 자신이 당신에게 하고 있는 말들을 구체화하려고 노력하라. 다음에 운동할 기회가 있을 때는 당신 자신에게 긍정적인 이유들을 줌으로써 당신의 부정적인 혼잣말에 맞서는 것을 계속하라.

참•고•문•헌

Bailey, Covert. *The New Fit or Fat*. Revised edition. Boston: Houghton Mifflin, 1991.

Cooper, Robert K. *Health and Fitness Excellence: The Scientific Action Plan*. Boston: Houghton Mifflin, 1989.

Fixx, J. F. *Jim Fixx's Second Book of Running*. New York: Random House, 1980.

Gale, B. *The Wonderful World of Walking*. New York: William Morrow, 1979.

Smith, D. L., and E. A. Gaston. *Get Fit with Bicycling*. Emmaus, Pa.: Rodale Press, 1979.

Sorenson, J. *Aerobic Dancing*. New York: Rawson Wade, 1979.

Spino, M. *Beyond Jogging: The Inner Space of Running*. New York: Pocket Books, 1979.

Thomas, G. S. *Exercise and Health: Evidence and Implications*. New York: Oelgar, Shlager, Gunn and Hain, 1981.

Wiener, H. S. *Total Swimming*. New York: Simon & Schuster, 1980.

Wood, P. D. *Run to Health*. New York: Charter, 1980.

CHAPTER 06

공황 발작에 대처하기

공황 발작은 '불시에' 발생하거나 공포증을 유발하는 상황을 접했을 때(또는 드물게는 그것을 생각하는 것만으로도) 나타날 수 있는 생리적 각성의 고조다. 신체적 증상으로는 심계항진, 가슴이 조이는 것 같은 느낌, 짧은 호흡, 숨 막히는 느낌, 어지러움, 실신, 발한, 손과 발이 떨리거나 저리는 것과 같은 공황 증상과 함께 나타난다. 심리적 반응은 종종 신체적 변화와 동반되는데 비현실감, 도망치고 싶은 강한 욕구, 미치는 것이나 죽음, 통제할 수 없는 무언가를 저지르는 것에 대한 두려움을 포함한다.

심각한 공황 발작을 겪어 본 사람이라면 그것이 인간이 경험할 수 있는 것 가운데 가장 심하게 불편한 상태라는 것을 안다. 첫 공황 발작은 공황 증상의 재발 가능성에 대한 강한 예기 불안으로, 당신을 겁에 질리게 하고 무기력하게 하는 외상적 효과(traumatic impact)를 가질 수 있다. 불행히도 몇몇 경우에 공황은 자꾸 반복적으로 일어난다. 한 주에 몇 번씩 발작을 일으키는 만성적 상태로 발전된 사람들이 있는 반면, 어떤 사람들은 공황 발작을 한 번만 (혹은 일 년에 한 번 정도만) 일으키기도 하는데 그 원인은 아직 연구자들에 의해 밝혀지지 않았다.

다행스럽게도 우리는 공황 발작에 대처하는 것을 잘 배울 수 있고, 그것이 더 이상 우리를 위협하지 못하도록 할 수 있다. 생활양식에서 몇 가지 변화를 만들 의지만 있다면 공황 발작의 강도와 빈도를 줄일 수 있을 것이다. 공황 반응의 정도를 줄이는 데 가장 효과적인 생활양식 변화는 이 책의 다른 장에 설명되어 있다. 그것에는 다음과 같은 것들이 포함된다.

- 규칙적인 깊은 이완 훈련(4장 참조)
- 규칙적인 운동 프로그램(5장 참조)
- 음식에서 자극제(특히 카페인, 설탕, 니코틴) 없애기(15장 참조)
- 감정(특히 분노와 슬픔)을 이해하고 표현하는 법 배우기(12장 참조)
- 삶에 대한 더 침착하고 더 수용적인 자세를 촉진하는 혼잣말과 '핵심 신념(core beliefs)' 적용하기(8장과 9장 참조)

이와 같은 다섯 가지 생활양식 변화는 그 중요도에 있어서 사람마다 다양하게 나타난다. 그러나 이 전부를 길렀을 때에 공황 반응에 대한 문제가 줄어들었음을 확인할 수 있을 것이다.

이 워크북의 접근은 약물치료를 강하게 지향하지 않는다. 그러나 공황 발작을 겪고 있는 어떤 사람들은 약을 먹는 것이 적합하다. 당신이 업무 능력이나 가까운 인간관계, 수면을 자주 방해받거나 발작으로 인해 통제력을 잃는 느낌을 지속적으로 가진다면 약물치료가 적합한 중재가 될 것이다.

공황 발작에는 두 가지 유형의 약물이 가장 빈번하게 처방되는데 신경안정제(예: 자낙스나 아티반)와 항우울제(예: 졸로프트, 팍실, 렉사프로)가 그것이다. 공황 발작의 약물 처방 사용에 관한 상세한 정보는 17장을 보라.

이 장의 나머지 부분은 단기간에 즉각적으로 일어나는 공황 발작에 대처하는 특수한 지침을 소개할 것이다. 이 지침들은 공황 발작이 발생한 순간에 발작에 대처하기 위한 실용적 전략이다.

위험 줄이기

공황 발작은 매우 두렵고 불편한 경험이지만 절대 위험하지는 않다. 당신은 공황이 단순히 맥락과 관계없이 나타나는 완전히 자연스러운 신체 반응임을 배우고 매우 놀랐을 것이다. 이는 생존이 위협받을 때 투쟁하거나 도주하기 위한 생리적 준비를 하는 모든 포유류(인간만이 아니라)의 본능적 반응인 투쟁-도피 반응과 관계가 있다. 이러한 불수의적 반응은 생명을 위협하는 상황에서 종의 생존을 지키기 위해 필요하다. 이는 야생에서 동물들이 포식자를 만났을 때에 생명을 지킬 수 있도록 해 준다. 그리고 위험에서 도망치도록 충동을 통제하고 동원함으로써 생명을 보호해 준다.

예를 들어, 기차가 200미터 정도 떨어진 곳에서부터 다가오고 있는데 당신의 차가 선로에 멈췄다고 생각해 보자. 당신은 갑자기 아드레날린이 솟구침과 함께 두려움과 곤경에서 벗어나려는 매우 강력하고 분별력 있는 충동을 경험하게 될 것이다. 사실 당신의 몸은 다음과 같은 모든 범위의 반응을 겪게 될 것이다.

• 심박동 수의 증가
• 호흡 수의 증가
• 근육 긴장
• 동맥 수축과 손과 발의 혈류량 감소
• 근육 혈류량 증가
• 간의 저장당이 혈관으로 빠져나감
• 땀이 많이 남

격렬하게 일어나는 이러한 반응에서 벗어나고자 하는 강렬한 충동은 무엇이 생존을 보증할지를 따지게 한다. 아드레날린과 근육 내 혈류량의 증가는 경계심과 체력을 향상시킨다. 에너지는 탈출을 위해 동원되고 그쪽으로 쓰인다. 만약 이러한 반응이 덜 격하거나 덜 빠르게 일어난다면, 당신은 제시간에 거기에서 절대 빠져나오지 못할 것이다. 아마 당신은 당신의 인생에서 도피 반응이 적절하게 일어나 당신을 살렸던 때를 떠올릴 수 있을 것이다.

무의식적 공황 발작 상태의 몸은 생명을 위협하는 상황에 놓였을 때와 완전히 같은 생리적 도피 반응을 겪게 된다. 밤에 당신을 깨게 하거나 갑자기 발생하는 공황 발작은 기찻길에서 차가 멈추거나 집에 강도가 들어오는 소리에 깨는 것 같은 경험에 대한 반응과 생리적으로 구별되지 않는다.

공황 발작에 대처하기 어렵게 만드는 것은 이러한 강렬한 신체 반응이 직접적이고 명백한 위험이 없는 상태에서 발생한다는 것이다. 광장공포증의 경우, 생명을 위협할 가능성이 전혀 없는 상황(잡화점에서 줄을 서 있거나 집에 혼자 있는 때 등)에서 발생하기도 한다. 좌우간 당신은 그 반응이 왜 일어나는지 알 수 없다. 그리고 왜 당신의 몸이 그렇게 격렬한 반응을 겪는지 이해할 수 없게 되면서 훨씬 겁이 나는 경험을 할지도 모른다. 당신은 강렬하고 설명할 수 없는 공포와 고조된 위협감에 반응하는 경향을 보인다.

지금은 누구도 왜 공황 발작이 무의식적으로 발생하고, 왜 신체의 자연스러운 도피기제가 분명한 이유나 맥락 없이 작동되는지에 대해 충분히 알지 못한다. 어떤 사람들은 눈에 보이지는 않더라도 공황 발작에 대한 다소의 자극이 언제나 있다고 믿는다. 다른 사람들은 갑작스러운 발작은 일시적 신체 불균형에서 비롯된다고 믿는다. 누군가 장기적으로 스트레스를 받거나 최근 심각한 이별을 경험한 경우 공황 발작이 발생하는 경향이 많다는 것은 이미 잘 알려져 있다. 그러나 스트레스를 받거나 이별을 한 사람들 중 오직 일부만이 공황 발작을 일으키는 반면, 다른 이들은 두통, 위궤양, 반응성 우울을 일으킬 수 있다. 청반이라 불리는 뇌의 일부에서 일어난 장애가 공황 발작에 영향을 미친다는 것도 알려져 있지만, 이 장애는 근본적인 원인이 아니라 원인들 간의 긴 연결고리 중 한 요인에 불과하다. 무엇이 공황발작을 유발하는가에 대한 보다 확실한 이해는 앞으로의 연구에 맡긴다. (이미 알려진 내용에 대한 더 자세한 정보는 2장을 보라.)

공황 발작에는 직접적이고 명백한 외부 위험이 없음에도 불구하고 당신은 공황 발작이 불러일으킨 강렬한 신체적 감각을 위험이라 인식할 수 있다. 실제 생명을 위협하는 상황이 없어도 당신의 마음은 내부에서 생명을 위협하는 일이 일어나는 것처럼 오해할 수 있다. 당신의 마음은 빠르게 다음의 과정을 거친다. '내가 이렇게 상태가 안 좋다면 어떤 위험에 처해 있는 것이 틀림없어. 외부에 위험이 보이지 않는다면 위험은 내 안에 있는 것이 분명해.' 그리고 공포증을 겪을 때 흔히 다음의 '위험' 중 어느 것(혹은 모두)을 꾸며 내게 된다.

- 심계항진에 대한 반응으로: '나는 심장 발작을 일으킬 거야.' '나는 죽을 거야.'
- 숨 막히는 느낌에 대한 반응으로: '나는 호흡을 멈추고 질식사할 거야.'
- 어지러움에 대한 반응으로: '나는 기절할 거야.'
- 혼미함과 '아무도 없는' 느낌에 대한 반응으로: '나는 미칠 거야.'

- 힘이 빠진 다리에 대한 반응으로: '나는 걷지 못할 거야.' '나는 넘어질 거야.'
- 전체적으로 격렬한 신체 반응에 대한 반응으로: '나는 완전히 나에 대한 통제를 잃을 거야.'

이러한 위험 중 어느 것이라도 느끼고 있다고 한다면 당신의 공포는 몇 배로 심해진다. 이 강렬한 공포는 신체 반응을 더 심각하게 만들고, 결국 더 심한 공포를 낳으며, 당신은 공포의 소용돌이에 사로잡히게 된다.

이러한 소용돌이는 지금 겪고 있는 그것이 위험하지 않다는 것을 이해하면 피할 수 있다. 앞에 나타난 모든 위험은 공포증을 나타내는 강렬한 반응을 겪을 때에 당신의 상상이 만들어 낸 환상이다. 그것들이 실제라는 어떠한 근거도 없다. 하나씩 검토해 보자.

✻ 공황 발작은 심장마비나 심박 정지를 일으킬 수 없다

공황 발작 중 빠른 심장박동과 심계항진은 위협감을 줄 수 있지만 위험하지 않다. 심장은 매우 강하고 빽빽한 근섬유로 이루어져 있고 우리가 생각하는 것보다 훨씬 더 잘 견딘다. 클레어 위크스(Claire Weekes)에 따르면, 건강한 심장은 며칠(심지어 몇 주) 동안 어떤 손상 없이 1분당 200번 뛸 수 있다고 한다. 그러니까 심장이 빨리 뛰기 시작할 때 그냥 그렇게 놓아두고 어떤 위험도 일어나지 않는다고 믿으면 결국은 진정될 것이다.

공황 발작 때 심장이 뛰는 것과 심장 발작이 일어나는 것에는 상당한 차이가 있다. 공황 발작 중에 심장은 빨리, 세게 뛸 수 있고 동시에 심장박동을 놓치거나 박동이 더 많이 나타날 수 있다. 어떤 사람들은 가슴 통증을 보고하기도 하는데, 가슴 왼쪽 윗부분에서 빠르게 지나가는 통증이다. 이 증상 중 어느 것도 움직임이나 신체 활동 증가로 악화되지 않는다. 진짜 심장 발작이 일어날 때 가장 흔한 증상은 지속적인 통증과 압박감으로 가슴 가운데가 터질 것 같은 느낌이다. 심장이 빠르거나 세게 뛰는 일도 일어날 수 있지만 이것은 통증 다음의 문제다. 게다가 통증과 압박은 격렬한 신체 활동을 하면 더 심해지고 휴식을 취하면 줄어드는 경향이 있다. 이는 공황 발작의 경우 움직일 때에 가만히 서 있거나 적게 움직이면 심장이 더 빠르고 세게 뛰는 것과는 상당히 다르다.

심장 질환의 경우, 심박동 리듬이 심전도(EKG)에서 뚜렷한 이상을 보인다. 공황 발작 중에는 빠른 심장박동만 보일 뿐 심전도 이상이 나타나지 않음이 확인되었다. (재확인을 받고 싶다면 의사에게 심전도 검사받기를 원한다고 말할 수 있다.)

요컨대, 심장 발작과 공황 간의 연관에 대한 어떠한 근거도 없다. 공황 발작은 심장에 위험하지 않다.

✻ 공황 발작은 호흡 정지나 질식사를 유발하지 않는다

공황 발작 중에 가슴이 닫힌 것 같고 숨이 막히는 기분을 느끼는 것은 일반적이다. 그리고 이런 느낌 때문에 갑자기 질식사할지 모른다는 두려움에 빠지게 될 수 있다. 스트레스를 받으면 목과 가슴 근육이 조이고 폐활량이 줄어든다. 기도나 폐에 아무 이상도 없다는 것을 확신하라. 그러면 조이는 느낌은 사라질 것이다. 뇌에는 충분히 산소를 얻지 못하면 결국 숨을 쉬게 만드는 반사 기제가 있다. 이를 믿지 못한다면 1분까지 숨을 참고 무슨 일이 일어나는지 살펴보라. 어떤 순간에 당신은 더 많은 공기를 마시려는 강한 반사 작용을 느낄 것이다. 공황장애에서 충분한 양의 산소를 얻지 못한다면 이와 같은 일이 일어난다. 산소 부족으로 기절할 수 있는 지점에 다다르기 전에 저절로 헐떡거리면서 깊은 숨을 들이마실 것이다. (그리고 기절했다고 하더라도 즉시 숨쉬기 시작할 것이다!) 즉, 공황 중에 숨이 막히고 조이는 느낌은 불쾌하지만 위험하지는 않다.

✻ 공황 발작은 당신을 기절시키지 않는다

공황이 일어날 때 어지러운 느낌은 기절에 대한 두려움을 자아낼 수 있다. 이것은 뇌에 혈액 순환이 미세하게 줄어들어서 일어나는 것으로, 보다 빠르게 호흡하기 때문에 발생한다 (4장의 '호흡항진' 섹션 참조). 이는 위험하지 않고, 천천히 복부에서부터 규칙적으로, 이왕이면 코로 호흡하면 진정될 수 있다. 또한 약간 걷는 것도 도움이 될 수 있다. 어지러운 느낌과 싸우지 말고 그것이 나타나고 사라지게 두라. 심장이 더 빠르게 뛰고 실제로 순환이 증가하여 기절할 리가 거의 없기 때문이다(피 공포증을 가지고 있는데 피를 보게 되는 경우와 같은 드문 예는 제외).

✻ 공황 발작은 균형을 잃게 하지 않는다

때로 공황이 올 때 꽤 어지러움을 느낄지도 모른다. 이는 긴장이 균형을 잡는 내이의 반고리계에 영향을 미친 것일 수 있다. 잠시 동안 당신은 어지러움을 느끼거나 주변의 물건이 도는 것처럼 보일 수 있다. 이런 느낌도 마찬가지로 사라질 것이다. 그것은 위험하지 않고 실제로 균형을 잃을 만큼 강하지 않다. 만약 어지러운 느낌이 몇 초 이상 지속된다면 감염, 알레르기 또는 내이에 영향을 미칠 수 있는 다른 장애가 있는 것은 아닌지 검사하기 위해 의사(이비인후과 의사)와 상담하는 것이 좋다.

✻ 공황 발작 중 무릎에 힘이 빠져서 넘어지거나 걸음을 멈추지 않을 것이다

공황 발작 중 분비되는 아드레날린은 다리의 혈관을 확장시켜 혈액이 다리 근육에 축적되고 충분히 순환하지 못하도록 한다. 이는 걷지 못하는 것에 대한 두려움이나 '흐물거리는 다리(jelly legs)' 가 되었다는 불안한 느낌을 유발한다. 이 느낌이 그저 느낌일 뿐이라는 것을 확신하고 당신의 다리가 충분히 걸을 수 있을 만큼 튼튼하다는 것을 믿으라. 다리는 무너지지 않는다! 그저 떨리게 두고, 약해진 느낌이 사라지면 다리는 당신이 가야 할 곳으로 움직일 수 있는 기회를 갖게 될 것이다.

✻ 당신은 공황 발작 중에 '미칠' 수 없다

공황 발작 중 뇌로 가는 혈류가 줄어드는 것은 동맥 수축에 의한 것인데, 이는 빠른 호흡의 결과로 나타난다. 그것은 혼미함과 비현실감을 유발하여 무서워질 수 있다. 만약 이런 느낌이 든다면 그것이 아무리 기분 나쁘고 이상한 느낌이라 하더라도 단순히 뇌의 동맥 순환이 약간 그리고 일시적으로 줄어들어 생기는 것이지 '미치는 것' 과는 아무 관계가 없다는 것을 스스로 상기하라. 공황 발작으로 미치는 것에 대한 두려움은 흔한 일이지만 아직까지 누구도 공황 발작으로 미치지는 않았다. 비현실적인 느낌은 결국 지나갈 것이고 아무런 해가 없다.

사람들이 갑작스럽고 무의식적인 방식으로 '미치지' 않음을 아는 것은 도움이 될 것이다. '미쳤다' 고 이름 붙인 행동을 포함하는 정신장애들(정신분열증이나 조울증)은 몇 년 동안 점차적으로 진행되고, 공황 발작으로 촉발되지 않는다. 누구도 공황 발작 중에 환각이나 환청을 듣기 시작하지 않는다(LSD나 코카인과 같은 마약류의 과다 복용으로 공황이 유발된 경우는 제외). 다시 말해, 공황 발작은 증상이 얼마나 불편하고 불쾌한가에 관계없이 당신을 '미치게' 하는 결과를 낳을 수 없다.

✻ 공황 발작은 스스로 조절 능력을 잃게 하지 못한다

공황 중 몸이 강렬한 반응을 보이기 때문에 '완전히 자제력을 잃게' 될 것이라고 생각하기 쉽다. 그러나 완전히 자제력을 잃는다는 것은 무엇을 의미하는가? 완전히 마비되는 것인가? 통제 불능으로 행동하고 미친 듯이 날뛰는 것인가? 내가 아는 한 그러한 예는 보고된 바 없다. 공황 중 감각과 지각은 하나의 목적, 즉 도피를 향해 작동하게 된다. 공황 중에 나타나는 '행동' 은 오직 달아나거나 달아나기 위한 노력이다. 공황 발작 중 완전히 자제력을 잃는 것은 단순히 미신에 불과하다.

공황 반응에 대처하는 것을 배우기 위한 첫 번째 단계는 그것이 위험하지 않음을 아는 것이다. 공황을 동반하는 신체 반응들은 매우 강렬하게 느껴지기 때문에 위험하다고 받아들이기 쉽다. 그러나 실제로 위험은 존재하지 않는다. 공황 뒤의 신체적 반응은 자연스럽고 보호적인 것이다. 사실 당신의 몸은 생존을 위협하는 상황에서 빨리 도망칠 수 있도록 하기 위해 공황을 느끼게 고안되었다. 문제는 이러한 자연스럽고 생명을 유지하려는 반응이 직접적이거나 명백한 위험 맥락 밖에서 발생했을 때에 일어난다는 것이다. 이런 일이 일어날 때에는 실제 존재하지 않는 위험을 상상하지 않는 방법을 배움으로써 공황을 제어할 수 있다.

신체 증상과 파국적 사고의 연결 끊기

공황 발작을 가진 사람과 그렇지 않은 사람 간에는 중요한 차이가 있다. 공황을 일으키기 쉬운 사람들은 평소와 다르고 불편한 신체 감각을 미세하게 파국적인 것으로 해석하는 경향이 있다. 예를 들어, 심계항진은 심장 발작이 임박했다는 신호로 보고, 흉부 수축과 짧은 호흡은 곧 질식사할 신호로 보며, 어지러움은 기절이나 쓰러짐의 전조로 본다. 공황 발작이 없는 사람들은 그러한 신체 증상이 나타났다는 것을 알아챈다고 하더라도(그리고 거의 증상을 보이지 않는다) 그것을 파국적인 일이나 위험으로 해석하지 않는다.

만약 당신이 불쾌한 신체적 감각을 무언가 위험하고 파국적인 일이 일어날 것으로 해석하는 경향이 있다면, 당신은 그러한 느낌을 지금 가지고 있는지 확인하기 위해 지속적으로 몸을 점검하는 경향도 가지고 있을 것이다. 아마도 신체 내적 상태에 매우 초점을 맞추고 무언가 미세하게 문제가 생기거나 평소와 다른 게 있다면 쉽게 과민반응을 보일 것이다. 이와 같이 신체의 내적 상태에 집중하는 것은 미세하게나마 평소와 다르고 신체 내적 상태에 무언가 불쾌한 변화를 금방 알아채고 과장할 것이기 때문에 문제를 악화시킨다.

몸의 내부적 생리 상태에 갑작스러운 이상을 유발할 수 있는 상황은 매우 다양하다. 때로 그 원인은 신체 외부에 있다. 예를 들어, 배우자와의 말다툼, TV에서 불쾌한 것을 보는 것, 알람시계가 울리는 것을 듣는 것, 어딘가에 서둘러 가는 것 등은 심박수 증가, 흉부 압박, 메스꺼움이나 불안과 관련된 넓은 범위의 신체 증상을 촉발할 수 있다. 평소에 그 원인은 신체 내부의 잠재된 생리적 변화에 있다. 예를 들어, 호흡 저하로 인한 산소 부족, 뇌 신경 내분비계의 자연스러운 변화, 목과 어깨의 근육 긴장 증가, 혈당 수치의 저하 등이다. 초기 원인이 외부에 있건 몸의 내부에 있건, 당신은 보통 증상을 실제로 느낄 때까지는 이러한 생리적 변화를 알아채지 못한다. 이러한 예들은 많은 가능성 중 일부이고, 그중 어느 것이든 불안을 증가시키는 촉발 사건이 될 수 있다. 당신이 실제로 공황 발작을 일으키는지 아닌지는 신체적 징후들이 나타났을 때 어떻게 인식하고 반응하는가에 달려 있다.

요컨대, 공황을 지닌 사람들은 ① 신체적 증상이나 기분의 잠재적인 변화에 대해 내재화와 선입견이 심하며, ② 신체적 증상에서 나타나는 미세한 이상이나 변화를 위험하고 비극적인 것으로 해석하는 경향이 있다. 다음의 도식은 이러한 경향을 설명한다.

공황 발작의 단계

1기: 상황 시작(내부적 또는 외부적)

↓

2기: 평소와 다르거나 불쾌한 신체적 증상의 미세한 증가(심계항진, 짧은 호흡, 어지러움, 땀 등)

↓

3기: 내재화(증상에 주의를 더 기울이면서 더 잘 알아채고 쉽게 과장함)

↓

4기: 파국적 해석(스스로 증상이 위험하다고 말하기— '나는 심장 발작을 일으킬 것이다.' '나는 질식사할 것이다.' '나는 완전히 통제력을 잃을 것이다.')

↓

5기: 공황

다행히도 이 도식의 어느 지점에서라도 중재가 가능하다. 1기에서 심계항진, 흉부 압박, 어지러움과 같은 초기의 불쾌한 신체 감각을 이끄는 일반화된 스트레스가 있을 수 있다. 이완, 운동, 영양 습관, 다른 스트레스 관리 기법들을 생활양식에 통합시키는 것(4, 5, 15장 참조)은 교감신경계의 갑작스러운 증가 경향을 줄이는 데에 효과가 있을 수 있다. 일반적인 스트레스를 넘어, 공황 발작이 일어나기 직전—혹은 몇 시간 전—에 무슨 일이 일어났는가를 꼼꼼하게 살핌으로써 공황 발작을 일으키는 특정한 초기 상황을 판별할 수 있을 것이다. 특히 이 장에 제시된 '공황 발작 작업지'는 어떠한 초기 상황이 특정 공황 발작을 유발했는가를 확인하는 데에 도움이 될 것이다. 당신은 이후에 이러한 상황을 피하거나 제거함으로써 미래에 어려움을 일으키지 않도록 할 수 있다. 불쾌한 신체 감각을 줄이는 첫 번째 단계의 중재(앞의 도식의 1, 2기)는 생활양식과 태도의 변화를 요구한다.

공황 사이클의 3기는 당신의 내적 신체 상태에 지나치게 집중하는 내재화를 포함한다. 당신이 공황이 일어남을 느낄 때는 뒤에 나오는 '초기 단계에서 공황을 방지하는 대처 전략' 섹션에 제시된 적극적인 대처 전략을 사용함으로써 내재화를 줄일 수 있다. 이러한 기법들은 당신이 내적 신체 증상에 주의를 기울이는 것을 분산시키고, 직접적인 이완 효과도 있다.

그러나 당신이 할 수 있는 가장 중요한 변화는 공황 발작을 진정시키는 것으로 4기의 중재에 해당한다. 이때 당신은 불쾌한 신체 감각을 위험하고 파국적인 것으로 해석하는 것을 멈추는 법을 배울 수 있다. 실제로 미국과 영국에서 실시된 최근의 연구는 신체적 증상에 대한 파국적 해석을 제거하는 것 자체만으로도 공황 발작을 진정시키는 데에 충분하다고 결론지었다. 어지러움, 가슴의 답답함, 빠른 심장박동, 그 외의 불쾌한 신체 증상을 위험 예고 신호로 받아들이기보다는 참는 법을 배울 수 있다면 공황 발작이 더 적게 일어날 것이다. 파국적 해석을 없애는 것 자체가 공황을 진정시키는 데에 효과가 있다는 의미가 있기는 하지만, 스트레스 관리 기법이나 공황 대처 전략이 주요하지 않다는 말은 아니다.

신체 증상과 파국적 해석 간의 연결을 끊는 것을 돕기 위해 다음에 나오는 세 가지 작업지를 주목하라. 첫 번째 작업지는 공황 발작을 촉발할 수 있는 신체 증상 목록이다. 공황이 나타났을 때 각각의 신체 증상이 공황에 얼마나 영향을 미치는가에 따라서 0에서 5점까지 점수를 매기라. 두 번째 작업지는 공황을 겪는 사람들이 불쾌한 신체 증상에 대한 반응으로 보이는 파국적 자기 진술의 목록이다. 파국적 진술이 공황 발작을 일으키는 데 영향을 미친다고 느끼는 정도에 따라 4점 척도로 점수를 매기라. 마지막으로 세 번째 작업지는 앞으로 돌아가 두 개의 목록과 연결해서 사용하라. 당신이 4점이나 5점으로 매긴 문제적 신체 증상에 대해 그 증상을 촉발할 수 있는 특정한 파국적 진술을 작성하라. 예를 들어, 당신은 심계항진을 '나는 심장 발작을 일으킬 것이다.' '나는 죽을 것이다.'와, 또는 어지러움을 '나는 기절할 것이다.' '나는 통제를 잃을 것이다.' 와 연결시킬 수 있다.

세 가지 작업지를 모두 마치면 어떤 신체적 증상과 그와 관련된 파국적 해석이 공황 발작을 유발하는지에 대해 더 확실히 알 수 있을 것이다. 이런 지식은 신체적 증상과 잘못된 해석 사이에 형성된 잘못된 연결고리를 끊는 데에 도움이 될 수 있다. 이 훈련을 하는 동안 당신이 목록화한 신체적 증상은 실제로 위험한 것이 아니라는 사실을 유념하라. 증상이 주는 불쾌함은 완전히 무해하다. 또 당신이 점검한 파국적 사고들은 당신이 아무리 그렇다고 확신한다 하더라도 진실이거나 근거가 있는 것이 아니라는 것도 기억하라. 이러한 파국적 사고들은 모두 거짓이며 당신이 놓아 버리는 것을 배울 수 있는 신념이다.

불쾌한 신체 증상과 잘못된 파국적 사고 간의 자동적 연결을 어떻게 끊을 수 있을까? 다음의 세 가지 과정이 도움이 될 것이다.

- 인식
- 신체 증상의 대안적 설명 적기
- 증상 유발

인식

해가 없는 신체 증상을 다가올 위험에 대한 신호로 믿는 경향에 대해서 인식하는 것이 첫 단계다. 특정한 증상과 파국적 사고 간의 구체적인 연결을 알아채는 것은 일상생활에서 그러한 증상이 나타났을 때 위험을 퍼뜨리기(diffusing) 시작함으로써 도움이 될 수 있다.

공황 발작 작업지 1

신체 증상

다음의 신체 증상은 공황 발작 동안에 일어날 수 있습니다. 당신이 발작이 있을 때 느꼈던 영향을 오른쪽의 5점 척도로 표시해 주시기 바랍니다.

0 = 영향 없음	3 = 강한 영향
1 = 약한 영향	4 = 심한 영향
2 = 중간 영향	5 = 매우 심한 영향

1. 위가 가라앉는 느낌	0	1	2	3	4	5
2. 손바닥에 땀이 남	0	1	2	3	4	5
3. 온몸이 흥분됨	0	1	2	3	4	5
4. 빠르거나 묵직한 심장박동	0	1	2	3	4	5
5. 손 떨림	0	1	2	3	4	5
6. 힘이 빠지고 무딘 무릎이나 다리	0	1	2	3	4	5
7. 내부 또는 외부의 비틀거림	0	1	2	3	4	5
8. 건조한 입	0	1	2	3	4	5
9. 목에 덩어리가 있는 느낌	0	1	2	3	4	5
10. 가슴이 조이는 느낌	0	1	2	3	4	5
11. 과호흡	0	1	2	3	4	5
12. 구역질이나 설사	0	1	2	3	4	5
13. 현기증 또는 아찔한 느낌	0	1	2	3	4	5
14. 꿈속에 있는 것과 같은 비현실적 느낌	0	1	2	3	4	5
15. 명쾌하게 생각할 수 없음	0	1	2	3	4	5
16. 흐릿해진 시야	0	1	2	3	4	5
17. 부분적으로 마비된 느낌	0	1	2	3	4	5
18. 고립되고 떠 있는 느낌	0	1	2	3	4	5
19. 가슴 두근거림 또는 불규칙적인 심장박동	0	1	2	3	4	5
20. 가슴 통증	0	1	2	3	4	5
21. 손, 발 또는 얼굴의 욱신거림	0	1	2	3	4	5
22. 기절할 듯한 느낌	0	1	2	3	4	5
23. 속이 울렁거림	0	1	2	3	4	5
24. 차고 축축한 손	0	1	2	3	4	5

공황 발작 작업지 2

파국적 사고

파국적 사고는 공황 발작을 악화시키는 주요한 역할을 합니다. 4점 척도를 사용하여 각각의 사고가 당신의 공황 발작에 영향을 미치는 정도에 따라 표시해 보세요.

1 = 전혀 아니다　　3 = 꽤 많은
2 = 조금　　4 = 아주 많은

1. 나는 죽을 것 같다.	0	1	2	3	4
2. 나는 미칠 것 같다.	0	1	2	3	4
3. 나는 자제력을 잃을 것 같다.	0	1	2	3	4
4. 이것이 결코 끝나지 않을 것 같다.	0	1	2	3	4
5. 나는 진짜 무섭다.	0	1	2	3	4
6. 심장마비가 온 것같이 느껴진다.	0	1	2	3	4
7. 사라질 것 같다.	0	1	2	3	4
8. 나는 사람들이 무엇을 생각할지 모르겠다.	0	1	2	3	4
9. 나는 여기서 빠져나갈 수 없을 것 같다.	0	1	2	3	4
10. 나는 내게 일어나고 있는 일을 이해할 수 없다.	0	1	2	3	4
11. 사람들은 내가 미쳤을 거라고 생각할 것이다.	0	1	2	3	4
12. 나는 항상 이와 같을 것이다.	0	1	2	3	4
13. 나는 토할 것 같다.	0	1	2	3	4
14. 뇌종양이 있는 게 틀림없다.	0	1	2	3	4
15. 나는 질식사할 것이다.	0	1	2	3	4
16. 나는 바보같이 행동할 것이다.	0	1	2	3	4
17. 장님이 될 것이다.	0	1	2	3	4
18. 나는 누군가를 해할 것이다.	0	1	2	3	4
19. 뇌졸중이 올 것이다.	0	1	2	3	4
20. 나는 비명을 지를 것이다.	0	1	2	3	4
21. 나는 웅얼거리거나 우스꽝스럽게 말할 것이다.	0	1	2	3	4
22. 나는 공포에 의해 마비 상태가 될 것이다.	0	1	2	3	4
23. 내 몸에 무언가 잘못된 것이 분명하다.	0	1	2	3	4
24. 나는 숨을 쉴 수 없게 될 것이다.	0	1	2	3	4
25. 뭔가 무서운 일이 일어날 것이다.	0	1	2	3	4
26. 나는 추태를 벌일 것이다.	0	1	2	3	4

출처: Adapted from "Panic Attack Cognitions Questionnaire" in *Coping with Panic: A Drug-free Approach to Dealing with Anxiety Attack* by G. A. Clum. Copyright © 1990 by Brooks/Cole Publishing Company, a division of International Thomson Publishing Inc., Pacific Grove, CA 93950. Reprinted by permission of the publisher.

신체 증상과 파국적 사고 간의 연결

다음의 왼쪽에는 작업지 1에서 5점이나 4점으로 기록했던 사항을 씁니다. 당신이 가장 불편하게 느끼는 신체 증상들을 하나씩 기록해 보세요. 그리고 당신이 작업지 2에서 4점 또는 3점으로 기록했던 것들을 골라서 신체 증상과 연결될 것 같은 파국적 사고를 오른쪽에 써 보세요. 예를 들어, '빠른 심장박동' 은 '나는 심장 발작을 할 것이다.' 또는 '나는 죽을 것이다.' 와 같은 사고와 연결될 수 있을 것입니다.

신체 증상: 파국적 사고:

신체 증상: 파국적 사고:

신체 증상: 파국적 사고:

신체 증상: 파국적 사고 :

신체 증상의 대안적 설명 적기

공황 발작 중 불쾌한 신체 증상을 설명하기 위해 당신이 사용하는 파국적인 자기 진술들은 잘못된 것이다. 예를 들어, 빠른 심장박동이나 심계항진이 심장 발작 때문에 발생한다는 것은 사실이 아니다. 흉부 압박이나 짧은 호흡이 곧 질식사할 것이기 때문에 발생한다는 것도 틀린 말이다. 어지러움이나 머리가 어찔어찔한 것도 곧 기절하거나 '미치기' 때문에 나타나는 것이 아니다. 각 사례에는 부정적이지 않으면서 사실에 근거한 대안적 설명이 있다. 대안적이고 논리적인 설명은 다음과 같은 것이 있다.

- 심장박동의 증가나 심계항진은 불안 반응의 초기 단계에 동반되는 아드레날린 발생과 교감신경계 활동의 증가에 의한 것일 수 있다. 그 반응은 감지된 위협을 다루기 위한 신체의 정상적 작용 중 일부로 투쟁-도피 반응에 속한다. 심계항진은 일정 시간 동안 지속된다 하더라도 전혀 위험하지 않다. 예를 들어, 건강한 심장은 어떤 위험에 빠지지 않고서 몇 시간 동안 빠르게 뛸 수 있다.
- 흉부 압박의 증가와 짧은 호흡은 흉강을 둘러싼 근육들의 수축과 교감신경계 활동의 증가로 설명될 수 있다. 이러한 증상은 질식과정과 전혀 상관이 없다. 가슴 근육은 그 조이는 느낌이 얼마나 불쾌한지에 관계없이 질식의 위험이 있는 정도까지 수축할 수 없다.
- 어지럽거나 어찔어찔해지는 것은 불안을 느낄 때 흔히 나타나는 증상으로 곧 기절할 것이기 때문에 나타나는 것이 아니다. 그것은 혈액 순환을 약간 저하시키는 뇌 동맥의 미세한 수축에 의한 것이다. 당신이 어지러움을 꽤 느낀다 할지라도 기절할 일은 전혀 없다. 기절은 일반적으로 혈압이 떨어질 때 나타나는 것으로, 불안을 느끼기 시작할 때에는 보통 아드레날린과 교감신경계의 증가로 혈압 상승을 경험하게 된다.

  더 말도 안 되는 생각은 어지러움이 곧 미칠 것이라는 사실에서 유발된다는 것이다. 심각한 정신장애의 발달은 공황장애와 전혀 관계가 없고, 어떠한 공황장애의 지속시간보다 훨씬 더 긴 기간에 걸쳐 진행된다.

이러한 예는 당신이 문제가 있는 신체 증상에 대한 자신의 대안적이고 파국적이지 않은 설명을 완성해 나가는 데 지표가 될 수 있다. 당신은 자신만의 대안적 설명을 세우는 과정에서 이 장 서두의 '위험 줄이기' 섹션을 참조할 수 있다. 그러한 설명을 적어 보는 과정은 불편한 신체 증상이 다가올 위험에 대한 신호라기보다는 전혀 해가 없는 것이라는 확신을 강화시키는 데에 도움을 준다.

신체 증상에 대한 대안적 설명을 3×5카드 한 장에 하나씩 적어 놓을 수 있다. 그 카드를 지갑에 가지고 다니면서 그런 증상을 느낄 때마다 꺼내서 읽어 보라.

증상 유발(내부 감각의 둔감화)

공황 발작에 대한 매우 효과적인 처치는 공황을 촉발시킬 수 있는 신체 증상을 임의로 유발하는 것을 포함한다. 공황 발작 작업지 1에 제시되어 있는 것과 같이, 공황과 관련된 내부 신체 증상에 익숙해지게 하거나 둔감하게 하는 것 같은 내부 감각의 둔감화(interoceptive desensitization) 기법은 많은 치료자가 사용하고 있다. 내부 감각의 둔감화란 전형적으로 치료 회기 안에서 활용된다. 예를 들어, 호흡이 짧아지거나 아찔해지는 증상이 있다면 그 증상을 지속시키는 활동으로 치료자는 내담자가 2분 정도 과호흡을 하게 한 후 견디도록 한다. 이 과정은 보기에 이상하고 극단적일 수 있으나 사실상 해가 없고 꽤 도움이 된다. 내담자가 호흡기 관련 장애가 있지 않는 한, 2분간의 과호흡은 해가 없다. 계획적인 과호흡은 위험하고 부정적인 일을 경험하지 않고서도 불편한 신체 증상을 실제적으로 경험할 수 있게 해 준다. 이 과정의 중요성은 흔히 위험하다고 생각했던 신체 감각이 실은 전혀 위협적이지 않다는 것을 경험적 수준에서 알게 해 준다는 점에 있다. 이러한 방식으로 현기증의 반복적인 증상은 공황을 겪기 쉬운 사람들에게 현기증이 위험하지 않다는 강한 확신을 갖게 해 준다.

당신은 증상 유발 기법을 능숙하게 사용하는 치료자와 함께 그것을 시도해 보고 싶을 수 있다. 어떤 사람들은 그들 스스로 이 기법을 사용해 보고 꽤 많은 도움을 받았다. 만약 이 기법을 자조 프로그램에 포함시키고자 한다면 다음의 지침을 지켜야 한다.

- 연령이 40세가 넘었거나 증상 유발 절차를 방해할지도 모르는 신체적인 조건을 가졌다고 의심된다면 의사에게 점검을 받으라. 예를 들어, 천식이나 폐기종과 같은 만성적인 호흡기 관련 문제가 있다면 3분간 시행하는 과호흡을 하지 않는 것이 좋다. 신체 운동을 금지하는 심장의 문제가 있다면 계단을 뛰어 오르내려서도

안 된다. 임신 중이거나 간질을 가지고 있는 경우에도 증상 유발 절차를 사용해서는 안 된다.

- 기법들이 무해하다 하더라도, 당신이 기법을 사용하려 할 때는 친구나 가족의 도움을 받는 것이 좋다. 그럴 수 있다면 더 잘 할 수 있을 것이다.
- 불쾌한 감각이 들고 불안 수준이 증가한다고 충분히 느껴질 정도로 이 유발 절차를 지속할 필요가 있다. 보통 그것은 30초에서 2분 사이의 어느 시점에 이루어진다. 가능하다면 공황 발작 동안 당신이 경험하는 실제 감각을 자극하는 것이 좋다. 익숙해질 때까지 불쾌한 신체 감각에 자신을 노출하는 것이 초점이다. 일반적인 규칙에 따르면 불쾌한 감각과 불안을 처음 인식하게 된 후 30초 동안 그 과정을 지속해야 한다. 불쾌한 증상을 느끼기 시작한 시점에 멈추면 공포감을 강화하는 경향을 갖게 될 것이다.
- 공황 발작 작업지 1을 보고 당신에게 가장 문제가 되는 신체 증상을 확인하라. 그러고 나서 다음에 제시된 증상 유발 기법 중 어느 것이든 골라서 연습해 보라. 각 유발 기법을 3, 4회 정도 연습해 보라. 그런 다음에는 당신을 불안하게 하는 느낌이 줄 때까지 며칠 동안 매일 증상 유발 기법을 실시하라. 이 연습을 통해 경험한 증상은 불안을 야기하지 못하게 할 것이다. 이것이 당신이 원하는 바로 그것이다.

✻ 유발 기법

의사로부터 괜찮다는 말을 들었다면 다음의 여섯 가지 증상 유발 기법을 연습해 보자.

❶ 2분 동안 과호흡을 지속해 보라. 입을 열어 깊고 빠르게 숨쉬는 것이다. 2분이 다 되었을 때 벌떡 일어나라. (증상: 현기증, 방향 감각 상실, 아찔함)

❷ 1분간 코를 잡고 빨대를 통해 숨을 쉬라. 코로는 절대 숨을 쉬지 말라. (증상: 숨이 짧음, 질식감)

❸ 90초 혹은 심장박동이 눈에 띄게 증가할 때까지 계단을 빠르게 오르내리라. 현기증을 느낄 정도가 되거나 심장박동이 분당 140회 정도가 넘어섰다고 느껴지면 멈추라. 대안으로 자전거 페달 운동기나 스텝 클라이머와 같은 것을 사용해 심장박동률을 높일 수 있다. (증상: 빠른 심장박동, 심장 충격)

❹ 30초에서 1분 동안 돌라. 되도록이면 의자에 앉거나 일어서서 하라. 현저하게

현기증을 느낀다면 1분을 채울 필요는 없다. 의자나 소파 옆에서 해야 쉽게 앉을 수 있다. (증상: 현기증, 방향 감각 상실)

⑤ 몸의 모든 부분을 긴장하고 이완하기 전 1분 동안 경직시키라. (증상: 근육 긴장)

⑥ 옷을 따뜻하게 입고 열을 올리거나 사우나 안에 앉아 있으라. (증상: 땀 흘림)

불쾌한 느낌이 들 때까지 충분한 시간 동안 이러한 절차를 유지해야 한다는 것을 기억하라. 유발 기법을 시도할 때는 더 짧은 시간 안에 끝내기를 원하더라도 30초 정도까지는 불쾌한 감각을 느껴 보는 것이 이상적이다. 이 과정이 당신에게 불편감과 불안을 일으킨다면 최상의 효과를 얻는 것이다. 다시 말하자면, 기본적인 생각은 위협이나 공포 없이 불쾌한 신체 증상을 느끼는 경험을 해 보는 것이다. 이런 과정이 실제 수준의 공황 증상을 유발시키면, 당신은 공황 발작을 멈출 수 있게 될 것이다. 즉, 당신은 공황을 위험한 것으로 간주하고 반응할 필요 없이 불쾌한 신체 감각을 견딜 수 있게 될 것이다. 더 이상 불안을 유발하는 증상이 느껴지지 않을 때까지 지속적으로 증상 유발 절차를 연습해야 한다는 사실을 기억해 두라.

30초 동안 불쾌한 증상과 불안을 유발한 후에는 이 장의 뒷부분에서 배울 대처 기술을 연습할 수 있다. 이러한 기술에는 복식호흡, 대처 진술의 반복, 돌아다니기, 누군가에게 말하기 등이 있다. 익숙해질 때까지 불쾌한 증상과 불안을 경험할 수 있는 동시에 불안을 누그러뜨리는 대처 기술을 연습할 수 있다. 증상 유발은 대처 기술을 익힘에 있어서 자신감을 가질 수 있는 좋은 기회를 제공한다.

유발 기법이 불안을 유발하지 않으면 어떻게 할 것인가? 이러한 경우는 두 가지 이유에서 생길 수 있다. 자기 집이나 지지적인 사람들과 있을 때 기법을 실행하면 편안하기 때문에 그럴 수 있다. 어쩌면 자발적으로 신체 증상을 유발하는 과정은 실제 일어나는 현실이 아니기 때문에 당신에게 그 상황을 통제하고 있다는 느낌을 줄 수 있다. 증상 유발 절차가 당신에게 조금 더 '부담'을 주기 위해서는 그것을 적용하는 조건을 수정할 수 있다.

- 혼자 있을 때 하라.
- 집에서 멀리 떨어진 곳이나 안전한 곳에서 하라.
- 공포 상황에 있는 자신을 심상화할 수 있을 동안에 하라.
- 실생활에서 공포 상황을 실제로 직면하는 동안에 하라(예: 과호흡 또는 급회전).

나는 자신의 공포를 완전하게 다스리기를 원하는 내담자들에게 종종 공포 상황에서 불편한 증상을 유발해 보도록 권한다(복잡한 고속도로에서 운전하는 것과 같은 위험한 것이 아니라는 전제하에).

증상 유발을 통해 어떤 이점을 얻을 수 있는지에 대한 좀 더 깊은 논의는 이 장 참고문헌의 데이비드 발로(David Barlow)와 미첼 크래스크(Michelle Craske)가 쓴 책과 데니스 벡필드(Denise Beckfield)가 쓴 책을 보라.

공황과 싸우지 않기

초기 공황 증상과 싸우거나 저항하는 것은 그것을 더욱 악화시킨다. 공황 증상에 반응하여 긴장하는 것 또는 억압하면서 떨쳐 버리려고 시도하려는 태도는 삼가야 한다. 다음의 논의대로 수동적으로 반응하는 것보다는 뭔가 하는 것이 낫다 하더라도, 공황과 싸우려고 해서는 안 된다. 클레어 위크스는 그녀의 책 『당신의 신경과민에 대한 희망과 도움(*Hope and Help for Your Nerves*)』과 『신경과민으로부터의 평온(*Peace from Nervous Suffering*)』에서 공황에 대처하는 4단계 접근법을 제안하고 있다.

✻ 증상을 마주하라: 그것으로부터 도망가지 말라

증상을 억압하거나 그것으로부터 도망가려는 시도는 당신이 특정 상황을 다룰 수 없음을 시인하는 것이다. 이 경우, 대부분은 공황을 더 일으킬 뿐이다. 좀 더 건설적인 태도는 '그래, 그게 또 왔군. 나는 내 몸이 이 반응을 겪고 그것을 다루도록 둘 수 있어. 난 전에도 해냈어.' 와 같은 것이다.

✻ 몸의 반응을 수용하라: 그것에 대항해 싸우지 말라

공황과 싸우려고 할 때, 당신은 잔뜩 긴장하게 되면서 자신을 더 불안하게 할 뿐이다. 몸의 반응(가슴 두근거림, 가슴 압박, 땀에 젖은 손, 현기증 등)을 수용하는 것과 같은 반대의 태도를 취함으로써 좀 더 빠르고 쉽게 공황을 벗어날 수 있을 것이다.

✻ 극복하기 위해 자신을 밀어붙이기보다는 공황 발작의 흐름에 자신을 맡기라

클레어 위크스는 공포를 1단계 공포와 2단계 공포로 구분하고 있다. 1단계 공포는 생리적인 반응이고, 2단계 공포는 '나는 이걸 다룰 수 없어!' '나는 여기서 당장 빠져나와야 해!' 또는 '다른 사람들이 이런 일이 일어나는 것에 대해 나를 어떻게 볼까?' 등과 같이 자신을 공포에 몰아넣는 생각을 하는 것이다. 1단계 공포를 그대로 두면서 그것에 반응하거나 싸우기보다는 몸의 반응이 일어나고 사라지는 흐름에 자기 자신을 맡김으로써 2단계 공포를 제거할 수 있다. 몸의 반응에 대해 두려움에 빠지는 대신, '이번에도 지나갈 거야.' '나는 그것에 나를 맡김으로써 그냥 지나가게 할 수 있어.' '나는 전에도 이것을 다뤄 본 적이 있고, 지금도 다룰 수 있어.' 라고 자신에게 말하는 것이다. 이런 긍정적인 대처 진술의 목록은 다음 부분에 제시되어 있다.

✻ 시간이 흘러가도록 두라

공황은 아드레날린의 갑작스러운 증가로 유발된다. 아드레날린으로 인한 몸의 반응을 따라 흘러갈 수 있다면 상당량의 아드레날린은 3~5분 사이에 신진대사에 의해 재흡수될 것이다. 이런 과정이 빨리 일어날수록 당신은 더 편안해질 것이다. 공황 발작은 시간 제한적이다. 대부분의 경우 공황은 최고조로 왔다가 몇 분 안에 사그라진다. 자신을 겁주는 이야기를 함으로써 공포(2단계 공포)를 지속시키는 반응을 일으키지만 않는다면 대부분의 반응은 쉽게 사라질 것이다.

대처 진술

아래에 제시된 긍정적인 대처 진술을 활용하면 당신은 공황을 수용하거나 '흘러가게 두거나' 시간이 흘러가도록 내버려 두는 태도를 개발할 수 있을 것이다. 공황 증상이 왔을 때 1~2분 동안 한 진술문을 반복해서 외우는 것은 도움이 될 것이다. 대처 진술의 반복과 더불어 깊은 복식호흡을 해 볼 수도 있다. 하나의 진술이 도움이 되지 않거나 지루하게 느껴지면 다른 진술을 시도해 보라.

- 이 느낌은 편하거나 유쾌하지 않지만, 나는 그걸 수용할 수 있어.
- 나는 불안할 수 있지만 여전히 그 상황을 다룰 수 있어.
- 이것은 응급상황이 아니야. 내가 필요한 것을 천천히 생각해도 돼.
- 이것이 최악의 상황은 아니야.

- 나는 이것과 함께할 것이고 불안이 가라앉을 때까지 기다릴 수 있어.
- 이것은 공포에 대응할 수 있는 기회야.
- 나는 몸이 반응하도록 놔둘 거야. 이것은 지나갈 거야.
- 나는 이 흐름을 탈 거야. 이것이 나에게 오도록 만들 필요가 없어.
- 나는 지금 괜찮다고 느낄 만해.
- 나는 이 느낌이 지나가고 이완할 수 있도록 충분한 시간이 있어.
- 나 자신을 밀어붙일 필요가 없어. 내가 선택한 만큼 앞으로 조금 갈 수 있어.
- 전에도 살아남았듯이 앞으로도 그럴 거야.
- 나는 대처 전략을 쓸 수 있고 지나가게 할 수 있어.
- 그게 기분 좋은 일이 아니더라도 불안은 나를 상처 주지 못할 거야.
- 이것은 단지 불안일 뿐이야. 나는 이것이 나를 힘들게 하지 못하도록 할 거야.
- 어떤 심각한 일도 일어나지 않을 거야.
- 싸우거나 저항하는 것은 도움이 되지 않아. 이것이 그저 지나가도록 할 거야.
- 이것들은 실재가 아닌 단지 생각일 뿐야.
- 나는 이런 생각이 필요하지 않아. 난 다른 식으로 생각할 수 있어.
- 이건 위험하지 않아.
- 그래서 뭐!
- 걱정하지 마. 행복하자. (이를 밝음과 유머를 주입하는 데 활용하라.)

자주 공황 발작을 경험한다면, 나는 당신이 가장 좋아하는 진술문을 3×5카드에 적어 소지하고 다닐 것을 제안한다. 카드를 소지하고 있다가 공황 증상이 나타날 때 그것을 읽으라.

공황 발작의 전례를 탐색하라

공황 발작에 앞서 나타나는 환경의 유형을 탐색함으로써 공황 발작에 대한 대처 능력을 높일 수 있다. 광장공포증이 있다면 당신은 다음의 환경에 매우 친숙할 것이다. 집으로부터 멀리 떠나서 운전하여 다리 위에 있거나 식당에 앉아 있는 등의 특정한 상황을 피하려 할 것이고, 이것이 더욱 공황을 유발할 것임을 알고 있다. '불시에' 찾아오는 공황 발작이 있다면 2주 동안 그것이 발생할 때마다 (방금 혹은 몇 시간 안에) 무슨 일이 계속되고 있었는지를 살펴보는 것이 도움이 될 수 있다. 다음에 제시된 조건들 중 어느 것이 공황 반응과 관련해서 차이를 만들어 내는지 관찰할 수 있다.

- 스트레스를 받고 있었는가?
- 혼자 혹은 누군가와 함께였는가?
- 공황이 오기 전에 몇 시간 동안은 어떤 기분 상태였는가? 불안? 우울? 흥분? 슬픔? 분노? 혹은 다른 어떤 것?
- 공황에 빠지기 바로 전에 부정적이거나 두려운 생각에 잠겼는가?
- 피곤하거나 지쳐 있었는가?
- 상실감을 느끼고 있었는가?
- 덥거나 춥다고 느끼고 있었는가?
- 무력감이나 가라앉은 느낌이었는가?
- 공황이 오기 전 카페인이나 설탕을 섭취했는가?
- 당신의 공황 반응과 관련된 다른 상황이 있었는가?

2주간 당신이 경험한 공황 발작을 지켜보기 위한 '공황 발작 기록지' 를 사용할 수 있다. 이 양식을 복사해서 각각의 공황 발작에 대해 작성해 보라. 당신이 깨어 있던 시간부터 공황 발작을 경험한 시간까지 모든 질문에 대하여 답하라. 공황이 밤에 일어났다면 다음 날 낮에 답하라.

공황 발작을 기록하고 그것에 선행하는 환경을 주의 깊게 관찰함으로써 중요한 발걸음을 내디딜 수 있다. 통제할 수 없다고 여겼던 일에 대해 수동적으로 당하고만 있을 필요가 없다는 사실을 배울 것이다. 대신 공황 발작을 일으키는 상황을 현저하게 줄일 수 있는 방향으로 매일의 환경을 개선해 나갈 수 있을 것이다.

공황 발작 기록지

2주 동안 각각의 공황 발작에 대해 작성하시오.

날짜: ________________
시간: ________________
지속시간(분): ________________
공황의 격렬함(다음의 불안 척도를 사용해 5~10점으로 평가하기): ________________

일어난 일

1. 전날 스트레스 수준(10점 척도[1=가장 낮은 스트레스 수준, 10=가장 높은 수준]로 평가한다): ________

2. 혼자 또는 누군가와 함께였는가? ________

3. 누군가와 함께였다면 가족, 친구, 낯선 이와 함께였는가? ________

4. 공황 발작이 있기 전 세 시간 동안의 당신의 기분
   불안함 ________ 우울 ________ 흥분 ________ 분노 ________
   슬픔 ________ 다른 것(구체적으로) ________________________________

5. 당신은 난제에 직면했는가 ________ 또는 쉽게 처리했는가 ________ ?

6. 당신이 공황에 빠지기 전에 부정적이거나 두려운 생각이 들었는가?
   예 ____ 아니요 ____
   그랬다면 어떤 생각이었는가? ________________________________

7. 당신은 피곤했는가 ________ 쉬었는가 ________ ?

8. 당신은 정서적인 동요와 상실감을 경험했는가? 예 _____ 아니요 _____

9. 당신은 덥거나 _____ 춥거나 _____ 둘 다 아니거나 _____ 였는가 ?

10. 당신은 무력감이나 조급함을 느꼈는가? 예 _____ 아니요 _____

11. 당신이 공황에 빠지기 전에 잠들었는가? 예 _____ 아니요 _____

12. 당신이 공황에 빠지기 전 8시간 안에 카페인이나 설탕을 먹었는가?
    예 _____ 아니요 _____ 그렇다면 어느 정도였는가? ________________

13. 당신의 공황 반응과 연관된 다른 상황들을 알았는가? (구체적으로)

____

____

공황의 초기 증상을 분별하는 법 배우기

연습을 통해 공황 발작이 임박했다는 사전 신호를 확인하는 것을 배울 수 있다. 어떤 사람들에게 이것은 심장박동을 급작스럽게 빠르게 할 수 있다. 어떤 사람들에게는 가슴을 꽉 조이거나, 손에 땀을 쥐게 하거나, 구역질을 하는 등의 반응을 일으킬 수도 있다. 다른 사람들에게는 현기증이나 방향 감각 상실 등을 일으킬 수 있다. 대부분의 사람들은 '막다른 골목' 에 도달하기 전에 사전 경고 증상을 경험한다.

10점 불안 척도를 사용하여 공황에 이르게 하는 불안의 정도와 수준 간의 차이점을 구별하는 것이 가능하다.

불안 척도

7~10	주요 공황 발작	6수준에서 나타난 모든 증상이 더 심하게 일어남, 공포, 미치거나 죽을 것 같은 두려움, 탈출하고자 하는 충동
6	중도 공황 발작	두근거림, 숨쉬기 어려움, 방향성을 상실하고 분리된 느낌(비현실감), 통제력을 상실했음을 인식하여 느끼는 공황
5	초기 공황	심장이 두근거리거나 불규칙적으로 뜀, 억제된 호흡, 멍함 혹은 현기증, 통제력을 상실하는 것에 대한 뚜렷한 두려움, 탈출하고자 하는 충동
4	심각한 불안	불편감 혹은 멍함, 심장이 빨리 뜀, 근육 수축, 통제력을 유지하는 것에 대한 의심
3	중도 불안	불편감을 느끼지만 통제력을 잃지 않음, 심장이 빨리 뛰기 시작함, 더 빨리 호흡함, 손에 땀이 남
2	경도 불안	속이 메스꺼움, 근육 긴장, 명확하게 신경 과민임
1	약한 불안	불안으로 인한 고통 느낌, 약하게 신경 과민한 느낌
0	이완	평온함, 혼란스럽지 않고 평화로움

이 척도에서 제시하는 다양한 수준의 증상이 당신이 가지고 있는 특수한 증상들과 정확하게 일치하지 않을 수도 있지만, 이 증상들은 각 수준에서 나타나는 전형적인

증상들이다. 중요한 것은 당신을 4수준으로 판별하는 것이 무엇이냐 하는 것이다. 4수준에서는 당신이 경험하고 있는 증상이 무엇이든지 증상을 경감시키기 시작할 때 반응에 비해 통제가 지나치다고 느낀다. 3수준까지 당신은 매우 불안하고 불편하게 느낄 것이다. 하지만 여전히 대처하고 있음을 느낀다. 4수준이 시작되면, 당신은 공황을 일으킬 수 있는 사건이 일어나는 것을 관리할 수 있는지의 여부를 알고 싶어 할 것이다. 연습을 통해 당신은 공황 반응이 돌이킬 수 없는 지점에 이르기 전에 공황이 일어나지 않게 하는 '급히 멈추기(catch yourself)'를 학습할 수 있다. 이 척도에서 4수준 이상이 되면 초기 공황 경고 신호를 더 능숙하게 알아챌수록 공황 반응을 더 통제하게 될 것이다. 불안 척도가 이 장에서도 다음 장에서도 자주 언급될 것이므로 이 곳을 클립이나 다른 도구로 표시해 두라.

초기 단계에서 공황을 방지하는 대처 전략

먼저 잠재적인 공황 발작에 대한 나의 사전 경고 신호에는 무엇이 있는지 배워야 한다. 나의 4수준 증상은 무엇인가? 이 신호들을 익히는 것이 그에 대해 무언가를 하는 시점이 된다. 공황과 싸우는 것은 좋은 생각이 아니다. 그러나 아무것도 하지 않고 수동적으로만 있는 것도 도움이 되지 않는다. 가장 좋은 해결책은 신뢰할 수 있는 수많은 대처 전략을 실행하는 것이다.

만약 공황 증상이 통제되지 않기 전에(5수준에 이르거나 넘어서기 전에) 공황의 초기 증상을 감지할 수 있다면 심각한 공황 반응을 예방하는 데 도움이 되는 다음의 어떤 대처 전략이라도 사용할 수 있다.

복식호흡 연습하기

복부로부터 천천히 숨을 쉬는 것은 두 가지 면에서 신체 증상을 완화시키는 데 도움을 줄 수 있다.

- 복식호흡을 하고 숨쉬기 속도를 줄임으로써 투쟁-도피 반응과 연관된 두 가지 반응인 호흡 속도 증가와 흉벽 근육의 수축을 완화시킬 수 있다. 느리고 규칙적

인 복식호흡을 3~4분 시행한 이후 통제력 상실을 위협하는 '도피 반응' 이 되었음을 느낄 것이다.

- 느린 복식호흡은 특히 코로 숨을 쉴 때 공황 발작을 야기하거나 증대시키는 호흡항진을 감소시킬 수 있다. 호흡항진과 연관된 어지러움, 혼미, 아린 느낌은 빠르고 얕은 흉식 호흡에 의해 일어난다. 느린 복식호흡을 3~4분 정도 하면 이 과정이 전환되고 호흡항진이 감소될 것이다.

복식호흡과 안정적인 호흡 연습에 대해 다루고 있는 4장의 복식호흡 섹션을 살펴보라. 그중 당신이 좋아하는 연습을 선택하고 그 방법을 숙달할 때까지 매일 5분씩 연습하라. (날마다 복식호흡을 연습하는 것은 폐의 깊은 곳으로부터 숨쉬는 것을 다시 습득할 수 있게 도울 것이다.) 당신에게 특정 기술이 편안하고 그것을 자신 있게 사용할 수 있을 때, 공황이 오는 것을 알리는 초기 증상을 느낄 때 언제든지 이 방법을 사용해 보라. 명심할 것은 공항 증상이 가라앉기 시작했다고 느낄 수 있을 때까지 3~5분 동안 느린 복식호흡을 유지하는 것이다. 만약 호흡 연습 자체로 인해 어지러움을 느끼면 30초 동안 중지했다가 다시 시작하라.

몇몇 사람들에게는 공황 증상이 왔다고 느끼는 순간에 단순히 깊은 호흡을 하고 이를 가능한 한 길게 유지하는 것이 공황을 멈추는 대안적인 연습이 될 수 있다. 만약 연습을 해도 여전히 불안하다면 이 절차를 두세 번 반복하라.

긍정적인 대처 진술을 되뇌기

이 장의 핵심 중 하나는 공황 발작을 증대시키는 부정적인 혼잣말(self-talk)의 역할을 강조하는 것이다. 공황과 연관된 신체 반응들(1단계 공포)이 느닷없이 발생하는 동안 이 신체 증상에 대한 당신의 정서적인 반응(2단계 공포)은 발생하지 않는다. 이는 이 증상에 대해 당신이 스스로에게 무엇이라고 말하는지에 달려 있다. 만약 스스로에게 생리적 증상이 끔찍하고 매우 위협적이고 당신이 견디지 못할 것이며 통제력을 상실하거나 죽을 것 같다고 말하면, 당신은 매우 높은 불안 상태에 이를까 두려워할 것이다. 반면에 당신이 무엇이 일어나든 그것을 받아들이고 침착하고 자신에게 '이건 불안한 것일 뿐이다. 난 공황이 일어나지 않게 할 거야.' '예전에 난 이걸 이겼고 위험하지 않아.' '난 불안이 사라질 때까지 불안을 다룰 수 있어.' 라는 안심시키는 말을 한다면 증상이 심각해지는 것을 최소화하거나 경감시킬 수 있다.

공황 증상이 나타날 것이라고 처음 느꼈을 때 앞에서 제시한 긍정적인 대처 진술을 사용하라. 이것이 공황의 신체 증상과 그것을 더 심각하게 만드는 두려움을 유발하는 혼잣말로부터 당신의 마음이 비껴가도록 도울 것이다. 항상 가지고 다닐 수 있는 3×5카드에 여러 대처 진술문을 적어 두는 것이 도움을 된다는 것을 확인할 것이다. 증상이 나타나기 시작하면 당신은 카드를 꺼내서 거기 적힌 내용을 반복적으로 되풀이한다. 가능하다면 공황의 생리적 강도가 가라앉고 있다고 느낄 때까지 카드 읽기를 몇 분 동안 지속하라.

공황을 극복하기 위해 효과적으로 대처 진술을 사용하는 방법을 학습하려면 연습과 인내가 필요하다. 당신이 노력한다면 대처 진술이 불안 증상들을 불안 척도의 4수준 이상으로 올라가지 않도록 잘 예방할 수 있다. 긍정적인 혼잣말은 또한 이미 4수준 이상이 된 공황 발작을 제지하는 데 도움이 될 것이다.

요약하자면, 공황의 초기 신체 증상에 대해 당신이 반응하는 방법은 대부분 다음의 도식에 제시한 것과 같이 스스로에게 말하는 것으로 정리될 수 있다. 선택은 당신에게 달려 있다.

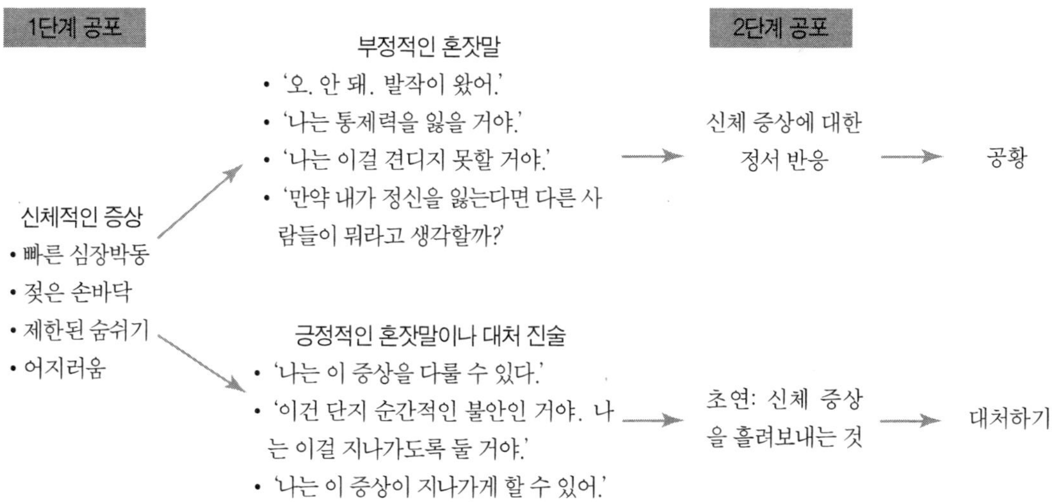

대처 진술과 결합하여 복식호흡 사용하기

복식호흡과 긍정적인 대처 진술의 반복을 조합한 방법이 공황 제지에 매우 효과적이라는 것을 확인할 수 있다. 일반적으로는 먼저 공황의 신체적인 감각을 복식호흡 연습으로 다스리고 이후에 대처 진술을 규칙적으로 반복하는 것이 가장 좋다. 두 종류의 기술을 완전히 병행하거나, 번갈아 가면서(즉, 1분이나 2분 동안 생리적인 각성을 경감시키는 데 주력하고 그다음에는 긍정적인 대처 진술을 이용하는 식으로) 사용할 수 있다. 무엇이 당신에게 가장 적합한지 시험해 보라. 나는 이 전략을 함께 사용하기 전에 먼저 전략의 각 유형 자체에 익숙해지고 몇몇의 기술을 습득할 것을 제안한다.

지지적인 사람과 만나거나 전화로 대화하기

누군가와 대화하는 것은 불안으로 인한 신체 증상과 생각을 잊도록 도와줄 수 있다. 당신이 운전하고 있을 때(동승할 사람을 태우거나 휴대 전화를 걸라), 식료품점에서 줄 서 있을 때, 엘리베이터를 타고 있을 때, 비행기가 이륙했을 때 이 방법은 매우 유용하다. 공적으로 말하는 상황에서 청중에게 개인적인 사정을 말하는 것은 초기 불안을 쫓아 버리는 데 도움이 될 수 있다.

주변을 맴돌거나 신체 활동을 하기

움직이거나 신체 활동을 하면 갑자기 불안할 때 나타나는 투쟁-도피 반응으로 인해 생기는 여분의 에너지나 아드레날린이 소비된다. 불안을 동반하는 정상적인 생리적 각성에 저항하는 대신에 불안한 상태에서 움직이는 것이다. 직장에서는 화장실까지 걸어갔다 오거나 10분 정도 밖에 나갔다 올 수 있다. 집에서는 신체 활동이 요구되는 집안일을 하거나 페달 밟는 운동 기구나 소형 트램펄린으로 운동할 수 있다. 정원을 가꾸는 것은 불안 반응의 신체적 에너지를 다른 쪽으로 돌리는 최상의 방법이다.

현재에 머무르기

당신이 현재 처한 환경에서 주변에 있는 구체적인 사물에 집중하라. 예를 들면, 식료품점에서 주변에 서 있는 사람들을 쳐다보거나 현금등록기 옆에 있는 잡지들을 쳐다볼 수 있다. 운전을 하는 동안에는 앞에 있는 차들을 바라보거나 주변 환경에서 볼 수 있는 세부적인 부분들(물론 최대한 고속도로에서 벗어나지 않는 한)에 초점을 둘 수 있다. 현재에 머무르는 것과 외부 사물에 초점을 두는 것은 당신이 문제가 되는 신체 증상이나 파국적 사고에 집중하는 것을 경감시키는 데 도움이 될 것이다. 가능하다면 당신은 현재에 머무르기 위해 실제로 가까이에 있는 물건들을 만지려 할 것이다. 스스로를 다스리는 다른 좋은 방법은 자신의 다리와 발에 집중하는 것이다. 서 있거나 걷고 있을 때 다리와 발에 집중하고 자신이 땅과 연결되었음을 상상하라.

단순한 주의 분산 기술을 사용하기

불안에 쏠려 있는 관심을 분산시키도록 도울 수 있는 단순한 반복 행동이 많이 있다. 그중 일부는 다음과 같다.

- 껌을 벗겨서 씹기
- 100부터 거꾸로 3씩 세기
- 식료품 가게에서 줄 서 있는 사람 수(여러 줄에 서 있는 사람 모두) 세기
- 지갑에 있는 돈 세기
- 운전하는 동안 핸들에 있는 돌기들을 세기
- 손목에 고무 밴드를 잡아당기기. 이것이 당신 마음을 불안 사고로부터 멀어지게 할 것이다.
- 차가운 물로 샤워하기
- 노래하기

주의: 주의 분산 기술은 불안이나 걱정이 갑작스럽게 발생하는 것에 대처하도록 돕는 데 유용하다. 하지만 주의 분산이 불안으로부터 회피하거나 도망치는 방법이 되지 않게 하라. 궁극적으로 당신은 직접 불안을 경험할 필요가 있고, 불안에 적응하기 위해 불안이 지나가게 할 필요가 있다. 불안을 경험하고 그로부터 도망가려는 시도를 하지 않고 그것이 지나가도록 허락할 때마다, 당신은 신경체계가 무엇을 담아 내든지 살아남을 수 있음을 배운다. 그렇게 하면서 어떤 상황에서도 불안을 관리할 수 있는

능력에 확신을 갖게 된다.

불안에 화내기

화와 불안은 양립할 수 없는 반응이다. 동시에 그 둘을 경험하는 것은 불가능하다. 그러나 어떤 경우에는 불안 증상이 깊은 화, 좌절이나 분노의 감정을 상징하는 것임이 밝혀졌다. 만약 당신이 불안이 일어나는 순간 화를 낼 수 있다면 불안이 심화되는 것을 막을 수 있을 것이다. 당신은 언어적 · 신체적으로 화를 낼 수 있다. 당신은 증상에 대해 '나를 방해하지 마. 나는 할 일이 있어! 지옥으로 사라져. 다른 사람들이 뭐라 생각하든 신경쓰지 않아! 이 반응은 우스꽝스러워. 어쨌든 난 이 상황에 부딪힐 거야!" 라고 화를 내는 것이다. 이러한 접근은 어떤 사람들에게는 효과적일 수 있다.

신체적으로 화를 표현하는 전통적인 기술은 다음과 같다.

- 베개를 침대 위에 두고 두 주먹으로 때리기
- 베개에 대고 소리 지르기 또는 창문을 닫고 차에 혼자 앉아서 소리 지르기
- 플라스틱 야구 방망이로 침대나 의자를 때리기
- 욕조에 계란 던지기(잔여물은 씻어 내기)
- 나무 찍기

화를 직접 표현할 때는 다른 사람이 아닌 물건이나 빈 공간을 대상으로 실시해야 함을 명심하라. 만약 당신이 누군가에게 화가 많이 났음을 확인했다면 그 사람과 의사소통을 시도하기 전에 앞에 제시한 방법 중 하나를 선택하여 먼저 화를 신체적으로 발산하라. 다른 사람들을 향하여 신체적이고 언어적으로 화를 표현하는 것을 극복하라.

즉각적으로 재미있는 것을 경험하기

즐거운 느낌 또한 화와 양립할 수 없다. 다음에 제시하는 방법은 불안, 걱정 또는 심지어 공황까지도 없애는 데 도움이 될 것이다.

- 당신의 중요한 타인이나 배우자가 당신을 지탱하게 하라(또는 등을 쓰다듬어 주게 하라.).
- 따뜻한 물로 샤워하거나 뜨거운 욕조에 들어가서 편히 쉬라.
- 즐거운 간식이나 식사를 하라.
- 성적인 활동을 하라.
- 우스운 책을 읽거나 코미디 비디오를 보라.

불안의 신체 감각에 반응하는 것보다 관찰하는 것을 학습하기

공황의 첫 신체 증상으로부터 감정적으로 분리되는 것을 학습하게 되면 중요한 단계를 넘어설 수 있다. 그것은 단순히 증상을 관찰하는 것이다. 당신은 증상이 일어날 때 신체가 경험하는 격렬한 반응들을 감시하고 증상을 위협으로 해석하지 않을 수 있는 정도까지 심각한 스트레스로부터 스스로를 보호할 수 있다. 깊은 복식호흡을 하여 스스로에게 어느 정도 분리할 수 있는 시간을 줌으로써 공황과 관련된 생리적 기제의 속도를 늦출 수 있다. 긍정적인 혼잣말을 사용함으로써 불안을 심화시킬 수 있는 위협적인 말을 그 경험으로부터 분리하고, 흘려보내는 태도를 촉진하도록 특별히 고안된 대처 진술들로 대체한다.

호흡 기법과 긍정적인 혼잣말 기법을 사용하는 방법을 습득하려면 연습을 해야 한다. 일관되게 이 방법들을 이용하면 바로 반응하기보다 적절한 시기에 공황과 관련된 신체 반응을 관찰하고 경험할 수 있는 시점에 도달하게 될 것이다. 이러한 종류의 분리는 공황을 다스릴 수 있게 하는 열쇠다.

공황이 4수준을 넘어설 때 하는 것

만약 돌이킬 수 없는 지점을 넘어서기 전에 공황 반응에서 벗어날 수 없다면 다음 지침을 보라.

- 가능하다면 공황을 일으키는 상황에서 벗어나라.

- 증상들을 통제하려 하거나 맞서 싸우려 하지 말라. 증상을 받아들이고 밖으로 내보내라. 즉, 스스로에게 공황이 위험하지 않고 지나갈 것임을 상기시키라.
- 누군가에게 전화하라. 그들에게 당신의 감정을 표현하라.
- 주변을 돌아다니거나 신체적 활동에 집중하라.
- 주변에 있는 간단한 물건에 관심을 기울이라.
- 마루나 주변에 있는 물건을 만지거나 다른 방법으로 '땅 위에 있는 느낌' 이 들게 하라.
- 적합한 장소라면 주먹으로 두드리거나 울거나 소리 지름으로써 긴장을 늦추라.
- 호흡항진으로 일어날 수 있는 증상을 감소시키기 위해 느리고 규칙적으로 코로 숨을 쉬라.
- 느리게 숨을 쉬면서 긍정적인 혼잣말(대처 진술)을 사용하라.
- 최후의 수단으로 약한 진정제를 추가로 복용하라(담당의에게 허락을 받은 후).

격렬한 공황 발작이 일어나는 동안, 당신은 매우 혼란스럽고 방향 감각을 상실한 느낌이 들 것이다. 당신의 타당성을 증가시키기 위해 다음의 질문을 스스로에게 해 보라(항상 가지고 다니는 3×5카드에 이 질문을 적을 수 있다.).

- 내가 진짜로 위험하다고 느끼는 증상들이 있는가? (답: 아니요)
- 발생할 수 있는 최악의 일은 무엇인가? (평범한 답: '나는 재빨리 이 상황에서 벗어나야만 해. 혹은 나는 보호자에게 도움을 요청해야만 해.')
- 나는 이 증상을 나쁘게 만드는 말을 스스로에게 하는가?
- 지금 이 순간에 나 자신에게 할 수 있는 가장 도움이 되는 것은 무엇인가?

통합하기

일반적으로 불안 증상이 나타나기 시작할 때 증상들을 관리하기 위해서는 다음에 제시하는 3단계 기술을 사용하라.

❶ 증상을 수용하라. 증상에 대항하거나 저항하지 말라. 불안 증상에 저항하거나

도망가는 것은 증상을 악화시키는 경향이 있다. 그 증상이 아무리 불쾌하더라도 수용하는 태도를 선택할수록 대처 능력은 더 향상될 것이다. 수용은 불안에 대한 반응에 말려들기보다 불안에 대해 미리 예방하는 행동을 하도록 해 준다.

❷ 복식호흡을 연습하라. 불안이 처음 나타날 때 항상 복식호흡을 먼저 하라. 당신이 복식호흡을 규칙적으로 연습하고 있다면 복식호흡을 시작함으로써 신체가 이완되며 잠재적인 투쟁-도피 반응으로부터 벗어나는 단서를 제공할 수 있다.

❸ 대처 전략을 사용하라. 복식호흡에서 편안함을 느끼기 시작한 후 감정을 지속적으로 다스리기 위해 대처 진술이나 기분 전환 기법(예: 다른 사람에게 말하거나 대처 진술을 되뇌는 것)을 사용하라. 대처 전략은 부정적인 사고 혹은 불편한 신체 감각에 정신 혹은 에너지를 집중하지 않도록 기본 발판을 강화해 준다. 규칙적으로 대처 기술을 연습함으로써 당신은 불안에 수동적으로 복종하는 대신 불안에 직면하는 것에 능숙한 태도를 강화하게 된다. 복식호흡은 그 자체로 대처 전략임을 명심하라. 때로는 복식호흡 하나만 사용해도 충분하다.

당신의 상태에 대해 공유하기

수많은 상황에서 공황이 발생할 가능성을 최소화하는 좋은 방법은 당신이 공황 발작과 광장공포증의 문제를 가지고 있다는 것을 누군가에게 알리는 것이다.

만약 당신이 직장에서의 업무를 방해하는 공황 발작을 두려워한다면 당신의 문제를 알리는 것은 특히 중요하다. 만약 당신의 문제에 대해 알리지 않고 일하려고 한다면 당신이 '정신을 잃었을 때' 다른 사람들이 당신에 대해 뭐라고 생각할지 두려워하는 것에 점점 매인다는 느낌을 갖게 될 것이다. 이 경우 실제로 공황이 나타날 가능성이 줄어들기보다 늘어날 확률이 높다.

만약 상사나 동료에게 당신의 문제를 조금이라도 말한다면 일터를 더 '안전한 장소' 로 만들 수 있다. 중요한 누군가가 이미 알고 있기 때문에 공황이 발생한다면 다른 사람들이 어떤 생각을 할지에 대해 덜 걱정할 것이다. 더 중요하게는 정신을 놓게 되면 일시적으로 직장에서 나올 수 있는 허락을 받을 수 있다. 이렇게 허락을 받으면 매여 있다는 느낌을 훨씬 덜 받을 것이고 직장에 나가는 것에 대한 두려움이 사라질 수 있다.

이것은 공황을 겪을까 두렵지만 당신이 알려야 할 누군가가 있는 다른 상황에도 마찬가지로 적용된다. 그곳은 교실이 될 수도 있고 의사나 치과 의사의 사무실, 파티(초대자에게 말하는 것) 혹은 집단 모임(집단 리더에게 말하는 것)이 될 수도 있다.

당신의 상황을 공유하는 것을 도울 수 있는 다음의 '친애하는 사람에게 보내는 편지'를 사용하라. 이 편지는 아트 하디(Art Hardy) 박사에 의해 TERRAP 프로그램에서 허락받아 사용하고 있다(TERRAP은 미국 전역에서 광장공포증 환자에게 제공되는 집단치료 프로그램이다.). 당신의 상황을 공유하기 원한다는 자신만의 원고를 써서 그것을 기반으로 한 편지를 사용할 수 있다. 여기에 제시된 편지는 광장공포증을 다루고 있다. 하지만 사회공포증과 공황장애에도 적용할 수 있다. 당신의 문제에 대해 말하기 원하는 사람에게 편지를 직접 줘도 되고 그 사람에게 읽어 줘도 된다.

모두가 불안을 경험하고 모두가 어떤 상황에서는 불편감을 느낀다는 것을 명심하라. 만약 당신이 자신의 상황에 대해 무언가를 공유할 위험을 감수한다면 당신에게 제공될 지원과 수용에 놀라게 될 것이다.

친애하는 사람에게 보내는 편지

친애하는 ________________ 에게

저는 저 자신에 대해서 당신에게 말하고 싶습니다. 저는 광장공포증이라는 불리는 불안 문제를 가지고 있습니다. 이건 정신병이 아니지만 공황 발작을 일으키는 불안의 종류입니다.

100명 중 5명이 광장공포증 때문에 고통받고 있음에도 불구하고 몇몇 사람들은 이러한 상황에 대해 들어 본 적이 없습니다. 그것에 대해 말하는 것이 저에게는 어려운 일입니다. 하지만 당신과 이 정보를 공유하는 것이 저에게는 중요합니다.

광장공포증은 군중, 집에서 멀어지는 것, 고속도로, 다리, 그 외에 다른 많은 상황과 여러 일들로 인해 공황 발작이 촉발될 수 있다는 것을 제외하고는 폐쇄공포증과 유사합니다. 저는 이 불안 발작을 예견하거나 조절할 수 없습니다. 이 발작은 매우 불편하기 때문에 두렵고 항상 곤란합니다. 저는 공황 발작이 일어나는 상황들을 피해 왔습니다.

저는 이 문제에 대해 도움을 찾고 있습니다. 그리고 그 과정을 정립했습니다. 지금 시점에도 저는 무언가를 하고 있고 더 하기를 원합니다. 하지만 저는 아직 저를 위협하는 상황에서 도망가는 방법도 필요합니다. 저는 제가 불편한 상황으로부터 떠나는 게 필요하다는 것을 다른 사람들이 이해해 줄 때 더 잘 할 수 있고 회복되는 데도 도움이 된다는 것을 발견했습니다.

저는 아무리 그 상황이 해가 없을지라도 제가 항상 자유롭게 어떤 주어진 상황으로부터 떠나도 된다고 느끼는 것이 매우 중요합니다. 저는 당신에게 제 상황을 이해해 줄 것을 요구하는 건 아닙니다. 하지만 당신이 도움을 준다면 감사할 것입니다.

당신에게 이 사실을 말하면서 저는 당신의 동정을 구하지 않습니다. 하지만 저는 제가 회복될 때 당신의 정신적인 지지를 받으면 좋을 것입니다. 제가 이 문제에 직면하는 방법이 당신에게는 혼란스럽고 심지어는 이상해 보일 수 있을 거라 생각합니다. 저는 다른 방법으로 치료를 받아 왔지만 제가 지금 사용하는 방법이 회복되는 데 도움이 될 것이라고 확신합니다. 당신이 수용한다면 당신은 저의 이 문제가 사라지게 하는 데 도움이 될 것입니다.

활동 요약

1. 공황 발작의 여러 증상이 위험하지 않다는 생각을 확실히 하기 위해 이 장에 제시된 '위험 줄이기' 섹션을 여러 차례 읽어 보라.

2. 이 장에 제시된 두 종류의 공황 발작 작업지를 완성하라. 그리고 신체 감각 혹은 공황 반응에 동반되는 증상과 이러한 감각을 만드는 경향이 있는 파국적 해석 사이를 연결하는 세 번째 작업지를 사용하라. 파국적 자기 진술들은 주로 공황 발작을 촉발하는 데 기여함을 기억하라.

3. 공황 증상에 대해 수용하고 저항하지 않는 태도를 기르는 데 도움을 주기 위해서 공황 발작에 대처하는 클레어 위크스의 4단계 접근에 있는 '공황에 대항해 싸우지 말라' 섹션을 다시 읽어 보라. 공황과 싸우는 것보다 흘려보내는 것을 배우라.

4. 공황 반응을 예견하는 상태와 자극을 확인하는 공황 발작 기록지를 사용함으로써 2주 동안 당신의 공황 발작을 점검하라.

5. 초기 공황 증상을 인식하는 것을 배우라. 불안 척도에서 4수준을 구성하는 증상이 무엇인지 확인하라. (통제력을 상실하기 시작했다고 느끼는 지점)

6. 수준 4를 초과하는 공황 증상을 느꼈을 때 다른 대처 전략을 시험하라. 어떤 전략이 당신에게 가장 적합한가?

7. 다음 대처 전략에 특히 관심을 가지라.
   - 숙달될 때까지 매일 5분 동안 복식호흡을 연습하라(4장에 제시된 복식호흡이나 숨 고르기 연습을 모두 사용하라.). 그러고 나서 공황이 오는 최초의 신체 증상을 느낄 때 자각을 줄이기 위해 그것을 사용하라.
   - 하나 이상의 대처 진술을 사용하고, 부정적인 혼잣말이 당신을 위협하기 시작한다는 것을 알아차린 순간 그 진술을 사용하는 연습을 하라. 머릿속에 계속 떠오르는 어떤 부정적인 혼잣말도 극복할 수 있을 때까지 대처 진술을 반복하라.
   - 복식호흡과 대처 진술을 사용하는 방법을 숙달한 후에 그것들을 조합해 보라. 복식호흡에서 시작하고 뒤이어 대처 진술을 되뇌라. 이 전략들을 적절히 조합하면 각각을 사용하는 것보다 더 효과적이다.

8. 당신에게 가장 효과적인 대처 전략이 무엇인지 확인하기 위해 불안 척도의 수준 4 이상의 공황 반응에 대한 대처 전략을 시험하라.

9. 마음이 내키면 그 증상의 유발 절차를 시도하라. 이 절차는 공황과 관련된 신체 감각을 비활성화시킬 것이다. 만약 당신이 치료자와 함께 작업한다면 증상이 유발되도록 유도할 때 당신을 보조해 줄 것을 요청할 수 있다.

10. 당신이 말할 틀로서 친애하는 사람에게 보내는 편지를 사용하여 친척, 친구, 슈퍼바이저와 당신의 상황에 대해 얘기 나누라.

참•고•문•헌

Barlow, David, and Michelle Craske. *Mastery of Your Anxiety and Panic*. Albany, N.Y.: Graywind Publications, 1989. (Detailed presentation of the cognitive behavioral approach to treating panic.)

Beckfield, Denise F. *Master Your Panic and Take Back Your Life*. Second edition. San Luis Obispo, Calif.: Impact Publishers, 1998. (Through and useful self-help guide.)

Weekes, Claire. *Hope and Help for Your Nerves*. New York: Signot, 1991.

_______. *Peace from Nervous Suffering*. New York: Bantam Books, 1978. (An excellent resource for learning to deal with panic and other forms of anxiety.)

Wilson, Reid. *Don't Panic: Taking Control of Anxiety Attacks*. Revised edition. New York: HarperCollins, 1996.

Zuercher-White, Elke. *An End to Panic*. Second edition. Oakland, Calif.: New Harbinger Publications, 1998.

CHAPTER 07
공포증 돕기: 노출

공포증을 극복하기 위한 가장 효과적인 방법은 그냥 그것을 직면하는 것이다. 당신을 위협하는 상황을 계속 피하는 것은 그 무엇보다도 공포증을 생생하게 하는 것이다.

당신이 몇 년 동안 피해 왔던 특정 상황을 처음에 직면하는 것은 불가능한 과업 같을 것이다. 하지만 이 과업은 작은 단계로 나눔으로써 가능해질 것이다. 한꺼번에 그 상황에 들어가는 대신에 매우 천천히 작은 단위 또는 심지어 분 단위로 세분화하여 나아갈 수 있다.

공포증은 민감화에 의해서 커진다. 이것은 특정 자극에 민감해지는 과정이다. 본질적으로 당신은 불안을 특정 상황과 연합하는 것을 학습한다. 아마도 당신은 한때 식당에 앉아 있거나 집에 혼자 있는 동안 초조했을 것이다. 불안 수준이 높다면 당신은 그 특정 상황에 있는 것과 불안해하는 것 사이에 강한 연합을 획득했을 것이다. 그러므로 그 상황에 있거나 가까이 있거나 또는 단지 그것에 대해 생각하는 것만으로도 자동적으로 불안이 유발된다. 즉, 상황과 강한 불안 반응 사이의 연합이 형성된 것이다. 이 연합이 자동적이고 통제를 넘어선 것처럼 보이기 때문에 다시 그 상황에 처하는 것을 피하기 위해 당신이 할 수 있는 것은 모두 했을 것이다. 당신의 회피는 불안을 다시 경험하는 것을 막아 주었기 때문에 보상받는다. 상황을 항상 피하기 시작할 때, 당신은 완전한 공포증을 갖게 된다.

둔감화—또는 노출—는 불안과 특정 상황 사이를 연결하는 습관을 버리는 과정이다. 둔감화가 일어나기 위해서는 상대적으로 이완된 상태에서 공포증 상황에 들어가는 것이 필요하다. 실생활에서의 둔감화를 통해 직접적으로 공포증의 상황에 직면하면서 불안이 그 상황에 있는 동안 높아지고는 가라앉도록 한다. (만약 당신의 불안이 통제를 벗어나리라 우려되는 정도까지 높아진다면 일시적으로 상황으로부터 물러나고 가능하면 빨리 되돌아가도록 한다.) 요점은 ① 공포증적 상황(고속도로에서 운전하기 등)과 불안 반응을 연결하는 습관을 버리기, ② 이완의 감정과 그 특정 상황 간의 안전감을 재연합하기다. 이완 상태에서 반복적으로 상황에 들어가는 것은 결국 당신이 불안으로 반응하던 경향을 극복하도록 해 줄 것이다. 만약 어떤 것에 대한 반응으로 이완하고 안전감을 느끼도록 자신을 훈련시킬 수 있다면 더 이상 그것에 대해 불안해하지 않을 것이다. 이완과 불안은 서로 양립할 수 없는 반응이고, 따라서 둔감화의 목표는 공포증적 상황에 남아서 동시에 차분해지는 것을 배우는 것이다.

실생활에서의 둔감화 또는 노출은 공포증 환자에게 유일하고 가장 효과적인 치료법이다. 많은 통제된 연구에서 공포증 상황에의 직접적인 노출은 다른 비행동적 치료, 예를 들어 통찰치료, 인지치료 또는 약물치료보다 일관되게 더 효과적임이 밝혀졌다. 두려움을 극복하는 데 그것을 직면하는 것보다 더 효과적인 것은 없다. 특히 그것이 균형적으로 그리고 작은 증가 범위에서 이루어졌을 때 더욱 그러하다. 게다가 실생활에서의 노출 결과로서의 향상은 몇 주나 몇 달이 지나도 사라지지 않는다. 실생활에서 스스로 공포증적 상황에 대해 완전히 둔감화되면 두려움으로부터 자유로운 상태에 머무를 수 있다.

실생활 둔감화는 광장공포증, 사회공포증 그리고 다양한 특정 공포증의 치료로 이용될 수 있다. 광장공포증 중 흔한 지역성 공포증(territorial phobia), 예를 들어 식료품점이나 쇼핑몰에 들어가는 것, 다리나 고속도로에서 운전하기, 버스나 기차나 비행기 타기, 키 재기, 혼자 있는 것 등을 두려워하는 것을 극복하는 데 유용하다. 직접적인 노출에 반응하는 사회공포증에는 연설, 발표, 집단 활동, 사회적 역할 참여하기, 데이트, 공중 화장실 이용하기 그리고 시험 보는 것에 대한 두려움을 포함한다. 그리고 거미를 무서워하는 것에서부터 물이나 치과 의사를 무서워하는 등의 특정 공포증은 모두 직접적 노출을 통해 극복할 수 있다.

만약 실생활에서의 노출이 이처럼 효과적인 치료라면 왜 우리 주변에는 여전히 많은 공포증 환자가 있는 것일까? 왜 이처럼 강력한 치료로 모든 이들이 스스로를 돕지 않는 것일까? 그 답은 간단하다. 이 모든 효과성을 얻기 위해서 노출은 견디기에 쉽거나 편안한 과정이 아니다. 모든 사람이 두려운 상황을 대면해야 하는 불쾌감을 견디거나 규칙적으로 실생활 둔감화 연습을 견디기를 원하지 않는다. 노출치료는 강한 약속의 이행을 요구한다. 만약 당신이 진심으로 회복하고자 한다면 기꺼이 다음과 같이 할 것이다.

- 수년 동안 피해 왔던 상황을 직면하기 시작하는 위험 감수하기
- 작은 단위로 두려운 상황에 들어갈 때의 초기 불편감을 견디기
- 좌절이 있을지라도 당신의 완전한 회복이 이루어질 충분히 긴 시간 동안 일관되게 노출 연습을 지속하기(일반적으로 6개월에서 2년 정도 걸린다.)

만약 1～2년 동안 실생활 둔감화를 성실하게 이행할 준비가 되었다면 당신은 공포증을 극복할 수 있을 것이다.

실생활 둔감화 연습방법

노출치료를 계획하는 데는 다음 지침을 사용할 수 있다.

목표 설정

목표를 분명히 정의하는 것부터 시작하라. 어떤 상황을 피하는 것을 가장 멈추고 싶은가? 혼자서 고속도로를 운전하고 싶은가? 한 주치 식료품을 혼자서 사고 싶은가? 회사에서 프레젠테이션을 하고 싶은가? 비행기를 타고 싶은가?

당신의 목표를 구체적으로 정해야 함을 명심하라. 모든 유형의 쇼핑에 편안해하기처럼 광범한 것을 목표로 하기보다 '동네 식료품점에서 한 주치 식료품을 혼자서 쇼핑하기' 또는 '1시간 비행하기' 와 같이 구체적인 목표를 설정하라. 심지어 어떤 가게와 어떤 비행에서든지 편안해하기와 같이 모든 규제를 없애고 싶어 할 것이다. 목표

를 정의했다면 일정을 정하라. 당신은 언제까지 연설을 하거나 고속도로에서 운전을 하거나 또는 비행기를 탈 수 있게 되기를 바라는가? 지금으로부터 두 달 후? 지금으로부터 일 년 후? 작업하고자 하는 시간 틀을 만들고, 그것을 고수하고자 헌신하라. 종종 단기 목표와 장기 목표를 구별하는 것이 유용하다. 미래의 다양한 시점에서 당신이 회복과정의 어느 단계에 있기를 원하는지 정하기 위해 다음의 작업지를 사용하라. 목표 진술문 종이를 복사해 눈에 띄는 곳에 붙여서 두려움을 극복하고자 하는 당신의 계획을 스스로에게 상기시킬 수 있도록 한다.

목표

3개월 안에:

6개월 안에:

1년 안에:

각 목표의 위계 만들기

당신이 정한 각각의 목표에 대해 노출의 위계를 만들 필요가 있다. 위계는 당신이 두려워하는 상황에 대한 점진적인 접근의 연속이다. 상황에 대한 매우 제한적인 노출로부터 시작해서 점차적으로 작은 단계씩 노출 정도를 증가시킨다. 예를 들어, 엘리베이터 타는 것을 두려워한다면 엘리베이터에는 타지 않고 거기까지 다가가는 것부터 시작할 수 있다. 다음 단계는 엘리베이터 안에 들어갔다가 바로 나오는 것이 될 수 있다. 그다음에는 한 층을 올라갔다가 다시 돌아오는 것이다. 그 후 2층을 올라갈 수 있고, 이런 식으로 계속 진행해 나갈 수 있다. 자기만의 위계를 개발하기 위해서 뒤에 나오는 위계의 예시뿐만 아니라 다음의 지침을 사용한다.

❶ 식료품점 가기, 고속도로에서 운전하기, 사람들 앞에서 말하기 등 연습하고 싶은 특정 공포 상황을 고르라.

❷ 당신을 거의 괴롭히지 않을 만한 매우 제한된 방법으로 그 상황과 대면하는 것을 상상하라. 식료품점 가기의 경우는 가게 앞의 주차장까지 운전해서 갔다가 집으로 돌아오는 것이 될 수 있다. 연설하기의 경우는 집에서 편안함 속에 친구에게 1분 이야기를 하는 것이 될 수 있다. 1～10 척도에서 이러한 노출은 1 정도의 강도가 된다.

❸ 이제 공포증과 관련하여 가장 강하고 가장 도전적인 노출이 무엇인지 상상하라. 그리고 그것을 위계에서 가장 높은 단계로서 반대편 극단에 놓으라. 예를 들어, 당신이 식료품점에 대해 공포를 느낀다면, 가장 높은 단계는 혼자서 가장 긴 계산대 줄에 기다리고 있는 것을 포함할 것이다. 비행의 경우, 가장 높은 단계는 대륙과 대륙 사이를 오가는 비행이나 비행 중 심각한 난기류를 만나는 것이 포함될 것이다. 연설의 경우는 많은 사람 앞에서 발표를 하기, 긴 발표를 하기 또는 아주 예민한 주제에 대해 말하기를 상상할지도 모른다. 1～10 척도에서 이 단계의 노출은 10이 될 수 있다.

❹ 이제 공포증과 관련된 6개나 그 이상의 점진적인 강도의 노출을 상상해 보는 시간을 가지고 불안 유발 잠재력에 따라 1～10의 순위를 매기라. 그 상황들을 이미 정의해 놓은 두 개의 극단 사이에 내림차순으로 배치하라. 도움이 되게 뒤에 나오는 '위계의 예시'를 사용하라. 그리고 장면 목록을 '위계 작업지'에 적으라.

다양한 강도의 장면 정의하기

공포증의 어떤 요인이 당신을 더 불안하게 또는 덜 불안하게 만드는지 알아내도록 노력하고, 그 요인들을 다양한 강도의 상황을 개발하는 데 사용하라. 운전의 경우, 이러한 변인에는 집으로부터의 거리, 혼자 운전하는지 또는 옆에 누군가가 있는지, 교통 혼잡, 신호등의 개수, 고속도로에서 나오기 쉬운 정도 등을 포함할 수 있다. 대중연설의 경우에는 연설의 길이, 관중 수, 또는 당신이 관중들을 얼마나 잘 아는지 정도가 변인이 될 수 있다.

모든 공포증에는 보통 하나 이상의 변인이 있는데, 그 변인을 노출의 강도를 다양화하는 데 이용할 수 있다. 일반적인 변인에는 다음이 포함된다.

- 지지자가 주변에 있음 또는 없음
- 두려운 상황으로부터의 거리
- 노출의 지속시간
- 상황으로부터 벗어나는 출구 또는 방법에의 접근도
- 상황의 일반적인 복잡성(자동차나 사람의 수)
- 시간

당신을 불안하게 만드는 어떤 공포증 상황에서든지 그 구체적인 요소를 알고 있다는 것은 그 상황에 대한 통제감을 높여 주고 둔감화를 가속화시켜 준다.

주의: 어떤 단계에서 그다음 단계로 나아가는 데 어려움이 있다면 항상 추가적인 단계를 더할 수 있다. 예를 들어, 식료품 장보기에 노출되고 있다고 가정하자. 가게 안에서 몇 분 동안 머무를 수 있는 있는 단계까지 도달했지만 물건을 사거나 계산대를 지나가지 못하고 있다면, 추가할 수 있는 하나의 중급 단계는 물건 하나를 바구니에 담아 계산대 줄에 서서 불안 수준이 괜찮은 정도까지 최대한 오래 기다리다가 물건을 집었던 곳에 되돌려 놓고 오는 것이다. 이 단계가 단조로워질 때까지 아무런 물건을 사지 않으면서 반복할 수 있다. 또 다른 중급 단계의 예는 지지자와 함께 계산대를 지나가지만 그 사람이 물건을 옮기고 돈을 지불하는 방법이다. 이를 몇 번 반복한 후, 당신은 계산대를 지나 스스로 물건을 살 수 있을 정도로 준비가 될 것이다.

만약 당신이 특정 단계로 넘어가는 데 문제가 있다면 위계에서 앞 단계로 돌아가 연습하라. 예를 들어, 당신이 작은 다리를 건너 운전하는 것을 완전히 익혔지만 다음 단계로 나아가지 못하고 있다면, 되돌아가서 더 작은 다리 위에서 운전하는 것을 몇 차례 연습하라. 목표는 작은 다리 건너는 것이 지겨워져서 다음 단계를 시도하는 데 강한 자극을 느끼게 하는 것이다. 시도하고자 할 때는 지지자와 함께 하라.

만약 당신이 노출치료를 시작하는 것에 문제가 있다면 원래의 첫 단계보다 덜 도전적인 단계에서 시작하라. 예를 들면, 비행 공포증을 가지고 있고 심지어 공항까지 가는 것조차 준비되어 있지 않다면, 준비 단계로서 제트 비행기가 착륙하는 것을 보여주는 비디오를 보거나 잡지에서 비행기 사진을 보는 것에 익숙해지라. 그래도 여전히 공항까지 가지 못한다면 공항 주차장까지 운전해 갈 수 있다고 느낄 때까지 반복적으로 그 옆을 운전해 가서 집으로 되돌아오라.

지지자에게 의지하기: 특히 시작 단계에서

처음으로 실생활 둔감화 과정을 시작할 때나 공포증 위계로 나아갈 때 당신이 믿는 사람(배우자, 파트너, 친구 또는 조력 전문가)에게 의지하거나 그 사람과 동반하는 것은 매우 도움이 된다. 이러한 지지자는 안도감과 안전, 기분 전환(당신과 대화를 함으로써), 지속할 수 있도록 하는 격려 그리고 단계적 성공에 대한 칭찬을 제공할 수 있다.

하지만 지지자는 당신을 재촉해서는 안 된다. 지지자는 당신이 도망가지 않고 공포증 상황에 들어갈 수 있도록 격려해야 한다. 하지만 노출 강도를 결정하고 물러서야 하는 지점을 결정하는 것은 당신 자신이다. 지지자는 당신의 시도를 비판하거나 더 열심히 노력해야 한다고 말해서는 안 된다. 그러나 지지자가 당신에게서 어떤 저항을 알아채고 그런 저항이 현재의 것인지를 인식하도록 돕는 것은 괜찮다. 지지자의 주요 임무는 격려와 당신의 수행에 대해 판단 없이 지지를 제공하는 것이다. 지지자를 위한 지침은 뒤에 제시되어 있다.

지지자와 함께하는 것은 종종 도움이 되고, 때로는 노출을 시작하는 데 있어 필수적이다. 하지만 공포증을 완전히 극복하고 싶다면 결국 지지자를 떠나서 혼자서 공포증 상황을 직면해야 할 필요가 있다.

선택 사항: 상상 둔감화를 먼저 시도하기

어떤 사람들은 실생활에서 공포증 상황을 탐험하기 전에 상상 둔감화라는 기법을 연습하기를 좋아한다. 이것은 위계에서 설계된 경험을 실생활에서 대면하는 것보다는 심상화하는 것을 의미한다. 만약 이 기법을 실생활 노출에 앞서 사용하고 싶다면 뒤에 나오는 '상상 둔감화' 섹션을 보라.

위계의 예시

위계를 따르는 세 가지 예시가 실생활 노출을 위해 개발되었다. 이것은 단지 위계의 예시일 뿐임을 명심하라. 엘리베이터, 식료품점 또는 비행을 포함한 두려운 상황에 대한 당신만의 위계는 그 상황의 어떤 측면이 당신으로 하여금 가장 큰 불안을 유발하는지에 따라 달라질 수 있다.

엘리베이터

1. 엘리베이터가 올라갔다가 내려오는 것을 본다.
2. 지지자와 함께 멈춰 있는 엘리베이터 안에 서 있는다.
3. 혼자서 멈춰 있는 엘리베이터 안에 서 있는다.
4. 지지자와 함께 1층을 올라갔다가 내려온다.
5. 혼자서 1층을 올라갔다 내려오며, 이때 지지자는 당신이 도착할 층에서 기다린다.
6. 지지자와 함께 2층에서 3층까지 갔다 온다.
7. 혼자서 2층에서 3층까지 갔다 오고, 이때 지지자는 당신이 도착할 층에서 기다린다.
8. 당신이 갔다 오는 층 높이는 높아지는데 처음에는 당신의 지지자와 같이, 그 후에는 혼자서 갔다 오며 당신의 지지자는 엘리베이터 밖에서 기다린다.
9. 지지자 없이 혼자 엘리베이터를 타고 다닌다.

식료품점

1. 지지자와 함께 식료품점까지 운전해서 가서 주차장에서 1분을 보낸다.
2. 지지자와 함께 식료품점까지 운전해서 가서 주차장에서 5분을 보낸다.

③ 식료품점 문까지 걸어가서 밖에서 지지자와 함께 2분 동안 걸어 다닌다.
④ 1, 2, 3단계를 혼자서 반복한다.
⑤ 지지자와 함께 식료품점에 들어가서 15초 동안 있다가 걸어 나온다.
⑥ 지지자와 함께 식료품점에 들어가서 1분 동안 있다가 걸어 나온다.
⑦ 지지자와 함께 가게의 뒤쪽까지 걸어가서 가게에서 2분을 보낸다.
⑧ 식료품점에 지지자와 함께 들어가서 그가 물건 하나를 사는 동안 함께 다닌다.
⑨ 지지자와 함께 식료품점에 들어가서 그가 서로 다른 진열대에서 두 개의 물건을 사는 동안 함께 다닌다.
⑩ 5, 6, 7단계를 반복하며 지지자는 밖에서 기다린다.
⑪ 지지자와 함께 가게에 들어가서 물건 하나를 산다.
⑫ 지지자와 함께 가게에 들어가서 다른 진열대에서 두 개의 물건을 산다.
⑬ 지지자는 밖에서 기다리고 가게에 들어가 물건 하나를 산다.
⑭ 지지자는 밖에서 기다리고 가게에 들어가 물건 두 개를 산다.
⑮ 혼자서 쇼핑을 가서 처음에는 그냥 물건 하나만 사고, 점차적으로 물건의 개수와 가게 안에서 보내는 시간을 늘린다.

비 행

① 지지자와 함께 공항 근처에 가서 그 주변을 운전한다.
② 공항에 주차를 하고 5분 동안 보낸다.
③ 지지자와 함께 공항터미널에 들어가서 5분 동안 걸어 다닌다.
④ 지지자와 함께 보안대에 가서 5분 동안 줄을 서서 기다린다.
⑤ 1단계에서 4단계까지 혼자서 반복한다.
⑥ 착륙해 있는 비행기를 찾아갈 수 있도록 일정을 잡고, 지지자와 함께 비행기에 올라타서 1분을 보낸다.
⑦ 6단계를 반복하는 데 5분을 보낸다. 의자에 앉아 안전벨트를 매어 볼 수 있다.
⑧ 6단계와 7단계를 혼자서 반복한다.
⑨ 짧은 비행(15~30분)을 예약하고 지지자와 함께 간다.
⑩ 지지자와 함께 더 긴 비행을 예약한다.
⑪ 9단계와 10단계를 혼자서 반복한다.

위계 활동지

______________________을 위한 위계

(공포증을 구체화하라.)

사용법: 공포증을 직면하는 데 있어서 상대적으로 쉽거나 부드러운 단계부터 시작하라. 단계적으로 더 도전적인 노출을 포함하는 최소 8단계를 만들라. 마지막 단계는 목표 또는 그것을 넘어서는 단계가 되어야 한다. 위계를 따라 작업해 올라가면서 각각의 단계를 마친 날짜를 쓰라.

단계	완료 날짜
1. ______	______
2. ______	______
3. ______	______
4. ______	______
5. ______	______
6. ______	______
7. ______	______
8. ______	______
9. ______	______
10. ______	______
11. ______	______
12. ______	______
13. ______	______
14. ______	______
15. ______	______
16. ______	______
17. ______	______
18. ______	______
19. ______	______
20. ______	______

주의: 이 작업지를 복사해서 각각의 공포증에 1장씩 작성하라.

'위계 작업지'를 이용해서 특정 공포증에 대한 당신만의 위계를 설계할 수 있다. 이를 여러 장 복사해서 작업하기 원하는 특정 공포증에 대한 위계를 작성하라. 20단계 모두가 필요하지 않을 수도 있다. 하지만 가장 작은 단계에서 가장 도전적인 단계까지 적어도 8단계는 만들도록 노력하라.

노출을 위한 기본 절차

다음 네 단계는 직접적 노출을 연습하면서 경험하게 될 것을 요약한 것이다.

❶ 상황에 들어가기: 위계에서 첫 단계나 가장 마지막에 마쳤던 단계로부터 시작해서 공포증 상황에 들어가라. 불안이 어떤 면에서든지 불편하게 느껴질 때까지 상황(또는 위계에서 그 위 단계)에 들어가는 것을 계속하라. 불안 수준을 점검하기 위해 6장에 나왔던 불안 척도를 사용할 수 있다. 일반적으로 부드럽게 노출을 계속하기 위해서 불안 수준을 척도의 1~4 정도까지 유지하기를 권한다. 하지만 불안 수준이 4점이나 그 이상에서 계속 유지된다면 상황으로부터 잠시 빠져나오는 것이 가장 좋다. 불안이 조절 가능하다면 좋다. 그냥 불안이 가라앉을 때까지 당신이 두려워하는 상황에 머물라. 심지어 그 상황이 불편하더라도 불안 수준이 조절할 수 없는 정도로 올라갈 때까지 최대한 오래 거기에 머물라. 시간이 흘러가도록 하고 불안이 없어지도록 두라. 노출을 수행할 때 4장의 복식호흡 기법을 연습하는 것은 매우 도움이 된다. 복부로부터 호흡하는 것은 올라오는 불안을 어느 정도 흐트러뜨리는 데 도움이 된다.

❷ 만약(그리고 단지) 당신의 불안이 '통제 불능'이라고 느껴진다면 후퇴하기: 만약 불안을 제어하기 어려워지기 시작하다면(불안 척도에서 5점 이상), 당신은 일시적으로 상황에서 후퇴해야 한다. 후퇴하기는 기분이 나아질 때까지 상황을 떠났다가 최대한 빨리 돌아오는 것이다. 항상 당신이 느끼는 불편감을 수용하고 불안이 없어지기를 기다리며 상황에 머무르는 것이 좋다. 하지만 통제할 수 없는 불안이나 공포가 다가오는 것을 느끼기 시작한다면 후퇴하고 나서 최대한 빨리 그 상황으로 돌아가는 것이 가장 좋다.

많은 상황에서 이렇게 하는 것은 쉽다. 만약 고속도로에서 운전을 하고 있다면 갓길에 차를 세우거나 가장 가까운 출구로 나가면 된다. 만약 당신이 레스토랑에 앉아 있다면 화장실로 후퇴했다가 돌아올 수 있다. 하지만 당신이 비행 중이라면 비행기를 떠날 수 없다. 그렇지만 마음속에 있는 안전한 장소로 후퇴할 수는 있다(또는 기록된 심상기법[11장 참조]을 사용할 수 있다.). 후퇴는 도망과 같은 것이 아님을 기억하라. 요지는 잠시 상황을 떠났다가 되돌아오는 것이다.

주의: 많은 불안 전문가들은 얼마나 불안이 높아지든지 공포증 상황에 계속 노출하는 것을 지지한다. 이것의 문제는 노출되어 있는 동안 진짜 공포에 빠진다면 그 상황에 당신을 재민감화하고 공포증의 강도를 강화할 수 있는 위험이 있다는 것이다. 노출 동안 당신이 느끼는 불편감을 견디도록 노력하는 것이 항상 좋지만, 불안이 통제 불능이나 공포증으로 향하는 것 같다면 일시적으로 후퇴하는 것도 도움이 될 수 있다.

③ 회복: 그 상황에 머무르건 일시적으로 후퇴하건, 결국 당신은 떠오르는 어떤 불안이 사라질 때까지 그 상황에 머무른다. 이것이 일어나기에 충분한 시간을 주는 것도 명심하라. 복식호흡이나 이 시점에서 걸어 다니는 것이 평정을 회복하는 데 도움이 된다는 것을 발견할 수 있다.

④ 지속: 회복 후 상황 깊숙이(또는 위계 위쪽으로) 나아가는 것을 계속하라. 만약 불안 증상이 나타나면 그 증상을 수용하여 그것들이 사라지게 하라. 후퇴한 후에 당신의 수행이 처음보다 덜 극적이지 않더라도 자신을 비난하지 말라. 이것은 일반적인 경험이다. 하루나 이틀 동안 당신은 위계에서 계속 진척을 보일 수 있을 것이다.

당신이 지겨움을 느끼기 시작할 때까지 노출–후퇴(필요하다면)–회복–지속의 순환을 계속하라. 그리고 하루 동안 멈추라. 가능하다고 느끼는 만큼 단계를 진척해 가라. 이것은 하나의 연습 회기를 구성하는데, 한 회기는 보통 30분에서 2시간까지 걸릴 것이다. 일반적으로는 노출이 더 길수록 짧은 회기보다 더 빠른 결과를 얻는다. 하지만 당신의 속도에 맞추어 가야 한다. 대부분의 사람들에게는 하루에 한 번의 연습 회기로 충분하다. 단계를 통한 당신의 진척이 다를 수 있다는 것을 알아 두라. 어떤 날은 몇 개의 단계를 거치면서 굉장한 진척을 즐길 수 있을 것이고, 어떤 날은 같은 단계를 여러 번 반복해야 할 것이다. 거의 진척을 보이지 못한 날이 있고 전날 했던 만큼 나아가지 못하는 날도 있다. 예를 들어, 당신은 월요일에 처음으로 혼자 식료품점에 가서 5분을 보낼 수 있다. 화요일에는 다시 5분을 보냈지만 그 이상은 못한다. 그리고 수요일에는 가게 안에 전혀 들어가지 못할 수도 있다. 하지만 목요일이나 금요일에는 가게에서 10분을 머무를 수도 있다. 이러한 기복, 즉 두 단계 앞으로, 한 단계 뒤로 물러서는 현상은 노출치료에서 일상적인 것이다. 이런 기복으로 인해 낙담하지 말라!

노출 기법을 최대한 활용하기

다음의 지침은 실생활 둔감화를 극대화할 수 있도록 도울 것이다.

✱ 위험을 기꺼이 감수하라

오랫동안 피하려고 했던 공포 상황을 떠올리는 것은 위험 상황을 완화시켜 준다. 공포를 직면하고 회복하는 데 간단한 방법이란 없다. 그러나 당신이 세부적이고 제한적인 목표로 시작해서 점차로 진행해 나갈 때 위험을 감수하는 것이 더 쉬워진다. 공포 상황의 위계를 세우는 것은 공포를 점진적으로 숙달하게 해 준다.

✱ 저항을 다루라

피하고자 했던 상황에 대한 노출치료는 저항을 불러일으킬 수 있다. 노출치료의 시작을 미루고 있는 이유가 무엇인지에 주목하라. 공포 상황을 떠올리는 것에 대해 정말 전념하면 강한 공포, 사로잡힌 두려움, '나는 절대로 그것을 할 수가 없어.' '절망적이야.' 와 같은 자기 패배적 진술 등을 유도해 낼 수 있다. 저항하는 대신에 중요한 치료 기회로서의 둔감화에 주목하려고 하라. 둔감화를 시작함으로써 당신은 자신에 대해 알게 되고 오랜 시간 계속되어 온 회피 유형에 대해 작업하게 될 것이다. 더 이상 공포로 괴롭지 않을 때 당신의 인생과 관계가 얼마나 좋아질지에 대해서 자신에게 격려해 주는 말을 하라.

동기를 얻기 위해 3장의 '당신의 회복 프로그램을 수행하기 위한 필수 요인' 섹션을 복습할 수도 있다. 당신의 저항에 기여하는 이면의 적응적 요소(secondary gains)가 있는지를 살펴보라.

실생활 노출치료에 저항하고 있음을 인식하면 치료는 더 쉽게 진행될 수 있다. 만약 어떤 점에서 저항의 문제를 가지고 있다고 느낀다면 노출치료와 관련된 치료자에게 자문을 구할 수도 있다.

✻ 불편함을 기꺼이 인내하라

오랫동안 피하려고 했던 상황을 직면하는 것은 편안하지도 기쁘지도 않을 것이다. 둔감화의 과정에서 부득이하게도 어떤 공포를 경험하기 때문이다. 사실 노출치료의 과정에서 증상이 나아지기는커녕 초기에는 더 악화되는 것처럼 느껴지는 것이 일반적이다. 그렇게 느끼는 것은 퇴보하는 것이 아니라 노출치료가 정말로 진행되고 있다는 것임을 인식하라. 그런 느낌은 더 나아지기 위한 기초 작업을 의미한다. 당신이 노출치료 동안 증상이 발생했을 때 그것을 다루는 기술을 더 많이 획득하면 연습 회기는 더 쉬워지고 완전하게 회복되리라는 자신감을 더 많이 갖게 될 것이다.

✻ 침잠되는 것을 피하라: 기꺼이 후퇴하라

노출치료 회기는 상황에 의해 억지로 가해진 공포 상황과 전반적으로 다르다. 둔감화의 과정에서는 당신을 얼어붙게 만드는 노출 상황의 격렬함과 노출의 강도를 조절할 수 있다. 상황은 즐거움을 제공하지 않는다. 언제든지 불안 척도의 4수준을 넘기는 수준의 공포라면 연습을 즉각 그만두라. 그런 다음 회복되기까지 기다리라. 후퇴하는 것은 비겁한 것이 아니다. 오히려 공포를 극복하는 데 가장 효과적이고 편의적인 방법이다. 과도한 노출 또는 침잠은 당신을 상황에 대해 예민해지게 해서 결과적으로 공포를 극복하는 시간을 질질 끌게 만들 것이다.

✻ 우발사건 상황을 설계해 보라

당신이 엘리베이터 안 또는 엘리베이터가 갑자기 층 중간에 멈춘 상황과 같이 나쁜 상황에서 연습하고 있다고 가정하자. 또는 간선도로에서 막 운전하기 시작했고, 진입로에서 멀리 떨어졌을 때 공포가 엄습해 오기 시작했다고 가정해 보자. 가능할 때마다 이러한 최악의 상황 시나리오를 먼저 설계해 보는 것은 매우 도움이 된다. 첫 번째의 경우에는 스스로에게 비상벨이 울리는 엘리베이터에서 연습하고 있다고 확신을 가져보라. 두 번째 간선도로의 경우에는 사전에 최소한 진입로에 다다를 때까지 비상등을 켜고 천천히 운전하고 있다고 분명하게 자신에게 이야기하라. 만약 비행하는 것처럼 비상문이 없는 상황에 처해 있다면 대처 진술문 목록(6장 참조)을 가지고 있거나 이완 테이프나 휴대용 카세트 플레이어를 가져오라(11장 또는 부록 3 참조).

✻ 사전에 노출 상황을 설계해 보라

처음 노출치료를 시작했을 때는 가장 하고 싶은 자연스러운 순간에 훈련을 받고 싶을 수도 있다. 당신이 원할 때 훈련받는 것은 어떤 면에서는 오랫동안 피해 왔던 상황을 직면하기 시작하는 것을 도울 수도 있다. 그러나 시작할 때 사전에 노출 훈련을 설계해 보는 것이 가장 좋다. 당신에게 좋은 날이 나쁜 날인 것처럼 그 훈련을 받으려고 노력하라. 만약 훈련받기에 가장 좋은 날을 기다린다면 좋게 느낄 때까지 훈련을 미루려고 할 것이고, 진전이 더딜 것이다. 설계된 노출 상황을 직면할 때, 당신이 예상할 수 있는 공포가 많아도 당신이 연습할 때 성공했던 것처럼 그것이 점차 줄어들 것이다.

✻ 자신의 페이스를 존중하라

몇 가지 경우만으로 실생활 노출을 생각하지 않는 것이 중요하다. 목표는 당신이 문제를 얼마나 빨리 극복하는지를 보는 것이 아니다. 일반적으로 빨리 많은 진전이 이루어지도록 자신을 압박하는 것은 좋은 생각이 아니다. 사실 이전 단계에서 전반적으로 편안하게 되기도 전에 다음 단계를 시도하는 것은 당신을 공포에 예민하게 만들 위험이 있다. 각 노출 단계에서 얻을 수 있는 아주 작은 이득을 깨닫고, 다른 상황에 대한 노출 훈련을 받아들일 수 있는 페이스를 결정하라.

✻ 완전히 통제하려는 욕구를 내려놓으라

몇 가지는 당신의 통제하에 있고 다른 것은 그렇지 않다는 사실을 받아들이는 작업을 하라. 운전할 때 자동차는 통제할 수 있지만, 버스나 비행기의 승객일 때는 통제하는 것을 포기해야 한다. 집에서 얼마나 더 멀리 운전하느냐는 통제할 수 있지만, 교통신호, 상점 앞에 서 있는 줄 또는 엘리베이터 작동법은 통제할 수 없다. 완전히 통제할 수 없는 이러한 상황을 받아들이는 데 도움이 되도록 복식호흡과 '믿고 그냥 가자(Let go and trust).' '내가 할 수 있는 만큼 최선을 다할 거야.' '신은 나와 함께 해.' 와 같은 대처 진술을 사용하라.

✱ 작은 성공에도 자신에게 보상을 주라

실생활 둔감화 훈련을 받는 사람들은 충분하게 빠른 진전을 보이지 않은 것에 대해 자신을 책망하는 것이 일반적이다. 작은 성공에도 일관적으로 자신에게 보상해 주는 것이 중요함을 명심하라. 예를 들면, 이전보다 공포 상황을 조금이나마 더 떠올릴 수 있게 된 것은 아이스크림 가게, 꽃 가게에 들르거나 외식하러 밖에 나가는 등 자신에게 보상해 줄 가치가 있는 것이다. 그래서 조금 더 길게 상황에 머무를 수 있거나 조금 더 공포감을 견딜 수 있게 된다.

작은 성공에도 자신에게 보상해 주는 것은 훈련을 계속 받도록 동기를 유지하는 데에 도움이 될 것이다.

✱ 초기의 공포에 대처하는 법을 배우라

만약 당신의 공포 수준이 4단계에 도달했을 때 상황에서 쉽게 벗어날 수 없다면 제시된 대처 기술(6장 참조)을 사용하라. 다음과 같은 것이 도움을 줄 수 있을 것이다.

- 깊게 복식호흡을 하라.
- 긍정적인 혼잣말(self-talk)을 사용하라.
- 당신의 지지자와 이야기하라.
- 주의를 딴 데로 돌리라(도로에서 파란색 자동차의 수를 세는 것 등으로).
- 공포에 대해 화내라.

전체적으로 신체 감각에 저항하기보다 신체 감각을 떠올리고 따르려는 태도를 유지해야 함을 기억하라. 복식호흡과 긍정적인 혼잣말을 같이 사용하는 것이 때로 도움이 될 수 있다. 벗어날 수 있게 되면 바로 이 옵션을 사용하라.

✱ 공포 상황을 떠올릴 때 적극적인 대처 진술을 사용하라

노출치료 회기 동안 또는 그전에 적극적인 진술을 계속 반복하는 것은 꽤 도움이 될 수 있다. 대처 진술의 반복은 공포의 신체 증상에서 벗어나게 하고 더 높은 수준의 공포라고 스스로에게 말하는 것을 막아 준다. 그런 진술들은 노출 훈련 동안 가장 어려운 순간에 도움이 되는 자신감과 침착한 태도를 조장해 준다. 뒤에 제시된 긍정적인 대처 진술 목록을 사용하라. 연습 회기 동안 몸에 지닐 수 있는 3×5카드에 대처 진술문을 적을 수도 있다.

✻ 정기적으로 연습하라

조직적이고 정기적으로 연습하는 것—서두르거나 압박하기보다—은 회복을 가장 촉진시킬 수 있는 방법이다. 이상적으로는 실생활 둔감화를 일주일에 3~5번 정도 연습하는 것이 가장 좋다. 공포 상황에의 노출을 여러 번 시도하는 긴 회기가 짧은 회기보다 더 빠른 성과를 나타내는 경향이 있다. 적절할 때 후퇴하는 한, 주어진 연습 회기에서 너무 많은 노출을 견디기 어렵게 된다(다소 피곤하거나 에너지가 소진되어 끝내버리는 것이 최악의 상황이다.).

정기적인 연습이 회복 비율을 결정한다. 만약 당신이 정기적으로 연습하지 않는다면 그에 대한 어떤 변명을 만들어 내고 있는지에 주목하고 누군가가 그것을 평가하는 것을 견디라. 그런 후 다음에 또 변명을 만들 때 그것을 논박하는 논거를 찾으라. 노출치료에서 정기적인 연습은 가장 완전하고 지속적인 회복의 열쇠다.

✻ 실패를 어떻게 다루는지 생각해 보고 이해하라

이전에 실시했던 노출 상황이 다시 견디기 어려워지는 것은 회복의 정상적인 부분이다. 회복은 간단히 일차원적으로 진행되지 않는다. 전진하는 횟수만큼 안정된 상태에 이르고 회복할 것이다. 실패는 회복과정의 필수적 부분이다.

예를 들어, 당신이 간선도로에서 운전하는 동안의 공포를 극복하는 작업을 한다고 가정해 보자. 4주 넘게 이루어지는 연습 회기는 다음과 같을 것이다.

- 1주차: 5번의 연습 회기 중 3번 정도 간선도로에서 바로 다음 출구까지 운전할 수 있다.
- 2주차: 5번의 연습 회기 중 5번 모두 전혀 운전할 수 없다(이런 정도의 후퇴는 전혀 이상한 것이 아니다.).
- 3주차: 5번의 연습 회기 중 2번 정도 바로 다음 출구까지 운전할 수 있다. 다른 2번의 회기 동안 당신은 두 개의 출구까지 운전할 수 있다. 어떤 날에는 전혀 운전할 수 없다.
- 4주차: 아픈 것 때문에 두 번의 회기만 진행한다. 다른 날 한 번 정도 세 개의 출구까지 운전할 수 있다.

실패로 인해 더 연습할 수 없다는 것에 대해 낙담하지 않는 것이 중요하다. 간단하게 안 좋은 날이나 안 좋은 주를 표시해 두고 그것으로부터 배우라. 어떤 것도 지금 당신이 보인 진전을 앗아갈 수 없다. 특정 공포 상황을 숙달하는 데 얼마나 최상으로 진전했는지에 대해서 더 많이 알려 주는 경험으로서 각 실패를 사용할 수 있다.

✻ 더 강한 정서를 경험할 수 있음을 준비하라

오랫동안 피하려고 했던 공포 상황을 직면하는 것은 때로 공포뿐 아니라 분노나 슬픔과 같은 억누른 감정을 불러올 수 있다. 이것은 회복과정 중 일반적이고 기대되는 부분이라는 것을 인식하라. 이런 감정을 표출하고 표현하도록 허용하라. 그 감정들로 인해 불편할지라도 그것이 열쇠라는 것을 인식하라. 공포 상황으로부터 회복하는 가장 중요한 부분은 당신의 감정을 받아들이고 표현하고 나누는 것을 배우는 것이다(12장 참조).

✻ 완료하라

노출치료를 마치는 것은 이전에 문제가 있었던 어떠한 상황(어떤 사람들도 두려워하는 극단적 상황을 포함하지는 않는다)에서 당신이 더 이상 공포로 두려워하지 않는 지점에 도달했다는 것을 의미한다. 이 회복과정은 일반적으로 6개월에서 2년 정도에 완료된다. 최상의 상황에서 편안함을 느끼지만 여전히 한두 가지 상황에서 두려움을 느끼는 것은 일반적으로 불충분하다. 공포로부터 계속 자유롭기 위해 다음의 지점에 도달할 때까지 수행을 지속하는 것이 중요하다. 첫 번째는 두려워하지 않는 사람들이 편안하게 느끼는 어떤 상황에 들어설 수 있는 지점이고, 두 번째는 공포 반응을 통제할 수 있고 전혀 위험한 것이 아니라고 생각할 수 있는 지점이다.

✻ 궁극적으로 버팀목을 포기하라

노출 연습의 중간 단계 중 초기에는 지지자, 진정제, 휴대폰이나 행운을 뜻하는 펜던트와 같은 버팀목(props and crutches)에 의지하는 것이 공포를 줄이는 데 필요하고 유용할 수 있다. 만약 당신의 목표가 고속도로에서 운전하거나, 비행하거나, 대화하는 등의 처할 수 있는 여러 상황에 대처하는 것이라면 막연히 그런 물건에 계속 의존하기를 선택할 수 있다. 만약 당신의 목표가 간단하게 이러한 상황에 대처하는 것이라면 나쁠 것은 없다. 그러나 당신의 목표가 완전하게 공포를 극복하는 것이라면 결국 버팀목과 같은 것을 포기할 필요가 있다. 이러한 물건은 미묘하게도 공포 상황을 더 강하고 두렵게 만드는 경향이 있다. 당신은 무의식적으로 자신에게 '나는 단지 내 안전한 버팀목으로 상황을 다룰 수 있어. 그것이 없다면 나는 할 수 없어.' 라고 말한다. 지지자, 약, 휴대폰이나 다른 안전한 물건 없이 공포 상황에 안전하게 들어간다면 당신은 높은 수준을 숙달한 것이다.

몇몇의 치료자들은 그들의 내담자에게 복식호흡과 대처 진술과 같은 기초 기술을 포함하면서, 공포를 줄일 수 있는 기술이나 대상을 없애라고 권장한다. 이것은 나에게는 다소 너무 심하게 보인다. 나는 당신에게 이 장에서 기술된 대처 기술 모두를 계속 사용할 것을 권한다. 그러나 당신이 훈련의 가장 마지막 단계에 있다면 지지자, 휴대폰, 진정제와 같은 안전한 버팀목을 버리라고 권한다. 또한 당신은 기분이 좋지 않을 때에도 연습해야 한다. 이 점은 어떠한 상황에서든지 당신이 공포 상황을 다룰 수 있게 한다. 그러고 나면 당신은 정말로 두려울 것이 없게 된다. 당신은 자신에게 '나는 단지 ~하다면 할 수 있어.' 라고 말하지 않게 된다.

올바른 태도 유지하기

올바른 태도로 두려운 상황에 접근하는 것은 특정 노출 전략을 배우는 것만큼 중요하다. 만약 바른 태도로 시작한다면 적절한 기술을 사용하는 것이 더욱 쉬워질 것이다. 다음의 다섯 가지 태도는 효과적으로 공포를 직면하고 극복하는 능력을 증진시켜 주는 데 특히 중요하다.

공포의 신체적 증상을 받아들이라

6장에서 언급했던 클레어 위크스(Claire Weeks)의 네 가지 요점을 상기해 보면 다음과 같다. ① 당신의 증상을 직면하라. ② 신체적 반응을 받아들이라. ③ 공포의 흐름을 느끼라. ④ 지나갈 시간을 허용하라. 어떤 어려운 것에 직면했을 때 일어나는 공포의 신체적 증상은 그 상황을 더욱 악화시킬 수 있다. 그것을 부인하고 회피하는 것 또한 더욱 상황을 악화시킨다. 공포의 신체적 증상을 받아들이는 것은 임의의 상황에서 공포가 일어났을 때 첫 번째로 해야 할 일이고, 이것이 당신이 배우고 길러야 할 태도다.

현재 순간에 머물라

공포로 인해 신체적 반응을 보일 때는 '만약(what-if)' 문제 또는 파국적 사고들로 상황이 더욱 악화된다. 하지만 당신이 현재 순간에 있는 신체에 머물면 머물수록 그런 생각들이 덜 떠오르게 된다.

복식호흡은 신체에 머무르는 가장 좋은 방법이다. 호흡은 마음보다 신체에 더 중점을 두는 과정이다. 또 다른 도움이 되는 전략은 호흡하는 동안 팔이나 다리에 초점을 두는 것이다. 당신이 팔에서 다리로 내려가는 데 집중하면 할수록 비관적인 생각을 덜 하게 된다.

공포는 항상 지나간다는 것을 인식하라

공포의 상태는 영원하지 않다. 그것은 항상 지나간다. 몸의 신진대사는 5~10분 동안 아드레날린을 증가시키고, 경험할 수 있는 최악의 공포 수준은 이 시간을 넘어서는 지속되지 않는다. 더 낮은 수준의 공포는 몇 분 동안 더 지속될 수 있지만 그 역시 결국 지나간다. 바로 혹은 나중에 당신을 위협하는 것이 무엇이든 마음에서 그것에 초점을 두는 것을 멈추고 다른 것으로 옮기기 때문에 사라지게 된다.

어떤 것이 두렵다면 항상 그것을 둔감화시키라

두려운 대상에 직면했을 때 대부분의 경우 공포를 경험하는 것을 피할 수 없다. 더 두려운 생각으로 공포를 확대 해석하기보다 '이 공포는 괜찮아. 그것은 내가 둔감화시킬 준비가 되어 있다는 것을 의미해.' 와 같은 태도로 재구성할 수 있다. 또는 당신은 '나는 이 공포가 필요해. 나는 그것을 느끼지 않고서는 둔감화시킬 수 없어.' 라고 말할 수 있다. 먼저 공포를 어느 정도 느끼지 않는다면 공포를 둔감화시킬 수 없다는 것이 사실이다. 공포에서 벗어나는 지름길은 그것을 직접적으로 경험하는 데에서 시작된다. 만약 당신이 이를 안다면 공포를 직면하는 것이 점점 더 쉬워진다. 공포가 일어날 때마다 당신은 자신 있게 공포에 직면할 단계에 좀 더 가까이 있다고 상기할 수 있다.

연습에서 둔감화는 항상 일어난다

반복적인 노출이나 둔감화에 의해 극복될 수 없는 공포는 없다. 만약 당신이 두려운 것을 반복해서 직면하는 것을 기꺼이 견딘다면 습관은 항상 공포를 이긴다. 공포는 충분히 알지 못하는 어떤 것을 직면했을 때 발생하는 위협의 투영에 근거한다. '어떤 것' 에 대해 전부 인식하고 친숙해졌을 때 공포는 사라지게 된다. 연습에서 둔감화는 항상 일어난다. 이 사실을 아는 것은 당신이 공포를 지속적으로 직면하도록 도와줄 것이다. 연습을 시작할 때 그것이 정말 어려워 보였을지라도 말이다.

성공을 촉진시키거나 지연시키는 요인

수많은 연구는 노출치료의 성공에 영향을 주는 조건에 대해 실험했다. 이 섹션에서는 이런 연구의 결과들을 개관한다. 더 많은 세부적인 논의를 위해서는 데이비드 발로(David Barlow)의 『불안과 불안장애: 불안과 공황의 특징과 치료(*Anxiety and Its Disorders: The Nature and Treatment of Anxiety and Panic*)』를 보라(11장 참조).

성공을 촉진하는 요인

✽ 파트너나 배우자와 협력하기

파트너나 배우자가 당신의 회복을 지지하고 노출치료 과정에서 당신을 도울 때 최상의 결과가 나온다. 대조적으로 파트너가 무관심하고 비협조적이며 의식적이든 무의식적이든 당신의 회복을 반대할 때, 노출치료는 성공하기 힘들 수 있다. 만약 파트너가 공포 극복과정을 방해한다고 느끼면 공포 치료에 대해 잘 아는 유능한 커플 치료자에게 자문을 구할 수 있다.

✻ 약간의 불편감을 기꺼이 감내하려고 하기

앞의 섹션에서 논의되었던 것처럼, 실생활에서 공포 상황에 직면하기 시작했을 때 더 많은 공포를 느끼는 것은 피할 수 없다. 노출치료 연습은 어려운 작업이고 약간의 불편감을 감내하려는 의지가 필요하다. 불쾌함을 꺼리기 때문에 노출치료를 시작하지 않거나 응하지 않을려고 할 수도 있다. 이 때문에 당신의 노력에 대해 자신에게 보상을 주는 것이 매우 중요하다. 몇 가지 사례에서 확인할 수 있듯이, 노출치료의 초기 단계에서는 적은 양의 진정제 복용이 유용할 수 있다. 적은 양의 진정제 복용은 여전히 둔감화가 일어나도록 하기에 충분할 정도로 공포를 줄일 수 있다(진정제를 사용하는 찬반 양론에 대한 세부적인 논의는 17장을 보라.).

✻ 초기 공포 증상을 다루는 능력

공황 발작이 일어나는 것에 대한 두려움은 실생활 둔감화 과정을 시작하는 것을 방해하는 큰 요인 중에 하나일 것이다. 만약 당신이 초기의 공황 증상을 다루는 다양한 기술(6장 참조)을 개발했다면 꽤 자신감을 갖고 노출치료에 접근할 수 있다. 요즘에는 많은 공포 치료 프로그램이 점진적인 노출치료 프로그램을 시작하기 전에 내담자들로 하여금 공황과 관련된 신체적 반응에 대처하도록 훈련시킨다.

✻ 실패를 다루는 능력

어떤 사람들은 한두 번의 실패를 겪은 후에 노출치료 프로그램을 그만둔다. 이는 실패가 일반적이고 과정의 한 부분이라는 것을 인식하지 못하기 때문이다. 실패를 견디고 매일의 연습 회기를 지속시키는 능력은 성공의 결정적인 요인이다.

✻ 기꺼이 정기적으로 연습하기

일주일에 3~5번 정도의 정기적이고 지속적인 연습은 노출치료 성공의 가장 강력한 예측 요인이다. 간단히 말해서 정기적인 연습을 대체할 만한 것은 없다. 정기적으로 연습한 내담자가 회복된다는 것은 수년간의 나의 경험에서도 입증되었다. 꾸준하고 한결같은 노출 연습을 이행해서 극복할 수 없는 공포는 없다. 이것은 분명 '끈기가 승리를 이끈다' 는 경험적 이치다.

성공을 방해하는 요인

앞에 언급된 조건의 반대되는 조건들이 노출치료의 성공을 방해하는 요인이다. 예를 들면, 파트너와의 협력 부족, 불편감을 감내하지 못하는 능력, 공황에 대처하는 기술의 부족, 후퇴가 적절할 때 후퇴하지 않으려는 경향, 실패를 다루는 능력의 부족이나 지속적인 연습 부족 등이 있다. 아울러 임상적 연구는 다음의 두 요인이 노출치료의 성공을 방해한다는 것을 보여 준다.

✻ 우울증

광장공포증 또는 사회공포증과 관련하여 임상적 우울로 고통받고 있는 사람들은 일반적으로 노출 연습에 대한 낮은 동기를 가진다. 그들은 연습할 때 성공과 진전도를 저하시키는 경향이 있다. 임상적 우울의 공통적 증상은 다음을 포함한다.

- 피로와 에너지의 부족
- 자기비난과 무가치감
- 일상 활동에서 흥미와 기쁨의 부족
- 집중력 부족
- 식욕부진
- 숙면의 어려움
- 자살에 대한 생각

만약 당신이 이러한 증상 중 세 개 이상을 경험하고 있다면 자기 페이스대로 노출치료 프로그램을 시작하기 전에 임상적 자문을 받을 것을 권장한다. 인지행동치료는 우울증에 가장 효과적인 치료다. 더 심각한 경우에는 의사에게 처방받은 항우울제를 복용함으로써 실생활 둔감화를 연습하기에 충분하도록 당신의 기분을 끌어올릴 수 있을 것이다.

✻ 알코올과 진정제

알코올이나 진정제 과다 복용은 노출치료를 방해하는 경향이 있다. 만약 공포 상황에 적절하게 반응하는 새로운 방법을 더 많이 배우려 한다면 공포 상황에 대한 노출치료 동안 약간의 공포를 경험하는 것이 필요하다. 진정제를 과다 복용한 상태에서 노출치료를 수행하는 사람들은 종종 약 효과가 떨어질 때 재발된다. 이런 경우는 진정제를 적게 복용(예: 하루에 자낙스를 5mg 이하)했을 때는 덜 발생하는 것 같다. 사실 적은 양의 진정제 복용은 경우에 따라 노출치료 프로그램을 수행하고 지속하는 데 도움이 될 수 있다.

노출치료 동안 대처 진술 사용하기

실생활 노출치료를 할 때 대처 진술을 사용하는 것은 종종 도움이 된다. 이것은 공포 상황에 직면하기 전에 또는 노출치료 동안 자신에게 긍정적인 진술을 하는 것이다. 예를 들면, 발표 상황에 문제가 있다면 프레젠테이션을 하기 전에 이러한 대처 진술을 사용할 수 있다. 다른 대부분의 공포를 느꼈을 때에도 노출치료 전 또는 그 동안에 대처 진술을 사용할 수 있다.

대처 진술을 사용하는 목적은 두려움을 직면할 때 나오기 쉬운 부정적이고 두려움을 불러일으키는 혼잣말로부터 자신의 마음을 다른 데로 돌리도록 하는 것이다. 이러한 긍정적인 진술은 또한 긍정적인 마음을 가질 수 있게 해 준다. 긍정적 진술은 당신이 공포에 직면하는 동안 또는 그 전에 당신을 이완시키고 자신감을 유지시키도록 도와준다. 노출치료 동안 경험하는 공포는 더 많은 영향을 주는 경향이 있다. 긍정적인 대처 진술을 반복함으로써 더 낮은 수준의 공포를 유지시켜 주는 데 도움이 되는 긍정적인 마음 상태로 유도할 수 있다.

대처 진술을 사용할 수 있는 두 가지 방법이 있다. 첫 번째는 카세트에 맘에 드는 진술을 녹음하고 그것을 공포 상황에 직접적으로 직면하기 직전에 듣는 것이다. 휴대용 카세트 녹음기가 있다면 노출치료 과정 동안 들을 수도 있다.

대안적으로 대처 진술을 사용하는 가장 적극적인 방법은 3×5카드에 대처 진술문을 적는 것이다. 각 카드마다 한두 개의 진술을 적는다. 지갑에 그 카드를 넣고 실생활 노출치료 동안 또는 그 전에 그것을 꺼내어 대처 진술을 읽는 것이다. 어떤 사람은 한 번에 여러 가지 대처 진술 목록을 읽어 내려가는 것을 좋아하는 반면, 어떤 사람들은 보다 효과적으로 간단한 대처 진술을 반복하는 것을 선호할 수 있다.

대처 진술로부터 최대한의 효과를 얻기 위해서 여러 번 그것을 사용하는 연습이 필요하다. 대처 진술을 짧은 시간 동안 사용하여 공포를 경감시키는 것은 반복적인 연습보다 덜 효과적일 수 있다. 공포감을 촉발시키는 부정적이고 두려움을 불러일으키는 혼잣말을 여러 번 반복하는 것은 공포감을 강화시킨다. 같은 원리로, 실생활 노출치료 동안 또는 그전에 긍정적인 대처 진술을 반복적으로 사용하여 내면화할 수 있다.

다음에 제시되는 30가지 대처 진술은 세 가지 항목으로 분류된다. 즉, 공포 상황을 직면할 준비가 되었을 때 사용하는 진술, 노출치료 과정 동안 처음으로 공포 상황에 직면할 때 사용하는 진술, 그리고 노출치료 동안 일어나는 어떤 증상이나 정서를 다루는 것을 돕기 위해 사용하는 진술이다.

공포를 직면할 준비하기

- 오늘 나는 기꺼이 내 안전지대 밖으로 약간 나가 볼 것이다.
- 이 상황에서 편안함을 느끼는 것을 배우는 것은 나에게 기회가 된다.
- 내 두려움을 직면하는 것은 공포를 극복하는 가장 좋은 방법이다.
- 내 두려움을 직면하기를 선택하는 순간, 나는 그것에서 자유로운 단계로 나아가는 것이다.
- 지금 이 단계로 나아감으로써 결국 내가 원하는 것을 할 수 있을 것이다.
- 이것에 대한 정답은 없다. 무슨 일이 일어나든 괜찮다.
- 나는 내가 이 상황에 정말 있을 때 더 나아질 것을 안다.
- 무엇을 하든, 나는 내가 할 수 있는 한 최선을 다할 것이다.
- 나는 기꺼이 공포에 직면하려고 하는 나 자신이 기특하다.
- 필요하다면 항상 이 상황을 후퇴시킬 방법이 있다.

노출치료 동안 공포를 처음으로 직면하기

- 예전에 이것을 다루었고 지금도 다룰 수 있다.
- 이완하고 천천히 하라. 지금 당장 밀어붙일 필요는 없다.
- 나는 복식호흡을 하면서 여유를 가질 수 있다.
- 어떤 심각한 일도 나에게 일어나지 않는다.

- 나는 내 페이스대로 직면할 수 있고, 오늘은 내가 준비된 만큼만 해도 된다.
- 나는 괜찮아질 것이다. 전에도 성공한 적이 있다.
- 나는 이것을 완벽하게 할 필요는 없다. 나는 인간이니까 말이다.
- 내가 이것을 수행하는 동안 스스로 편안한 곳에 있다고 생각할 수 있다.
- 내 불안 수준을 점검할 수 있고, 필요하다면 이 상황으로부터 후퇴할 수 있다.
- 이 상황은 내가 생각한 것만큼 나쁘지는 않다.
- 노출하는 것을 계속 연습하면 점점 쉬워질 것이다.

✻ 덫에 걸린 것같이 느껴진다면

- 당분간 이런 상황인 채로 받아들일 수 있다.
- '덫에 걸린' 것은 하나의 지각이다. 그러므로 나는 그것을 변화시킬 수 있다. 내 생각으로 인해 덫에 걸린 것같이 느껴진다면 내 생각을 바꾸고 자유로워질 수 있다.

노출을 하면서 일어나는 신체 감각과 정서 다루기

- 나는 이 증상이나 감각을 조절할 수 있다.
- 이 감각은 단지 내가 견뎌 내는 기술을 사용하도록 상기시켜 주는 것일 뿐이다.
- 나는 복식호흡을 하면서 이 감정이 지나가도록 할 수 있다.
- 이 감정은 지나갈 것이고, 나는 괜찮아질 것이다.
- 이것은 단지 아드레날린일 뿐이다. 그러니까 몇 분이면 끝날 것이다.
- 곧 지나갈 것이다.
- 이것은 단지 생각일 뿐이지 사실이 아니다.
- 이것은 단지 불안일 뿐이다. 이 불안이 나에게 영향을 미치도록 하지 않겠다.
- 이 감각이나 정서에 관한 어떤 것도 위험하지 않다.
- 이 감각이나 정서가 나를 멈추게 할 필요는 없다. 나는 보통처럼 계속 기능할 수 있다.
- 필요하다면 언제라도 잠시 후퇴할 수 있다.

지지자를 위한 지침

지지자들은 배우자, 연인, 친척, 친구, 공포증을 가진 다른 사람들, 공포에서 회복된 사람들 그리고 치료자까지 매우 다양하다. 효과적인 지지자의 가장 중요한 특성은 상냥하고 지지적인 태도, 판단적이지 않을 능력, 인내심, 지속적으로 당신이 두려움을 마주칠 수 있도록 기꺼이 격려하는 것 등이다.

다음은 당신이 노출치료를 받는 동안 당신의 지지자들을 위한 지침이다.

❶ 이 워크북에서 제시하는 개념과 익숙해져야 한다. 특히 둔감화, 후퇴 그리고 불안 척도의 개념이 중요하다.

❷ 공포를 느끼는 이가 각 연습 회기마다 구체적인 목표를 정하도록 도우라. 예를 들면, 당신의 파트너가 고속도로에서 운전하기를 연습한다면 차에서 내리기 전에 얼마나 많은 고속도로의 출구들을 지나칠지, 파트너가 노출되고자 하는 교통 상황은 무엇인지, 그리고 하루 중 몇 시쯤인지 등에 대해 구체적으로 논의하라. 또 파트너가 식료품 사는 것을 연습한다면 얼마나 오랫동안 상점에서 있어야 하는지, 얼마나 안쪽까지 들어가기를 시도할지 등을 명확히 논의하라.

❸ 노출 연습 회기를 시작하기 전에 그 연습 중에 당신은 무엇을 하면 좋을지 공포를 느끼는 당신의 파트너와 명확하게 의사소통하라. 당신의 파트너가 당신과 이야기하기를 원하는가? 옆에 있기를 원하는가? 뒤에 따라다니기를 원하는가? 상점의 문 밖에서 기다리기를 원하는가, 아니면 계산대 옆에서 기다리기를 원하는가? 그의 손을 잡아 주기를 원하는가?

❹ 당신의 파트너가 쉽사리 압도된다면 각 문제를 더 작은 단계로 나누도록 도우라.

❺ 주어진 연습 기간의 목표를 정의하는 것은 파트너가 아닌 공포 상황에 달렸다. 파트너는 시작하도록 주도하는 것보다는 협력적이어야 한다. 공포를 느끼는 것에 대해 자신을 얼마나 기꺼이 노출시킬지 스스로 결정하게 하라. 준비되어 있지 않거나 기꺼이 하려 하지 않는 파트너에게는 어떠한 압력도 행사하지 말라.

❻ 파트너는 반드시 공포를 느끼는 이의 초기 불안 경고 신호에 익숙해야 한다. 초기의 공황 증상을 느끼기 시작할 때 그것을 언어화하도록 격려하라(불안 척도에서 4수준에 이르렀을 때). 때때로 그가 어떻게 행동하는지 묻는 것을 두려워하지

말라.

⑦ 노출 기간 동안 공포를 느끼는 이에게 떠올려 줄 만한 대처 진술과 이완 절차에 대한 목록을 만들라.

⑧ 당신 파트너의 고통을 진지하게 다루어야 하지만 그것에 흔들리지는 말라. 불안이 반드시 합리적인 것은 아니라는 것을 기억하라. 공황 발작 시에는 그날의 연습을 마치고 재빨리 파트너를 위협적인 상황으로부터 떨어지게 한 후 집으로 데리고 가라. 우선 그 공황이 완전히 가라앉을 때까지 곁에 있어 주라.

⑨ 한 번 안아 주는 것이 수많은 말보다 훨씬 나을 수 있다. 당신의 파트너가 특정 상황에서 두려워할 때, 두려워할 것이 하나도 없다는 것을 가르쳐 주기보다 한 번 안아 주는 것이나 손을 내미는 것이 불안을 줄이는 데 더 효과적일 것이다.

⑩ 믿음을 주라. 연습 기간 동안 당신이 있겠다고 했던 곳에 있으라. 당신의 파트너를 시험해 보고 싶다고 다른 장소로 이동하지 말라. 공포를 느끼는 이는 약속장소에 돌아왔을 때 당신이 없다는 것을 알게 되면 무척 놀랄 수 있다.

⑪ 두려움을 갖고 있는 사람에게 강요하지 말라! 자신의 몸에서 무슨 일이 일어나고 있는지 알고 있는 그는 회복하기 위해 자신이 해 보고자 준비한 것 이상을 강요당하면 공황을 일으킬 수 있다. 공포를 느끼는 이가 언제 연습을 마칠지 말하도록 하라.

⑫ 한편 당신의 파트너가 연습을 최대한 활용할 수 있도록 격려하라. 전혀 시도하지 않는 것보다는 두려운 상황에 들어가 보았다가 후퇴하는 것이 더 좋다. 공포를 느끼는 이의 저항으로 인해 연습이 불가능하거나 진행이 지연될 수도 있다. 그가 연습을 할 때 교묘하게 시간을 지연시키거나 동기가 없다면 그 과정 중에 무엇이 걸리는지 물어보라. 가능하면 심리적 저항이 무엇인지 탐색하고 식별하는 것을 도우라.

⑬ 돕기 위한 당신의 모든 노력이 있다 해도, 공포를 느끼는 이는 자신의 회복에 대한 책임을 느껴야 한다. 지지적으로 격려하되, 끼어들거나 대신해 주어서는 안 된다. 이는 그들의 확신을 해치기만 할 뿐이다. 회복을 위해 공포를 느끼는 이들은 자신의 정체감과 자기 충족감을 개발해야만 한다.

⑭ 공포를 느끼는 이의 관점에서 사물을 보려고 노력하라. 두 블록 정도의 길을 걷는다거나 음식점에서 식사를 하는 것과 같이 다른 이들에게는 대수롭지 않은 것 같아 보이는 것이 공포를 느끼는 이들에게는 단기간에 이루기 위해서 상당한 활

동과 격려가 필요할 수 있다.

⑮ 일반적으로 공포를 느끼는 이들은 매우 민감하기에 그들이 하려는 단계마다 칭찬이 매우 많이 필요하다. 작은 성취라도 인정해 주는 것을 잊지 말라. 무엇을 성취했든 칭찬을 하고 후퇴하는 것을 이해하고 수용하라.

⑯ 공포를 느끼는 이에 대한 확신을 표현하라. 그가 의심할 때는 지속적인 노력으로 회복을 이뤄 낼 것임을 믿고 있다고 이야기하라.

⑰ 보상을 통해 연습을 격려하라. 예를 들면, 당신은 "당신이 식당에서 잘 하면 특별한 곳에 가서 함께 점심을 먹읍시다."라고 말할 수 있다.

⑱ 공포를 느끼는 이의 '안 좋은' 날을 수용하라. 그리고 항상 완벽한 날만 있는 것이 아니라는 생각을 강화하라. 일시적 후퇴는 노출치료 과정의 전형적인 부분이다.

⑲ 당신 파트너의 연습을 촉진하기 위해서 당신의 일정을 재조정하는 것이 필요할지도 모른다. 당신이 지지자로서 헌신하기 전에 규칙적으로 기꺼이 당신 파트너의 작업에 헌신할 것임을 확실히 하라. 만약 당신이 전체 회복 기간 동안 그를 볼 수 없다면(대체로 6개월에서 2년 정도의 시간이 걸린다), 당신이 헌신할 수 있는 기간을 구체적으로 알려 주라.

⑳ 당신의 한계를 알아야 한다. 당신이 미숙할 때도 자신을 용서하라. 그리고 지지하는 데 한계에 이르면 휴식을 취하라.

긍정적 태도

공포를 느끼는 파트너를 정말로 돕기 위해서 필요한 긍정적 태도에는 어떤 것들이 있을까? 다음은 광장공포증을 이겨 내어 지금은 전문적 보조 지지자로 일하고 있는 캐런 윌리엄스(Karen Williams)의 경험에 의한 열 가지 태도다. 깊이 있는 상담을 위해서는 어떻게 효과적인 지지자가 되어야 하는지에 관해서 『당신이 사랑하는 이의 광장공포증 치료를 돕기 위한 방법(*How to Help Your Loved One Recover from Agoraphobia*)』이라는 그녀의 책을 참고할 수 있다.

❶ 수용: 당신의 파트너를 있는 그대로 받아들이라. 그의 증상이 법적으로 장애라는 것을 부정하지도 말고, 그의 한계로 인해서 그를 부정적으로 판단하지도 말라.

그 문제를 현실로 받아들이는 것이 진정한 도움을 주기 위한 전제 조건이다.

❷ 이해: 광장공포증을 이해하지 못하는 사람에게는 그것이 비합리적인 것으로 보인다. 이 문제에 대해 서적을 읽거나 파트너의 치료자와 논의를 하여 학습하라.

❸ 성실: 성실은 당신이 광장공포증을 갖고 있는 자가 회복하기 위해 노력하는 것을 받쳐 주는 것과 진정으로 돌보는 것을 의미한다. 파트너의 성취를 위해 당신이 격려하거나 칭찬을 한다면 그가 당신의 진심을 알 수 있을 것이다.

❹ 동정심: 당신이 광장공포증을 경험해 본 적이 없을지라도 공포를 느끼는 이의 고통을 공감하려고 노력해 보라. 즉, 다른 사람을 공감하라. 당신의 언어와 어투로 공감을 표현하는 것은 매우 큰 차이가 있을 것이다.

❺ 격려: 특히 후퇴했을 때, 노출을 지속할 수 있도록 공포를 느끼는 사람을 격려하는 것은 중요하다. 그가 압도되거나 견뎌 낼 수 없을 것이라고 생각한다면, '당신은 할 수 있다.' 와 같은 태도를 계속 주입시켜 주라.

❻ 인내: 때때로 공포를 느끼는 이의 진행이 상당히 더딜 수도 있다는 것을 인식하라. 만약 당신이 오랜 시간 헌신하기로 마음먹었다면 인내심을 기르는 것이 필요하다.

❼ 인식: 공포를 느끼는 자의 성취가 아무리 작을지라도 반드시 알아차리라. 작은 성취에 대한 지속적인 칭찬은 공포를 느끼는 자가 계속 연습해 볼 수 있게 하는 동기를 유지시킨다.

❽ 신뢰: 공포를 느끼는 이와 좋은 동맹관계를 맺기 위해서는 합의한 것을 잘 지켜야 한다. 약속된 연습시간에 나타나라. 그가 연습하는 동안 어디까지 동행하기를 원하는지 또는 어디에서 기다리기를 원하는지 물어보고, 그가 원하는 곳에 있으라. 지킬 수 없는 약속은 하지 않도록 주의하라.

❾ 참여(동참): 노출 연습 동안 공포를 느끼는 이와 동행하는 것을 넘어서, 그의 치료에 적극적으로 참여하는 것이 효과적이다. 가능하다면 적어도 하나 혹은 그 이상의 치료 회기에 참여하거나 치료자를 만나도록 계획하라. 당신이 공포를 느끼는 이의 친구라면 그의 가족을 만나 보라.

❿ 공포를 느끼는 당사자의 책임감: 공포를 느끼는 당사자가 그 자신의 회복에 최종 책임을 져야 한다. 노출을 연습하면서 당사자 자신이 얼마나 기꺼이 책임을 질 것인지를 결정하도록 하고 그가 앞장서도록 하라. 그리고 언제 그 기간을 마칠지 결정하게 하라. 당신의 역할은 그 사람의 노력을 지지하고 격려하는 것이다.

광장공포증(그리고 다른 불안장애들)으로부터의 회복은 자존감과 자율성의 여정이다. 당신에게 의존하는 것이 아니라 그 사람의 홀로서기를 격려해야 한다.

피해야 할 것

지지자로서 피해야 할 것은 무엇일까? 다음 문제 행동 목록을 참조 틀로 활용하라.

- 정말로 건설적인 것이 아니라면 공포를 느끼는 이를 비판하지 말라.
- 공포를 느끼는 자를 비웃거나 낙인찍거나 또는 기운을 떨어뜨리는 것을 피하라. 공포에 구속받는 이와 함께 사는 것은 좌절이 될 수 있다. 그러나 맹렬히 비난하는 것은 단지 소외감을 일으킬 뿐이다.
- 공포를 느끼는 이를 다른 이들, 특히 광장공포증으로 고통받지 않는 사람들과 비교하지 말라.
- 공포를 느끼는 이가 준비되기 전에 어떤 것도 강요하지 말라.
- 연습을 하는 동안 계획을 바꾸지 말라. 한 회기에 공포를 느끼는 이와 세 블록을 걷는 것을 목표로 잡았다면 갑자기 추가적으로 한두 블록을 더 가는 것을 제안하지 말라. (만약 공포를 느끼는 자가 노출치료 동안 목표를 확장하기로 결정한다면 그것은 괜찮다.)
- 공포를 느끼는 이를 달래려고 하지 말라. 그가 연습하지 않기 위해 핑계를 댄다면 쉽게 동의하기보다는 부드럽게 직면시키는 것이 낫다. 당신은 다음과 같이 말할 수 있다. "당신은 지금 연습을 하고 싶지 않은가 보군요. 당신 생각에 그 연습을 수행하는 데 무엇이 걸리는 것 같습니까?"
- 정신분석을 하려고 하지 말라. 당신의 역할은 무엇이 잘못되었는지 또는 어떻게 그런 방식으로 행동하게 되었는지에 대한 당신의 생각을 말해 주는 것이 아니라 격려와 지지를 제공하는 것이다.
- 설교하거나 강연하지 말라. 권위자로서의 위치에 있지 말고 협력적 태도를 취하라. 공포를 느끼는 이에게 해야 할 것과 하지 말아야 할 것을 언급하는 것을 자제하라.
- 시간 제한을 두는 것을 피하라. 공포를 느끼는 이의 속도가 아무리 느리더라도 그의 회복 속도를 존중하라. 특정 시간 안에 성취하도록 강요하는 것은 진행 자체를 망칠 수 있다. 만약 공포를 느끼는 이가 정말로 곤경에 빠진 것같이 보이면

전문적 도움을 청하라.

- 과도하게 참견하지 말라. 함께 작업하는 사람과 함께 당신의 한계를 확인하고 표현하라. 당신은 자신이 조절할 수 있는 에너지와 자원 이상을 끌어내지 않고도 그들을 돕기 위해 헌신을 다할 수 있다. 이는 공포를 느끼는 이의 요청(또는 요구)을 항상 들어줄 수는 없다는 것을 포함한다. 당신 자신의 창조적 취미, 관심, 목표를 추구하면서 공포를 느끼는 이와의 관계에서 간격을 두라.
- 결코 당신의 파트너를 포기하지 말라. 공포로부터 회복하는 데는 상당히 오랜 기간 동안의 지속적인 노력이 필요하다. 그가 후퇴했을 때조차 당신이 기꺼이 인내하고 그의 곁에 있어 주면 그도 이러한 태도를 배울 수 있을 것이다. 일반적으로 공포를 느끼는 이가 적절한 치료를 받는다면 1～2년 안에 상당한 성과를 얻을 것이다.

언제 약물치료가 유용한가

현재까지 이 장의 핵심은 실생활에서 공포를 마주하고 극복하는 데 도움을 줄 수 있는 실제적인 전략을 제공하는 것이었다. 규칙적으로 성실하게 연습한다면 이 전략들은 상당히 효과적이다. 직접 노출은 공포를 극복하는 데 가장 효과적인 방법이라는 것이 반복적으로 증명되어 왔다.

그러나 때때로 어떤 이들은 노출을 시작하는 것을 어려워한다. 만약 불안 수준이 매우 높거나 오랜 시간 동안 특정 상황을 피해 왔다면 노출을 하기 위한 처음 몇 회기에서 초기 저항이 강하게 나타날 수 있다. 사실상 그들은 '문 밖으로 나오는 것' 이 어려울 수 있다. 이런 상황에서는 때때로 약물이 유용할 수 있다. 장기적 해결책을 제시하지는 않을지라도, 약물은 처음 시작을 위한 방해물이나 장애를 극복하는 데 도움이 될 수 있다. 이전에는 피해 오던 상황을 조절할 수 있을 만큼의 확신을 얻으면 약물 투여량을 점차적으로 줄일 수 있다.

초기 노출을 촉진하는 데 유용한 약물에는 두 가지가 있다. 둘 다 공황 발작의 빈도와 강도를 충분히 줄여 주어 초기의 저항을 이겨 낼 수 있도록 한다. 약물 복용은 예기 불안도 줄여 주는 경향이 있다.

- 팍실이나 졸로프트(17장 참조)와 같은 SSRI 항울제는 종종 불안과 우울 모두를 줄여 준다. 이는 확실히 노출을 시도할 만큼의 동기를 증가시켜 줄 수 있다. 대체로 치료 효과를 보기 위해서는 3～4주 정도 이 약물로 치료를 받아야 한다. 만약 당신이 이 약물들에 민감하다면 적은 양을 복용하면서 시작하는 것이 좋다. 약은 대체로 아침에 복용하는데, 예를 들어 하루에 알약 1/2 또는 1/4의 적은 복용량으로 시작해서 하루에 한 알 정도로 점차 늘릴 수 있다.
- .5mg의 클로노핀 또는 .25mg의 자낙스와 같이 적은 양의 벤조디아제핀계 진정제는 연습 회기 30분 전에 복용할 수 있다. 벤조디아제핀계 약물을 복용할 때는 두 가지 조건을 지켜야 한다. 첫째, 불안을 다루기에 충분히 많은 양을 복용하면 둔감화를 경험할 수 없기 때문에 복용량을 적게 하는 것이 중요하다. 둔감화가 이루어지기 위해서는 약간의 불안을 경험하고 있는 것이 반드시 필요하기 때문이다. 둘째, 가능하다면 연습을 위해서 밖으로 나갈 때만 약물을 복용하라. 비록 하루에 여러 차례 약물을 복용하는 것이 때로 필요하거나 또 그렇게 처방되기도 하지만, 그럴 경우 약물에 의존하거나 결국은 중독을 일으킬 수도 있다. 만약 어떤 약도 복용하고 있지 않다면 벤조디아제핀계 진정제를 소량 복용하기 전에 중독의 위험이 없는 항울제를 통한 접근을 시도해 볼 것을 권한다. 어느 약을 활용하건, 두려움을 완전히 정복하고자 한다면 결국에는 약물의 보조 없이 노출을 경험하는 것이 필요할 것이다.

항울제나 진정제를 어떻게 사용하는지에 대한 더 많은 지침은 17장에 제시되어 있다.

상상 둔감화

실생활에서 두려움을 직면하는 것이 비현실적이라면 어떻게 할 것인가? 예를 들어, 당신이 대륙 횡단 비행기를 타는 것을 두려워한다면 실생활에서의 반복적인 노출은 현실적인 선택 사항이 아니다. 상상 둔감화(imagery desensitization)라고 불리는 기술을 사용하면 이런 종류의 공포를 해결할 수 있다. 상상 둔감화도 실생활 노출처럼 점진적으로 불안을 야기하는 단계를 사용한다. 차이점은 바로 실생활에서 행동을 해 보는 것이 아니라 겪는 것을 심상화하는 것이다. 때때로 체계적인 상상 둔감화는 실제 노출을 통해 공포 상황에 직면하기 전에 도움을 줄 수 있다.

상상 둔감화를 위한 지침

당신을 위한 상상 둔감화를 설계하기 위해서 먼저 작업하고자 하는 특정 공포 상황, 예를 들면 비행과 같은 상황을 선택하라. 그런 후 위계를 만들라. 매우 한정적인 방법으로 이 상황을 다루어야 한다고 가정해야 한다. 공항에 들어가지 않고 다만 주차를 한다거나 비행기에 탑승하기 한 달 전의 느낌을 상상하는 등과 같이 그 상황에서 공간적으로나 시간적으로 다소 떨어져 있다고 생각하면서 이 시나리오를 만들 수 있다. 또는 지지자가 당신 옆에 있다고 심상화하면서 그 상황의 어려움을 감소시킬 수도 있다. 이런 방법으로 매우 가벼운 공포 상황을 만들어 보고 그것을 위계의 첫 단계로 정하라. 이 첫 단계에서는 구체적인 장면을 적어 보는 것도 도움이 된다.

당신의 공포와 관련해서 무엇이 가장 강하고 가장 도전이 될 만한 장면인지 상상해 보고 그것을 위계의 가장 높은 단계에 놓으라. 비행의 경우, 대륙 횡단 비행기를 타는 것이나 비행 중 몇 번의 난기류를 만나는 것 등을 포함할 수 있다. 다시 말하면, 가장 도전이 될 만한 장면을 최대한 구체적으로 적어 보라.

이제 당신의 공포와 관련하여 점진적으로 강해지는 8개 또는 그 이상의 장면들을 생각해 보라. 그리고 각 장면의 불안 유발 가능성에 따라 서열을 매기라. 비행의 중간 장면에는 다음의 것이 포함될 수 있다. 전형적으로 나중의 장면들이 위계의 더 '높은' 장면이다.

- 비행기를 타기로 한 날에 공항에 도착하기
- 가방들을 점검하기
- 보안 검색대를 통과하기
- 게이트에서 비행기를 기다리기
- 비행기에 탑승하기
- 비행기에서 당신의 자리를 찾기
- 좌석 안전벨트를 매기
- 승무원이 비행기의 문을 잠그는 소리를 듣기(이것이 많은 이들에게는 가장 어려운

노출일 수 있다.)

- 비행기가 활주로를 달리기
- 이륙을 위해 활주로에서 가속하기
- 비행기가 이륙하는 것을 느끼기

결국 실생활에서 이런 두려움을 직면하기로 되어 있다면 이들 장면을 당신이 실제로 경험할 때와 똑같이 만드는 것이 좋다. 장면들을 이미 정의한 양 극단 사이에 오름차순으로 정렬하라. 그리고 가능한 한 구체적으로 각 장면들을 정리하라.

상상 둔감화의 기본 절차

❶ 몇 분간 안정을 취하라. 점진적 근육이완법이나 당신이 잘 활용하는 다른 이완기법을 사용하라.

❷ 자신이 편안한 상황에 있다고 심상화하라(편안한 장면을 상상하기 위한 추가 정보가 필요하면 4장을 보라.). 이곳은 당신 마음 안에 생생하게 그려지는 안락한 장소다. 그곳은 야외(해변, 초원, 산 등)일 수도 있고, 실내(벽난로 옆에 웅크리고 있는 것등)일 수도 있으며, 완전히 상상으로부터 나온 곳일 수도 있다. 무엇보다도 그곳은 당신이 안전한 장소다. 거기서 1분 정도 있으라.

❸ 공포 단계 중 첫 장면에 있다고 상상해 보라. 가능한 한 30초에서 1분 정도로 마치고 당신이 바로 거기에 있는 것처럼 최대한 구체적이고 명확하게 모든 것을 그리려고 노력하면서 그대로 머물라. 차분하고 확신에 차서 행동을 하는 자신을 상상하라. 만약 전혀 불안하지 않거나 거의 불안하지 않다면 다음 위계 장면으로 진행하라.

❹ 한편 가볍거나 중간 정도의 불안을 경험한다면, 당신 스스로 그 안에서 이완하면서 30초에서 1분을 온전히 그 장면에 머무르려고 노력하라. 당신 안의 불안감을 내쉬며 날려 보내거나 '나는 평온하고 안심하고 있다.' 와 같이 차분하게 만들어 주는 말을 반복하면서 견뎌 낼 수 있을 것이다. 스스로 차분하고 확신에 찬 태도로 그 상황을 견뎌 내는 것을 그려 보라.

❺ 1분간 노출을 한 후, 두려운 장면에서 편안한 장면으로 돌아오라. 편안한 장면에서 1분 또는 충분히 이완될 수 있는 만큼 오랜 시간을 보내라. 그런 다음 앞의

4단계까지 30초에서 1분 동안 같은 공포 장면의 심상화를 반복하라. 공포 장면이 더 이상 어떤 불안(또는 최소 이상의 불안)도 이끌어 내지 못할 때까지 주어진 공포 상황과 편안한 상황 사이를 계속 반복하라(각각 1분 정도씩). 그러면 위계에서 다음 단계로 진행할 준비가 된 것이다.

⑥ 만약 특정 장면을 심상화하는 것이 강한 불안을 유발한다면, 더구나 공황에 이르는 듯하게 느껴진다면(불안 척도에서 4수준) 10초 이상 거기에 머무르지 말라. 즉시 편안한 장면으로 돌아오고 충분히 이완될 때까지 거기에 머물라. 짧은 노출과 안락한 장면으로 돌아오는 것을 반복하면서 점점 어려운 장면으로 점진적으로 노출하라. 만약 위계 중 특정 장면이 계속 어려움을 일으킨다면 아마도 성공적으로 성취한 지난 단계와 어려움을 느끼고 있는 단계 사이의 중간 단계가 추가로 필요할 것이다.

⑦ 위계를 하나씩 계속 진행하라. 일반적으로 어떤 장면에 대한 불안을 줄이기 위해서는 그 장면에 대해 최소한 두 번의 노출이 필요하다. 여기서 명심해야 할 것은 당신이 이전 단계에서 완전히 편안해질 때까지 다음 단계로 넘어가지 않는 것이다.

매일 15～20분 정도의 체계적인 둔감화를 연습하라. 연습할 때마다 새로운 단계가 아니라 당신이 성공적으로 뛰어넘은 지난번의 단계로 시작하고 나서 새로운 단계로 넘어가라.

상상 둔감화를 최대한 이용하기

다음의 지침을 충실히 따른다면 둔감화 과정이 매우 잘 이루어질 것이다.

① 처음 상상 둔감화를 연습할 때는 15～20분 정도를 한다. 이완과 심상 기법에 익숙해지면 회기를 30분으로 늘릴 수도 있다(작업이 잘 되는 날). 이 정도 시간이면 위계에서 2～3장면을 성취할 수 있을 것이다.

② 이런 종류의 둔감화가 효과적이려면 매우 이완되어야 한다. 만약 당신이 깊이 이완되지 않았다고 느낀다면 처음에 이완하는 데 20～30분 정도의 더 많은 시간을 할애할 수도 있다. 그리고 특정 공포 상황에 각각 노출한 다음 평온한 장면

에서 이완하는 데 좀 더 오래 걸릴 수 있을 것이다. 각각의 노출 후 불안에서 충분히 회복되었는지 확인한다.

❸ 위계에서 각 공포 상황을 심상화할 때는 가능한 한 충분한 시간을 가진다. 심상화를 촉진하기 위해서 각 장면을 묘사하는 한두 단락의 글을 적을 수도 있다. 마치 당신이 진짜 거기에 있는 것처럼 편안한 장면뿐만 아니라 두려운 장면들도 심상화할 수 있어야 한다.

❹ 가능한 한 매일 연습하도록 노력한다. 상상 둔감화는 규칙적으로 이완시간을 가진 다음에 하는 것이 가장 효과적이다.

❺ 위계에서 처음 몇몇 장면이 아무런 불안을 야기하지 않을지라도 매 장면에 적어도 한 번은 노출하는 것이 중요하다. (만약 당신의 불안이 2수준 이하라면 안정되는 장면으로 돌아오지 않고 다음 단계로 진행할 수 있다.) 주어진 상황에 반응하여 불안이 일어나지 않더라도, 당신의 공포가 이완과 여전히 연결되어 있기 때문에 상상 둔감화는 계속 작용한다.

❻ 몹시 피곤하거나 흥분되기 시작한다면 상상 둔감화 연습을 멈춘다.

활동 요약

1. 실생활 둔감화를 감당할 필요가 있는 공포를 선택하라.
2. 당신이 작업하고자 원하는 공포에 대해 적어도 8단계 이상의 위계를 세우라. 만약 공포에 대한 위계를 세우지 않았다면 이 장의 예를 활용하라.
3. 실생활 둔감화를 위한 올바른 절차에 대해 완전히 익숙해질 수 있도록 '노출을 위한 기본 절차' 섹션을 살펴보라.
4. 일주일에 3~5일은 노출을 연습하라. 위계 작업지에 제시된 날짜에 당신이 성취한 각 단계를 표시해서 진행 상황을 확인하라. 규칙적인 연습은 성공을 위한 가장 좋은 방법이다.
5. 위계에 따라 활동하기 시작했을 때, 그리고 새로운 각 단계에 처음 직면했을 때 지지자(배우자, 파트너, 친한 친구, 공포를 극복한 사람 또는 치료자 등)에게 의존하라. 혼자서 작업하기를 강력히 선호하지 않는 한, 지지자와 함께 있는 것은 노출을 더 쉽게 만들 것이다.
6. 실생활 둔감화에 성공하는 데 기여하는 모든 요소를 충분히 이해하기 위해서는 '노출 기법을 최대한 활용하기' 섹션을 살펴보라. 초기 저항을 다루기, 약간의 불편감을 인내

하기, 필요할 경우 후퇴하는 것을 배우기, 규칙적으로 연습하기, 후퇴를 조절하기 등을 기꺼이 하려는 의지가 특히 중요하다.

7. 노출 회기를 준비할 때나 노출 회기 동안에 사용할 대처 진술을 연습하라.
8. 지지자가 당신과 연습하기 위해 동행하기 전에 '지지자를 위한 지침' 섹션을 읽어 보도록 하라.
9. 이 장을 포함하여 지금까지 이 책의 내용을 모두 활용해도 여전히 노출을 시작하는 데 어려움을 겪을 수도 있다. 그렇다면 계속 진행하기 위해 약물치료에 대한 가능성을 의사와 논의하라.

참•고•문•헌

Barlow, David. *Anxiety and Its Disorders: The Nature and Treatment of Anxiety and Panic*. Second edition. New York: Guilford Press, 2004.

Beckfield, Denise F. *Master Your Panic and Take Back Your Life*. Second edition. San Luis Obispo, Calif.: Impact Publishers, 1998.

Bourne, Edmund J. *Overcoming Specific Phobia: Therapist Protocol and Client Manual*. Oakland, Calif.: New Harbinger Publications, 1998.

Feninger, Mani. *Journey from Anxiety to Freedom*. Rocklin, Calif.: Prima Publishers, 1998.

Ross, Jerilyn. *Triumph Over Fear*. New York: Bantam Books, 1994.

Williams, Karen. *How to Help Your Loved One Recover from Agoraphobia*. Far Hills, N.J.: New Horizon Press, 1993.

Zuercher-White, Elke. *An End to Panic*. Second edition. Oakland, Calif.: New Harbinger Publications, 1998.

CHAPTER 08 혼잣말

두 사람이 교통이 혼잡한 도로 위에서 차가 정체되어 있는 상황에 처해 있다고 생각해 보자. 한 명은 자신이 덫에 걸렸다고 생각하면서 '이 상황을 견딜 수 없어.' '여기서 벗어났어야 했어.' '나는 왜 이렇게 혼잡한 교통 상황 속으로 들어와 버린 거지?' 라고 스스로에게 말한다. 그는 불안, 분노, 좌절을 느낀다. 다른 한 명은 이 상황을 편안히 기대고 쉬면서 새로운 테이프를 듣는 시간으로 받아들인다. 그는 '편안히 쉬면서 이런 막히는 도로에 맞춰서 가는 편이 좋겠어.' '깊은 호흡을 하면서 쉴 수 있겠다.' 와 같이 자신에게 얘기한다. 그는 평온함과 수용되는 감정을 느낀다. 이처럼 두 사람이 자신의 내면 대화, 즉 혼잣말을 어떻게 하느냐에 따라 똑같은 상황이지만 그에 대한 반응으로 나타나는 감정은 매우 다르다.

혼잣말은 주로 특정한 상황에 대해 기분이나 감정을 일으키는 반응으로서 스스로에게 말을 하는 것이다. 종종 이런 현상이 매우 빠르고 자동적으로 일어나기 때문에 스스로 알아차리지 못하고, 따라서 외부의 상황이 우리에게 그런 방식으로 느끼게끔 '만든다' 는 인상을 받는다. 그러나 실제로는 일어난 일에 대한 우리의 해석이나 생각이 느낌을 만들어 내는 기초가 된다. 이런 과정은 시간에 따라 표현할 수 있다.

외부 사건 ⟶ 사건의 해석과 혼잣말 ⟶ 느낌과 반응

요컨대, 당신은 어떻게 느끼는가에 대해 전반적으로 책임이 있다(질병과 같은 생리적인 경우를 제외하고). 이것은 완전히 이해하는 데 오랜 시간이 필요할 정도로 심오하고 매우 중요한 사실이다. 자신이 어떻게 느끼는가에 대해서 자신의 반응에 책임을 지기보다는 외부의 사물이나 사람을 탓하는 것이 훨씬 더 쉬운 일이다. 그러나 자신이 책임을 수용하는 것을 통하여 변화하기 시작하고 스스로 삶의 주도권을 가지게 된다. 당신이 어떻게 느끼는가에 대해서 책임을 진다는 점을 깨닫는 것은 그러한 느낌을 완전히 수용하도록 도와줄 것이다. 그것은 더 행복하고 더 효과적이며 불안이 없는 삶을 살게 해 주는 가장 중요한 열쇠 중 하나다.

불안과 혼잣말

공포증, 공황 발작, 범불안장애로 고생하는 사람들은 특히 부정적인 혼잣말을 자주 한다. 불안은 '만약(what if)' 이라는 말을 자신에게 반복적으로 얘기하는 자극을 통해서 생겨날 수 있다. 자신에게 '만약 진술' 을 하면서 다른 상황을 직면하게 될 수 있다는 생각에서 불안이 생겨난다. 상황을 완전히 피하기로 결심한다면 그것은 다음과 같은 두려운 질문을 스스로에게 하기 때문일 수 있다. '만약 공포를 느끼면 어떻게 될까?' '만약 이런 상황을 다루지 못한다면 어떻게 되지?' '만약 다른 사람들이 내가 불안해하는 것을 본다면 뭐라고 생각할까?' 이런 '만약 생각' 으로 빠져드는 순간을 잘 알아차리는 것이 부정적인 혼잣말을 통제하는 첫 번째 단계다. 진정한 변화는 당신이 부정적인 '만약 진술' 을 상황에 대처할 수 있는 능력을 강화시켜 주는 긍정적이고 자기 지지적인 문장으로 바꿔서 말하기 시작할 때 가능하다. 예를 들면, '그게 뭐 어쨌다는 거야.' '이건 단지 생각일 뿐이야.' '이건 단지 무서워서 하는 얘기일 뿐이야.' '난 이걸 다룰 수 있어.' '난 숨쉴 수 있고, 더 나아가 쉴 수 있어.' 라고 말할 수 있다.

혼잣말에 관한 몇 가지 기본적인 사실을 생각해 보기 바란다. 이런 사실들을 따라가면 자기 패배적인 내면 독백의 몇 가지를 살펴볼 수 있을 것이다.

혼잣말의 몇 가지 기본 사항

- 혼잣말은 항상 너무 자동적이고 미묘하게 일어나서 당신은 혼잣말 자체나 그것이 기분이나 감정에 미치는 영향을 알아채지 못할 수도 있다. 당신은 스스로에게 무엇이라 말하고 있는지 알아채지 못한 채 반응을 한다. 쉬거나 뒤로 물러서서 정말로 스스로에게 얘기했던 것을 살펴볼 때에만 혼잣말과 감정의 관계를 살펴볼 수 있다. 중요한 것은 속도를 늦추고 부정적인 내적 대화를 적어 보는 것이다.
- 혼잣말은 종종 간결한 형태로 나타난다. 짧은 단어나 이미지는 생각, 기억, 연상의 전체 얘기를 포함한다. 예를 들면, 당신은 심장이 빨리 뛰기 시작하는 소리를 들으며 '안 돼!' 라고 외친다. '안 돼!' 라는 짧은 말 안에는 공포에 대한 두려움, 이전의 공황장애에 대한 기억, 현재의 상황을 피하는 방법에 대한 생각과 관련된 연합된 생각들이 들어 있다. 혼잣말을 확인하기 위해서는 짧은 단어나 이미지에서 몇 가지 명백한 사고를 풀어 낼 필요가 있다.
- 불안한 혼잣말은 전형적으로 비이성적이지만 거의 항상 진실처럼 들린다. '만약 생각' 은 주어진 상황에서 가능한 한 가장 나쁘지만 가장 일어나지 않을 것 같은 결과를 생각하도록 만든다. 그러나 이러한 연상이 너무 빨리 일어나기 때문에 그것은 검증되거나 의심받지 않는다. 당신이 무섭게 인식하고 있는 그 신념의 타당성을 평가하기 어려우며, 그것을 그 자체로 받아들이도록 만든다.
- 부정적인 혼잣말은 회피를 지속하도록 만든다. 당신은 스스로에게 고속도로와 같은 상황이 위험해서 그것을 피한다고 얘기한다. 계속 피하면서 그것이 위험하다는 생각을 강화시킨다. 그 상황을 직면하는 것에 대해 파국(catastrophe)의 이미지를 투사시킬 수도 있다. 즉, 불안한 혼잣말은 회피를 만들어 내고, 회피는 더 불안한 혼잣말을 만들어 내며, 계속해서 그 순환이 반복된다.

회피 ⇄ 불안한 혼잣말

- 혼잣말은 공황장애를 일으키고 악화시킬 수 있다. 공황장애는 심장박동이 더 빨라지고, 가슴이 죄여 오며, 손바닥에 땀이 나는 것과 같은 신체적 증상이 증가하

면서 시작된다. 생물학적으로 이것은 스트레스에 대한 자연적인 신체 반응이다. 인간을 포함한 모든 동물이 일반적으로 위협을 지각했을 때 생겨나는 투쟁- 도피 반응이다. 이것이 유전적으로 비정상적이거나 위험한 경우는 없다. 그러나 이런 증상은 이전에 있었던 공황장애를 기억나게 할 것이다. 편안하게 올라가고, 절정에 이르렀다가 내려가는 신체적 반응을 따라가지 못하고, 이런 불안에 떠는 혼잣말을 통해 훨씬 더 강한 공황장애 속으로 자신을 끌어들이게 된다. '아, 안 돼. 또 일어나고 있어.' '통제감을 잃어버리면 어떻게 되는 거지?' '지금 여기서 벗어나야만 해.' '싸워서 이걸 사라지게 해야 해.' 이러한 혼잣말은 처음에 생긴 신체적 증상을 더욱 확대시켜서 더욱 불안에 떠는 혼잣말을 만들어 낸다. 이런 신체적 증상이 처음 생겼을 때 자신에게 다음과 같이 위로해 주는 말을 했다면 공황장애는 일어나지 않거나 훨씬 덜 심하게 일어났을 것이다. '불편하긴 하지만 일어난 일들을 난 수용할 수 있어.' '내 몸이 수용하도록 만들 거야.' '이건 지나갈 거야.' '전에 이런 증상을 이겨 냈으니 이번에도 그럴 거야.' '신진대사 활동을 하는 아드레날린이 많이 분비되어서 이런 증상이 나타나는 거니까 몇 분 안에 지나갈 거야.'

- 부정적인 혼잣말은 일종의 나쁜 습관이다. 두려움에 떠는 혼잣말을 하는 소질을 갖고 태어난 것이 아니라 그런 방식으로 생각하는 방법을 배워 온 것이다. 담배 피기, 과다한 커피 마시기와 같은 건강에 나쁜 행동 습관을 더 긍정적이고 건강에 좋은 습관으로 바꿀 수 있는 것과 같이, 건강하지 않은 생각은 더 긍정적이고 지지적인 정신 습관으로 바꿀 수 있다. 긍정적인 정신 습관을 익히기 위해서는 새로운 행동을 학습할 때와 마찬가지로 인내와 연습이 필요하다는 점을 기억하라.

부정적인 혼잣말의 유형

부정적인 혼잣말이라고 해서 모두 똑같은 것이 아니다. 인간은 다양하면서도 복잡한 존재이며 다차원의 성격을 가지고 있다. 이런 면은 때때로 '하위성격(subpersonalities)'이라고 불린다. 우리가 가지고 있는 다양한 하위성격은 의식, 기억, 꿈의 복잡한 작용 속에서 각각 뚜렷한 역할을 하며 자신의 목소리를 가진다. 다음에서는 불안에 사로잡혀 있는 사람들에게서 현저하게 나타나는 경향이 있는 일반적 하위성격의 종류, 즉 걱정이 많은 사람(the Worrier), 비판적인 사람(the Critic), 희생자(the Victim), 완벽주의자(the Perfectionist)[1] 에 대해서 설명한다. 이처럼 내적인 목소리의 크기가 사람마다 다양하게 나타나기 때문에, 자신 안에 있는 가장 강한 부분부터 가장 약한 부분까지 나열해 보면 도움이 될 것이다.

걱정이 많은 사람(불안을 촉진시킴)

- 특징: 보통 불안에 사로잡혀 있는 사람들에게 가장 강하게 나타나는 하위성격이다. 걱정이 많은 사람은 최악의 시나리오를 상상하면서 불안을 만들어 낸다. 두려워하는 어떤 것에 직면하는 장면을 상상할 때 재앙이나 파국을 경험하는 환상 속에서 두려움에 떨게 된다. 공황장애의 첫 번째 신체 증상에 반응하면서 이런 공포를 더욱 확대시킨다. 걱정이 많은 사람은 일어나는 일이 위험하거나 수치스러운 것이라고 생각하면서 공포를 더 만들어 낸다('심장 발작을 일으키면 어떻게 하지?' '사람들이 날 보면 뭐라고 생각할까?').

  즉, 걱정하는 사람의 지배적인 경향은 ① 최악의 상황을 상상하고, ② 나쁘거나 수치스러운 일을 과대하게 추측하며, ③ 잠재적인 실패나 파국에 대해 거대한 그림을 그린다. 걱정이 많은 사람은 어떤 작은 증상이나 전조에 대해 걱정을 하면서 항상 경계하고 지켜보고 있다.
- 즐겨 쓰는 표현: 걱정이 많은 사람이 즐겨 사용하는 표현은 '만약 ~하면 어떻게 하지?' 다.
- 예: 걱정이 많은 사람은 다음의 몇 가지 유형의 대화를 많이 한다. '안 돼, 내 심장이 더 빨리 뛰고 있잖아! 나 자신에 대해 통제를 잃고 공황에 빠지게 되면 어떻게 하지?' '발표하는 중간에 더듬거리면 어떡하지?' '사람들이 내가 떠는 걸 보면 어떻게 하지?' '나밖에 없어서 도와줄 사람이 아무도 없으면 어떡하지?' '이런 공포증에서 벗어날 수 없으면 어떡하지?' '내 인생의 남은 시간 동안 일을 하는 데 지장을 주면 어떻게 하지?

---

1) 이 하위성격들은 리드 윌슨(Reid Wilson)의 책 『공황상태에 빠지지 말라: 불안발작의 조절(*Don't Panic: Taking Control of Anxiety Attacks*)』의 걱정이 많은 사람, 비판적인 사람, 무기력한 관찰자에 대한 설명에 기초하였다.

비판적인 사람(낮은 자존감을 일으킴)

- 특징: 비판적인 사람은 자신의 행동에 대해서 지속적으로 판단하고 평가한다(이런 점에서 다른 하위성격보다는 당신과 '거리가 먼' 것처럼 보일 것이다.). 비판적인 사람은 언제든지 자신의 결점이나 제한점을 지적하는 경향이 있다. 실패했다는 것을 상기시키기 위해 당신이 한 어떤 실수로든 뛰어 들어간다. 자신의 공황 증상을 다룰 수 없다고, 갔던 장소에 갈 수 없다고, 최선을 다해 수행을 해낼 수 없다고, 다른 사람들에게 의존해야 한다고 하면서 자신을 낮추고, 이를 통해 불안이 생긴다. 또한 다른 사람들과 비교하고, 항상 그런 비교를 계속한다. 당신의 긍정적인 측면을 무시하고 약점과 부적절함을 강조하는 경향이 있다. 비판적인 사람은 어머니나 아버지, 무서웠던 선생님, 과거에 비판을 하면서 상처를 준 사람의 목소리처럼 스스로의 대화 속에서 비판을 키운다.
- 즐겨 쓰는 표현: '넌 어쩜 그렇게 실망스럽니!' '정말 멍청하구나!'
- 예: 비판적인 사람은 다음과 같은 유형의 혼잣말을 한다. '~하다니 넌 멍청해.' (비판하는 사람들은 부정적인 낙인을 즐겨 사용한다.) '올바른 방향으로 이끌 순 없겠니?' '왜 넌 항상 이런 식이니?' '○○가 얼마나 유능한지 봐 봐.' '넌 더 잘했어야 했어.' 또 비판적인 사람은 다음과 같은 부정적인 자기 신념을 가지고 있다. '난 다른 사람들보다 열등해.' '난 정말 가치가 없어.' '내 안에는 유전적으로 나쁜 요소들이 있어.' '난 약해. 난 더 강해져야만 해.'

희생자(우울을 만들어 냄)

- 특징: 희생자는 무력하고 희망이 없다는 느낌을 갖는 사람들이다. 어떤 진전도 할 수 없고, 상태는 나아질 수 없으며, 길이 너무 길고 구부러져 있어서 진정으로 회복할 기회를 얻을 수 없을 것이라고 스스로에게 말하며 불안을 만들어 낸다. 희생자는 스스로에게 유전적으로 나쁜 요소가 있다고 믿는다. 당신은 어떤 면에서 불우하고 패배적이며 가치가 없다. 희생자는 자신과 자신의 목표 사이에 항상 이겨 내기 어려운 장애물을 갖고 있다. 특히 자신이 현재 처해 있는 것에 대해 탄식하고 불평하며 후회한다. 아무것도 변하지 않을 것이라고 믿는다.
- 즐겨 쓰는 표현: '난 할 수 없어.' '난 결코 해낼 수 없을 거야.'

- 예: 희생자는 다음과 같이 말한다. '난 결코 그걸 해낼 수 없을 거야. 그래서 노력하는 게 무슨 의미가 있지?' '난 오늘 너무 지쳐 있어. 왜 귀찮게 뭘 해야 하는 거지?' '10년 전이었다면 내가 뭔가를 할 수 있었을지도 몰라. 그러나 이제는 너무 늦었어.' 희생자는 다음과 같은 부정적인 자기 신념을 갖고 있다. '난 가망이 없어.' '난 너무 오래 이 문제를 지속해 왔어. 더 이상 좋아지지 않을 거야.' '모든 걸 시도해 봤어. 아무것도 도움이 되지 않았어.'

완벽주의자(만성 스트레스와 소진을 일으킴)

- 특징: 완벽주의자는 비판적인 사람들과 비슷한 특성을 가진다. 그러나 완벽주의 생각은 자존감을 덜 떨어뜨리며, 오히려 당신이 더 잘 행동하도록 밀어붙인다. 완벽주의자는 노력이 충분하지 않았고, 더 열심히 해야 하며, 항상 모든 것을 통제해야 하고, 항상 유능해야 하며, 항상 기쁘게 해야 하고, 항상 ~해야 한다(자신에게 '~해야만 한다' 라고 말하는 것은 무엇이든 채워 넣을 수 있다)는 식으로 스스로에게 지속적으로 말하면서 불안을 야기한다. 완벽주의자는 최고가 되기를 원하고, 실수나 패배를 참지 못하는 성격을 가지고 있다. 자기 가치가 직업적 성취, 돈과 지위, 다른 사람들로부터의 수용, 사랑받는 것, 다른 사람들이 한 것과 관계없이 그들을 기쁘게 하는 능력과 같이 외적인 것에 의존한다고 확신하는 경향이 있다. 완벽주의자는 내적인 자기 가치의 개념에 대해 확신하지 못한다. 대신 자신을 목표 추구라는 스트레스, 고갈, 소진 속으로 밀어 넣는다. 신체로부터 오는 증상은 무시하고 싶어 한다.
- 즐겨 쓰는 표현: '난 해야만 해.'
- 예: 완벽주의자는 다음과 같은 지시를 한다. '난 항상 모든 것의 꼭대기에 있어야만 해.' '난 항상 사려 깊고 이기적이지 않아야 해.' '난 항상 기쁘고 좋아야 해.' '난 ~해야만 해(이 일을 해야 해, 이만큼의 돈을 벌어야 해, ○○의 인정을 받아야 해 등). 그렇지 않으면 난 가치가 없어.' (다음 섹션의 끝에 나오는 '해야만 해 진술' 에 대한 논의를 참조하라.)

연습: 당신의 하위성격은 무엇인가

앞에서 나열한 하위성격들이 당신의 생각, 감정, 행동에서 각기 어떤 역할을 하고 있는지를 생각해 보자. 먼저 각 성격에 대해 '전혀 아니다' 에서 '매우 그렇다' 까지 6점 척도로 평정해 보면서 각각이 당신에게 어떻게 영향을 미치고 있는지를 추측해 보자(뒤의 작업지들을 보라.). 어떤 하위성격이 당신에게 가장 강하고 가장 약한가? 그런 다음 각 하위성격이 다음의 네 가지 상황 속에서 불안을 만들어 내고 확장시키도록 얘기하고 있다고 생각해 보자.

❶ 일(직장, 학교, 다른 수행 상황에서)
❷ 관계(배우자, 파트너, 부모, 아이들, 친구들과의 관계에서)
❸ 불안 증상(공황, 불안, 수동-공격적 증상을 경험하는 경우)
❹ 공황 상황(공황이 닥치기 전이나 실제로 공황 상황을 직면했을 때)

여기 걱정이 많은 사람의 몇 가지 예가 있다.

✻ 걱정이 많은 사람

- 일: '상사가 내 광장공포증을 알면 어떻게 하지? 해고당하는 거 아냐?'
- 관계: '남편은 날 데려다 주는 데 지친 거 같아. 날 거절하면 어쩌지? 날 떠나면 어쩌지?'
- 불안 증상: '사람들이 내가 공포를 느끼는 걸 보면 어쩌지? 사람들이 내가 이상하다고 하면 어쩌지?'
- 공황 상황: '고속도로에서 처음으로 운전을 할 때 사고를 당하면 어떻게 하지?'

당신은 마지막 두 상황에서 걱정이 많은 사람의 혼잣말이 불안의 가장 일반적인 상황과는 거리가 멀다고 생각할지도 모른다. 걱정이 많은 사람은 공황장애를 겪을 때 다음번에 언제 어디서 그런 일이 또 생길지에 대해 걱정을 만들어 낸다. 공황의 신체적 증상이 실제로 일어나기 시작할 때는 그러한 증상을 위험한 것으로 확대시키고 더 큰 공황을 만들어 낼 것이다. 6장에 소개한 많은 대처 전략(특히 긍정적인 대처 진술)은 공황장애를 겪는 동안 걱정을 다룰 수 있도록 도와줄 것이다.

공포증이 있다면, 걱정이 많은 사람은 전형적으로 실제로 두려움을 직면하면 일어날 모든 것에 대해 스스로에게 바쁘게 얘기한다. 결과적으로는 '예기 불안'(공포증을 경험하기 이전의 불안)을 자주 경험하고, 공포증과 함께 오는 것이면 무엇이든 대처하지 않고 피하려고만 노력한다. 특정한 공포 상황 각각에 대해 스스로에게 말하는 걱정스러운 말(즉, '만약 진술')들을 분석한다면 공포증을 이겨 내는 데 도움이 될 것이다. 공포 상황에 직면한다면 당신이 두려워하는 것이 실제로 일어날 수 있는지에 대해서 스스로에게 물어보라.

여기 다른 하위성격이 작용하는 예시가 있다.

✻ 비판적인 사람

- 일: '내 조건 때문에 난 무능력해.'
- 관계: '난 남편에게 짐이 될 뿐이야.'
- 불안 증상: '난 정말 약골이야. 공황을 겪으면서 난 녹초가 되었어.'
- 공황 상황: '다른 사람들은 이겨 낼 수 있었어. 난 패배자 같아.'

✻ 희생자

- 일: '일에 있어서 내 상황은 가망이 없어. 조만간 난 해고당할 거야.'
- 관계: '부모님은 정말 나에게 정신적 충격을 주었어.' '남자친구 없이는 이걸 할 수 없어.'
- 불안 증상: '난 결코 이런 공황장애를 극복할 수 없을 거야. 나에게 뭔가 매우 잘못되어 가고 있어.'
- 공황 상황: '더 많은 취업 면접을 보는 건 소용없어. 사람들이 내가 불안하다는 걸 알면 아무도 날 고용하지 않을 거야.'

✻ 완벽주의자

- 일: '아무리 불안하다고 느껴도 그동안 내가 했던 것처럼 영업을 해 나갈 수 있어야 해.'
- 관계: '남편이나 다른 사람에게 나를 대신해 달라고 의지해서는 안 돼.'
- 불안 증상: '내 마음으로부터 나오는 이런 생각들을 멈출 수 있어야 해.'
- 공황 상황: '다른 사람들처럼 운전하는 것을 배워야 해.'

각 상황에서 당신의 하위성격들이 사용하는 불안을 일으키는 진술문을 적어 보려면 다음에 나오는 작업지를 사용하라. 각각의 경우에서 모든 종류의 하위성격이나 네 가지 상황 모두에 대해서 적을 필요는 없다. 당신이 스스로에게 문제가 있다고 생각되는 성격과 상황에 대해서만 작성해 보라. (오른쪽 칸은 나중에 적을 것이다. 지금은 왼쪽 칸만 먼저 채워 보자. 공간이 더 많이 필요하다면 여분의 종이를 사용하라.)

적어도 일주일 동안 당신의 하위성격들이 어떤 얘기를 하고 있는지 지켜보라. 특히 당신이 불안(공황), 우울, 자기비판, 수치스러움, 화를 느끼는 경우에 집중해 보라. 그렇게 느끼게 하는 당신의 머릿속에서 일어나는 생각들을 들여다보라. '난 두려움을 느껴.' 는 혼잣말의 좋은 예가 아니다. 그것은 당신이 두렵다고 느끼도록 야기하는 생각을 가리키지는 않기 때문이다. 반면 '오늘 일하면서 공황이 생기면 어떻게 하지?' 라는 문장은 당신이 두렵다고 느끼게 하는 진술문의 예가 될 수 있다. 이 장 후반부의 '혼잣말을 구체화하고 반박할 때 참고할 수 있는 일반적인 지침' 섹션에 제시된 4단계를 참조하면 이런 감정에서 나오는 각각의 생각들에 대해서 더 살펴볼 수 있다.

부정적인 혼잣말에 반박하기

걱정이 많은 사람이나 다른 하위성격을 지닌 사람들이 부정적인 혼잣말을 다루는 가장 효과적인 방법은 긍정적이고 지지적인 진술들을 가지고 반박하는 것이다. 반박하기는 부정적인 혼잣말을 직접적으로 반박하고 효력을 떨어뜨리는 긍정적인 진술문을 쓰고 글로 시연하는 것이다. 만약 당신이 부정적인 정신 작용을 통해 불안과는 다른 화가 나는 감정 상태를 경험한다면 긍정적인 정신 작용으로 변화시키면서 느끼는 방식도 변화시킬 수 있다. 그렇게 하기 위해서는 연습이 필요하다. 당신은 부정적인 혼잣말을 수년간 연습해 왔고, 자연적으로 매우 강한 습관을 발달시켜 왔다. 걱정이 많은 사람과 다른 하위성격을 지닌 사람들은 매우 굳건히 자기 입장을 굳혀 왔다. 부정적인 생각이 들기 시작할 때 그것을 알아차리고 긍정적이고 지지적인 진술로 반박한다면 생각하는 방식을 바꿀 수 있을 것이다. 연습과 지속적인 노력을 통해 생각하고 느끼는 방식을 변화시켜 나갈 것이다.

때때로 반박하기는 자연스럽고 쉽게 나타난다. 당신은 불안과 걱정을 일으키는 것에 대해서 긍정적이고 그럴 만한 자기 진술로 대체시킬 준비가 되어 있다. 즉, 도움이

하위성격: 걱정이 많은 사람

나에게 적용하기: 전혀 아니다 ______________________ 매우 그렇다
1 2 3 4 5 6

부정적인 혼잣말	긍정적인 반박 진술문
상황 일/학교 관계 불안 증상 (공황장애가 있다면 이 부분에 특별히 주의를 기울이라.) 공포증 (공포증 각각에 대해 걱정이 많은 사람의혼잣말을 적용해 보라. 필요하다면 여분의 종이를 사용하라.)	

하위성격: 비판적인 사람

나에게 적용하기: 전혀 아니다 ______________________ 매우 그렇다
1 2 3 4 5 6

부정적인 혼잣말	긍정적인 반박 진술문
상황 일/학교	
관계	
불안 증상	
공포증	

하위성격: 희생자

나에게 적용하기: 전혀 아니다 ______________________________ 매우 그렇다
1 2 3 4 5 6

부정적인 혼잣말	긍정적인 반박 진술문
상황 일/학교	
관계	
불안 증상	
공포증	

하위성격: 완벽주의자

나에게 적용하기: 전혀 아니다 ______________________ 매우 그렇다

1 2 3 4 5 6

부정적인 혼잣말	긍정적인 반박 진술문
상황 일/학교	
관계	
불안 증상	
공포증	

되지 않는 부정적인 정신적 습관들을 제거할 준비가 되어 있다. 한편으로 당신은 다음과 같이 말하면서 반박하려는 생각에 반대할지도 모른다. '그렇지만 내 안에 걱정(희생 또는 완벽주의)이 얘기하는 게 사실이면 어쩌지? 내가 그렇지 않다고 믿기가 힘들어.' '내가 정말 그걸 믿을 수 없다면, 어떻게 부정적인 자기 진술을 긍정적인 것으로 바꿀 수가 있지?'

아마도 당신은 부정적인 혼잣말을 강하게 갖고 있을지도 모른다. 스스로에게 몇 년 동안 이런 얘기를 해 와서 그 습관과 신념을 포기하기가 어려울 수 있다. 당신은 쉽게 설득당하는 사람이 아니다. 그런 경우에 스스로 부정적인 혼잣말에 대해 어떤 것을 하기 원한다면, 이성적으로 정밀하게 따지고 들어 보는 것이 중요하다. 소크라테스식 질문이나 이성적인 조사를 통해 부정적인 혼잣말을 따져 보면서 그 힘을 약화시킬 수 있다.

❶ 이 생각에 대한 증거는 무엇인가?
❷ 이 생각은 항상 진실인가?
❸ 과거에도 진실이었는가?
❹ 이런 일이 정말로 일어나고 있거나 사실이라면 이상한 점은 없는가?
❺ 일어날 수 있는 가장 나쁜 일은 무엇인가? 무엇이 그렇게 나쁜 것인가? 최악의 상황이 벌어진다면 당신은 어떻게 할 것인가?
❻ 당신은 전체적인 그림을 보고 있는가?
❼ 당신은 완전히 객관적인가?

부정적인 자기 진술에 대한 검증에서 당신이 그 말에 얼마나 얽매여 있는지, 그것이 얼마나 뿌리 깊은지 파악하는 것은 도움이 되지 않는다. 그보다는 얼마나 주의 깊고 객관적으로 면밀한 검토를 했는지가 중요하다. 다음의 예에 대해 생각해 보자.

- 걱정이 많은 사람: '내가 다음에 공황을 경험하고 심장 발작이 일어나면 어떻게 하지?'
- 질문: '공황 발작이 심장 발작을 일으킨다는 증거는 무엇인가?'
  (답: 없다[6장 참조])
- 반박 진술문: '아무리 불편해도 공황 발작은 내 심장에 위험하지 않아. 난 공황이

일어나고, 잦아들고, 지나가게 할 수 있어. 내 심장은 괜찮을 거야.'

- 비판적인 사람: '당신은 멍청한 공포증이 있으니까 약하고 신경증적인 사람이야.'
- 질문: '그 증거는 무엇인가?'

  (답: 공포증은 높은 불안 상태에서 일어나는 조건화 과정에 의해서 발생한다[2장 참조]. '약하고' '신경증적인' 것은 아무것도 설명하지 못하는 비하하는 낙인일 뿐이다.)
- 반박 진술문: '내가 가지고 있는 공포증은 특정 상황에서 나에게 민감하게 일어나는 조건화 과정을 통해서 생겨났어. 난 점진적인 노출과정을 통해 공포증을 극복하는 방법을 배울 거야.'

- 희생자: '난 이 문제를 결코 해결하지 못할 거야. 남은 인생 동안 활동이 제한될 거야.'
- 질문: '광장공포증이 인생을 통해 지속되는 증상이라는 증거는 무엇인가? 어떤 다른 결과가 가능한가?'

  (답: 광장공포증의 90%가 효과적인 치료를 통해 회복되었다.)
- 반박 진술문: '내 상황은 절망적이지 않아. 회복 프로그램에서 스스로를 정립시키고 헌신하여 이 문제를 극복할 수 있어.'

- 완벽주의자: '난 부모님의 수용과 인정을 받아야 해. 그렇지 않으면 실패한 거야.'
- 질문: '난 정말 객관적인가? 부모님의 인정이 내 행복에 절대적으로 필요한 것이 정말 맞는가? 일어날 수 있는 가장 나쁜 일은 무엇인가?'

  (답: 부모님의 인정이 없이도 난 살아갈 수 있고, 돌봐 주고 지지해 줄 사람들이 있다.)
- 반박 진술문: '부모님이 나에 대해 어떻게 생각하든지 난 내 삶을 살아갈 것이고 나를 더 좋게 만들어 가려고 노력할 거야.'

만약 당신이 부정적인 혼잣말에 사로잡혀 있다면 스스로에게 말하는 것을 검증하기 위해 이와 같은 소크라테스식 질문을 사용하라. 당신은 대부분의 경우에 부정적인 진술이 현실적으로 잘못되었다는 것을 발견할 것이다. 최악의 경우, 그런 생각들은 부분적으로 또는 때때로 진실일 수 있다. 당신이 특정한 하위성격의 관점을 의심한다면 긍정적이고 지지적인 진술을 하면서 부정적인 혼잣말에 반박할 준비가 되어 있는 것이다.

긍정적인 반박 진술문을 적기 위한 규칙

- 반박 진술문을 쓸 때는 부정적인 말을 피하라. '나는 비행기에 탑승할 때 공황 상태에 빠지지 않을 거야.' 라고 말하기보다는 '나는 비행기에 탑승하는 것에 대해서 자신감이 있고 침착해.' 라고 말하는 것이다. 일어나지 않을 것에 대해서 자신에게 말하는 것은 직접적인 확언을 주기보다는 불안을 일으키는 경향이 더 많다.
- 현재 시제로 반박을 유지하라('나는 몇 분 후에 괜찮아질 거야.' 라는 말보다 '나는 숨쉴 수 있고, 이러한 느낌이 지나가게 둘 거야.' 라는 말이 더 좋다.). 부정적인 혼잣말이 지금 여기에 있기 때문에 현재 시제의 진술로 반박하는 것이 필요하다. 만약 직접적으로 확인할 준비가 되어 있지 않다면, '나는 기꺼이 ~하다.' 또는 '나는 ~을 배우고 있다.' 또는 '나는 ~을 할 수 있다.' 와 같은 긍정적인 진술을 시도하라.
- 가능할 때마다 1인칭으로 진술하라. '나' 로 시작하거나 진술에서 '나' 를 언급하라. 당신의 반박에 대해서 기초를 설명하는 한두 문장을 적는 것도 좋다(걱정이 많은 사람과 비판적인 사람을 위한 반박의 이전 예들을 보라.). 그러나 '나-진술문(I-statement)' 으로 끝내려고 노력하라.
- 당신의 긍정적인 혼잣말에 대해서 어떤 믿음을 가지는 것이 중요하다. 그것을 실제로 믿지 않으면서 단지 긍정적이라는 이유만으로 무언가를 적지는 말라. 적절하다면 먼저 부정적인 혼잣말에 도전하기 위한 소크라테스식 질문을 사용하고, 개인적으로 당신에게 믿음을 주는 긍정적인 반박을 지향하라.

여기 시작하고자 할 때 각 하위성격과 함께 사용할 수 있는 긍정적인 반박의 예가 있다.

✽ 걱정이 많은 사람

'만약……' 대신에 '그래서 어떻다는 것인가?' '나는 이것을 다룰 수 있어.' '걱정은 되지만 그래도 나는 여전히 이것을 할 수 있어.' '이것은 무서울 수도 있어. 그러나 나는 이것이 지나갈 것이라는 것을 알고 있고 약간의 불안을 견뎌 낼 수 있어.' '나는 연습을 통해서 이것에 익숙해질 수 있어.' 와 같이 말할 수 있다.

✽ 비판적인 사람

당신 자신을 억제하기보다는 '내 방식은 괜찮아.' '나는 사랑스럽고 유능해.' '나는 특별하고 창의적인 사람이야.' '나는 다른 누구보다도 칭찬을 받을 자격이 있어.' '나는 나 자신을 받아들이고 믿어.' '나는 다른 사람들로부터 존중을 받을 가치가 있어.' 와 같이 말할 수 있다.

✽ 희생자

무기력함을 느끼기보다는 '나는 내일 모든 것이 나아질 필요는 없어.' '나는 한 번에 하나씩 계속 발전해 나갈 수 있어.' '나는 내가 이룬 성과를 인정하고 계속 향상할 거야.' '변화하기에 결코 늦지 않았어.' '나는 반이 비어 있다고 보기보다는 반이나 차 있다고 봐.' 와 같이 말할 수 있다.

✽ 완벽주의자

완벽을 요구하기보다는 '실수해도 괜찮아.' '삶을 심각하게 받아들이기에는 인생이 너무 짧아.' '좌절은 과정의 일부이고 중요한 학습 경험이야.' '나는 항상 ~일 필요는 없어.' '나의 욕구와 감정은 다른 사람들의 욕구와 감정만큼이나 중요해.' 와 같이 말할 수 있다.

반박 진술문을 작업하기

앞서 4개의 하위성격에 대해 기록한 작업지에서 부정적인 진술을 세어 보고 작업지의 오른쪽 칸에 각각의 부정적인 진술에 상응하는 반박 진술문을 적으라. 필요하다면 여분의 종이를 사용하라. 각 상황에서 각 하위성격에 대한 긍정적인 혼잣말을 일단 다 적었다면 긍정적인 반박 진술문을 작업할 수 있는 여러 가지 방법이 있다.

- 적어도 2주 동안은 매일 긍정적인 반박 진술문 목록을 주의 깊게 천천히 읽어 보라. 목록을 읽어 감에 따라 신념에 대한 확신을 느낄 수 있는지 보라. 이것은 목록을 의식으로 깊게 통합하는 데 도움이 될 것이다.
- 작업지를 복사해서 눈에 잘 보이는 곳에 붙여 놓으라. 긍정적인 반박 진술문을 하루에 한 번 시간을 내어 읽어 보라.
- 이해를 돕기 위해 각각의 연속적이고 긍정적인 진술 뒤에 5초 정도 시간 간격을 두면서 당신의 반박 진술문을 녹음하라. 녹음한 반박 진술문을 듣기 전에 10~15분 정도 휴식을 취함으로써 테이프 듣기의 효과를 높일 수 있다. 휴식을 취한 상태에서는 테이프의 내용을 더 잘 수용할 수 있다. 점진적 근육이완을 위한 지시문을 녹음할 수도 있다(4장 참조). 또는 11장에 설명된 이완을 위한 심상 기법을 10~15분 동안 녹음할 수도 있다.
- 만약 당신이 특정 공포증의 문제를 가지고 있다면 그것에 대한 구체적인 긍정적 반박 진술문을 작업하기를 원할 수도 있다. 예를 들어, 사람들 앞에서 말하는 것이 두렵다면 무엇이 일어날 것인지에 대한 두려움의 목록을 만들고, 각각의 두려움에 반박하는 긍정적인 진술문을 만들라. 그런 다음에 2주 동안 매일 조심스럽게 반박 진술문 목록을 읽고, 앞에서 설명한 대로 녹음테이프를 만들라.

구체적인 두려움과 공포를 지속시키는 혼잣말을 변화시키기

민감화, 회피, 부정적이고 왜곡된 혼잣말과 같은 세 요인은 두려움과 공포증을 지속시키는 경향이 있다. 7장은 처음의 두 가지 조건에 초점을 맞추고 있다. 공포증은 당신이 특정 상황, 대상, 사건에 민감해질 때 생긴다. 다시 말하면, 공포증은 불안이 조건화되거나 그 상황, 대상 또는 사건과 연관될 때 생긴다. 만약 당신이 고속도로를 운전하거나 집에 혼자 있을 때 공황이 일어난다면 그런 경우들에 처할 때마다 매번 걱정하기 시작할지도 모른다. 민감화되는 것은 상황에 처하거나 그것에 대한 생각만으로도 자동적으로 불안이 야기되는 것을 의미한다.

민감화가 일어난 후에 당신은 상황을 피하려고 할지도 모른다. 회피의 반복은 당신이 어떤 불안을 느끼는 것을 모면하게 해 주기 때문에 보상으로 작용한다. 회피는 당신이 상황에 대처할 수 있다는 것을 배우지 못하게 하기에 회피 공포를 유지시키는 강력한 방법이다.

두려움과 공포증을 유지시키는 세 번째 요인은 왜곡된 혼잣말이다. 당신이 두려워하는 것에 대해서 더 많이 걱정하고 불안해할수록 두려움과 연관된 건설적이지 않은 혼잣말을 더 많이 하게 된다. 당신은 또한 두려워하는 것을 직면해야 하거나 현실에서 겪을 수 있는 최악의 두려움을 직면해야 했다면 일어날 일에 대해서 부정적인 이미지를 가질 수도 있다. 부정적인 혼잣말과 부정적인 이미지 모두 두려움을 지속시키고 두려워하게 만든다. 그것들은 또한 두려움을 극복할 수 있다는 자신감을 약하게 만든다. 부정적인 혼잣말과 부정적인 이미지가 없으면, 당신은 좀 더 회피를 극복하고 두려움을 직면할 수 있다.

두려움은 여러 가지 형태로 나타난다. 그러나 두려운 혼잣말의 본질은 언제나 똑같다. 걱정의 대부분은 특정한 부정적 결과를 과대평가하는 '만약 진술'로 이루어져 있다. 다리를 건너는 것, 사회적 상황에서 앞에서 말하는 것, 빠른 심장박동의 감각, 심각한 질병에 걸릴 가능성, 자녀들이 어려움에 빠지는 것 등에 대한 두려움을 지속시키는 왜곡된 사고의 형태는 동일하다. 다음 세 가지의 기본적인 왜곡이다.

- **부정적인 결과를 과대평가하기**: 나쁜 일이 일어날 가능성을 과대평가하는 것은 왜곡의 한 형태다. 당신이 하는 걱정의 대부분은 부정적인 특정 결과를 과대평가하는 '만약 진술'로 이루어져 있다. 예를 들면, 다음과 같은 진술을 포함한다. '만약 내가 공황 발작을 일으키고 완전히 정신을 잃으면 어떻게 하지?' '만약 사람들이 내가 공황 발작을 일으키는 것을 보고 나를 이상하다고 생각하면 어떻게 하지?' '만약 내가 시험에 떨어져서 학교를 그만두게 되면 어떻게 하지?'
- **파국적 사고**: 두 번째 왜곡은 부정적인 결과가 생기면 그것이 파국적이고 압도적이며 제어하기 어려울 것이라는 점이다. 파국적 사고는 다음과 같은 진술을 포함한다. '나는 그것을 처리할 수 없어요.' '나는 압도되었어요.' '나는 결코 그것을 잊을 수가 없어요.' '그들은 결코 나를 용서하지 않을 거예요.'
- **대처 능력을 과소평가하기**: 세 번째 왜곡은 실제로 부정적인 결과가 나타날 때 그것에 대한 당신의 대처 능력을 인식하지 못하거나 인정하지 못하는 것이다. 대처 능

력에 대한 과소평가는 대개 파국적 사고에 대한 암시를 준다.

당신이 어떤 두려움이라도 느낀다면 그 두려움을 지속시키는 부정적인 생각을 검사해 보라. 그러면 아마도 이러한 세 가지 왜곡을 알아차릴 것이다. 좀 더 현실적인 사고를 가지고 두려움을 극복할 수 있는 정도에 따라 그 두려움이 사라질 것이다. 본질적으로 두려움은 당신의 대처 능력에 대한 과소평가와 결합된, 어떤 위협에 대한 비합리적인 과대평가라고 정의될 수 있다.

다음은 다른 형태의 왜곡들이 어떻게 다양한 두려움과 작용하는지에 대한 예시들이다. 각각의 예시에서 왜곡된 사고의 세 형태가 구체화되었다. 각 경우에서 그 왜곡은 도전을 받고, 더 적절하고 현실적인 반박 진술문으로 수정된다.

예시 1: 고속도로를 운전하는 중의 공황 발작에 대한 두려움

✱ 과대평가해서 생각하기

'만약 내가 차를 다룰 수 없다면 어떡하지? 만약 내 집중력이 흐트러져서 차를 제어하지 못하게 되면 어떡하지? 만약 내가 사고를 일으켜서 누군가를 죽이면 어떡하지?'

✱ 파국적 사고

'나는 차에 대한 통제력을 잃어버리면 대처할 수 없어. 만약 내가 사고를 일으킨다면 그건 완전히 제어할 수 없는 상황이 될 거야. 그건 세상의 종말일 수 있어.' (주의: 끔찍한 상황에 대한 이미지는 파국적 사고를 동반하거나 확장할 수 있다.)

✱ 대처 능력을 과소평가하기

'나는 차에 대한 통제를 잃는다면, 특히 사고를 일으킨다면 대처할 수가 없어. 만약 다른 운전자들이 내가 얼마나 놀랐는지를 본다면 창피해서 죽을 거야. 나는 경찰에게 뭐라고 말해야 하지? 내가 공황증이 있다고? 난 위반을 하고 딱지를 끊기 위해 차를 멈춘다면 다시는 운전을 할 수 없을 거야. 내가 다른 사람에게 신체적인 손상을 일으킨다면 살 수가 없을 거야. 그리고 나는 휠체어에 앉아서 인생을 보낼 수 없어.'

왜곡된 사고를 반박하기

질문과 반박 진술문으로 이러한 왜곡된 사고를 논박하는 것이 가능하다. 다음에 예시가 있다.

✻ 과대평가해서 생각하기

과대평가해서 생각할 때 할 수 있는 적절한 질문은 다음과 같다. '상황을 객관적으로 볼 때, 부정적인 결과가 실제로 일어날 수 있는 가능성은 얼마나 되는가?' 앞의 예시의 경우, '내가 운전하는 동안 공황 발작을 일으켜서 차를 제어하지 못하게 되는 실제 확률은 얼마나 될까?'와 같이 질문할 수 있다.

당신은 다음과 같은 진술문을 사용할 수 있다. '공황 발작을 일으켜서 내가 완전히 통제력을 잃게 될 일은 거의 없다. 다가오는 것에 대해서 두려움을 느끼는 순간, 나는 길가에 차를 세우고 멈출 수 있다. 차를 댈 곳이 없다면 오른쪽 갓길에서 아마도 시속 70km 정도까지 속도를 늦추고, 점멸등을 켜고, 가까운 출구에 도달할 때까지 나 자신을 완전히 통제할 수 있다. 일단 내가 고속도로를 벗어나면 공황 증상은 곧 잦아들 것이다.'

✻ 파국적 사고

파국화와 관련된 질문은 다음과 같다. '만약 최악의 일이 일어난다면 내가 그것을 다룰 수 없다는 것이 사실일까?' 이런 생각은 너무 앞서 나간 것이고, 일어날 수 있는 최악의 일을 상상하고 나서 현실에서 당신이 그 결과를 다룰 수 있는지 없는지를 스스로에게 질문한 것이다.

앞의 예시에서 당신은 '만약 최악의 일이 일어난다면, 예를 들어 내가 상처를 입는 사고를 낸다면, 나는 완전히 그 상황을 다룰 수 없을 것인가?'라는 질문을 던질 수도 있다. 그런 다음에 다음과 같은 반박을 사용할 수 있다. '사고처럼 나쁜 일이 일어나면, 대부분의 경우에 내가 다치지 않으면 그 상황에 대처할 수 있을 것이다. 흔히 사람들은 응급 상황에 먼저 대처하고, 불안은 나중에 다룬다. 그래서 대부분의 경우에 나는 내가 다치지 않는 한 상황에 계속 대처할 것이다.'

'설령 내가 다쳐서 상황에 대처할 수 없더라도 경찰이나 구급대원이 도착해서 처리할 것이다. 단순하게 상황을 완전히 통제할 수 없는 경우는 없다.'

✻ 대처 능력을 과소평가하기

당신이 상황에 대처할 수 없다는 생각에 반대하는 것은 객관적인 평가와 비판적인 생각을 하는 과정에서 일어난다. 그러나 실제로 대처하는 방법을 구체화하고 목록화하기 전까지는 그 과정이 완전하지 않다. 앞의 예시에서 일부 가능한 대처 전략은 다음을 포함한다.

- '나는 공황 발작을 일으켰다면 고속도로를 즉시 벗어나거나 가까운 출구를 향해서 천천히 운전하면서 고속도로를 나옴으로써 상황에 대처할 수 있다.'
- '혹시라도 내가 사고를 일으키는 경우에도 여전히 상황에 대처할 수 있다. 그 사고에 관련된 다른 사람들과 이름과 전화번호를 교환할 것이다. 차를 운전할 수 없다 해도 경찰이 차를 견인할 수 있는 장소로 나를 데리고 갈 것이다. 그것은 매우 불쾌한 경험일 수 있다. 그러나 현실적으로 나는 계속 기능할 수 있다. 나는 과거에도 응급 상황에 잘 대처했고, 내가 다치지 않는 한 이 경우에도 대처할 수 있다.'
- '설령 내가 상처를 입을 희박한 가능성이 있다 해도, 나는 미치거나 완전히 통제력을 잃지 않을 것이다.'

예시 2: 교실 또는 모임에서 큰 소리로 말하는 동안의 공황 발작에 대한 두려움

✻ 과대평가해서 생각하기

'말하는 동안 내가 공황 발작을 일으키면 어떻게 하지? 다른 사람들이 내가 정말 이상하거나 미쳤다고 생각하지는 않을까?'

- 질문: '현실적으로 생각했을 때 말하는 동안 공황 발작을 일으킬 가능성이 얼마나 될까? 내가 공황 발작을 일으키면 사람들이 내가 생각하는 것을 이해하고 나에 대해서 판단 내릴 가능성이 얼마나 될까?'
- 반박 진술문: '말하는 동안 내가 공황 발작을 일으키는 것은 가능하다. 내가 공황 발작을 일으킨다면 연설을 간단하게 줄이고 자리에 앉을 수 있다. 사람들은 자신의 생각에 빠져 있기 때문에 연설을 줄인 것에 대한 나의 어려움이나 판단을 아무도 눈치채지 못할 것이다.'

'비록 사람들이 내가 공황 발작을 일으키는 것을 보더라도 (즉, 사람들이 내가 얼굴이 붉어지거나 목소리가 떨리는 것을 보더라도), 그들이 내가 이상하거나 미쳤다고 생각할 확률은 매우 적다. 그들은 우려를 표할 가능성이 더 많다.'

✻ 파국적 사고

'내가 말하는 동안에 공황 발작을 일으킨다면 사람들이 나를 이상하다고 생각할 것이 끔찍하다. 나는 결코 그렇게 살지 않을 것이다.'

- 질문: '일어날 가능성이 적은 일이 일어났고, 사람들이 정말로 내가 공황 발작을 일으켜서 나를 이상하다고 생각했다고 하자. 그것이 얼마나 끔찍할까?'
- 반박 진술문: '만약 사람들이 내가 이상하거나 나에게 무언가 문제가 있다고 생각한다고 해서 세상이 끝나는 것이 아니다. 그들은 공황 발작을 일으키는 것이 어떤 것인지 알지 못한다. 그래서 그들은 진실로 이해할 수 없다. 비록 사람들이 이해하지 못할지라도 또는 그들이 나를 잘못 인식하더라도, 그것은 인간으로서의 나의 가치를 조금도 떨어뜨리지 않는다. 내가 나 자신을 믿으면 다른 사람이 어떻게 생각하는지는 전혀 중요하지 않다. 그리고 다른 사람들은 공황 발작을 일으키는 것이 어떤 것인지 안다면 동정적인 태도를 보일 것이다.'

✻ 대처 능력을 과소평가하기

'만약 사람들이 나를 이상하다고 생각한다면 나는 상황에 대처할 수 없어.'

- 질문: '내가 대처할 수 없다고 생가하는 것이 현실적인가? 내가 결코 만회할 수 없다고 가정하는 것이 현실적인가?'
- 반박 진술문: '내가 공황 발작을 일으켜서 사람들이 나를 이상하거나 다르다고 생각한다 해도, 나는 그들에게 내가 가끔 공적인 자리에서 공황 발작을 일으킨다고 해명할 수 있을 것이다. 요즘은 불안장애에 관해 많이 알려져서 그들이 나를 이해할 수 있을 것이다. 솔직해지는 것이 내가 상황에 대처하는 하나의 방법이다. 무슨 일이 일어나건, 나는 잠시 후면 그 일을 잊어버릴 것이다. 내가 결코 그렇게 살지 않을 것이라는 것은 사실이 아니다.'

예시 3: 심각한 질병에 대한 두려움

✻ 과대평가해서 생각하기

'나는 너무 힘이 없고 항상 피곤해. 아마도 암에 걸린 것 같은데 그것에 대해서 확실히 모르겠어.'

- 질문: '원기 부족과 피곤의 증상이 내가 암에 걸렸다는 것을 의미할 가능성은 얼마나 되는가?'
- 반박 진술문: '피곤과 원기 부족의 증상은 낮은 등급의 바이러스, 빈혈, 부신의 피로 또는 갑상선 기능저하증, 우울증, 음식 알레르기를 포함하는 모든 신체적 · 심리적 상태를 나타낼 수 있다. 내 상황에 대한 가능한 설명들이 많이 있고, 나는 암을 나타내는 어떤 구체적인 징후가 없다. 그러므로 피곤과 원기 부족이 암을 나타낼 가능성은 희박하다.'

✻ 파국적 사고

'내가 암에 걸렸다는 진단을 받으면, 그것은 끝이다. 나는 그 사실을 받아들일 수 없다. 빨리 삶을 끝내고 자살하는 것이 더 나을 것이다.'

- 질문: '일어날 가능성이 적은 일이 일어나고 내가 암이라는 진단을 받는 것은 얼마나 끔찍할까? 정말로 건강을 잃고 죽기를 원하는가?'
- 반박 진술문: '암으로 진단받는 것이 나쁜 만큼, 내가 완전히 건강을 잃을 가능성은 적다. 아마 몇 주가 걸릴지도 모르지만, 나는 그 사실에 대한 초기의 적응을 한 후에 그 상황에 대처하기 위해서 무엇이 필요한지를 생각하기 시작할 것이다. 그것은 확실히 어렵기는 하지만 다른 사람들보다 내가 다루기에 더 준비된 상황일 것이다.'

✻ 대처 능력을 과소평가하기

'나는 암이라는 진단이 내려지면 대처할 수 없을 것이다.'

- 질문: '현실적으로 그러한 상황에 대처할 방법이 전혀 없는 것이 사실인가?'

- 반박 진술문: '물론 나는 대처할 수 있다. 그 상황의 초기에 대처를 한 후에 내 담당 의사와 함께 가장 효과적이고 가능한 치료 전략을 세울 것이다. 나는 지역의 암 지지집단에 참가해서 친구와 가족들로부터 많은 지지를 받을 것이다. 나는 심상 기법과 식이 조절과 같이 도움이 되는 대안적 방법들을 시도할 것이다. 간단히 말해서, 나는 내 병을 치료하기 위한 모든 가능한 시도를 할 것이다.'

이상의 세 가지 예시는 과대평가하는 것과 파국적 사고에 어떻게 반박해서 현실적이고 불안을 덜 야기하는 생각에 직면하게 되는지를 설명한다. 이제 당신의 차례다. 2주 동안, 당신이 불안이나 공황을 느끼는 시간을 점검하라. 매번 그렇게 하면서부정적인 혼잣말을 다루는 다음의 5단계를 사용하라.

- 1단계: 당신이 불안하거나 화나 있다면 복식호흡, 근육이완, 명상과 같이 휴식을 취하기 위한 무엇인가를 하라. 천천히 쉬고 휴식할 수 있는 시간을 내면, 당신의 내적인 대화를 알아차리는 것이 더 쉽다.
- 2단계: 다소 지쳤을 때는 자신에게 물어보라. '나 자신에게 나를 걱정하게 만드는 어떤 말을 하고 있는가?' '내 머릿속에 어떤 생각들이 떠오르는가?' 감정으로부터 생각들을 분리해야 함을 기억하라. 예를 들면, '나는 무서움을 느낀다.' 는 감정을 묘사하는 것이다. 반면에 '이 공황이 끝나지 않을 것이다.' 는 당신을 더 두렵게 만드는 과대평가해서 생각하기다.
- 3단계: 당신의 걱정스러운 혼잣말에서 왜곡의 기본적인 세 형태를 구체화하라. 과대평가해서 생각하기, 파국적 사고, 대처 능력을 과소평가하기로 분류하라.
- 4단계: 걱정스럽고 왜곡된 생각을 구체화했으면 적절한 질문으로 그런 생각에 도전하라.
  - 과대평가해서 생각하는 경우: '두려워하는 결과가 실제로 일어날 현실적인 가능성은 얼마나 되는가?'
  - 파국적 사고를 하는 경우: '두려워하는 결과가 실제로 일어난다면 얼마나 끔찍할까? 내가 건강을 잃고 대처 능력을 상실할 수 있다는 것이 사실인가?'
  - 대처 능력을 과소평가해서 생각하는 경우: '두려워하는 결과가 일어난다면 내가 상황에 대처하기 위해서 실제로 무엇을 할 수 있을까?'
- 5단계: 당신이 두려워하는 자기 진술 각각에 대한 반박 진술문을 적으라. 이러한

걱정 연습지

구체적인 두려움이나 공포 ______________________

걱정스러워하는 혼잣말	반박 진술문
과대평가한 생각(또는 이미지) "만일……"	
파국적 사고(또는 이미지) "최악의 일이 일어난다면……"	

대처 전략: 만일 부정적인 결과가 일어난다면 어떤 방식으로 대처할 것인지 목록을 작성하라. 필요하다면 여분의 용지를 사용하라. '만약' 을 '만약 (부정적인 예상 중 하나가) 일어난다면 내가 무엇을 할 것인가' 로 바꾸라.

사전에 10~20장 정도 복사해서 당신의 공포증이나 두려움 각각에 대해서 개별 용지를 사용하라.

반박 진술문은 균형 잡히고 현실적인 사고를 반영하는 언어와 논리를 포함해야 한다.

당신이 걱정하는 생각들과 당신이 선택한 구체적인 두려움이나 공포에 대처하는 반박 진술문을 적을 수 있는 '걱정 연습지'를 사용하라. 거기에 실제로 두려워하는 부정적인 결과가 발생한다면 당신이 대처할 수 있는 방법들을 나열하라.

당신이 지니고 있는 각각의 구체적인 두려움에 대해서 개별 종이에 작성할 수 있도록 사전에 이 연습지를 10~20장 정도 복사하는 것이 좋다.

다른 형태의 왜곡된 사고(인지 왜곡)

과대평가하기와 파국적 사고, 대처 능력을 과소평가하기는 공포와 불안에 기여하는 가장 흔한 사고 중 하나다. 그러나 일상에서 당신 자신과 수많은 상황을 인식하고 평가하는 방식을 왜곡시킬 수 있는 다른 형태의 왜곡된 사고가 있다. 이러한 왜곡들은 불안에 기여할 뿐만이 아니라 당신이 느끼는 우울, 죄의식, 자기비판, 냉소에도 기여한다. 좀 더 현실적이고 건설적인 혼잣말을 하면서 이러한 도움이 되지 않는 생각들을 구체화하고 직면하는 것은 균형 잡히고 객관적인 방법으로 일상에서의 스트레스를 다루는 것에 큰 도움이 될 수 있다. 다음으로 이것은 불안의 정도와 우울 그리고 당신이 경험하는 다른 불쾌한 정서 상태를 상당히 감소시킬 것이다. 외부 세계에 대한 즉각적인 경험은 그에 대한 당신의 생각에 의해서 많이 형성되고 영향을 받는다는 것을 기억하라. 생각을 변화시키라. 그러면 세상을 보는 방식을 변화시킬 수 있을 것이다.

특히 불안장애를 다루는 데 관련이 있는 4개의 추가적인 인지 왜곡이 다음에 설명되어 있다. 혼잣말을 할 때 나타나는 이러한 왜곡들을 구체화시키는 것을 돕기 위해서는 각각의 경우에 사용된 예시를 사용하라. 그런 다음 '인지 왜곡 연습지'를 사용해서 당신의 왜곡된 생각과 그에 적절한 반박 진술문을 작성하라. 4개의 인지 왜곡 각각을 개별 용지에 적을 수 있도록 연습지를 10~20장 정도 복사하라.

인지 왜곡 연습지

왜곡된 사고의 형태 ______________	이성적인 반박 진술문

과잉일반화하기

과잉일반화하기(overgeneralizing)는 특정 상황에서 한 번의 나쁜 경험을 겪었기 때문에 그 나쁜 경험이 비슷한 상황에서 항상 반복될 것이라고 (대개 틀리게) 가정하는 것이다. 이것은 공포증을 발전시키는 과정에서 자동적으로 일어난다. 즉, 당신은 한 가게에서 공황 발작을 일으키면 머지않아 모든 가게를 피하기 시작한다. (하나의 경우에서 모든 상황에 대한 경우로 공포증을 일반화하는 것은 행동심리학자들이 자극 일반화라고 부르는 조건화 현상에 의해서 영향을 받는다.)

예를 들면, 당신은 대중 앞에서 말하기와 관련해서 좋지 않은 기억이 있기 때문에 대중 앞에서 결코 성공적으로 말할 수 없을 것이라고 결론을 내리는 것이다. 또는 당신이 두려워하고 통제할 수 없는 곳에서 공황 발작을 일으켰기 때문에 다음번이나 매번 그렇게 나쁠 것이라고 가정하는 것이다. 또는 어떤 사람이 직장이나 학교에서의 당신의 수행에 대해서 노골적인 발언을 했기 때문에 모든 사람이 그런 방식으로 생각할 것이라고 가정하는 것이다(이것은 당신의 일이 '객관적으로' 표준이라고 믿게 만든다.).

과잉일반화의 본질은 현재에 일어나는 하나의 경우에서 미래의 모든 경우로 뛰어넘는 것으로 구성되어 있다. 당신은 당신의 혼잣말이 '결코 ~않다, 항상, 모두, 전혀, 아무도, 모두'와 같은 단어나 그것들을 포함하는 절대적인 진술('나는 결코 다시 운전할 수 없을 거야.' 또는 '그들이 나를 정말로 알게 되면 누구도 내 친구로 남아 있지 않을 거야.')을 포함하고 있을 때 과잉일반화하고 있다는 것을 알 수 있다.

다음의 세 가지 소크라테스식 질문은 이성적으로 도전하고 과잉일반화에 논박하는데 효과적이다.

- 이것에 대한 증거는 무엇인가?
- 이것이 실제로 일어날(또는 사실일) 확률은 얼마나 되는가?
- 과거에는 이것이 사실이었는가?

대부분의 과잉일반화의 문제는 다음과 같은 논박으로 해결할 수 있다.

- 과잉일반화: '어제 고속도로 운전 중에 겪은 공황발작이 너무 심각해서 다시는 고

속도로에서 운전을 할 수 없을 것 같다.'

- 질문: '어제 고속도로에서 운전하다가 겪은 불안으로 인하여 앞으로 어떤 고속도로에서도 운전을 절대로 할 수 없을 것인가? 과거에도 실제로 운전을 할 수 없었나?'
- 반박진술문: '당장 고속도로 운전을 할 필요가 없고 잠깐 동안 하지 않을 수도 있다. 시간을 두고 다시 운전을 할 수 있을 만큼 자신이 생길 때까지 기다려도 된다. 아주 조금씩 천천히 해 보면 나는 다시 운전을 할 수 있으리라 믿는다. 나는 이전에 운전을 잘 해 왔기에 앞으로 다시 할 수 있다는 것을 알고 있다.

과잉일반화를 반박하는 해결책으로는 긍정적, 부정적 증거들을 균형 있게 점검하는 것이다. 즉, 부정적인 생각과 긍정적이고 가능한 증거를 조화롭게 비교하는 것이다.

✻ 연습

당신의 혼잣말을 일주일 동안 점검하고, '언제나' '절대로' '남들은 모두' '아무도 절대 할 수 없어'와 같은 말을 쓸 경우를 주목해 보라. 과잉일반화의 경우를 '인지 왜곡 연습지'의 왼쪽 칸에 쓰고 오른쪽 칸에 이성적인 반박 진술문을 써 보라. 반박진술문은 균형 잡힌 증거를 제시하고 가능한 구체적으로 쓰라.

필터링

필터링(filtering)은 어떤 상황의 한 가지 부정적인 측면을 골라서 그에 집중함으로써 결과적으로 긍정적인 측면은 무시하게 되는 것을 뜻한다. 이는 비판적인 사람이 가장 즐겨 사용하는 책략이다. 당신 자신에게 적용시켜 보면, 당신은 한 가지 실수에 집중해서 당신이 가진 자산이나 강점을 무시할 수 있다. 또는 당신의 관계에 관한 관점에서 긍정적인 것은 모두 걸러 버릴 수 있다.

필터링은 보통 한 번의 퇴보에 집중하고 지금까지 이룬 모든 진전을 무시할 때처럼 공포스러운 상황에 노출되는 과정에서 발생한다. 지난주에는 일을 혼자 진행할 수 있었으나 이번 주에는 그렇게 하지 못했기 때문에 실생활의 모든 과정에서 둔해진 것은 아닌지 의문을 갖기 시작한다. 또는 한 번의 지독한 공황 발작을 경험했기 때문에 그동안 보이던 것보다 지난 두 달 동안 공황 발작을 적게 일으켰다는 사실을 무시한다.

또 다른 예는 직무수행 평가를 받았을 때 그것이 대체로 긍정적인 것이었음에도 거기에 포함된 한두 가지의 비판에 지나치게 집중하는 것이다. 마치 긍정적인 것은 무엇이든 걸러 버리는 특별한 안경을 쓰고 있는 것과 같다. 이것은 다 자란 아들에게 두 개의 넥타이를 준 어머니에 대한 옛 농담과 유사하다. 아들이 어머니의 집에 둘 중 하나의 넥타이를 매고 가면 그녀는 그에게 "나머지 하나는 대체 어떻게 한 거니?" 하고 묻는 것이다.

혼잣말에 '가치 없는, 목적 없는, 희망 없는, 멍청한, 실패, 위험한, 부당한' 과 같은 단어들이 갑자기 나타날 때는 필터링에 주의하라. 사실 당신이 부정적인 의미를 지닌 단어 중 어떤 것을 사용한다면 당신이 필터링을 하고 있다는 것을 나타낸다. 만약 당신이 사람이나 물건을 그러한 단어로 설명한다면 그것들을 균형 잡힌 방식—긍정적인 측면과 부정적인 측면을 충분히 사용하는 방식—으로 보고 있는지에 대해서 당신의 사고를 재점검해 보아야 한다.

다음의 두 가지 소크라테스식 질문은 필터링을 나타나게 하는 인지 왜곡에 도전하는 데 도움이 된다.

- 당신은 전체 그림을 보고 있는가(또는 두 가지 측면을 모두 고려했는가)?
- 이 상황(또는 사람, 대상)에서 당신이 무시하고 있는 긍정적인 측면이 있는가?

이 두 질문은 당신에게 더 긍정적인 증거를 찾고 그 상황의 두 가지 측면을 고려하도록 상기시킨다. 다음의 예는 이를 나타내 준다.

- 필터링: '나는 미적분학 중간고사를 못 쳤다. 나는 완전히 망했다! 나는 이번 학기를 절대 마치지 못할 것이다!' (필터링과 더불어 파국화의 사용도 주목하라.)
- 질문: '나는 전체 그림을 보고 있나?'
- 반박 진술문: '나는 다른 과목에서 좋은 성적을 거두어 만족하고 있다. 미적분학에서는 과제를 잘 하면 시험에서 얻은 나쁜 성적은 보충할 수 있을 것이고, 적어도 통과는 할 수 있을 것이다. 내가 이번 학기를 제대로 마칠 수 없을 것이라는 생각은 전혀 근거가 없다.'

이 필터링의 예에서 사용된 반박 진술문은 앞의 과잉일반화에 대한 반박 진술문과 유사하게 균형 있는 증거에 근거하고 있다. 이 두 유형의 인지 왜곡은 반박 증거를 무시한다는 점에서 유사하다.

✻ 연습

당신의 혼잣말을 일주일 동안 점검하고 필터링의 예 중 어느 것이라도, 특히 당신이 무언가를 부정적인 측면으로 보거나 '실패, 무가치한, 희망 없는' 과 같은 부정적 라벨을 사용할 때를 알아보라. 필터링에 기반한 혼잣말을 연습지의 왼쪽 칸에 쓰고, 각각의 부정적 진술에 대해 전체 그림을 고려한 합리적인 반박 진술문으로 반박하라.

감정적 추론

감정적 추론(emotional reasoning)은 무언가를 비논리적으로, 온전히 감정에 근거하여 판단하거나 평가하는 경향을 일컫는다. 물론 감정에만 근거했을 때가 유용하고 적합한 경우도 있을 것이다. 예를 들어, 당신이 이제 막 만나거나 인터뷰를 하거나 데이트를 한 누군가에 대해 좋은 기분이 들지 않는다면 그것이 더 이상 관계를 진전시키지 않겠다고 결정하는 데에 충분한 이유가 된다. 그러나 많은 경우에 감정을 단독으로 사용하고 논증을 멈추는 것은 잘못된 결론을 이끌어 낼 수 있다.

한 가지 보편적인 예는 당신이 특정한 방식으로 느끼기 때문에 당신이 틀림없이 그럴 것이라고 생각하는 것이다('나는 쓸모없게 느껴져. 그러니까 나는 분명 쓸모없을 거야.' '나는 무능력하게 느껴져. 그러니까 나는 무능력해.' '나는 추하게 느껴져. 그러니까 나는 추해.'). 당신이 원래부터 갖고 있는 어떤 부정적인 감정이나 기분으로부터 부정적인 가치를 결론 내리는 것은 마치 하루 동안 비가 오지 않는다고 해서 해가 절대로 비추지 않을 것이라고 결론 내리는 것과 같은 것이다. '나는 느낀다. 그러니까 나는 그러하다.' 는 당신의 생각은 정확하거나 옳지 않다.

감정적 추론의 징후는 당신이 논증의 중재 없이 오직 충동적으로 결정을 내릴 때 볼 수 있다. 특정한 상황에서 이렇게 행동하는 것이 자연스럽게 보이기도 하지만, 많은 상황에서 충동적인 결정은 문제를 야기할 수 있다. 그러므로 그러한 순간적인 판단을 내리는 것에 주의하라.

감정적인 추론에 도전하기 위해 사용할 수 있는 질문은 다음과 같다.

- 당신은 감정에만 따르고 있는가?
- 당신은 이를 객관적으로 보고 있는가?
- 당신의 판단(감정에 근거한)이 완전히 정확하다는 증거는 무엇인가?

다음의 예에서 이러한 질문을 사용하라.

- 감정적 추론: '들어가서 회의에 참석하는 것이 불가능하게 느껴진다. 나는 그렇게 하지 못할 것이다.'
- 질문: '나는 그저 내 감정에만 따르고 있는 것인가? 나는 이를 객관적으로 보고 있나?'
- 반박 진술문: '그저 불가능하게 느껴진다는 것이 이 상황을 불가능하게 만드는 것이 아니다. 필요하다면 나는 (화장실에 가야 한다고 말을 하며) 회의에서 나올 수 있다. 그렇게 알고, 나는 들어가서 한 번 시도해 볼 것이다.'

- 감정적 추론: '나는 오늘 기분이 좋지 않다. 내가 무엇인가 심각하게 잘못된 것이 분명하다.'
- 질문: '나는 완전히 객관적인가? 그 증거는 무엇인가?'
- 반박 진술문: '내가 오늘 기분이 좋지 않다는 것은 내가 본래 흠이 있음을 의미하지 않는다. 내가 우울하다 해도, 내가 돌이킬 수 없는 결함이 있다는 것에 대한 어떤 증거도 없다. 내가 기분이 좋지 않으면 어떠한가? 나는 내 기분을 나아지게 하기 위해 할 수 있는 일들(운동, 친구와 통화하기, 정원 가꾸기)을 알고 있다.'

✻ 연습

다음 한 주 동안, 당신이 판단을 하거나 결론을 내릴 때 온전히 감정에만 근거하는지를 철저히 조사할 수 있는지 보라. 특히 성급한 결론을 내릴 때에 그런 상황을 알아채 보라. 앞에 제시된 질문들을 사용하여 감정적 추론을 반박하고, 연습지의 오른쪽 칸에 당신의 반박 진술문을 써 보라.

'해야만 해 진술'

'해야만 해(should) 진술' 은 앞에 묘사된 완벽주의자 하위성격의 인증과도 같다. 당신은 무언가를 하려고 스스로에게 동기부여하기 위한 시도로 '나는 이것을 해야 한다.' '나는 저것을 해야만 한다.' 또는 '나는 그래야만 한다.' 라고 스스로에게 말하면서 '해야만 해 진술' 을 사용한다. 윤리적 책임감이나 관례와 관련해서는 이 진술이 적절할 수 있다. '내가 그의 호의에 감사하고 있다는 것을 그에게 알려야만 해.' '나는 소득세를 정직하게 내야 해.' 또는 '나는 조니에게 길을 건널 때 양쪽을 모두 살펴보라고 가르쳐 주어야 해.' 와 같은 경우 '해야만 해 진술' 은 아무 문제가 없다. 문제는 당신이 '나는 ~해야만 해(I should 또는 I must)' 를 비이성적으로 높게 자기 자신에게 부과한 기대를 충족시키기 위해 스스로를 압박하고자 사용할 때 나타난다.

'나는 내 기분과 반대로 언제나 다른 사람들을 기쁘게 하고 격려해 줘야 해.'
'나는 완벽하게 유능해야 해.'
'나는 '완벽한' 배우자, 부모, 연인, 친구, 직원, 학생……이 되어야만 해.'
'나는 온전히 자립해야 해.'
'나는 절대 지치거나 아파서는 안 돼.'
'나는 화나 질투 같은 부정적인 감정을 느껴서는 안 돼.'
'나는 내게 지위 또는 부를 가져다줄 수 있는 성과를 거두어야 해.'
'나는 공황장애를 느껴서는 안 돼.'
'나는 절대로 겁을 먹어서는 안 돼.'

'해야만 해 진술' 을 스스로에게 부과하는 것은 자기 자신을 불안하고 긴장된 상태에 머무르게 하는 것이 분명하다. 그 진술은 자신감과 자존감을 떨어뜨린다. 완벽주의자가 당신에게 무엇을 해야만 한다고 말한 후, 비판적인 사람이 나타나 당신이 얼마나 미달되었는지를 알려 준다.

언제 '해야만 해 진술' 이 적합하고 언제 그것이 스트레스를 유발하는 나쁜 습관의 반영인지를 당신은 어떻게 말할 수 있을까? 매튜 매케이(Matthew McKay)와 패트릭 패닝(Patrick Fanning)은 그들의 책 『자존감(*Self-Esteem*)』에서 언제 '해야만 해' 가 '건강함' 대 '건강하지 않음' 기준을 반영하는지를 결정할 수 있는 네 가지 준거를 제안하였다.

❶ 그 기준은 유연한가? 다시 말해, 예외를 허용하는가 또는 확고하고 어떠한 예외도 인정하지 않는가?
❷ 그 기준이 당신의 고유한 경험에 근거한 것인가, 아니면 부모님에게서 '물려받은' 것—당신이 한 번도 의문을 품어 보지 않은 것—인가?
❸ 그 기준은 실제적인가(그것을 적용했을 때 나타날 수 있는 모든 결과를 고려하는가), 아니면 결과를 염두에 두지 않고 자의적으로 옳다고 느끼는 경향에 근거한 것인가?
❹ 그 기준은 삶을 고양시키는 것인가(당신의 요구와 감정을 인정하는가), 아니면 삶을 제한하는 것인가(당신의 요구와 감정을 무시하는가)?

자신에게 '나는 ~해야만 해' 라고 말하는 것을 발견했을 때, 당신은 이러한 준거에 따라 혼잣말의 적합성을 평가할 수 있다. 한 가지 준거에 맞지 않는 것만으로도 특정한 '해야만 해 진술' 의 합리성에 대해 심각하게 의심하기에 충분하다. 다음의 예를 고려하라.

- 해야만 해 진술: '나는 언제나 다른 사람을 유쾌하고 쾌활하게 대해야 해.'
- 질문: '이것은 내가 스스로 시험해 본 것인가, 아니면 부모님으로부터 의심 없이 받아들인 것인가? 이것은 나의 요구와 감정을 인정하는가, 아니면 그것들을 무시하는가?'
- 반박 진술문: '나의 어머니는 나에게 어떤 상황에서도 언제나 유쾌해야 한다는 말씀을 하셨다. 나는 경험에 의해 이런 방식으로 행동하려면 때로 가식적이 될 때가 있다는 것을 배웠다. 이 '해야만 해 진술' 은 또한 내가 유쾌하고 쾌활한 기분이 아닐 때 내 요구와 감정을 무시한다.'
- 결론: 나는 언제나 유쾌하고 쾌활하지 않아도 된다.'

✻ 연 습

한 주 동안 당신이 스스로 '나는 이렇게 해야만 해.' '나는 저렇게 해야만 해.' '나는 그래야만 해.' 와 같은 말을 얼마나 자주 하는지 알아보라. 연습지 왼쪽 칸에 그것들을 적어 보라. 앞에 제시한 네 가지 준거를 자신에게 부과한 과도하게 높고 완고한 기준을 포함하는 '해야만 해 진술'에 도전하기 위해 사용하라. 삶에 대한 비현실적인 기대를 포함하는 '해야만 해 진술'을 반박하기 위해 소크라테스식 질문을 사용하라. 연습지의 오른쪽 칸에 당신의 반박 진술문을 적으라.

혼잣말을 구체화하고 반박하기 위한 일반적 지침

부정적인 혼잣말은 스스로 제어하는 정신적인 습관을 넘어선다. 당신은 자신에게 건설적이지 않은 대화를 하는 상황을 인식하고, 글쓰기에서 좀 더 긍정적이고 이성적인 진술로 반박함으로써 이러한 습관을 고칠 수 있다. 부정적인 혼잣말의 습관을 내면화하는 것은 수년의 반복 기간이 걸린다. 마찬가지로 건설적이고 도움이 되는 사고방식을 배우는 데에도 반복과 연습이 필요하다.

다음의 단계를 따르라.

✻ 1. 알아채기

부정적인 혼잣말과 관련된 '행동을' 멈추라. 부정적인 혼잣말에 의해서 과장되거나 재촉되기 쉬운 상황들을 인식하라.

- 공황 발작의 발병을 포함해서 당신이 걱정하는 경우(과대평가하기와 파국화에 관한 걱정이 많은 사람과 인지 왜곡을 주의하라.)
- 어려운 과제나 공포스러운 상황에 직면하는 경우(다시 걱정이 많은 사람, 과대평가하기, 파국화는 큰 역할을 한다.)
- 실수를 하거나 자신에 대해서 비판적으로 느끼는 경우(비판적인 사람, 과잉일반화하기, 필터링 그리고 '해야만 해 진술'을 주의하라.)
- 우울하거나 낙담하는 경우(희생자, 과대평가하기, 파국화, 필터링, 과잉일반화하기를 주의하라.)
- 자신이나 다른 사람들에게 화가 나는 경우(특히 비판적인 사람, 완벽주의자 그리고 앞서 설명한 인지 왜곡을 주의하라.)
- 죄책감, 부끄러움, 수치스러움을 느끼는 경우(특히 완벽주의자와 '해야만 해 진술'

을 주의하라.)

✻ 2. 그만두기

자신에게 다음 질문을 하라.

'내가 이런 방식으로 느끼면서 나 자신에게 말하는 것은 무엇인가?'
'나는 정말로 나 자신에게 이런 방식으로 하기를 원하는가?'
'나는 정말로 화내기를 원하는가?'

나중의 두 질문에 대한 대답이 '아니요' 라면 다음 단계로 가라.

때때로 당신의 대답이 실제로 '예' 가 될 수 있다는 것을 깨달으라. 실제로 혼잣말을 바꾸기보다는 계속 화를 내기를 원할 수도 있다. 이것은 자신을 완전하게 표현하는 것을 허용하지 않는 강한 느낌을 가지고 있기 때문이다. 완전하게 인식할 수 없고 표현하게 놓아둘 수 없는 강한 느낌이 있을 때, 한동안 걱정하고 화내고 우울해하는 것은 흔한 현상이다.

당신이 매우 화가 나서 혼잣말을 구체화하고 반박하는 과제를 쉽게 수행할 수 없다면 감정을 인식하고 표현하라. 그러한 감정을 공유할 수 있는 누군가가 없다면 일기에 그 감정들을 적으라. 진정되고 쉴 준비가 되어 있을 때는 다음 단계를 진행하라. (더 많은 지침과 전략은 12장을 보라.)

당신이 불안을 유지하는 또 다른 이유는 '모든 것을 통제하기' 를 원하기 때문이다. 종종 당신은 위험을 과대평가하고, 상상된 파국에 대비하며, 긴장하고 경계하는 것으로 자신을 통제한다. 당신의 경계는 자신에게 주는 통제의 느낌에 의해서 정당화된다. 불행하게도 당신은 마음이 통제에서 벗어나는 지점에 이를 때까지의 과정에서 자신을 더 긴장하게 만들고, 다른 것을 배제하고 위험과 파국 속에 머물러 있게 된다. 이것은 좀 더 많은 불안과 긴장을 야기한다. 이러한 악순환으로부터 벗어나는 유일한 방법은 그냥 놔두고 쉬는 것이다. 다음 단계인 이완하기는 당신의 마음을 느긋하게 하고 부정적인 혼잣말의 유형을 구분하는 데 매우 중요하다.

✻ 3. 이완하기

깊은 복식호흡을 하거나 방해하는 몇몇 방법들을 사용함으로써 부정적인 생각을 중단시키라. 요점은 놔두고 자기 자신을 느긋해지게 하고 이완시키는 것이다. 부정적인 혼잣말은 매우 빠르고 자동적이며 미묘해서, 당신이 긴장하지 않으면 탐색하기 힘들어지고 더 빨라지며 속도를 늦출 수 없게 된다. 단순히 혼잣말을 생각함으로써 그것을 인식하고 원래대로 되돌리는 것은 어려울 것이다. 먼저 신체적으로 이완을 취하는 것이 필요하다. 심한 경우에는 혼잣말을 구체화할 수 있을 정도로 충분히 침착해지기 위한 깊은 이완에 15~20분이 소요된다. 그것을 구체화하는 데는 호흡, 점진적 근육이완, 명상을 활용한다.

✻ 4. 기록하기

당신을 걱정하거나 화나거나 우울하게 만드는 부정적인 혼잣말이나 내적인 대화를 기록하라. 단순히 그것을 숙고하는 것만으로는 당신의 혼잣말이 무엇인지 해석하기 어렵다. 기록하는 행동은 당신이 실제로 당신 자신에게 하고 싶은 구체적인 진술들이 무엇인지를 구체화하는 데 도움이 될 것이다. 당신의 혼잣말을 기록하기 위해서 뒤에 나오는 '역기능적 사고의 일일 기록' 양식을 사용하라.

이 단계를 배우는 데는 약간의 연습이 필요할 것이다. 감정으로부터 사고를 풀어내기 위해서 혼잣말을 구체화하는 것은 중요하다. 이를 위한 하나의 방법은 우선 감정을 적은 다음에 그것을 야기하는 생각을 털어놓는 것이다. 일반적으로 감정 진술은 '두려운' '다친' '슬픈'과 같은 감정 표현의 단어들을 포함한다. 반면에 혼잣말 진술은 그러한 단어들을 포함하지 않는다. 예를 들면, '나는 어리석고 무책임하게 느껴져.' 라는 진술은 사고와 감정이 얽혀 있다. 그것은 특정한 감정('나는 화가 나.' '나는 실망했어.')이나 논리적으로 그러한 감정('나는 어리석어.' '나는 무책임해.')을 야기하는 사고(또는 혼잣말)들로 구분될 수 있다.

다른 예를 들면, '나는 너무 겁이 나서 이것을 감당할 수 없어.' 라는 진술에는 한두 개의 사고와 두려움에 대한 감정이 섞여 있다. 그것은 부정적인 자기 진술('이것은 관리하기 힘들어.' '나는 이것을 감당할 수 없어.')로부터 야기되는 감정('나는 두려워.')들로 구분될 수 있다. 당신은 당신 자신에게 먼저 질문할 수 있다. '내가 느끼고 있는 감정은 무엇인가?' 그런 후에 '나를 이런 방식으로 느끼도록 내 머릿속에 지나가는 사고는 무엇인가?'라고 질문한다.

혼잣말은 감정이 아닌 사고로 이루어져 있다는 것을 명심하라. 대부분 이런 사고는 상황이나 당신 자신에 대한 판단이나 평가다. 그리고 감정은 그 판단이나 평가로부터 야기되는 정서 반응이다.

✱ 5. 유형을 구체화하기

당신과 관련된 부정적인 혼잣말의 유형을 구체화하라. (그것은 걱정이 많은 사람, 비판적인 사람, 희생자 또는 완벽주의자로부터 왔는가?) 또한 제시된 인지 왜곡(과대평가하기, 파국화, 과잉일반화하기, 필터링과 같은)을 살펴보라. 이것을 하는 잠시 동안, 당신은 자신이 특히 자주 사용하는 인지 왜곡의 특정 유형이나 부정적인 내적 대화의 특정 유형을 인식하게 될 것이다. 연습하면서 이것이 잘되어 가면 당신은 그것들을 좀 더 빠르게 구체화할 수 있을 것이다.

✱ 6. 대답하거나 반박하기

부정적인 혼잣말을 긍정적이고 이성적이며 자기 지지적인 진술로 대답하거나 반박하라. 반대되는 긍정적인 진술을 기록함으로써 당신이 적은 각각의 부정적인 진술에 대답하라. 부정적인 진술을 피하기 위해 이러한 반박 진술문은 말로 표현되어야 하며 일인칭 현재 시제로 제시되어야 한다. 반박 진술문은 또한 믿을 만하고 기분 좋은 것이다(다시 말해, 당신은 그것으로 편안함을 느껴야 한다.).

많은 경우 당신은 자신의 부정적인 진술에 대해 앞서 열거한 소크라테스식 질문으로 의문을 제기하고 논박하는 것이 도움이 된다는 것을 알게 될 것이다.

또 다른 경우, 합리적인 질문과정을 거치지 않고 즉시 긍정적인 반박 진술문을 생각해 낼지도 모른다. 이는 자신의 반박 진술문에 대해 적정 수준의 믿음을 가진 기간만큼 정교해질 것이다.

연습: 역기능적 사고의 일일 기록

뒤에는 혼잣말의 분석에 대한 선구자 중 한 명인 아론 벡(Aaron Beck)이 개발한 '역기능적 사고의 일일 기록' 이 제시되어 있다. 이 양식은 특히 부정적인 사고를 구체화하고 반박하는 것을 돕기 위해 만들어졌다. 일일 기록은 특히 불안하고 우울하며 자기를 비하하거나 화가 났을 때 사용하기에 적합하다. 이 양식의 각 칸은 다음 항목들이 왼쪽에서부터 채워져야 한다.

- 상황: 불안이나 화를 느끼게 하는 특정한 상황을 몇 단어로 설명하라. 당신을 화나게 하는 것이 오직 내적 사고, 선행 사건, 기억의 문제라면 대신 이들을 설명하라.
- 감정(들): 화가 났을 때 어떤 감정들(예: 불안, 우울, 수치심)을 경험하는가? 0~100점 척도로 봤을 때, 그 감정의 강도는 어떠한가?
- 자동적 사고(들): 이 항목에는 당신을 불안하거나 우울하거나 화나게 하는 부정적인 혼잣말을 적으라. 강렬한 감정이 일어났을 때 스스로에게 무엇이라고 말하는지 돌이켜 생각해 보라. 그리고 당신의 마음에서 비롯된 생각과 결과로 나타난 감정을 구분하도록 주의를 기울이라. 스스로에게 어떤 생각이 당신에게 그런 식으로 느끼게 만들었는지 물어보라. 만약 이 연습을 하는 동안 여전히 화가 나거나 긴장된다면 혼잣말을 확인하는 시도를 하기 전에 이완할 수 있는 시간을 가지라. 당신이 스스로에게 어떤 말을 하는지 구체화했다면 그에 대한 믿음의 정도를 매겨 보라. 즉, 0~100점 척도상 그것은 당신에게 얼마나 유효한 것인가?
- 합리적 반응: 이 항목에는 부정적인 혼잣말에 대응되는 긍정적인 진술을 쓰라. 어떻게 더 건설적이고 자기 조력적인 시야를 가질 수 있을지 생각해 보고, 부정적인 사고를 뒤집는 진술을 써 보라. 필요하다면 부정적인 혼잣말에 도전하기 위해 소크라테스식 질문을 사용하라. 실제로 당신이 긍정적인 반박 진술문에 믿음을 가져야 함을 명심하라. 또한 이 진술에 대한 믿음의 정도를 0~100점 척도로 명확히 하라.
- 결과: 첫째, 자신의 부정적인 혼잣말에 대한 믿음의 정도를 다시 매겨 보라(긍정적 반박 진술문을 쓴 결과). 그 후에 이 연습을 하기 전 경험한 초기 감정을 다시 평가하라. 당신의 감정의 강도는 이제 0~100점 척도상 어느 정도인가?

주의: 일일 기록을 채우기 전에 나중에 사용할 것을 50장 정도 복사해 두는 것이 좋다.

만약 당신이 부정적인 혼잣말에 대한 습관을 극복하는 것이 어렵다면, 나는 적어도 2주 동안 매일 '역기능적 사고의 일일 기록'을 사용할 것을 추천한다. 그 후에 두 달 동안 스스로 불안하거나 우울하거나 자기비하적이 되고, 화가 나거나 분할 때마다 사용하라. 부정적인 혼잣말을 긍정적인 반박 진술문으로 바꾸어 쓰는 데에는 시간과 노력이 필요할 것이다. 그러나 그것은 투자할 만하다. 반박 진술문을 반복적으로 쓰는 훈련은 부정적인 생각이 들기 시작하려 함을 알아챌 때마다 그것을 바꾸는 새로운 습관을 내면화하도록 돕는다. 모든 항목을 기록해 나간 지 한두 달이 지나면, 당신은 부

역기능적 사고의 일일 기록

날짜	상황	감정(들)	자동적 사고(들)	합리적 반응	결과
	1. 불쾌한 감정을 이끈 실제 사건 2. 불쾌한 감정을 이끈 생각의 흐름, 백일몽이나 회상	1. 슬픔, 불안함, 분노 등을 기입하라. 2. 감정의 정도를 1～100점으로 매기라.	1. 감정에 앞서는 자동적 사고(들)를 적어 보라. 2. 자동적 사고에 대한 믿음의 정도를 1～100점으로 매기라.	1. 자동적 사고에 대한 합리적 반응을 적어 보라. 2. 합리적 반응에 대한 믿음의 정도를 1～100점으로 매기라.	1. 자동적 사고에 대한 믿음의 정도를 0～100점으로 다시 매겨 보라. 2. 이후의 감정을 기입하고 0～100점으로 그 정도를 매겨 보라.

지침: 당신이 불쾌한 감정을 경험할 때 감정을 촉발시키는 상황을 기록하라. 당신이 생각하고 공상하는 등의 상황 동안 감정이 생겨나면 감정과 연관된 자동적 사고를 기록하라. 그것에 대한 믿음의 정도(0＝전혀 아무것도 아님, 100＝완전히 믿음)를 기록하라. 감정의 정도를 매긴 등급의 경우, '1＝아주 적은, 100＝가장 강력한'.

정적 혼잣말에 자동적이고 노력을 기울이지 않고도 반박하기 시작하는 것을 확인할 것이다. 반박의 습관을 기르는 것은 공황 발작과 같은 불안에 대처하는 가장 중요한 단계 중 하나다.

부정적 혼잣말 중단시키기: 간단한 단계

'역기능적 사고의 일일 기록'을 사용하는 것은 불안, 우울증 그리고 낮은 자존감을 양산하는 오랜 기간 형성된 정신적 습관을 극복하는 데에 도움을 준다. 그러나 많은 상황에서 당신은 부정적인 혼잣말과 긍정적인 반박 진술문을 기록할 만한 시간이 없고 기회도 없다. 당신이 부정적인 사고의 연결고리를 '그 자리에서' 그만두고자 할 때는 다음의 세 가지 단계를 따르라.

*** 알아채기**

당신이 부정적인 혼잣말을 하고 있음을 알아채라. 부정적인 내면적 대화를 하는 것을 확인하기 위한 최적의 시간은 당신이 불안하고 우울하며 자기비판적이거나 화가 날 때다.

*** 그만두기**

스스로에게 다음의 질문 중 하나 또는 모두를 해 보라.

'내가 이런 식으로 느끼게끔 스스로에게 하는 말은 무엇인가?'
'나는 정말 나 자신에게 이런 일을 하기를 원하는가?'
'나는 정말 화난 상태로 머무르기를 원하는가?'

*** 자신을 이완시키거나 관심 전환시키기**

부정적인 혼잣말의 고리를 끊기 위해서 당신은 조정할 필요가 있다. 이는 깊은 복식호흡을 통해 스스로를 늦추거나 정신을 부정적인 생각으로부터 전환시키는 어떤 방법을 찾음으로써 이루어질 수 있다. 신체적인 활동(운동, 춤, 집안일 등)을 하는 것은 당신을 자신의 머리로부터 벗어나 몸으로 향하게끔 전환시키는 큰 위력을 지니고 있다. 다른 전환의 방법은 대화하기, 독서, 취미생활과 게임, 이완 테이프, 음악 듣기가 있다.

깊이 숨쉬거나 전환시키는 대안으로 '그만!' 이나 '물러나!' 라고 외치는 사고 중지 기법을 사용하거나, 발을 구르거나 고무 밴드를 잡아채서 정신을 다른 데로 돌릴 수 있다.

이 섹션의 목적은 부정적인 혼잣말을 '즉시' 멈추기 위한 편리한 방법을 제안하는 것이다. 이는 반박 진술문을 적는 것이나 '역기능적 사고의 일일 기록' 을 사용하는 것의 대안을 제시하려는 것이 아니다. 후자를 사용하고 몇 주간 연습하는 것만으로도, 당신은 이 장에서 설명한 하위성격과 인지 왜곡에서 비롯된 부정적인 사고 습관을 효과적으로 바꾸기 시작할 것이다.

활동 요약

1. 혼잣말의 자동적 본성과 공포증, 공황 발작을 지속시키는 역할에 대한 이해를 강화하기 위해 '혼잣말의 몇 가지 기본 사항' 섹션을 다시 읽으라.
2. 부정적인 혼잣말의 상당 부분에 기여하는 네 가지 하위성격에 스스로 익숙해지라. 당신의 하위성격—걱정이 많은 사람, 비판적인 사람, 희생자 혹은 완벽주의자—은 무엇인가? 연습지를 완성함으로써 일상생활에서 각각의 역할을 구체화하라. 각 하위성격의 부정적인 혼잣말을 긍정적인 진술로 반박하라. 당신의 긍정적인 진술을 일주일간 매일 읽거나 테이프에 녹음해서 차에서나 밤에 자려고 할 때 들으라.
3. 당신의 모든 공포증과 특정 공포를 목록화하라. 그런 후에 가장 심한 것부터 덜 심한 것까지 순위를 매기라. 가장 힘든 공포증이나 두려움에 대한 '걱정 연습지' 를 완성하라. 각각의 과대평가되고 파국적 사고를 적어 가는 것은 두려움을 사라지게 한다. 그런 후에 이러한 부정적인 생각을 보다 이성적이고 긍정적인 반박 진술문으로 논박하라. 마지막으로 당신이 두려움을 느낄 때 그에 대처하는 방식을 기록하라.
4. 다른 형태의 인지 왜곡을 확인하고 도전하는 것은 걱정이나 불안을 악화시킬 수도 있다. 당신이 불안, 우울, 자기 비하나 화를 느낄 때 과잉일반화, 필터링, 감정적 추론, '해야만 해 진술' 의 예를 확인하기 위해 '인지 왜곡 연습지' 를 사용하라. 그런 후에 왜곡된 자기 진술에 도전하기 위해 소크라테스식 질문을 사용하고 그에 상응하는 긍정적인 반박 진술문을 기록하라.
5. 부정적인 혼잣말을 구체화하고 반복하는 6단계에 익숙해지라. ① 알아채기, ② 그만두기, ③ 이완하기 그리고 느긋해지기, ④ 부정적인 혼잣말 기록하기, ⑤ 관련 하위성격이나

인지 왜곡 구체화하기, ⑥ 각각의 부정적인 자기 진술을 합리적 · 긍정적인 대안으로 반박하기. '걱정 연습지'로 하위성격과 다른 인지 왜곡에 대한 연습(몇 주가 걸리는)을 마친 후, 적어도 2주간은 매일 '역기능적 생각의 일일 기록'을 채우는 데에 쓰라. 일일 기록은 이 목적에 맞춰 앞으로 사용할 50부 정도의 복사본을 만들어 두라. 이러한 당신의 노력은 성과를 거둘 것이다.

6. 부정적인 사고의 고리에서 스스로 빨리 벗어나기를 원한다면 부정적인 혼잣말을 그만두는 '간단한 단계' 방법을 사용하라. 이것은 위 2, 3, 4번 연습의 대신이 아님을 기억하라.

참•고•문•헌

Barlow, David, and Michelle Craske. *Mastery of Your Anixety and Panic*. Albany, N.Y.: Graywind Publications, 1989. (See especially chapters, 7, 8, and 9.)

Beck, Aaron T. *Cognitive Therapy and the Emotional Disorders*. New York: Meridian, 1979.

Beck, Aaron T., and Gary Emery. *Anxiety Disorders and Phobias: A Cognitive Perspective*. New York: Basic Books, 1990. (This book is primarily intended for helping professionals.)

Burns, David. *Feeling Good*. New York: Signet, 1981. (The classic popular book on cognitive distortions.)

Helmstetter, Shad. *The Self-Talk Solution*. New York: Pocket Books, 1987.

__________. *What to Say When You Talk to Yourself*. New York: Pocket Books, 1982. (Both of Helmstetter's books are timely and easy to read.)

McKay, Matthew, Martha Davis, and Patrick Fanning. *Thoughts & Feelings: The Art of Cognitive Stress Intervention*. Second edition. Oakland, Calif.: New Harbinger Publications, 1998.

McKay, Matthew, and Patrick Fanning. *Self-Esteem*. Third edition. Oakland, Calif.: New Harbinger Publications, 2000.

Wilson, Reid. *Don't panic: Taking Control of Anxiety Attacks*. Revised edition. New York: HarperCollins, 1996.

CHAPTER 09
비합리적 신념

지금까지 당신은 '부정적인 혼잣말(self-talk)은 어디서 나왔는가?' 라고 물어 왔을 것이다. 대부분의 경우에 그것은 우리 자신과 삶에 깊이 자리한 신념이나 가정으로부터 출발한다는 것을 추측할 수 있을 것이다. 이러한 기본 가정은 '각본' '핵심 신념' '인생관' '불합리한 신념' 또는 '비합리적 신념' 으로 불린다. 성장과정에서 우리는 부모, 교사, 친구들 및 우리를 둘러싼 사회로부터 그러한 것들을 배우게 된다. 이러한 신념은 우리 사고의 바탕에 깔려 있어서 그것이 있는지조차 인식되지 못한다. 비합리적 신념의 예로는 '나는 힘이 없어.' '삶은 전투야.' 또는 '내 기분이 어떻든지 항상 잘 보여야 하고 착하게 행동해야 해.' 등이 있다. 이러한 것은 새로울 것이 없는 것으로, 우리가 흔히 말하는 '태도' 나 '인생관' 과 관련해 우리 마음속에 있는 것이다.

비합리적 신념은 우리가 경험하는 불안의 뿌리에 있다. 앞 장에서 논의된 바와 같이, 당신은 최악을 예상하고(만약 생각), 자신을 비난하거나(자기비판적 생각), 비합리적 요구와 기대를 만족시키려 함으로써(완벽주의자 생각) 불안을 자극하게 된다. 이러한 파괴적인 혼잣말은 당신 자신과 삶의 방식에 관한 잘못된 가정이다.

당신은 '나는 일이 잘못되기 전에 문제에 대하여 고민해야만 해.' 라는 기본 가정을 버림으로써 자신을 보호할 수 있다. 비슷하게, '성공하지 않는 한 난 아무것도 아니다.' 또는 '다른 사람들이 날 사랑하고 인정하지 않는 한 난 아무것도 아니야.' 와 같은 비합리적 신념을 버림으로써 좀 더 안정감과 자신감을 느낄 수 있을 것이다. '내가 일을 완벽하게 하지 않는다면 그건 의미 없어.' 라는 식의 태도를 버린다면 덜 긴장하고 덜 스트레스를 받을 것이다. 불안을 지속시키는 기본 신념을 변화시킴으로써 불안을 감소시키는 삶을 살 수 있을 것이다.

비합리적 신념은 종종 가장 중요한 삶의 목표들을 달성하는 데 방해가 된다. 당신은 자신에게 '내가 삶에서 원하는 것은 무언가? 내가 실패할 수 없다는 것을 안다면 난 무엇을 시도하려고 할까?' 라고 물을 수 있다. 이에 대해 몇 분간 진지하게 생각한 후에 답을 다음 빈칸에 써 보라(좀 더 공간이 필요하다면 별도의 용지를 사용하라.).

아직도 당신이 원하는 바를 알지 못한다면 간단한 질문인 '왜 안돼?' 를 물어보라. 당신이 할 수 있다는 근거의 목록을 써 보라.

이와 같은 과정을 통해서 당신은 자신을 뒤로 물러나게 하는 신념과 가정을 발견했을 수 있다. 이러한 가정들은 진정 타당한가? 사람들을 뒤로 물러나게 하는 가정의 예로는 '나는 내가 원하는 것을 가질 수 없어.' '나는 학교에 돌아가 내가 원하는 과목을 공부할 여유가 없어.' '나에게는 성공할 재능이 없어.' 등이 있고, 무의식 수준에서 보면 '나는 내가 진정 원하는 것을 가질 자격이 없어.' 가 있다. 이런 신념 중 그 어느 것도 현실을 반영한 것이 아니다. 그것들은 모두 실제로 시험해 보면 거짓으로 판명된 가정들이다. 종종 당신은 다른 사람들이 자신에게 이야기해 주기 전까지는 그러한 가정이 삶에 어떤 영향을 주는지 알지 못할 것이다.

비합리적 신념은 종종 자존감과 자기 가치감을 제한한다. 많은 다른 신념들은 자기 가치감이 당신 밖의 어떤 것—사회적 지위, 부, 물질의 소유, 다른 이들의 사랑, 사회적 승인—에 기인한다고 본다. 이런 것이 없다면 자신이 가치 없다고 믿게 된다. '성공이 모든 것이다.' 또는 '나의 가치는 나의 성취에 달려 있다.' 는 신념은 자존감이 당신 바깥에 있다는 것을 말한다. '내가 사랑받고 인정받지 않는다면 난 아무것도 아냐.' 라고 생각하는 것도 마찬가지다.

사람들이 깨닫기까지 오랜 시간이 걸리는 이유는 자기 가치감이 선천적인 것이라는 점 때문이다. 당신은 인간이라는 사실로 인해 갖게 되는 기본적인 가치와 존엄을 가지고 있다. 당신은 다른 사람이나 외부적 성취와 상관 없이 수많은 재능과 능력을 가지고 있다. 생각할 필요도 없이, 우리는 개나 고양이의 고유한 모습을 있는 그대로 받아들인다. 마찬가지로 사람 역시 그 존재 자체로 고유하다. 자존감이 높아질수록 당신은 자신의 성취나 다른 사람들의 지지에 의존하지 않고 자기 자신을 존경하고 믿는 법을 배울 수 있을 것이다.

비합리적 신념의 예시

세상에는 셀 수 없이 많은 비합리적 신념이 있다. 당신은 성장과정에서 부모, 교사, 친구들로부터 배운 결과로 자신의 신념을 갖게 되었다. 때때로 당신은 '큰 아이들은 울지 않아.' 또는 '착한 아이는 화내지 않아.' 등과 같은 부모의 말을 들음으로써 직접적으로 비합리적 신념을 갖게 되는 경우가 있다. 다른 경우 수년간 지속적으로 비판받거나('나는 가치 없어.'), 무시당하거나('나의 필요는 중요하지 않아.'), 거부당함('나는 사랑받을 자격이 없어.')으로써 자신에 대한 신념을 갖게 되기도 한다. 불행한 점은 당신이 이러한 신념에 따른 삶을 살게 된다는 점과 다른 사람이 당신을 그렇게 대하도록 허락하게 된다는 것이다. 마치 컴퓨터처럼, 사람들은 '사전 프로그램화된' 것처럼 될 수 있고, 어린 시절 형성된 비합리적 신념이 자기 충족적 예언이 될 수 있다.

다음에는 많은 사람에게 영향을 미치는 몇 가지 비합리적 신념의 예가 소개되어 있다. 각각의 비합리적 신념 다음에는 부정적 신념을 대체하는 반박 진술문이 제시되어 있다. 비합리적 신념을 반박하는 긍정적 진술문은 '확언(affirmation)' 이라고 알려져 있다.

• 나는 힘이 없어. 나는 외부 환경의 희생자야.
  → 나는 내 삶을 통제할 수 있고, 그것에 책임이 있어. 환경은 환경일 뿐이고, 나는 그것을 대하는 나의 태도를 결정할 수 있어.

• 삶은 투쟁이야. 삶이 너무 쉽거나 즐겁거나 기쁘다면 뭔가 잘못된 것이 틀림없어.
  → 삶은 충만하고 즐거운 것이야.
  긴장을 풀고 즐기는 것이 나에게 좋아.
  삶은 모험이야. 그리고 나는 올라갔다 내려갔다 하는 것을 배우는 중이야.

• 위험을 무릅쓴다면 나는 실패할 거야. 실패하면 사람들은 날 거부할 거야.
  → 위험을 무릅쓰는 것은 괜찮아.
  실패해도 괜찮아. 나는 실수할 때마다 많은 것을 배울 수 있어.
  성공하는 것이 좋아.

• 나는 중요하지 않아. 내 느낌과 필요는 중요하지 않아.
  → 나는 가치 있고 독특한 사람이야.
  나의 느낌과 욕구는 다른 사람들만큼 돌볼 가치가 있어.

• 내가 어떻게 느끼든지 언제나 잘 보이고 착하게 행동해야 해.
  → 나 자신이 되면 돼.

• 내가 충분히 걱정한다면 이 문제가 더 나아지거나 사라져야 해.
  → 걱정은 문제 해결에 효과가 없어. 행동하는 것만이 효과가 있어.

• 나는 어려움이나 무서운 상황을 감당할 수 없어.
→ 단계별로 천천히 접근한다면 나는 어떤 무서운 상황이라도 통제할 수 있어.

• 세상은 위험해. 잘 알고 있고 익숙한 것만이 안전해.
→ 나는 세상에서 좀 더 편안해짐을 배울 수 있어. 나는 세상이 제공할 수 있는 학습과 성장의 기회를 기대하고 있어.

당신만의 비합리적 신념을 아는 것은 앞으로 나아가기 위해 가장 중요한 과정이다. 다음 단계는 비합리적 신념이 '버려질' 때까지 긍정을 개발하는 것이다.

'비합리적 신념 질문지'는 당신의 비합리적 신념을 확인할 수 있도록 도움을 줄 것이다. 1~4점으로 그 영향도를 평정하라. 그런 다음 당신이 3 또는 4점으로 답한 문항들을 살펴보라.

비합리적 신념 질문지

비합리적 신념 각각이 당신의 느낌과 행동에 얼마나 영향을 주는가? 각각의 신념에 대해 시간을 갖고 생각해 보라.

1 = 전혀 아님　　3 = 강하게/자주
2 = 조금/때때로　4 = 매우 강하게

진술문 다음에 적절한 점수를 매기라.

1. 나는 힘이 없고 무기력하다고 느낀다.
2. 종종 나는 환경의 희생자라고 느낀다.
3. 내가 진정 원하는 것을 할 돈이 없다.
4. 내가 원하는 것을 할 시간이 충분치 않다.
5. 삶은 매우 어렵다. 그것은 투쟁이다.
6. 모든 게 잘 되고 있다면 주의하라.
7. 나는 무가치하다고 느낀다. 나는 충분히 훌륭하지 않다.
8. 나는 종종 성공하거나 행복할 자격이 없다고 느낀다.
9. 나는 종종 실패감을 느끼고 체념을 한다.
10. 나의 상태는 희망이 없다.
11. 나에게 뭔가 근본적인 문제가 있다.
12. 나는 내 상황이 부끄럽다.

13. 내가 나아지기 위해 위험을 감수한다면 실패할 것이 두렵다.
14. 내가 나아지기 위해 위험을 감수한다면 성공할 것이 두렵다.
15. 내가 완전히 회복되었다면 마주하기 싫은 현실을 다루어야만 한다.
16. 내가 사랑받지 못한다면 나는 아무것도 아니라고 느낀다.
17. 나는 다른 이로부터 분리되는 것을 참을 수 없다.
18. 내가 사랑하는 사람이 날 사랑하지 않으면 내 잘못인 것 같다.
19. 혼자 있는 것이 매우 어렵다.
20. 다른 사람이 나를 어떻게 생각하는지가 중요하다.
21. 나는 비판받을 때 개인적으로 위협받음을 느낀다.
22. 다른 이들을 기쁘게 하는 것이 중요하다.
23. 진정한 내가 누구인지를 알면 사람들은 나를 싫어할 것이다.
24. 나는 계속 앞서 나가야 한다. 그렇지 않으면 사람들이 내 약점을 보게 될 것이다.
25. 나 자신을 수용할 수 있으려면 뭔가 의미 있는 것을 생산하거나 성취하여야 한다.
26. 일/학업에서의 성취는 아주 중요하다.
27. 성공이 모든 것이다.
28. 나는 내가 하는 일에 최고가 되어야 한다.
29. 나는 눈에 띄는 누군가가 되어야 한다.
30. 실패는 두려운 일이다.
31. 나는 도움받기 위해 다른 사람에게 의지할 수 없다.
32. 나는 다른 이로부터 받을 수 없다.
33. 누군가가 내게 가까이 다가오면 통제받을까 두렵다.
34. 나는 통제를 잃는 것을 견딜 수 없다.
35. 나는 내 문제를 해결할 수 있는 유일한 사람이다.
36. 나는 언제든 관대하고 이타적이어야 한다.
37. 나는 완벽한 ______이 되어야 한다(각각을 평정하라.).
    - 피고용인
    - 연인
    - 전문가
    - 친구
    - 배우자
    - 학생
    - 부모
    - 아들/딸
38. 나는 어려움을 견딜 수 있어야만 한다.
39. 나는 모든 문제에 빠른 답을 찾을 수 있어야 한다.
40. 나는 결코 피곤하거나 피로해서는 안 된다.
41. 나는 언제든 효율적이어야 한다.
42. 나는 언제든 능숙해야 한다.
43. 나는 모든 것을 미리 볼 수 있어야만 한다.
44. 나는 결코 화내거나 성질을 부려서는 안 된다. 또는 나는 화내는 것을 싫어한다.
45. 내가 어떻게 느끼든지 언제든 즐겁거나 친절해야 한다.
46. 나는 종종 ______을 느낀다(각각을 평정하라.).
    - 추함
    - 지적이지 않음
    - 열등하거나 결함 있는 것
    - 죄책감이나 부끄러움
47. 나는 지금 그대로의 나다. 나는 바꿀 수 없다.
48. 세상은 위험한 곳이다.
49. 문제에 대해 고민하지 않으면 더 악화될 것이다.

50. 사람들을 믿는 것은 위험한 일이다.
51. 내 문제는 시간이 지나면 사라질 것이다.
52. 나는 실수를 저지르는 것에 대해 걱정한다.
53. 나는 나 자신이 완벽할 것을 요구한다.
54. 내가 안전한 사람(장소)를 갖지 못하면 적응하지 못할 것이 두렵다.
55. 걱정을 그만둔다면 나쁜 일이 일어날 것이 두렵다.
56. 나는 스스로 세상을 마주하는 것이 두렵다.
57. 내 자기 가치감은 주어지는 것이 아니라 애써서 얻어야 하는 것이다.

당신은 이 질문들이 몇 개의 집단으로 나누어진다는 것을 알 수 있을 것이다. 각 집단은 매우 기본적인 신념과 태도를 반영한다.* 답으로 돌아가서 각각의 집단에서 어떤 점수를 매겼는지 확인해 보라.

각각의 집단에 따라 당신의 점수를 합산하라. 집단별 점수 중 평균점 이상이라면 당신이 그 부분에서 이상이 있음을 나타낸다. 당신의 비합리적 신념을 바꾸기 위해 확언을 사용하기 시작할 때 하위집단 중 이 집단에 집중하는 것이 중요하다.

질문 1, 2, 7, 9, 10, 11의 총점이 15점을 넘을 경우	당신은 자신이 힘이 없고, 외부 환경을 통제할 힘이 없다고 생각하거나 상황을 개선시킬 수 없다고 믿는다. 요약하면, "나는 힘이 없다." 또는 "내 인생을 위해 할 수 있는 게 없다."와 같다.
질문 16, 17, 18, 19, 54, 56의 총점이 15점을 넘는 경우	자기 가치감이 다른 이들의 사랑에 달렸다고 믿는다. 당신은 괜찮다고 느끼기 위해서 다른 이들의 사랑이 필요하다고 느낀다. 요약하면, "나의 가치와 안전은 사랑받는 것에 달렸다."와 같다.
질문 20, 21, 22, 23, 24, 54의 총점이 15점을 넘는 경우	자기 가치감이 다른 이들의 승인에 달렸다고 믿는다. 다른 이들로부터 수용받거나 기쁨을 받는 것은 안전감과 자신이 어떤 사람인지를 느끼게 해 주는 데 매우 중요하다. 요약하면, "내 가치와 안전감은 타인의 수용에 달렸다."와 같다.
질문 25, 26, 27, 28, 29, 30, 41, 42의 총점이 20점을 넘는 경우	자기 가치감이 외적 성취—학교 혹은 경력 성취, 지위 또는 부—에 달렸다고 믿는다. 요약하면, "내 가치는 성취와 달성 여부에 달렸다."와 같다.
질문 31, 32, 33, 34, 35, 50의 총점이 15점을 넘는 경우	당신은 다른 이로부터 도움을 받거나 의지하거나 신뢰할 수 없다고 느낀다. 당신은 통제감을 잃을까 봐 사람들로부터 떨어지고 거리를 둔다. 요약하면, "신뢰하거나 너무 가까워지면 통제력을 잃을 것이다."와 같다.
질문 37, 38, 39, 40, 52, 53의 총점이 25점을 넘는 경우	당신은 삶의 영역에서 완벽해야만 한다고 믿을 것이다. 당신은 자신에게 과도한 요구를 한다. 실수에 대한 어떤 여지도 주지 않는다. 요약하면, "나는 완벽해야만 한다." 또는 "실수를 저지르는 것은 옳지 않다."와 같다.

* 하위집단의 정의는 데이비드 번스(David Burns) 박사의 *Feeling Good* 에서 도입되었다. 더 자세한 내용은 그의 책을 통해 확인할 수 있다.

비합리적 신념에 반박하기

이제 당신은 자신에게 가장 큰 영향을 주는 비합리적 신념에 대해 알게 되었다. 그렇다면 이것을 어떻게 변화시킬 것인가? 첫 단계는 그것을 얼마나 강하게 믿고 있는지를 자신에게 물어보는 것이다. 다음에는 비합리적 신념을 유지시키는 세 가지 방법이 제시되어 있다.

- 당신은 그것을 진정으로 믿지는 않는다. 당신은 그것을 포기해야 할 나쁜 습관으로 바라본다. 당신은 비합리적 신념이 쓸모없다는 것을 알고 있고, 강력한 정서적 지속이 없음을 알고 있다.

  이런 경우에 당신은 그 신념을 반박할 긍정적인 확언을 발달시킬 준비가 되어 있다. 당신은 다음 단계로 나아갈 수 있다. '확언을 구성하는 지침' 그리고 특정 신념을 반박하는 확언을 개발하기 위한 단계를 따를 수 있다. 또한 '비합리적 신념 질문지'에서 신념에 대한 특정 대안 아이디어를 얻기 위해서 이 장의 끝에 제시된 '확언의 예시' 섹션을 참조할 수 있다.
- 당신은 인지적 수준에서 비합리적 신념에 대해 동의하지는 않는다. 하지만 행동하는 데 정서적인 영향을 미칠 것이다. '남을 기쁘게 하는 것은 언제나 중요하다.'는 말에 동의하지는 않을지라도 당신은 그와 같이 행동하고 있는 자신을 발견할 것이다. '당신의 체계에서 신념을 제거하는 것'은 어렵다.

  이런 경우에는 다음의 '비합리적 신념에 도전하는 다섯 가지 질문' 섹션의 4, 5번 질문을 제시할 필요가 있다. 지적 의심에도 불구하고 당신에게 여전히 영향을 주는 3, 4점의 신념을 확인하라. 4, 5번 질문을 사용하여 신념이 당신의 안녕에 유익한지, 그것이 자신의 선택인지 혹은 가족사에서 발달한 것인지를 확인하라.
- 당신은 특정 신념에 대해 믿음을 갖고 있다. 당신은 그것이 부정확함을 알지 못한다. 당신은 그것을 포기하기 전에 설득이 필요할 것이다. 오랜 시간 믿어 왔던 신념을 대체하는 아이디어는 피상적이고 낙천적으로만 보일 것이다.

  이런 경우에는 '비합리적 신념에 도전하는 다섯 가지 질문' 섹션의 1, 2, 3번 질문을 활용할 수 있다. 이 세 가지 질문은 8장에서 언급된 소크라테스식 질문에서 추출된 것이고, 엄격하게 논리적인 수준에서 비합리적 신념에 도전하는 데 유용하다. 순전히 이성적인 수준에서 당신의 신념을 불신한다면 질문 4와 5로 넘어가라. 이 질문은 신념이 당신의 안녕에 어떤 영향을 주는지, 그리고 그것이 당신의 고유한 신념인지 혹은 부모로부터 얻은 것인지를 알 수 있도록 해 준다.

비합리적 신념에 도전하는 다섯 가지 질문

❶ 이 신념에 대한 증거는 무엇인가? 객관적으로 당신의 인생 경험을 볼 때, 이것이 사실이라는 증거가 있는가?

❷ 이 신념은 변하지 않고 언제나 동일한가?

❸ 이 신념은 전체 그림을 보여 주는가? 즉, 긍정적인 면과 부정적인 면을 모두 보여 주는가?

❹ 이 신념은 당신의 안녕과 마음의 평안을 촉진하는가?

❺ 당신 자신이 이 신념을 선택했는가 혹은 가족에서 자라면서 갖게 된 것인가?

마지막 질문에는 몇 가지에 대해 언급할 필요가 있다. 비합리적 신념의 많은 부분은 성장하는 동안 형성될 것이다. 두 가지 방법으로 이러한 형성이 일어나게 되어 있다. 우선 부모 모두 혹은 둘 중 한 분이 그런 신념을 가지고 있어서 당신이 그것을 학습했을 것이다. 예를 들면, '세상은 위험한 곳이야.' 와 같은 신념 또는 '사람들을 믿는 것은 위험해.' 와 같은 신념은 어린 시절 당신에게 다른 대안의 여지 없이 선택할 수밖에 없었던 태도일 것이다.

비합리적 신념을 갖게 되는 또 다른 배경은 아이였을 때 경험한 일에 대한 반응 또는 당신이 양육된 방식에 의해 형성된 것이다. 예를 들면, 당신이 5세 때 아버지가 죽고 어머니가 일하러 갔다면, 당신은 버려졌다고 느끼고는 '홀로 있음은 버려지고 사랑받지 못한다는 것을 의미한다.' 는 신념을 발달시키게 될 것이다. 또는 부모가 성취를 기대하고 학교에서의 성취와 실수를 비판한다면, 당신의 반응은 '나의 성취는 아주 중요해.' 그리고 '실수를 저지르는 일은 옳지 않아.' 라는 신념을 발달시키게 될 것이다.

비합리적 신념이 어린 시절의 불행하고 역기능적인 환경에서 나타나는지를 알기 위해 비합리적 신념을 평가하는 과정은 종종 유용하다. 그런 신념은 어린 시절에 당신이 살아남는 데에 도움이 되었을 것이지만, 지금은 유용함을 잃어버리고 당신에게 스트레스와 불안을 야기하는 기능만 하고 있다. 어린 시절과 비합리적 신념 간의 관계를 조사하기 위해서는 2장의 '어린 시절의 환경' 섹션을 참조한 후 '가족 배경 질문지'를 작성해 보라. 또는 14장의 '낮은 자존감의 원인' 섹션을 살펴보는 것이 유용할 수 있다. 그것은 비합리적 신념이 발달하는 기반을 제공하는 어린 시절의 역기능적 상황의 다양한 유형에 대해 좀 더 명확한 생각을 제공한다.

예 시

다음은 비합리적 신념에 반박하는 질문을 적용한 예시다.

- 비합리적 신념: '난 무력하고 무기력해.' (주의: '비합리적 신념 질문지'에 있는 '나는 ~을 느낀다'라는 신념을 '나는 ~이다'라는 말로 바꿔서 말하라. 이는 그 신념에 대해 더 직접적으로 진술하는 것이다.)
- 질문: ❶ '이 신념의 근거는 무엇인가?'
  ❷ '이 신념 항상 진실인가?'
  ❹ '신념은 나를 더 행복하게 하는가?'
- 반박 진술문:

❶ '이 신념의 근거는 무엇인가?'

'내가 무력하거나 무기력하다고 자주 느낀다고 할지라도 그것이 필연적으로 내가 무력하거나 무기력하다는 것을 의미하는 것은 아니야.' (비합리적 신념은 8장에서 제시한 잠재적인 희생자 인격이 고수하는 전형적인 태도의 예다. 또한 감정적 추론에 근거한 인지 왜곡의 예이기도 하다.) '결국 난 이 워크북에서 제시한 전략을 숙달할 수 있고 내가 상황을 극복하도록 나를 돕는 불안장애 전문가에게 자문을 구할 수 있어. 그리고 나에겐 항상 나를 지지하는 가족과 친구들이 있어. 그래서 내가 무력하거나 무기력하다는 증거는 의미가 없어.'

❷ '이 신념은 항상 진실인가?'

'어떤 날에는 난 확실히 무력하고 무기력하다고 느껴. 하지만 어떤 날에는 유능하고 낙천적이라고 느껴. 내가 항상 같은 방식으로 느낀다는 건 사실이 아니야.'

❹ '이 신념은 나를 더 행복하게 하는가?'

'내가 무력하고 무기력하다고 믿는 것은 나 자신에 대한 자신감과 회복에 대한 희망을 키우는 데 해를 끼치지. 이런 종류의 신념은 내 행복이나 마음의 평화를 증진시키지 않는 게 분명해.'

- 확언: 나는 나 자신을 믿어.
  난 나의 불안 문제를 극복하는 능력을 가지고 있다고 믿어.

- 비합리적 신념: '다른 사람들을 만족시키는 건 매우 중요해.'
- 질문: ❷ '이 신념은 항상 진실인가?'
  ❹ '이 신념은 나를 더 행복하게 하는가?'
  ❺ '나 스스로가 이 신념을 선택했는가 혹은 어린 시절 가족에서 자라면서 갖게 된 것인가?'
- 반박 진술문:

❷ '이 신념은 항상 진실인가?'

'분명 어떤 상황에서는 만족시켜 주려는 태도가 유용하지. 만약 내가 취업을 하기 위해 면접을 본다거나, 첫 데이트에 나간다거나, 배우자를 위로한다거나, 사람들을 파티에 초대한다면 일반적으로 난 만족시켜 주고 싶을 거야. 그러나 내가 지치거나 화가 나 있고 내 배우자나 친구들로부터 격려가 필요하다면 나의 욕구를 무시하고 앞에서 친절한 태도를 유지하는 것보다는 배우자나 친구들에게 앞에 서 달라고 요청하는 것이 훨씬 나아. 말하자면 때로는 나 자신의 감정을 보살피는 게 더 중요하다는 거지.'

❹ '이 신념은 나를 더 행복하게 하는가?'

'어떤 상황에서는 '예' 라고 대답할 수 있겠지. 난 적절한 상황에서는 내가 기쁨을 줄 수 있다면 나 자신이 좋은 사람이라는 느낌이 들어. 하지만 내가 정말 화가 나거나 아프다고 느낄 때 만족시켜 주려고 노력하는 것은 나에게 편안하지 않아. 난 스스로 사람들에게 내가 무엇을 느끼는지 알리고 그들의 도움을 요청하기 위해 더 정직하고 나 자신에게 맞출 거야.'

❺ '나 스스로가 이 신념을 선택했는가 혹은 어린 시절 가족에서 자라면서 갖게 된 것인가?'

'엄마는 내가 어렸을 때 아프고 불평불만을 자주 하셨어. 난 항상 엄마가 내 문제에 신경 쓰지 않게 보호해야 한다고 느꼈지. 난 엄마의 인정을 받기 위해 엄마를 만족시켜 주어야만 할 것 같았어. 내가 기쁨조로 큰 것은 이상한 일이 아니지. 난 이 신념을 자유롭게 선택하지 않았어. 그보다는 내 어린 시절의 환경으로 인해 신념이 나에게 각인된 것이지.'

- 확언: 항상 만족시켜 주지 않아도 괜찮아.
  난 내가 진심으로 원할 때 다른 이들을 만족시켜 주는 것을 즐길 수 있어.

- 비합리적 신념: '직장/학교에서 나의 성취가 가장 중요하다.'
- 질문: ❷ '이 신념은 항상 진실인가?'
  ❸ '이 신념은 전체 그림을 보여 주는가?'
  ❹ '이 신념은 나를 더 행복하게 하는가?'
  ❺ '나 스스로가 이 신념을 선택했는가 혹은 내 어린 시절에서 기인한 것인가?'
- 반박 진술문:

❷ '이 신념은 항상 진실인가?'

'아니, 내 삶의 다른 영역(건강, 관계, 여가시간, 창조적인 일)도 중요해. 학교나 직장에서의 성취도 확실히 중요하지만 '하루 종일, 일주일 내내 항상 중요한' 건 아냐.'

❸ '이 신념은 전체 그림을 보여 주는가?'

'내가 학교나 직장에서 성취하는 것이 중요하다는 건 진실이지. 난 취업하기 위해, 학점을 따기 위해 학교에서 일정 수준의 유능함을 유지할 필요가 있어.' (또는 '난 직장에 계속 남아 있기 위해 직장에서 일정 수준의 수행을 유지할 필요가 있어.') '하지만 내 성취를 '최고로' 중요하게 여기는 것이 전체 그림을 설명하나? 만약 그렇다면 성취가 내 건강, 마음의 평화, 가족, 내게 가치 있는 모든 것들보다 더 중요할 거야. 이런 태도는 삶의 균형을 깨뜨리고 궁극적으로는 건강하지 못한 삶(내 성공과 성취 외에는 아무것도 없는 삶)의 양식을 야기할 거야. 그래서 내 성취가 가장 중요하다고 믿는 건 비합리적이야.'

❹ '이 신념은 나를 더 행복하게 하는가?'

'항상 언급하는 이유들 때문에 지나치게 성취에 집중하는 건 건강하지 않다는 걸 알아.'

❺ '나 스스로가 이 신념을 선택했는가 혹은 내 어린 시절에서 기인한 것인가?'

'부모님은 두 분 다 직업에서 성공한 전문가들이셨고 나도 그렇게 되기를 바라셨지. 난 부모님의 인정을 받기 위해 항상 학교에서 잘해야만 했고 B학점 이하의 성적을 받으면 비난받았어. 성취를 매우 중시하는 내 태도는 부모님과 함께 살면서 형성된 것이지 내가 자유롭게 선택한 게 아니야.'

• 확언: 내 인생에서 성취도 중요하고 다른 것들도 마찬가지야.
  난 내 삶의 일과 놀이 사이에서 균형 잡는 법을 배우고 있지.

이러한 예시는 당신이 비합리적 신념에 도전할 때 지침으로 사용할 수 있다. 만약 특정 신념에 대한 증거가 거의 없다면, 항상 진실이 아니라면, 혹은 신념이 개인적인 행복을 증진시키지 않는다면 그 신념은 잘못된 것이다. 만약 어른으로서 자유롭게 그 신념을 선택했다기보다 역기능적인 가족환경으로 인해 획득된 것이라면 그 또한 잘못된 것이다. 만약 당신이 특정 신념에 고착되어 있다면 앞에 제시한 질문의 절차를 따르는 것이 도움이 될 것이다.

당신이 3이나 4점으로 매겼던 모든 비합리적 신념에 반박하는 과정을 마쳤을 때, 당신은 각 신념에 반박하는 긍정적인 확언을 개발하기 시작할 수 있다. 다음 섹션에서는 확언을 구성하는 지침에 대해 설명할 것이다. 자신의 확언을 개발하는 것을 선호할지라도, 특정한 비합리적 신념에 대한 확언을 만들어 내는 데 도움이 필요하다면 이 장의 끝에 제시된 확언의 예시들을 참조할 수 있다.

확언을 개발한 이후에는 '비합리적 신념 질문지'로 돌아가서 반박하고자 하는 특정한 비합리적 신념 아래에 확언을 각각 적으라. (이 장의 앞부분에 비합리적 신념과 확언의 예시들을 참조하라.)

확언과 함께 비합리적 신념에 반박하는 절차는 8장에 제시한 긍정적인 자기 진술로 부정적인 혼잣말에 반박하는 절차와 매우 유사하다. 그 차이는 확언이란 당신이 쉽게 시연할 수 있는 매우 간결한 진술이라는 것이다(6장에 열거된 공황 발작에 대한 대처 진술과 유사하다.). 인내를 갖고 종이에 반복적으로 확언을 적는 것이나 테이프로 반복해서 확언을 듣는 것은 실제로 당신의 마음속에 원하지 않는 비합리적 신념을 대신하여 확언을 심는 작업이다. 혼잣말에 대한 장에서는 숙달하는 데 있어서 중요한 절차가 '반박하기' 였다. 부정적인 혼잣말에 대한 반박 진술문을 계속적으로 적음으로써 실제로 스스로에게 말하는 불안을 야기하는 말을 알아채고 반박하는 습관을 개발하는 것이다. 이 장에서 중요한 과정은 확언들로 작업하는 것이다. 이는 실제로 부정적인 혼잣말 아래에 깔린 핵심 신념을 변화시킬 것이다.

확언을 구성하는 지침

- 확언은 '짧고, 단순하고, 직접적' 이어야 한다. '나는 나 자신을 믿는다.' 는 '나는 내가 좋은 면을 많이 가지고 있다는 것을 믿는다.' 는 표현보다 더 낫다.
- 확언은 '현재형'('나는 운이 좋다.')으로 표현하거나 '현재진행형' ('나는 성공하고 있는 중이다.')으로 표현하라. 미래에 일어나기를 간절히 바랐던 변화가 앞당겨지고 있다고 스스로에게 말하라.
- '부정적인 것을 피하려고' 노력하라. '나는 더 이상 대중 연설을 두려워하지 않아.' 라고 말하는 것보다 '나는 대중 연설을 두려워하는 것으로부터 자유로워.' 또는 '나는 대중 연설에 대담해지고 있어.' 라고 말하라. 유사하게, '나는 완벽하지 않아.' 라고 부정적으로 말하기보다 '완벽하지 않아도 괜찮아.' 라고 말하거나 '실수해도 괜찮아.' 라고 말하라. 우리의 무의식은 긍정적인 진술과 부정적인 진술 사이의 차이를 인식할 수 없다. '나는 두려워하지 않아.' 와 같은 부정적 진술문은 당신이 긍정하고 싶지 않은 긍정적 진술문, 즉 '나는 두려워.' 로 바뀔 수 있다.
- 인생에서 당신이 원하는 긍정적인 변화를 직접적으로 선언하기 시작하라('나는 매일 나 자신을 위한 시간을 더 할애할 거야.'). 만약 이 진술이 아직은 약간 너무 강하게 느껴진다면 '나는 기꺼이 나 자신을 위해 시간을 더 할애할 것이다.' 로 바꾸라. '자진해서' 변화하는 것은 실제로 당신의 삶에서 필수적인 변화를 일으키기 위해 필요한 첫 번째 단계다. 직접적인 선언에 대한 두 번째 대안은 당신이 무언가 '되거나' 무언가를 '배우고' 있다는 것을 긍정하는 것이다. 만약 '나는 강하고, 확신에 차 있으며, 안전하다.' 와 같은 직접적인 진술을 말할 준비가 되어 있지 않다면 '나는 강해지고 있고, 자신감이 생기고 있으며, 안전해지고 있다.' 라고 확언할 수 있다. 다시 말하면, '나는 기꺼이 두려움을 직면한다.' 라고 말할 준비가 되어 있지 않다면 '나는 나의 두려움을 직면하는 것을 배우고 있다.' 고 말하라.
- 확언에 대해 확신을 갖는 것 혹은 적어도 기꺼이 믿으려고 하는 것이 중요하다. 그러나 처음부터 확언을 100% 믿을 필요는 없다. 전체적인 요점은 당신이 확언

을 선호하는 신념과 태도로 옮겨 가는 것이다.

확언을 사용하는 방법

당신은 확언 목록을 갖고 있어야 조금이라도 그것을 사용하려고 결심하게 된다. 일반적으로 모든 확언을 담은 테이프를 만들지 않는다면 한꺼번에 두 번이나 세 번만 사용하는 것이 가장 좋다. 확언을 사용할 수 있는 더 유용한 방법은 다음과 같다.

• 확언을 매일 대략 5~10번, 반복적으로 적으라. 확언에 대해 의심이 들 때마다 종이에 의심되는 점들을 적으라. 계속 확언을 반복해서 적는 것은 당신 자신에게 의심을 표현할 기회를 주는데, 이에 당신은 확언을 믿고자 하는 마음이 자라남을 발견할 것이다. 다음은 그 예다.

확언	의심
"나는 스스로 좋아지는 것을 배우고 있다."	"그래, 잠깐 동안은 그렇지. 하지만 내가 어떻게 하루 내내 조절하지?"
"나는 스스로 좋아지는 것을 배우고 있다."	"만약 내가 공황에 빠지고 주변에 아무도 없다면?"
"나는 스스로 좋아지는 것을 배우고 있다."	"나는 이것을 할 수 있을 거라고 확신하지 않아."
"나는 스스로 좋아지는 것을 배우고 있다."	

나중에 되돌아가서 긍정적인 진술문을 가지고 당신이 의심하는 것을 하나씩 반박하라. 앞의 세 가지 의심들은 다음의 세 가지 확언으로 반박할 수 있다.

- '점차적으로 나는 하루 종일 혼자 있어도 괜찮은 시간을 늘리는 것을 배울 수 있다.'
- '나는 내가 혼자 있는 동안 공황 상태에 빠진다면 깊이 숨을 쉴 수 있고 그 감정에 머무를 수 있으며 ○○에게 전화할 수 있다.'
- '나는 내가 이것을 충분히 작은 단계로 쪼갤 수 있다면 그것을 할 수 있다는 것을 안다.'

- 백지에 매직펜으로 당신의 확언을 크게 적으라(글씨가 적어도 6미터 밖에서도 보일 수 있어야 한다.). 그리고 그 종이를 집에 있는 욕실 거울, 냉장고 혹은 눈에 띄는 곳에 붙이라. 규칙적으로 하루가 시작하고 끝날 때 확언을 보고 당신이 그 확언에 능동적으로 동의할지의 여부를 확인하는 것은 마음에 그것을 강화시키는 것을 도울 것이다.
- 일련의 확언들을 테이프에 녹음하라. 당신은 비합리적 신념 질문지에 있는 진술을 반박하기 위해 20개 정도의 확언들을 개발한다면 모든 내용을 테이프에 담기를 원할 것이다. 자신의 목소리로 녹음된 것이나 누군가가 녹음한 것을 사용할 수 있다. 확언은 1인칭 시점으로 진술해야 하고, 확언들 사이에 5~10초간 시간 간격을 유지하면 각 확언이 마음에 새겨지는 시간을 가질 수 있다.

  30일 동안 하루에 한 번 테이프를 들으면, 당신의 생각과 당신 자신에 대해 느끼는 방식에 있어서 주요한 변화가 생길 것이다. 테이프를 트는 시기는 집 청소를 하거나 차를 운전할 때를 포함하여 언제라도 좋다. 하지만 각 확언을 깊이 느낄 수 있을 정도로 충분히 스스로를 느리게 할 때 매우 이완된 상태에서 모든 관심을 테이프에 집중함으로써 그 과정을 실행할 수 있다.
- 배우자와 함께 작업하라. 당신의 배우자가 당신의 눈을 보면서 2인칭 시점이 되어 당신에게 확언을 말하게 하라. 배우자가 확언을 얘기하면(예: "당신은 두려움을 극복하는 것을 배우는 중이에요."), 당신은 "네, 나도 알고 있어요."라고 반응한다. 배우자는 당신이 "네, 나도 알고 있어요."라고 말할 때 정말 그렇다는 것을 의미한다고 확신할 때까지 당신에게 그 확언을 반복적으로 되풀이한다. 당신이 이 과정을 완료하면 역할을 바꿔서 해 보라. 이번에는 당신이 1인칭 시점이 되어 당신 배우자의 눈을 보면서 그 말을 반복한다. 당신이 확언을 말하면(예: "나는 내 두려움을 극복하는 것을 배우고 있는 중이야."), 당신의 배우자가 "네, 그것은 진실이에요."라는 말로 반응한다. 다시 말해, 당신의 배우자가 당신이 하는 말이 진실이라고 확신할 때까지 이 작업을 반복한다.
- 하나의 확언을 생각하며 명상하라. 깊은 명상 상태에서 천천히 확신을 가지고 확언을 반복하는 것은 그 말을 의식에 새기는 매우 강력한 방법이다. 명상은 '전인적인 존재'로서 스스로를 경험할 수 있게 해 주는 상태다. 전인적인 존재에게는 당신이 무엇을 확인하거나 선언하든지 그것이 실현되는 가장 강력한 성향을 갖게 될 것이다.

확언의 힘 증가시키기

확언이나 새로운 사고 습관을 강화시키는 기본적인 두 가지 방법으로는 '반복'과 '느낌' 이 있다.

- 반복: 당신은 애초에 반복을 통해 마음속에 비합리적 신념을 프로그램화시켰다. 부모가 수없이 반복적으로 "닥쳐." 혹은 "얌전히 굴어."라고 말해 왔기에, 당신은 '나는 가치 없어.' 혹은 '나는 중요하지 않아.' 라는 비합리적 신념을 강화했다. 마찬가지로 확언이 최초의 비합리적 신념을 대체할 때까지 그 확언에 반복적으로 노출되면 그 말이 마음에 스며드는 것을 도울 수 있다.
- 느낌: 내 생각으로는 강한 확신과 느낌을 갖고 확언을 말하는 것은 그것을 강화시키는 가장 강력한 방법이다. 새로운 신념을 머리뿐만 아니라 심장에 심는 것은 그 신념에 최상의 힘과 효력을 부여할 것이다. 이를 위한 좋은 방법은 먼저 깊은 이완 상태를 유지하고(점진적 근육이완이나 명상을 통해), 느낌과 확신을 갖고 확언을 천천히 말하는 것이다. 온 마음으로 당신이 믿는 것이 당신의 일부분이 된다는 것은 예로부터 언급되어 왔다.

능동적인 통합

당신은 또한 실생활에서 확언을 확립하는 과정을 유지함으로써 확언에 대한 확신을 증가시킬 수 있다. 사용하기를 원하는 확언을 선택하고 기록 카드에 적어 두라. 그리고 하루를 보내면서 아무리 작은 것일지라도 그 말을 지지하는 어떤 상황이나 사건을 카드의 반대 면에 적으라. 이러한 작업을 2주 이상 계속하면서 확언의 목록을 모을 수 있는지의 여부를 확인할 수 있다. 예를 들면, 당신이 '나는 나만의 페이스로 작은 위험을 감수하고 회복할 수 있다.' 는 확언을 활용한다면, 그다음에는 당신의 불안을 줄이거나 공황 상태를 직면하는 데 성공하는 모든 사건을 목록화할 수 있다. 혹은 당신이 '나는 직장(혹은 학교)에서 성공하는 것보다 인생에서 더 중요한 것이 있다는 것을 배우는 중이다.' 라는 진술을 사용한다면, 다른 활동에서 당신의 새로운 신념이 진실이라는 것을 증명하는 증거들을 끌어내는 모든 상황을 목록화할 수 있다.

확언을 확립하는 실생활 사건을 적음으로써 그 말을 강화하는 것은 그것의 진실성에 대한 확신을 강화하는 데 효과가 있다.

확언의 예시

다음은 '비합리적 신념 질문지'에서 당신이 사용할 수 있는 확언의 예시다. 당신에게 적합하다고 여겨지는 것을 바로 사용하거나 당신만의 확언을 만들기 위한 지침으로 사용하라.

❶ 나는 내 인생에 책임을 지고 통제한다.
❷ 환경은 그 자체로 존재하지만, 나는 그 환경에 대한 태도를 선택할 수 있다.
❸ 나는 부유해지고 있다. 나는 필요한 재정적인 자원들을 창출하고 있는 중이다.
❹ 나는 중요한 것에 우선순위를 두고 시간을 내고 있다.
❺ 살아가면서 난관도 만나고 만족감도 느낀다. 나는 삶의 모험을 즐긴다. 따라오는 모든 난관은 배우고 성장할 기회다.
❻ 나는 삶의 자연스러운 상승세와 하강세를 받아들인다.
❼ 나는 있는 모습 그대로의 나 자신을 사랑하고 수용한다.
❽ 나는 다른 사람들만큼 삶에서 좋은 것을 누릴 자격이 있다.
❾ 나는 삶에서 새로운 의미를 발견하는 것에 있어 개방적이다.
❿ 변화하는 데 있어서 너무 늦었다는 것은 없다. 나는 지금 이 순간에서 한 단계 성장하고 있는 중이다.
⓫ 나는 선천적으로 건강하고 강하며 온전히 회복할 수 있다. 나는 매일 나아지고 있다.
⓬ 나는 내 상황을 극복하는 것에 헌신한다. 나는 내 상태로부터 회복하는 작업을 하고 있는 중이다.
⓭ 나는 나만의 페이스에 맞춰 작은 위험을 감수함으로써 회복할 수 있다.
⓮/⓯ 나는 온전히 회복되었을 때 내가 얻게 될 새로운 자유와 기회를 기대하고 있다.
⓰ 나는 나 자신을 사랑하는 것을 배우고 있다.

⑰ 나는 나 자신을 편안하게 해 주는 것을 배우고 있다.

⑱ 나는 누군가 나의 사랑을 돌려주지 않는다면 그것을 보내고 움직이게 할 것이다.

⑲ 나는 혼자 있을 때 나 자신을 평화롭게 하는 것을 배우는 중이다. 나는 혼자 있을 때 즐기는 법을 배우는 중이다.

⑳ 나는 다른 사람의 견해에 상관없이 나 자신을 존중하고 신뢰한다.

㉑ 나는 적극적인 비판으로부터 배우고 그것을 수용할 수 있다.

㉒ 나는 다른 사람들 안에서 나 자신이 되는 것을 배우는 중이다. 나 자신의 욕구를 돌보는 것은 중요하다.

㉓/㉔ 다른 사람들과 함께 있을 때 나 자신이 되는 것은 괜찮다. 나는 다른 사람들과 함께 있을 때 기꺼이 나 자신이 될 것이다.

㉕ 나는 나의 성취를 자랑스럽게 여기며, 나는 그 모든 성취를 합해 놓은 것 이상이다.

㉖ 나는 내 삶에서 일과 놀이 사이에 균형 잡는 방법을 배우고 있는 중이다.

㉗ 나는 내 인생에 성공보다 더 많은 것이 있다는 것을 배우고 있는 중이다. 최고의 성공은 잘 사는 것이다.

㉘/㉙ 나는 독특하고 유능한 사람이다. 나는 내가 할 수 있는 최선을 다하고 있다는 것에 만족한다.

㉚ 실수해도 괜찮다. 나는 실수를 기꺼이 받아들이고 그것으로부터 배운다.

㉛ 나는 다른 사람들이 나를 돕도록 기꺼이 허락한다. 나는 다른 사람들에 대한 나의 요구를 인정한다.

㉜ 나는 다른 사람들에게 도움을 받는 것에 대해 마음이 열려 있다.

㉝ 나는 누군가와 가까워지기 위해 기꺼이 위험을 감수한다.

㉞ 나는 이완하고 그냥 두는 것을 배우고 있는 중이다. 나는 내가 조절할 수 없는 것들을 받아들이는 것을 배우고 있는 중이다.

㉟ 나는 내 문제를 해결하는 데 있어서 다른 사람의 도움을 기꺼이 구할 것이다.

㊲ 나는 ______로서 내가 할 수 있는 한 최선을 다하고 있다. (선택 사항: 그리고 나는 더 나아지게 하는 방법을 배우는 데에 마음이 열려 있다.)

㊳ 무언가 잘못되어 가고 있을 때는 화를 내도 괜찮다.

㊴ 만약 내가 항상 모든 문제에 대해 신속하게 대답하지 못한다고 해도 괜찮다.

㊵ 휴식하고 이완하는 것에 시간을 할애해도 괜찮다.

㊶/㊷ 나는 내가 할 수 있는 한 최선을 다하고 그것에 만족한다.

43 만약 내가 항상 모든 것을 예측할 수 없다고 해도 괜찮다.
44 때때로 화를 내도 괜찮다. 나는 나의 분노 감정을 적절하게 표현하고 수용하는 것을 배우고 있는 중이다.
45 나는 내가 기분이 좋거나 친절하지 않아도 다른 사람에게 정직하게 대하는 것을 배우고 있는 중이다.
46 나는 내가 매력적이고 지적이며 가치 있는 사람이라는 것을 믿는다. 나는 죄책감이 지나가게 하는 것을 배우고 있는 중이다.
47 나는 내가 바꿀 수 있다는 것을 믿는다. 나는 기꺼이 변화(성장)할 것이다.
48 바깥세상은 성장하고 즐거움을 얻을 수 있는 장소다.
49 문제에 대해 걱정하는 것이 진짜 문제다. 그것을 위해 무언가를 하는 것은 더 나아질 수 있는 차이를 만든다.
50 나는 다른 사람들을 믿는 것을 배우고 있는 중이다(또는 기꺼이 믿을 것이다.).
51 나는 _____을 통해 내 문제를 극복할 수 있는 방법에 나 자신을 헌신할 것이다.
52 나는 실수해도 괜찮다는 것을 배우고 있는 중이다.
53 누구도 완벽하지 않다. 그리고 나는 나 자신을 더 편안하게 해 주는 것을 배우고 있는 중이다(또는 기꺼이 더 편안하게 해 줄 것이다.).
54 나는 스스로 만족하는 것을 배우고 있는 중이다(또는 기꺼이 스스로 만족할 것이다.).
55 나는 걱정이 지나가게 하는 것을 배우고 있는 중이다. 나는 걱정 대신 건설적인 행동을 할 수 있다.
56 나는 바깥세상을 다룰 수 있도록 한 단계씩 배우고 있는 중이다.
57 나는 인간으로서 태생적으로 가치가 있다. 나는 있는 모습 그대로의 나를 수용한다.

이 장의 목적은 비합리적 신념에 대한 당신의 자각을 증가시키고 비합리적 신념을 확인하는 것을 돕는 데에 목적이 있다. 긍정적인 사고와 확언으로 부정적인 혼잣말과 비합리적 신념들을 반박하는 것은 좀 더 균형 있고 평온하며 불안으로부터 자유로운 삶을 살도록 돕는 적절한 방법이 될 수 있다. 이완과 신체 운동에 관한 이전 장들이 불안의 생리적인 부분을 극복하는 것을 돕는 데 목적이 있었다면, 마지막 두 장은 마음속—스스로에게 말하는 것과 믿는 것—에 있는 불안의 부분을 다루는 도구를 제공하는 데 목적이 있다. 12장에서는 불안과 감정의 중요한 관계를 점검할 것이다.

활동 요약

1. '비합리적 신념 질문지'를 완성하라. 3, 4점으로 매긴 신념을 확인하라. 해당 집단에서 총점이 준거 점수를 초과한 신념의 하위 집단을 기록하라. 하위 집단의 제목에 특별히 관심을 가져야 할 것이다.

2. 비합리적 신념에 도전하는 다양한 방법에 완전히 친숙해질 때까지 '비합리적 신념에 반박하기' 섹션을 반복해서 읽으라. 감정적으로 매이거나 인지적으로 그럴듯한 신념에 의문을 제기하도록 돕는 '비합리적 신념에 도전하는 다섯 가지 질문'을 사용하라.

3. 비합리적 신념에 도전한 다음에는 각각에 반박하는 확언을 개발하라. '확언을 구성하는 지침'을 사용하고, 예시 목록을 위해 이 장 끝의 '확언의 예시' 섹션을 참조하라. 질문지에서 당신이 반박하고자 하는 특별한 비합리적 신념 아래에 진한 글씨로 당신의 확언을 각각 기입하라.

4. '확언을 사용하는 방법' 섹션을 다시 읽고 당신이 사용하기를 원하는 확언을 시연하는 방법을 결정하라. 예를 들면, 그 말을 반복적으로 쓰거나, 테이프로 듣거나, 배우자와 연습하거나, 확언을 가지고 명상하라. 2주에서 한 달 동안 매일 이 방법을 사용하고 이후에 필요할 때마다 사용하라.

참•고•문•헌

Bloch, Douglas. *Words That Heal: Affirmations and Meditations for Daily Living*. New York: Bantam Books, 1990. (The best single book on working with affirmations I've seen.)

Burns, David. *Feeling Good: The New Modern Therapy*. Revised edition. New York: Avon Books, 1999.

Handly, Robert, and Pauline Neff. *Anxiety and Panic Attacks: Their Cause and Cure*. New York: Rawson Associates, 1985. (Popular book for phobics on how to utilize affirmations and visualization.)

McKay, Matthew, and Patrick Fanning. *Prisoners of Belief*. Oakland, Calif.: New Harbinger Publications, 1991.

Woolfolk, Robert L., and Frank C. Richardson. *Stress, Sanity and Survival*. New York: Signet, 1978. (A classic book on the types of mistaken beliefs that perpetuate anxiety-see especially chapters 4, 5, and 7.)

CHAPTER 10

불안을 지속시키는 성격 유형

불안장애에 걸리기 쉬운 사람들은 특정한 성격 특성을 공유하는 경향이 있다. 그 가운데 창의성, 직관 능력, 정서적 감수성, 공감, 상냥함 등의 특성은 긍정적인 특성이다. 불안을 가진 사람들은 이런 특성을 가지고 있기 때문에 친구와 친척들로부터 사랑을 받기도 한다. 하지만 다른 공통적인 특성들은 불안을 악화시키고 불안장애를 가진 사람들의 자신감을 저해한다. 이 장에서는 다음 네 가지 특성에 초점을 두는데 모두 회복의 과정 중 어느 시점에서든 다룰 필요가 있다.

- 완벽주의
- 인정받는 것에 대한 과도한 욕구
- 스트레스가 유발하는 신체적 · 심리학적 증상을 무시하려는 경향
- 통제에 대한 과도한 욕구

당신은 이 네 가지 특성을 모두 가지고 있지 않을 수도 있다. 하지만 공황, 공포증 또는 범불안이 일정 시기 동안 삶의 부분이 되어 왔다면 아마 적어도 두세 가지 특성

을 확인할 수 있을 것이다.

불안 유발 특성의 유래

불안을 지속시키는 이런 특성의 유래는 무엇일까? 창의성과 정서적 감수성과 같은 특성은 불안장애의 유전적인 요소의 부분일 수 있다. 반면에 완벽주의와 인정받는 것과 통제에 대한 과도한 욕구는 대부분 초기 어린 시절의 경험에 그 기원을 둘 수 있다. 당신이 이런 특성을 가질 수 있는 많은 방법이 있다. 만약 부모가 이런 특성을 가지고 있다면 부모의 선례를 따름으로써 직접 배울 수 있다. 만약 어머니와 아버지가 높은 성취가이면서 그들 자신에게 완벽을 요구한다면 그 특성이 부모의 양육방식에 대한 반응으로부터 발달될 수 있다. 예를 들어, 자주 비난받거나 질책받는다면 일찌감치 당신은 자신이 하는 어떤 것도 충분하지 않다고 결정해 버리고 말 것이다. 결과적으로 당신은 모든 것을 완벽하게 하고자 고군분투하게 된다. 혹은 계속 재확신과 인정을 받는 것을 추구하게 될지도 모른다. 이런 과정에서 또한 감정을 부인하고 스트레스 증상을 무시하게 된다.

만약 당신이 어떻게 이 장에서 다루어지는 이런 특성을 발달시키게 되었는지에 대한 통찰을 얻고 싶다면 2장의 '가족 배경 질문지' 를 참조할 수 있다.

다음에는 불안을 지속시키는 네 가지 특성, 즉 완벽주의, 인정받는 것에 대한 과도한 욕구, 신체적 · 심리적 스트레스 증상을 무시하는 경향, 통제에 대한 과도한 욕구를 확인하고 작업하며 바꿀 수 있도록 도와주는 지침이 제시되어 있다.[1)]

완벽주의

완벽주의는 두 가지 측면을 가지고 있다. 첫째, 자기 자신과 다른 사람 그리고 삶에 대해서 비현실적으로 높은 기대를 가지는 경향이 있다. 어느 것이든 약간이나마 미치

1) 완벽주의에 대한 섹션의 요점과 이 장의 인정받는 것에 대한 과도한 욕구 관련 내용은 리노 퓨리포이(Reneau Z. Peurifoy)의 『불안, 공포증 그리고 공황: 책임을 받아들이고 두려움을 극복하라(*Anxiety, Phopias, and Panic: Taking Charge and Conquering Fear*)』의 6장과 8장에 맞춰 수정되었다. 이 주제에 대한 더 상세한 논의는 이 책을 참고하라.

지 못할 때 당신은 실망하거나 비판적이 된다. 둘째, 자신과 자신의 업적에서의 작은 결점과 실수에 대해 지나치게 걱정하는 경향이 있다. 잘못된 것에만 집중하면서 옳은 것은 무시하고 깎아내리는 경향이 있다.

완벽주의는 낮은 자존감의 일반적인 원인이 된다. 모든 노력에 대해 비판적이고 어떤 것이 충분히 훌륭하지 않음에 좌절한다. 그것은 또한 만성적인 스트레스, 탈진과 소진으로 몰아가는 원인이 된다. 매번 완벽주의 때문에 '반드시 ~해야만 한다'고 몰아붙일 때마다, 당신은 자연스러운 욕구와 경향보다는 불안으로 인해 자신을 밀어붙이는 경향이 있다. 완벽주의를 추구할수록 더욱 불안을 느끼게 된다.

완벽주의를 극복하는 것은 자기 자신에 대한 그리고 당신이 일반적으로 삶에 어떻게 접근하는지에 대한 태도에서의 기본적인 변화를 필요로 한다. 다음의 일곱 가지 지침은 그러한 변화를 만들기 위한 시작점으로서 의도된 것이다.

* 당신의 가치가 성취물과 업적에 의해 결정된다는 생각을 버리라

대외적인 업적은 아마도 사회가 한 개인의 '가치' 또는 사회적 지위를 측정하는 지표가 될지도 모른다. 하지만 사회가 인간으로서 당신의 가치를 최종적으로 평가하도록 허락할 것인가? 당신의 가치가 주어진 것이라는 생각을 강화하도록 노력하라. 사람들은 그저 존재함으로써 가지는 타고난 가치는 애완동물이나 식물에 속한 것으로 생각한다. 인간으로서 당신도 단지 여기 있기 때문에 같은 본질적 가치를 가진다. 대외적인 업적에서 벗어나, 당신이 매력 있고 당신 자체로 받아들여질 만하다고 인식하고 확신하라. 자기 성찰적인 사람은 죽음을 맞이하게 되었을 때 보통 두 가지가 자신의 삶에서 중요했다고 여긴다. 그것은 다른 사람을 어떻게 사랑하는지 배우는 것과 지혜를 키우는 것이다. 만약 당신이 특정한 기준에서 벗어나 자신을 평가해야 한다면 사회가 내리는 가치에 대한 정의보다 이러한 것들을 시도해 보라.

* 완벽주의적 사고방식을 인식하고 극복하라

완벽주의는 자기 스스로에게 말하는 방식에서 드러난다. '해야만 해 생각(should/must thinking)' '흑백 사고(all-or-nothing thinking)' 그리고 '과잉일반화(overgeneralization)'는 완벽주의자 태도의 특징이다. 다음은 각각의 사고방식과 연관된 자기 진술문과 그에 대응하는 더 현실적인 반박 진술문의 예다.

사고방식	반박 진술문
해야만 해 생각 "나는 이것을 올바르게 할 수 있어야 해." "나는 실수를 해서는 안 돼."	"나는 최선을 다할 거야." "실수를 해도 괜찮아."
흑백 사고 "이건 모두 틀렸어." "나는 그냥 그걸 못하겠어."	"이건 모두 틀린 것이 아니야. 어떤 부분은 괜찮고 어떤 부분은 주의가 필요해." "나는 이것을 충분히 작은 단계로 나눈다면 할 수 있어."
과잉일반화 "나는 항상 일을 망쳐 버려." "나는 절대 이 일을 할 수 없어."	"내가 항상 일을 망쳐 버린다는 것은 정말 거짓말이야. 이 특정 상황에서 나는 되돌아가 필요한 수정을 할 거야." "만약 내가 작은 단계를 거치면서 계속 꾸준히 노력한다면 계획한 일을 성공할 거야."

해야만 해 생각, 흑백 사고 또는 과잉일반화에 빠져 있는 모든 순간을 주시하면서 일주일을 보내라. 노트를 지니고 다니면서 이런 사고방식이 일어날 때마다 드는 생각을 기록하라. 특히 불안이나 스트레스를 느낄 때 당신이 자기 자신에게 무엇이라고 말하는지 관찰하라. '해야만 한다' '반드시' '항상' '절대' '모두' '전혀' 와 같은 단어의 사용에 특별한 주의를 기울이라. 일주일 동안 완벽주의자적 자기 진술문을 기록한 후 각각에 대해서 반박 진술문을 작성하라. 다음 주에는 반박 진술문 목록을 자주 읽어서 삶에 대해 덜 완벽주의적인 접근을 개발해 나가도록 스스로독려하라. 반대 진술문을 어떻게 개발하고 연습하는지에 대한 추가적인 정보는 8장에 제시되어 있다.

* 작은 실수의 중요성을 확대시키는 것을 그만두라

완벽주의에서 가장 문제가 되는 측면 중의 하나는 작은 결점이나 실수에 집중하게 만드는 것이다. 완벽주의자들은 장기간의 영향은 말할 것도 없고 약간의 또는 어떤 즉각적인 결과가 없는 단순하고 사소한 실수에 대해 그들 자신에게 매우 심하게 몰두하는 경향이 있다. 당신이 정말 그것에 대해 생각하고 있다면, 오늘 당신이 한 그 실수가 한 달 후에는 얼마나 중요할까? 그러한 경우의 99.9%에서 실수는 얼마 안 가 잊혀질 것이다. 실수나 후퇴 없이는 어떠한 진정한 배움도 있을 수 없다. 어떠한 위대한 성공도 그 과정에서 많은 실패와 실수 없이 얻어진 적이 없다.

✻ 긍정적인 것에 집중하라

완벽주의자들은 작은 오류나 실수에 대해 지나치게 생각하면서 그들의 긍정적인 성취에 대해서는 무시하는 경향이 있다. 그들은 선택적으로 그들이 했던 모든 긍정적인 것을 무시한다. 이러한 경향에 반박하는 방법은 하루가 거의 끝날 때까지 당신이 성취한 긍정적인 것에 대한 목록을 작성하는 것이다. 어떤 식으로든, 작든 크든, 하루 동안 당신이 다른 사람들에게 도움이 되거나 기쁨이 되었던 것에 대해 생각해 보라. 목표를 향해 밟았던 작은 단계에 대해서 생각하라. 다른 어떤 것이 이루어졌는가? 당신은 어떤 통찰을 가졌는가?

'하지만' 이라고 말하면서 긍정적인 어떤 것을 실격시키지는 않았는지에 주의를 기울이라. 예를 들어, 당신은 "나는 훌륭한 연습 회기를 가졌어. 하지만 끝에 가서는 불안해했어." 라고 말할 수 있다. 당신의 태도와 행동에 대한 진술에서 '하지만' 을 빼는 것을 배우라.

✻ 현실적인 목표에 노력하라

당신의 목표는 현실적으로 이룰 수 있는 것인가 또는 그것을 너무 높게 정한 것은 아닌가? 다른 사람이 당신을 위해 목표를 세워 주기를 기대하고 있는 것은 아닌가? 때로 그 목표가 과도하게 높은 특성을 가지고 있는 것은 아닌지 인식하는 것은 어렵다. 주어진 목표를 현실적으로 이룰 수 있는지, 심지어 달성하고자 할 만큼 그것이 적당한지를 결정하기 위해서 친구나 상담자와 함께 '현실성 점검(reality check)' 을 해 보는 것이 도움이 될 것이다. 당신은 자신과 세상에 대해서 너무 많은 것을 기대하고 있는 것은 아닌가? 당신은 목표를 시간, 에너지, 자원의 측면에서 약간 제한하여 조정하는 것이 필요할지도 모른다. 만약 자기 가치에 대한 당신의 결정이 성취한 것으로부터 오기보다는 그 안에서 온 것이라면 이것을 할 수 있을 것이다. 개인적인 제한점을 수용하는 것은 자애의 궁극적인 행위다.

✻ 삶에서 더 많은 기쁨과 레크리에이션을 개발하라

완벽주의는 사람들을 경직되고 금욕적이게 만드는 경향이 있다. 인간적 욕구는 외부 목표의 추구를 위해서 충족된다. 궁극적으로 이런 경향성은 활력과 창의성의 경직을 초래할 수 있다. 기쁨—삶에서 즐거움을 찾기—은 이런 경향을 뒤집는다.

수족(Sioux) 인디언의 속담에 이런 말이 있다. "사람들이 죽은 후에 하는 가장 첫 번째 말은 '내가 왜 그렇게 심각했지?' 다." 당신은 너무 심각하게 살거나 즐거움, 유희, 놀이 그리고 휴식을 위한 시간을 가지지 않고 있지는 않은가? 당신은 매일 적어도 당신이 즐기는 한 가지를 하는 시간을 가짐으로써 변화할 수 있다.

✻ 과정 지향적 태도를 개발하라

당신은 스포츠에 참여할 경우 이기기 위해서 운동하는가, 아니면 단지 놀이 활동을 즐기기 위해서 운동하는가? 일반적으로 당신은 삶에서 모든 에너지를 최대한으로 기능하도록 이끌면서 '이기기 위해 운동' 을 하는가, 아니면 하루하루를 보내면서 삶의 과정을 즐기는가?

대부분의 사람들은 특히 그들이 늙어 감에 따라 삶에서 가장 많은 즐거움을 얻는 것은 결과물이나 성취가 아니며, 어떤 일을 하는 과정에 가치를 둘 때 가장 잘 이루어진다는 것을 발견하게 된다. 이러한 생각을 함축하고 있는 유명한 말로 "도착지보다 여행이 더 중요하다." "멈추어서 장미 냄새를 맡아 보라." 가 있다.

인정받는 것에 대한 과도한 욕구

모든 인간은 인정(approval)을 필요로 한다. 그러나 불안과 공포증에 시달리는 많은 사람은 인정받는 것에 대한 욕구를 과도하게 가질 수 있다. 인정받는 것에 대해 지나치게 염려하는 것은 종종 결점이 있거나 가치가 없다는 내면의 인식에서 비롯된다. 이것은 당신이 당신 자체로는 받아들여질 수 없다는 비합리적 신념('만약 사람들이 진짜 내 모습을 본다면 나를 받아주지 않을 거야.')을 유발한다. 인정받는 것에 대한 과도한 욕구를 가진 사람들은 항상 다른 사람들로부터의 검증을 받으려고 한다. 기쁨을 주려고 노력하면서 자기 자신의 욕구와 감정을 무시하고 다른 사람들의 기대에 잘 맞춘다. 그들은 지속적으로 경계를 설정하거나 '아니요' 라고 말하는 데 어려움을 느낀다.

자기 자신을 희생하면서 항상 다른 사람에게 맞추고 그들을 즐겁게 하려는 행동의 장기적인 결과는 많은 억압된 좌절과 자기 자신의 기본적 욕구를 돌보지 않았다는 것에 대한 분노로 끝나고 만다. 억압된 좌절과 분노는 많은 만성적 불안과 긴장의 무의식적인 토대를 형성한다.

✻ 다른 사람의 인정을 받는 것에 대한 현실적인 관점을 개발하라

사람들이 당신에 대해 인정의 표현을 하지 않을 때, 심지어 무례하거나 비판적으로 행동할 때 그것에 어떻게 반응하는가? 그것을 개인적으로 받아들이는가, 아니면 당신의 서투름이나 가치 부족에 대한 차후의 증거로 보는가? 다음은 항상 선호받는 것을 지나치게 중시하는 사람들의 일반적인 태도 특성이다. 이를 '사람들을 기쁘게 하는(people pleasing)' 태도라고 부를 수 있을 것이다. 그 특성은 각각에 대해 더 현실적인 전망을 나타내는 대안적 관점도 제시한다.

- 일반적 태도: '어떤 사람이 나에게 친절하지 않다면 그것은 내가 무엇인가를 잘못했기 때문이다.'
- 대안적 관점: '사람들은 나와 상관없는 이유 때문에 나에게 따뜻함이나 수용을 표현할 수 없을 수도 있다. 예를 들어, 그들 자신의 문제, 좌절감 또는 피로 때문에 친절하거나 수용적이지 못할 수도 있다.'

- 일반적 태도: '다른 사람들의 비판은 내가 진짜 가치가 없다는 사실을 강조하는 것이다.'
- 대안적 관점: '나에게서 결점을 찾아낸 사람들은 그들이 가지고 있다는 것을 인정하지 못한 그들 자신의 결점을 나에게 투사한 것일 수 있다. 결점을 무의식적으로 다른 사람에게 투사하는 것은 인간의 경향성이다.'

- 일반적 태도: '나는 내가 괜찮은 사람이라고 생각한다. 모든 사람이 나를 좋아하면 안 될까?'
- 대안적 관점: '내가 무엇을 하든지 나를 좋아하지 않을 사람은 항상 있다. 사람들이 다른 사람에 의해 당겨지고 밀려나는 과정은 때로 비합리적이다.'

- 일반적 태도: '나에 대한 다른 사람의 인정과 수용은 매우 중요하다.'
- 대안적 관점: '행복하고 의미 있는 삶을 살기 위해서, 특히 내가 나 자신을 믿고

존경한다면 내가 만나는 모든 사람의 인정을 받을 필요는 없다.'

다음번에 당신이 거절당하거나 거부당한다고 느낄 때는, 차분해지는 시간을 갖고 부정적으로 행동한 그 사람이 당신이 한 행동에 대해서 반응한 것인지, 아니면 단순히 당신과 관련 없는 것에 대해 화가 난 것인지를 생각해 보라. 다른 사람의 무관심한 의견이나 행동을 너무 개인적으로 받아들인 것은 아닌지 스스로에게 물어보라.

✻ 객관적인 관점으로 비판을 대하라

인정받는 것에 대한 과도한 욕구는 종종 비판을 다루지 못하는 능력과 동반된다. 당신은 그런 근거 없는 비판적인 평가를 무시함으로써, 또 건설적인 비판은 긍정적인 학습의 기회로 받아들임으로써 비판에 대한 당신의 태도를 바꾸도록 배울 수 있다.

다음의 세 가지 지침이 도움이 될 것이다.

- 비판의 근거를 평가하라. 만약 당신이 비판받고 있다면 누가 그 비판을 하는지 물어보는 것이 중요하다. 이 사람이 당신을 비판할 만큼 자격이 있는가? 그가 당신과 당신의 능력, 또는 합당한 평가를 내리는 데 포함되는 주제에 대해 충분히 알고 있는가? 그가 객관적이 될 수 없는 편견을 가지고 있지는 않은가? (관계가 더 감정적으로 흐를수록 더욱 사실이 될 수 있다.) 이 사람이 감정적 또는 이성적으로 말하고 있는가? 당신은 이러한 질문에 대한 답변을 살펴봄으로써 가끔 비판의 일침을 완화시킬 수 있다.
- 세부 사항을 요구하라. 이것은 특히 "그것은 형편없는 일이야." 또는 "난 당신이 당신의 일이 무엇인지 잘 모르고 있다고 생각해."와 같은 애매모호한 비판을 받을 때 중요하다. 포괄적인 비판은 받아들이지 말라. 비판을 제기한 사람에게 문제가 된다고 여겨지는 구체적인 행동이나 문제를 명시해 달라고 요구하라. 당신의 수행을 향상시키거나 상황을 개선하기 위해서 당신이 취할 수 있는 행동이 무엇인지 대해 그 사람의 관점을 요구하라.
- 비판의 효력 여부를 판단하라. 당신은 비판의 근거를 평가하고 포괄적인 비판의 경우에는 세부 사항을 요구해 왔다. 다음 질문은 비판이 어떤 이점을 가지고 있는지의 여부를 묻는 것이다. 보통 비판은 진실일 때 더 신랄할 수 있다. 당신은 어떤 면에서 고통이나 동요를 느낄 수 있다. 만약 비판이 어떤 효력도 없다면 당

신은 그것에 대해 전혀 감정적인 반응을 가지지 않을 것이다. 당신은 그것을 관련 없고 부조리하며 정보가 없는 것으로 여기고 깨끗이 잊어버릴 것이다.

진실을 알리는 비판을 다루는 최고의 방법은 당신에 대해 어떤 것을 배울 수 있도록 도와주는 중요한 피드백으로 그것을 바라보는 것이다. 그리고 비판은 전체적인 인간으로서 당신이 아닌 행동의 한 가지 측면에 대한 것이라는 것을 계속 상기하는 것을 명심하라. 긍정적인 반응을 기르도록 도와주는 몇 가지 좋은 진술이 있다.

• 이 비판은 어떤 것을 배울 수 있는 좋은 기회다.
• 이 비판은 나의 전체적인 존재가 아닌 내 행동 몇 가지에 대한 것이다.
• 이 비판이 불편하게 느껴질지라도 그것은 내가 완전히 거절되거나 인정받지 못한 것을 의미하지는 않는다.

*** 상호의존성을 인식하고 놓아주기**

다음의 진술 중 일반적으로 당신의 신념을 반영해 주는 것에 표시하라.

□ 나는 나에게 중요한 어떤 사람이 내가 어떤 것을 하리라 기대한다면 그것을 해야 한다.
□ 나는 화를 잘 내거나 기분 나빠해서는 안 된다.
□ 나는 다른 사람이 나에게 화를 내게 만드는 어떤 일이든 해서는 안 된다.
□ 나는 내가 사랑하는 사람들을 행복하게 계속 만들어 줘야 한다.
□ 만약 내가 좋아하는 어떤 사람이 나에게 화가 났다면 그것은 보통 나의 잘못이다.
□ 나의 자존감은 다른 사람들이 그들의 문제를 해결하도록 돕는 데서 온다.
□ 나는 다른 사람들을 돌보는 것으로 나 자신을 확대시키는 경향이 있다.
□ 필요하다면 나는 중요한 타자와의 관계를 지키기 위해서 나의 가치와 욕구를 제쳐놓을 것이다.
□ 주는 것(giving)은 내가 나 자신에 대해 좋게 느끼는 가장 중요한 방법이다.
□ 어떤 사람이 화내는 것에 대한 두려움은 내가 무엇을 말하거나 행동하는 것에 많은 영향을 준다.

만약 당신이 세 개 이상의 진술에 표시를 했다면 상호의존성(dependency)은 다루어야 하는 중요한 문제 중 하나가 될 수 있다.

상호의존성은 다른 사람의 욕구를 자신의 것보다 앞에 두는 경향으로 정의될 수 있다. 당신은 자신의 감정, 욕망 그리고 기본적 욕구를 무시하거나 도외시하는 수준에서 다른 사람의 부탁을 들어준다. 자존감은 어떻게 잘 당신이 다른 사람을 기쁘게 해주고 돌봐 주고 그들의 문제를 해결해 주었는가에 크게 의존한다.

삶에서 상호 의존적인 접근을 유지하면 그 결과로 많은 분노, 좌절 그리고 충족되지 못한 개인적 욕구가 남게 된다. 이런 감정과 욕구가 무의식적으로 남아 있을 때, 그것들은 종종 불안으로 표면화되고 특히 만성적인 범불안이 된다. 상호의존성의 장기적인 영향은 끝없는 스트레스, 피로, 소진 그리고 결국 심각한 신체 질환으로 이어진다.

본질적으로 상호의존성에서 회복하는 것은 자기 자신을 사랑하고 돌보는 것을 배우는 것을 포함한다. 이것은 적어도 다른 사람의 욕구와 함께 자기 자신의 욕구에 같은 시간을 할당하는 것을 의미한다. 이것은 당신의 인내의 한계를 설정하고, 적절한 때에 아니라고 얘기하는 것을 배우는 것을 의미한다. 다음의 진술 목록은 상호의존성을 넘어설 수 있도록 도와주는 자기 양육적인 태도를 발달시키도록 격려할 것이다.

- 나는 나 자신을 돌보는 것을 배운다.
- 나는 나 자신의 욕구가 중요한 것을 인식한다.
- 나 자신을 위한 시간을 갖는 것은 좋다.
- 나 자신의 욕구와 다른 사람들에 대한 내 관심 사이의 균형을 찾는다.
- 내가 나 스스로를 잘 돌본다면 다른 사람에게 줄 것이 더 많을 것이다.
- 다른 사람에게 내가 원하는 것을 요구해도 괜찮다.
- 나는 내 모습 그대로의 나를 받아들이는 것을 배운다.
- 필요할 때 다른 사람의 요구에 대해 아니라고 말해도 괜찮다.
- 수용받거나 사랑받기 위해 완벽하지 않아도 된다.
- 나는 나 자신을 바꿀 수 있지만 내가 다른 사람이 변하도록 만들 수 없다는 것을 받아들인다.
- 다른 사람의 문제에 대한 책임감을 놓아준다.
- 나는 다른 사람들이 그들 자신의 문제를 해결할 줄 아는 만큼 충분히 그들을 존

중한다.

- 내가 다른 사람들의 기대를 충족시키지 못한 것에 대한 죄책감을 놓아 버린다.
- 다른 사람을 향한 동정심은 사랑이지만 그들의 감정이나 반응에 대해 죄책감을 느끼는 것은 아무 의미가 없다.
- 나는 매일 나를 더 사랑하는 것을 배운다.

당신은 상호의존성 문제를 작업하기 위해서 고전적인 책들, 예를 들어 멜로디 비티(Melody Beattie)의 『더 이상 상호의존 그만두기(*Codependent No More*)』, 피아 멜로디(Pia Melody)의 『상호의존성을 직면하기(*Facing Codependence*)』, 로빈 노우드(Robin Norwood)의 『지나치게 사랑하는 여자(*Women Who Love Too Much*)』를 읽고 싶어 할지도 모른다. 더불어 상호 의존적 태도를 극복하기 위한 12단계 접근을 제공하는 지역의 익명의 상호의존자(Codependents Anonymous) 모임에 참석하는 것도 고려해 보라.

앞의 세 지침서는 단지 다른 사람에게 인정받는 것에 대해 덜 걱정하는 것을 배우는 시작에 불과하다. 이 책의 자기주장과 자존감에 대한 다른 장들 또한 자신의 타고난 가치와 수용을 위해 다른 사람에게 의존하는 대신 자기 자신에게 의존하는 것을 배우도록 도울 것이다.

스트레스가 유발하는 신체적 · 심리적 증상을 무시하려는 경향

불안장애를 가진 사람들은 종종 그들의 몸에 대해서는 멀어져 있다. 만약 당신이 불안하거나 걱정에 휩싸여 있다면 목 아래 신체 부위와 강하게 연결된 느낌 없이 표현 그대로 '머리에서 살고 있게' 된다. 이 글을 읽으면서 지금 스스로를 점검해 보라. 대부분의 에너지—'중력의 중심'—가 목 위에 있는 것처럼 느껴지는가? 아니면 가슴, 배, 팔과 다리 등 나머지 신체 부위와 완전히 연결되어 있다고 느끼는가?

당신은 몸과 연결되어 있지 않은 범위에서 종종 무의식적으로 스트레스를 받을 때 떠오르는 모든 신체적 증상을 무시할 것이다. 스트레스를 알리는 신체적 증상의 예를 몇 가지 들어 보면 피로, 두통, 예민한 위, 근육 긴장, 차가운 손 또는 설사가 있다. 불행히도 당신은 자신이 스트레스를 받고 있다는 것을 알지 못했을 때 쉬거나 속도를 늦추지 않고 계속 자신을 밀어붙일 것이다. 소진이나 질병의 상태에 이를 때까지 계속 그럴지도 모른다.

불안장애를 가진 많은 사람들은 오랫동안 너무 적은 시간 안에 너무 많이 맞추려고 노력하며 그들 자신을 강하게 밀어붙이고 계속적으로 확장시켜 왔다. 완벽주의적인 기준에 의해 동기화되면서, 그들은 더 많이 하기 위해 노력해 왔다. 때로 그들은 높은 수준의 스트레스를 받고 있는 것을 인식하지 못하거나, 단순히 무시하면서 몇 달이나 심지어 몇 년을 지냈을지도 모른다.

만성적이고 누적된 스트레스가 불러일으키는 결과 중의 하나는 뇌 속의 신경내분비 조절체계가 제대로 작동하지 않고 공황 발작, 범불안, 우울증, 기분의 현저한 변화 또는 이들의 혼합을 가지게 되는 것이다(2장 참조). 만성적 스트레스의 상황에서는 또한 궤양, 고혈압, 두통 또는 정신신체증을 가지게 된다. 만약 신경전달물질이 문제라면 만성적 스트레스의 영향은 불안이나 기분장애의 형태로 나타나게 된다. 이런 장애는 심각한 어려움을 유발하는데 사실 그것은 위험 신호다. 신체는 자기 파괴를 막는 내재된 기제를 가지고 있다. 공황장애나 우울로 발전된 것은 신체가 절망적인 질병이나 죽음으로 자신을 몰아가기 전에 당신으로 하여금 속도를 늦추고 생활양식을 바꾸도록 강요하는 하나의 방법으로서 보일 수도 있다.

이 책의 주제 중에 하나는 불안장애로부터의 회복이 스트레스를 관리하고 대처하는 능력에 크게 의존한다는 것이다. 그리고 이것은 차례로 자신의 스트레스 증상을 인식하고 그것에 대해 무엇인가를 하는 것, 즉 깊은 이완, 운동, 휴식, 지지적인 사회적 상호작용, 레크리에이션 등을 통해 증상을 완화시키기를 배우는 것을 요구한다. 그래야 스트레스가 쌓이지 않는다.

스트레스는 신체적 증상의 형태뿐만 아니라 정서적이고 심리적인 증상으로도 나타날 수 있다. 심리적 증상은 신경체계(아마도 내분비 체계)가 혹사당하고 있다는 직접적인 증후다. 앞서 언급한 것처럼, 신체와 멀어져서 지내면 스트레스의 신체적 증상을 놓치게 된다. 하지만 심리적 증상에 대해 무의식적이 되는 것은 더 어렵다. 그것이 즉각적인 경험의 부분이기 때문이다. 문제는 너무 바쁘고 쫓기고 주도당하거나 몰두하고 있어서 두 유형의 증상을 모두 무시하기로 선택하는 것이다.

'스트레스 증상 체크리스트' 는 스트레스의 신체적 · 심리적 증상에 대한 당신의 인식을 높여 주는 것을 돕도록 고안되었다. 당신은 체크리스트 종이를 여러 장 복사해 주기적으로 작성해 보면서 스트레스 수준을 알 수 있다.

2장의 '생애 사건표'는 2년 동안 누적된 스트레스 수준을 측정한다. '스트레스 증상 체크리스트' 는 지난 몇 달 동안 신체와 심리에 부과된 스트레스를 측정해 준다. 체크리스트를 완성하는 시간을 지금 가져 보라.

스트레스를 다루는 것은 두 단계를 포함한다. 첫 번째 단계는 당신의 스트레스 증상을 인식하고 확인하는 것이다. 두 번째 단계는 그것들을 무시하지 않기로 결심하는 것이다. 만약 진짜 불안으로부터 안도감을 찾고 싶다면 스트레스를 줄이고 더 잘 관리할 수 있는 무엇인가를 하고자 원할 것이다. 이 책에서 설명된 스트레스 관리 전략 중 어떤 것들은 깊은 이완, 규칙적인 운동, 휴식 그리고 시간 관리, 건설적인 혼잣말(self-talk)과 태도를 양성하기, 감정 표현하기, 자기주장과 자기 양육 기술 배우기 그리고 좋은 영양을 포함한다.

스트레스에 대처하는 많은 다른 전략도 있다. 당신은 마틴 섀퍼(Martin Shaffer)의 『스트레스 후의 삶(*Life After Stress*)』, 존 메이슨(John Mason)의 『스트레스 감소를 위한 안내(*Guide to Stress Reduction*)』, 마샤 데이비스(*Martha Davis*), 엘리자베스 에셜먼(Elizabeth Eshelman) 그리고 매튜 매케이(Matthew McKay)의 『이완과 스트레스 감소를 위한 워크북(*The Relaxation & Stress Reduction Workbook*)』과 같은 스트레스 관리에 관한 책에서 그런 전략을 찾을 수 있다. 더불어 '스트레스에 대한 24가지 긍정적 대처 전략' 목록도 참조하라. 당신은 그 기술 중 어떤 것을 가지고 있는가? 그리고 어떤 것을 당신의 삶에 더하고 싶은가?

스트레스 증상 체크리스트

지침: 지난 한 달 동안 당신이 경험했던 증상을 설명하는 항목을 표시하고, 표시된 항목의 수를 더하라.

신체적인 증상

- □ 두통(편두통 또는 긴장)
- □ 요통
- □ 근육 긴장
- □ 목과 어깨 근육통
- □ 턱 긴장
- □ 근육 뭉침, 경련
- □ 예민한 위
- □ 다른 통증
- □ 메스꺼움
- □ 불면증(불충분한 수면)
- □ 피로, 원기 부족
- □ 차가운 손발
- □ 머리의 긴장 또는 압력
- □ 고혈압
- □ 설사
- □ 피부 상태(예: 뾰루지)
- □ 알레르기
- □ 이 갈기
- □ 소화불량(위경련, 복부 팽창)
- □ 위통 또는 궤양
- □ 변비
- □ 저혈당증
- □ 식욕 변화
- □ 감기
- □ 과도한 땀
- □ 빠른 심장박동 또는 쉴 때도 쿵쾅거림
- □ 긴장될 때 술, 담배나 마약류를 섭취

심리적 증상

- □ 불안
- □ 우울
- □ 혼란 또는 '멍해짐'
- □ 비합리적인 두려움
- □ 강박적 행동
- □ 건망증
- □ '과도한 부담' 또는 '압도감' 의 감정
- □ 과잉행동: 늦출 수 없다는 느낌
- □ 기분의 현저한 변화
- □ 외로움
- □ 관계에서의 문제
- □ 업무에 대한 불만족과 불행함
- □ 집중의 어려움
- □ 자주 화냄
- □ 쉬지 못함
- □ 자주 지루해함
- □ 잦은 걱정 또는 강박
- □ 잦은 죄책감
- □ 감정이 급격히 바뀜
- □ 울부짖는 발작
- □ 악몽
- □ 무감정
- □ 성적 문제
- □ 체중 변화
- □ 과식

다음과 같이 스트레스 수준을 평가하라.

표시된 항목 개수

0~7	스트레스 수준
8~14	낮음
15~21	보통
22~매우	높음

스트레스에 대한 24가지 긍정적 대처 전략

신체적인 생활양식 전략
(4, 5장 참조)
1. 복식호흡과 이완
2. 낮은 스트레스 식단
3. 규칙적인 운동
4. 휴식('정신적 건강의 날'을 포함하여)
5. 짧은 휴식(하루 동안 5~10분 간격으로 쉬기)
6. 시간 관리(적당한 페이스)
7. 수면 건강(16장 참조)
8. 무해한 환경 선택하기
9. 물질적 안전감

정서적 전략
(12, 13, 14장 참조)
10. 사회적 지지와 관계
11. 자기 양육
12. 좋은 의사소통
13. 자기주장
14. 유희적인 활동('플레이타임')
15. 정서적 해방
16. 유머감각: 긴 안목에서 볼 수 있는 능력

인지적 전략
(8, 9장 참조)
17. 건설적인 사고: 부정적인 사고를 막을 수 있는 능력
18. 기분 전환: 자기를 부정적인 몰두로부터 전환시킬 수 있는 능력
19. 문제에 대한 과업 지향적(대 반응 지향적) 접근
20. 수용(퇴보를 수용하는/대처하는 능력)
21. 모호함에 대한 관용: 회색의 그림자를 볼 수 있는 능력

철학적/영적 전략
(19장 참조)
22. 앞으로 향해 가는 일관된 목표나 목적
23. 삶의 긍정적인 철학
24. 종교적/영적 생활과 헌신

통제에 대한 과도한 욕구

통제에 대한 과도한 욕구는 삶에서 모든 것이 예측 가능하기를 원하는 것이다. 그것은 놓아주기와 삶의 과정에 대한 믿음에 반대되는 것으로, 모든 근거를 다루기를 요구하는 각성과 같은 것이다.

종종 통제에 대한 과도한 욕구는 개인의 외상적인 내력에 그 기원을 두고 있다. 좌절, 취약함, 또는 폭력과 무력감을 느꼈던 경험을 거치면서 방어적이고 경계하는 감정을 키우기 쉽다. 당신의 안전감을 위협하는 상황(실제로 그렇든 아니든)에 대한 반응으로 방어를 보이는 방식으로 삶을 살아왔을지도 모른다. 심각한 외상적 사고의 생존자는 종종 매우 통제되고 통제하는 성격을 발전시킬 수도 있고, 너무 괴로워서 우울해하며 자신의 삶에 있어 어떤 통제를 유지하는 것에 대해 낙담한 채 포기하기로 결심할 수도 있다(후자의 결과는 '학습된 무력감[learned helplessness]'으로 불린다.).

통제에 대한 과도한 욕구를 극복하는 데에는 시간과 인내가 필요하다. 많은 사람에게 도움이 됐던 네 가지 전략은 다음과 같다.

✻ 수용

수용은 매일 작은 규모로 일어나는 변화 또는 가끔 큰 규모로 일어나는 뜻밖의 변화와 함께 삶의 예측 불가능성에 대해 좀 더 편안하게 사는 것을 배우는 것을 수반한다. 다른 사람들이 행동하는 것을 선택하는 방식으로 당신의 환경 안에서 그리고 당신도 단순히 예측하거나 통제할 수 없는 자신의 신체적 건강 안에서 변화를 만나는 것은 피할 수 없다. 당신은 이런 변화에 대처할 수 있는 자원을 가지고 있을 수 있다. 하지만 항상 그것에 대비할 수는 없다. 개인적인 삶의 상황이 상대적으로 혼란스럽고 통제에서 벗어난 것 같은 때가 있을 것이다. 수용을 발달시키는 것은 그러한 삶이 오는 대로 받아들이겠다는 기꺼운 마음을 얻는 것이다. 예상에 맞지 않는 상황이 발생했을 때 두려워하고 발버둥치는 것보다 변화와 함께 걸어가는 것을 배울 수 있다. 이에 대한 유명한 표현으로 "흐름과 같이 가라." "뚫고 나아가라."가 있다. 수용은 다른 말로 무저항을 의미한다.

더 넓은 수용을 기를 수 있는 다양한 방법이 있다. 앞에서 설명된 것처럼, 완벽주의를 놓아주는 것은 당연히 좋은 시작이다. 비현실적인 기대를 놓아주겠다는 마음은 크게 실망하지 않게 해 준다. 이완도 중요한 요소다. 더 이완된 상태로 남아 있을수록, 당신은 상황이 갑자기 변하거나 당신의 방식으로 가지 않는 것에 대해 두려워하거나 방어적이 되지 않는다. 이완되어 있을 때 당신은 천천히 가고, 예측 불가능한 것에 대해 좌절하느니 같이 가는 것이 더 쉽다.

마지막으로 삶에 대한 유머감각은 매우 도움이 될 수 있다. 유머는 당신으로 하여금 모든 것이 혼란 속에 있는 것으로 보이는 순간으로부터 한 걸음 물러서서 다른 관점을 취할 수 있게 해 준다. 만약 당신이 이완된 상태에 머무르고 통제를 벗어나 보이는 상황에 대해 잠깐 웃을 수 있다면, 당신의 반응은 "오, 세상에!"에서 "그래, 어쩔 수 없는 일이지."로 바뀌기 시작할 것이다. 수용은 당신이 더 잘 그리고 더 빨리 대처할 수 있게 해 준다. 당신은 "오, 세상에."보다 "오, 그래……."라고 하고는 더 빨리 "그럼 지금 내가 해야 하는 건 뭐지?"라고 말할 것이다.

수용을 발달시키는 데 도움이 될 수 있는 확언은 다음과 같다.

- '나는 삶이 오는 대로 받아들이는 것을 배우고 있다.'
- '놓아주고 나서 일이 잘 해결될 것이라고 믿어도 괜찮다.'
- '나는 이완할 수 있고 약간의 혼란과 모호함을 견딜 수 있다.'
- '나는 나 자신이나 삶을 너무 심각하게 받아들이지 않는 것을 배우고 있다.'

✻ 인내심 키우기

삶의 문제에 대해 지나치게 통제적으로 접근하는 사람들은 내일까지 모든 문제를 다 알아내기를 원한다. 하지만 어려운 상황은 종종 즉시 해결되지 않을 수도 있다. 해결점을 향한 모든 조각은 어느 정도의 시간을 거쳐 결국 하나로 모아지게 된다. 인내심을 키우는 것은 해결에 필요한 모든 단계가 전개되는 것을 기다리는 동안 당신 자신으로 하여금 일시적인 혼란과 모호함을 견디도록 허용하는 것을 의미한다. 당신은 인내심을 키울수록 놓아주는 것과 해결책 또는 해답 도출을 기다리는 것을 배우게 된다.

✻ 대부분의 문제는 결국 해결된다고 믿기

믿음을 키우는 것은 인내심 키우기와 같이 간다. 당신은 특정한 어려움에 대한 해결책을 쉽게 또는 빨리 보지 못했을 것이다. 하지만 당신이 항상 먼저 어떻게 해결되는지 보기를 원한다면 스스로를 매우 불안하게 만드는 것으로 끝나 버릴 것이다. 다음과 같은 오랜 격언이 있다. "삶은 강물과 같아서 굽이 너머 무엇이 오고 있는지 항상 볼 수 있는 것은 아니다." 믿음 키우기는 그냥 모든 대부분의 것이 결국에는 꼭 해결된다고 믿는 것을 의미한다. 당신은 해결책을 찾거나 또는 문제가 외적으로 바뀔 수 없다면 그것에 대한 당신의 태도를 바꾸는 것을 배우게 된다. 그래서 대처하기가 더 쉬워진다. 삶에서 마주쳤던 문제들을 되돌아보았을 때, 대부분의 경우(비록 모든 경우는 아닐지라도)는 문제가 결국 자체적으로 해결되었다는 것을 발견하게 될 것이다.

✻ 삶에 대한 영적 접근을 개발하기

삶에 대한 영적 접근을 개발하는 것은 많은 것을 의미한다(이 주제에 대한 자세한 논의는 19장을 보라.). 본질적으로 그것은 일상적으로 인식하고 알았던 것처럼 초월적 존재(higher power), 자연적 힘(force) 또는 지성(intelligence)을 믿는 것을 의미한다. 또한 당신의 내적 경험 안에서 그 존재, 힘 또는 지성과 개인적인 관계를 가진다는 것을 뜻한다.

영성(spirituality)을 개발하는 것은 적어도 통제에 대한 과도한 욕구를 줄이는 두 가지 방법을 제시한다. 첫째, 그것은 당신에게 '전환(turn over)'이나 해결될 수 없어 보이고 너무 과도하거나 그냥 걱정만 끼치는 문제를 초월적 존재의 보살핌에 놓아줄 수 있는 선택을 준다. 이 가능성은 12단계 프로그램의 세 번째 단계에 표현되어 있다. "그 존재를 이해함으로써 우리의 의지와 삶을 초월적 존재의 보살핌으로 전환하겠다고 [우리가] 결정했다." 이는 우리가 삶에서 맞닥뜨리는 문제를 다룰 책임을 포기하는 것을 의미하지는 않는다. 그것은 최선의 노력에도 불구하고 문제가 해결될 수 없게 보이는 수준에 다다랐을 때 지지와 지원이 될 수 있는 더 고귀한 근원(당신의 능력을 넘어서 존재한다는 의미의 고귀함)이 있다는 것을 의미한다. 이런 근원에 대한 믿음은 당신으로 하여금 당신이 모든 것을 완전히 통제해야 한다는 생각을 놓을 수 있게 해 준다. 어떤 내담자는 그들의 걱정과 불안을 초월적 존재에게로 '전환' 함으로써 더 쉽게 공포스러운 상황에 접근할 수 있다는 것을 발견했다.

영성의 개발이 통제의 욕구를 감소시킬 수 있는 두 번째 방법은 믿음을 키우는 데 있다. 이 믿음은 삶의 보다 커다란 목적이 매일 일어나는 일의 공공연한 외견을 넘어 존재한다는 것을 믿는 것이다. 만일 당신이 어떠한 영적인 기초도 현실에 존재하지 않는다고 믿는다면, 삶의 예측할 수 없고 예견할 수 없는 사건들이 임의적이고 변덕스럽게 보일 수 있다. 그래서 당신은 괴로워하게 되는데, 왜 해로운 그 사건이 일어났는지 또는 왜 명백하게 불공정한 그 상황이 발생했는지에 대해 설명할 수 없기 때문이다. 영성의 대부분의 형태는 대안적인 시각을 제공한다. 그것은 우주가 임의적이지 않다는 것이다. 인간의 시각에서 의미 없고 잔혹하게 보일지 모르는 사건들이 사물의 보다 넓은 체계에서는 어떠한 의미나 목적을 가진다.

이런 생각을 나타내 주는 유명한 말로 "모든 일은 어떠한 목적을 위해 발생한다."는 말이 있다. 흔히 사후에 떠오르는 묘안들은 우리에게 보다 선명한 시각을 제공한다. 어떠한 예견되지 못한 불행들에 대하여 깊이 회상해 보면, 당신은 그 불행들이 당신에게 어떻게 도움이 되었는지 되돌아볼 수 있을지 모른다. 명백한 방식으로나 단순히 인간으로서 당신의 성장 및 발전의 증진에 있어서 말이다.

이 장에서 기술된 네 가지 특성, 완벽주의, 인정받는 것에 대한 과도한 욕구, 신체적 · 심리적 스트레스의 징후를 무시하려는 경향, 통제에 대한 과도한 욕구는 일상의 기초에서 불안과 관련된 많은 사람이 공유하고 있는 특성이다. 이 시점에서 그 특성 중 어떤 것이 당신에게 문제가 될 수 있을지 더 잘 알게 되었기를 바란다. 사실상 완벽주의나 통제에 대한 과도한 욕구와 같은 특성을 바꾸는 일은 시간이 걸리고 전념해야 할 일이 될 것이다. 그 과정의 일부는 9장에서 기술된 것처럼 당신이 가지고 있을지 모르는 특별히 오해하고 있는 믿음을 포함한다. 그러나 궁극적으로는 당신이 삶의 특정한 기본 가치와 우선순위들을 재평가하고 바꾸어야 할 필요가 있을지도 모른다.

활동 요약

1. 오늘 그리고 매일 당신의 완벽주의 추구를 완화시키기 위하여 기꺼이 해야 할 일은 무엇인가? 당신의 불안 회복 프로그램이나 단순히 휴식 및 안정을 위한 시간을 마련하기 위하여 자신에게 부과한 요구 중 일부를 놓아줄 수 있는가? 반드시 이루어져야 할 필요가 없음에도 보통 하게 되는 무엇인가(업무나 집안 허드렛일 등)를 매일 찾으라. 그리고 그것을 다른 날로 미루라.

2. 인정받는 것에 대한 과도한 욕구가 중요한 문제라면 여분의 시간을 들여 이 책의 자기주장 및 자존감과 관련된 장들을 읽어 보라. 다음의 사항을 발전시키기 위해 노력하는 것은 중요하다. ① 더 큰 자기존중, ② 자신을 양육할 수 있는 능력, ③ 자신의 기본권에 대한 지식, ④ 자신이 원하는 것을 자진해서 요구하기. 만일 상호의존성이 당신에게 문제라고 의심이 간다면 이 장의 참고문헌에서 그 주제에 관한 책을 참고하거나 또는 지역의 '익명의 상호의존자 모임'에 참여하라.

3. '스트레스 증상 체크리스트'를 완성하여 지난달 동안 당신의 스트레스 정도를 알아보라. 만일 스트레스가 정말 문제라면 스트레스 관리 계획을 시작하기 위하여 이 책의 이완, 신체 운동, 영양에 관한 장에 초점을 두라. 9장의 비합리적 신념과 완벽주의에 관한 작업도 중요하다. 스트레스 감소 주제에 관한 참고문헌들도 참고하라.

4. 통제에 대한 과도한 욕구를 놓아주는 것을 배우는 일은 불안해지기 쉬운 사람들에게 하나의 도전일 수 있다. 유머감각을 기르는 것과 삶의 한계에 대해 웃을 수 있는 능력은 이런 배움을 시작하기 위한 한 방법이다. 웃는 방법과 삶에서 보다 재미를 느낄 수 있는 방법을 배우면 긴장을 풀기 쉬워질 것이다. 또 다른 방법은 당신이 그렇게 할 생각이 있다면 영성을 발전시키고 신의 힘을 믿는 것이다(19장 참조).

참 • 고 • 문 • 헌

Beattie, Melody. *Codependent No More*. San Francisco: Harper/Hazelden, 1987.

Davis, Martha, Elizabeth Robbins Eshelman, and Matthew McKay. *The Relaxation & Stress Reduction Workbook*. Fifth edition. Oakland, Calif.: New Harbinger Publications, 2000.

Mason, John. *Guide to Stress Reduction*. Berkeley, Calif.: Celestial Arts, 1985.

Mellody, Pia. *Facing Codependence*. San Francisco: Harper and Row, 1989.

Norwood, Robin. *Women Who Love Too Much*. New York: Pocket Books, 1985.

Peurifoy, Reneau. *Anxiety, Phobias, and Panic: Taking Charge and Conquering Fear*. Citrus Heights, Calif.: Lifeskills, 1988.

Shaffer, Martin. *Life After Stress*. New York: Plenum Press, 1982.

CHAPTER 11
심상기법

상상은 마음속에 정보를 각인시키고 그려 보는 가장 기본적인 방법으로서 '무의식의 언어' 라고 불린다. 당신이 배운 것을 이야기하기 전에 심상을 사용하여 '생각' 해볼 수 있다는 증거가 있다. 매일 밤 언어적 사고에서 벗어나는 동안 당신은 심상을 이용하여 계속적으로 꿈꿀 수 있다.

심상기법(visualization)은 자신의 행동, 느낌, 심지어 내적인 심리 상태를 조절하기 위해 상상을 사용하여 깊이 숙고하는 방법이다. 상상은 감각기관과 운동기관을 따라 무의식을 작동시키는 기본적인 매개체 중의 하나다. 따라서 심상기법은 심오한 방법으로 행동이나 상태를 생각하고 의식적이고자 하는 자신의 의지에서 벗어나도록 해준다. 프랑스의 약사인 에밀 쿠에(Emil Coué)는 약 100년 전에 상상의 힘은 의식적이고자 하는 의지를 훨씬 뛰어넘는다고 주장했다. 당신은 특정 목표에 도달하는 방법을 원할 수도 있고 그렇지 않을 수도 있지만 목표를 달성하는 것에 대해 반복적으로 심상화하는 것을 통해 진정으로 바라는 것을 달성할 수 있다.

심상기법을 이용한 연습방법을 통하여 많은 운동선수가 특정 운동 경기에서 최고의 수준에 오르게 되었다. 프로야구 선수는 공을 완벽하게 맞추는 것을 떠올리는 방법으로 평균 타율을 높일 수 있다. 심지어 마라톤 선수도 매일 마라톤 코스를 자세하게 떠올림으로써 실제적인 실력을 향상시킬 수 있다. 어떠한 수행이든 성공을 반복적으로 떠올리는 것은 그 목표를 성취하는 데 도움이 된다. 변호사, 판매원, 어려운 시험을 보는 학생들 모두 자신의 분야에서 향상을 이루기 위해 심상기법을 사용할 수 있다. 그동안 당신이 피해 왔던 공포 상황을 성공적으로 극복하는 장면을 떠올리는 것은 실제적인 어려운 상황을 직면하고 극복하는 데 도움이 될 수 있다. 이 장 끝에는 심상기법의 연습방법이 제시되어 있다.

심상기법(상상)은 당신을 성공으로 이끌어 줄 뿐만 아니라 미묘한 내면적 심리 상태를 바꿔 줄 수 있다. 칼 사이먼턴(O. Carl Simonton)은 『다시 건강을 회복하기(*Getting Well Again*)』라는 책에서 심상기법을 사용함으로써 어떻게 면역체계의 기능을 향상시키고 암의 진행과정을 막을 수 있었는지를 설명하고 있다. 많은 연구자가 그의 사례를 따르고 있으며, 심상기법은 현재 다양한 치료 프로그램의 한 부분으로 사용되고 있다.

당신은 간단한 방법을 통해 심상기법의 효력을 시범적으로 체험해 볼 수 있다. 먼저 작은 추를 찾으라(실 끝에 작은 물건을 달아서 사용할 수도 있다.). 이제 눈을 감고 손으로 추를 들어서 흔들리게 하면서 이완해 보라. 이완하는 동안, 추가 시계 오른쪽 방향으로 돈다고 상상하라. 이 심상기법을 몇 분 동안 반복한 후에 눈을 뜨고 추를 관찰하라. 대부분의 경우, 추가 시계 방향으로 돌고 있는 모습을 볼 수 있을 것이다. 당신이 실시했던 심상기법은 머릿속으로 상상했던 손가락의 근육을 미세하게 운동시켰을 것이다. (추가 시계 반대방향으로 혹은 앞뒤로 움직인다고 상상하면서 같은 경험을 반복해서 할 수 있다.)

이 장은 몇 가지 심상기법의 지침을 제공하고 있다. 그중 어떤 것은 20분 정도 실시함으로써 '공포'—혹은 당신이 해소하지 못한 '걱정거리'—를 감소시키는 데 도움이 될 수 있을 것이다. 우선 불안을 감소시키는 일련의 심상기법 지침을 제시한다. 당신이 자신에게 가장 적합한 것을 찾기 위해 이 모든 것을 경험해 볼 수도 있을 것이다. 상상을 성공적으로 사용하기 위해 가장 중요한 것은 그것을 깊이 이완된 상태에서 사용하는 것이다. 당신은 이완되었을 때 상상을 더 생생하게 체험할 수 있고 충분한 효과를 얻을 수 있을 것이다. 불안을 경감시키는 두 가지의 심상기법은 수동적인 근육이완(passive muscle relaxation)과 일광 명상(sunlight meditation)이다. 이 두 가지 방법 중 수동적인 근육이완은 특히 깊은 이완 상태에서 실시하는 것이 유용하다. 당신은 먼저 이완된 이후에 심상기법(수동적 근육이완)을 사용하고, 그다음에 일광 명상 을 사용해 볼 수도 있다. 이와 같은 형식으로 이 장에서 제시된 심상기법 연습 이전에 '적극적 근육이완' 또는 '명상'을 예비 이완 기법으로 사용할 수 있다(4장 참조).

이 장의 마지막에는 공포 상황에 성공적으로 직면하는 심상기법 지침이 제시되어 있다. 이러한 심상기법 연습은 특정 공포를 극복하기 위해 걸리는 시간을 줄여 주는 데 도움이 된다. 이 장에서 설명하는 적극적인 심상기법은 7장에 제시된 '상상 둔감화' 과정과는 다른 방법이다. 그러나 앞서 설명한 상상 둔감화는 성공적인 심상기법의 기본 원리를 포함하고 있다. 이 장에서 마지막으로 다루는 심상기법에서는 이러한 상상의 유형을 세부적으로 설명하고 있다.

심상기법 지침을 테이프에 녹음하여 사용하는 것은 당신이 깊은 이완을 하는 데 도움을 준다. 이때 자신의 목소리 또는 다른 사람의 목소리로 녹음할 수 있는데, 녹음된 부분이 당신이 듣기에 편안하고 자연스러워야 한다. 당신 스스로 심상기법을 여러 번 녹음한 후에 스스로 점검하며 회상해 볼 수 있다. 또한 당신은 녹음한 내용을 계속적으로 반복하여 사용하기를 원할 수도 있다.

효과적인 심상기법 지침[1)]

❶ 미리 심상기법을 녹음하면 일부러 집중하거나 세세하게 기억해 내려 하지 않아도 처음부터 끝까지 심상기법을 바로 시행할 수 있다. 녹음을 할 때, 각 문단 사이의 말줄임표(…)는 잠시 쉰다는 것을 나타낸다. 안내문을 천천히 읽으라.

❷ 방해가 되는 주변 사물을 정리하고, 머리를 기대어 편안한 자세를 만들라.

❸ 주변이 조용하고 방해받지 않는 환경인지 확인하라.

❹ 심상기법 지침을 시행하기 전에 이완의 시간을 가지라. 이완을 위해서 점진적인 근육이완과 명상을 사용할 수 있다(4장 참조). 혹은 수동적 근육이완이나 일광 명상을 사용할 수도 있다. 물론 당신이 이완하기 위해 처음으로 사용했던 방법을 이용할 수도 있다. '예비' 이완과정을 거치지 않고 자연스럽게 이완하기 위해서 해변, 숲, 다른 장면을 상상해 볼 수 있다.

1) 효과적인 심상기법에 관한 더 상세한 지침은 패트릭 패닝(Patrick Fanning)의 『변화를 위한 심상기법(*Visualization for Change*)』에서 찾아볼 수 있다.

❺ 깊은 이완이 가능하다는 것은 '특정 심상기법을 포함하는 생생하고 자세한 상상을 할 수 있는 능력을 가지고 있음'을 나타낸다. 만약 심상기법에서 색깔, 모양과 사물의 크기가 명확하지 않다면 세부적으로 명확하게 심상화할 수 있을 때까지 이완 작업을 계속하라. 심상기법을 반복적으로 연습하는 것은 세부 사항을 생생하게 살펴볼 수 있도록 도울 것이다. 반복적인 연습을 통해 당신은 점점 더 심상기법에 익숙해질 것이다.

❻ 원한다면, '나는 자유로워.' '나는 평온해.' '내가 긴장하지 않고 있구나.' 등의 확언을 사용하여 불안을 경감시키는 심상기법을 실시해 볼 수 있다. 확언은 많은 사람에게 심상기법의 이완 효과를 향상시키는 데 도움을 준다.

❼ 당신이 공포스러운 생각으로 인해 고통스럽거나 걱정이 생길 때마다 불안을 경감시키는 심상기법을 사용하라. 대안적인 방법으로서 개인적으로 깊은 이완 기법—4장에서 언급된 것처럼 매일 정기적으로 사용하는 이완 기법—으로 특정 심상기법을 사용하기를 원할 수도 있다. 심상기법 지침은 점진적인 근육이완이나 명상뿐만 아니라 장기적으로 더 깊이 이완될 수 있도록 도움을 준다. 일반적인 이완기법으로서 매일 같은 시간에 심상기법을 사용하려고 노력하라. 공복 상태일 때 더 효과적일 수 있다. 최적의 시간은 아침에 바로 깨어났을 때, 점심시간 동안, 혹은 일을 마친 후 집에서 저녁 식사를 하기 전의 시간이다.

❽ 이완 심상기법을 끝내면서 다음의 진술로 다시 정신을 또렷해지게 하라(심상기법 테이프의 끝부분에 녹음하여 사용할 수 있다.).

자, 정신이 또렷해지고 깨어나기 위해 함께 해 봅시다. 1부터 5까지 숫자를 세면서 집중하세요. 제가 5까지 세었을 때, 당신은 눈을 뜰 수 있고, 깨어나서 정신이 또렷해지고 상쾌함을 느낄 수 있습니다. 하나, 점차로 깨어나고 정신이 또렷하게 됩니다. 둘, 점점 더 깨어납니다. 셋, 당신은 손이 움직이고 더 정신이 또렷해집니다. 넷, 거의 정신을 바짝 차린 상태가 됩니다. 다섯, 지금 눈을 뜨고, 당신이 완전히 깨어나고 정신이 또렷해지고 상쾌해졌음을 발견합니다.

심상기법을 끝낸 후에는 자리에서 일어나 정신이 또렷해졌다고 느낄 때까지 걸어 보라. 차를 운전하기 전이나 복잡한 조작이 필요한 다른 활동을 시작하기 전에 최소한 10분 정도 이러한 시간을 보내라.

❾ 요컨대, 당신의 심상기법은 다음의 세 부분을 포함해야 한다.

- 예비 이완(5~15분)
- 심상기법
- 정신이 또렷해지도록 원상태로 돌리는 지침

불안을 경감시키는 심상기법

수동적 근육이완

두세 번 심호흡을 한 후… 의자나 침대 혹은 당신이 즉시 있을 수 있는 곳에 자리를 잡고… 완전히 편안한 상태로 만드세요. 자신을 그대로 있게 한 다음 그날의 모든 염려와 걱정을 내려놓고… 당신 자신을 위해 시간을 가지세요… 발끝에서부터 시작해서 몸 구석구석이 이완되도록 하세요… 단지 당신이 자유로워지고 점점 편안해지고 있다고 상상하세요… 발에서 긴장을 푸세요. 단지 그것이 흘러가 버렸다고 상상하세요… 그리고 발이 이완되어서 그 이완이 허벅지로 옮겨지도록 하세요. 허벅지에서 근육의 긴장을 풀고 느슨하게 하세요… 허벅지에서 더 쉽고 빠르게 흘러가 버릴 수 있도록 당신이 느끼는 긴장을 받아들이세요… 허벅지가 이완되면서 이완이 넓적다리로 옮겨지도록 하세요. 넓적다리 근육의 긴장을 풀어 부드럽게 하고 완전하게 이완하세요. 당신은 허리 아래 다리로부터 발까지 점점 더 이완된다는 것을 느끼기 시작할 것입니다. 다리가 더 이완되면 될수록 점점 더 무거워짐을 느낍니다. 지금 그 이완이 엉덩이로 옮겨지도록 계속 하세요… 엉덩이에서 극도의 긴장이 풀리고 흘러갔다고 느낍니다… 그리고 당신이 위장 부분으로 이완이 옮겨지도록 하자마자 곧바로 위장에 있던 긴장이나 불편함이 사라집니다… 지금 이 순간에 그러한 과정이 모두 이루어지게 하세요. 깊게 이완된 기분이 배 전체에 퍼졌다고 상상하세요… 그리고 가슴으로 그 이완이 옮겨지도록 하세요. 가슴 속 모든 근육의 긴장이 풀리고 느슨해지고 사라집니다. 지칠 때마다 당신은 가슴이 완전히 이완되었다고 느낄 때까지 가슴의 긴장이 사라지는 것을 상상할 수 있습니다… 그리고 당신은 그것이 더 깊어지고 가슴, 배 그리고 다리로 점점 더 발전되어 감으로써 이완에 대한 좋은 감정을 즐기고 있다는 것을 쉽게 발견할 수 있습니다. 그리고 간단하게 당신은 이완이 어깨로 가도록 할 수 있습니다… 바로 더 깊고 차분한 기분이나 이완이 어깨의 근육을 통하여 모두 퍼지게 하세요… 어깨에서 떨어져 나오게 하세요… 그것들이 완전하게 이완되도록 하세요. 그리고 당신은 지금 어깨에서 팔로 그 이완이 옮겨지도록 하고, 팔 아래로 퍼져 팔꿈치와 팔뚝으로 내려와서 마지막으로 손목과 손으로 모두 내려오도록 하세요… 바로 지금 어떤 염려되거나 불편하거나 언짢은 생각들을 모두 내려놓으세요… 당신 자신이 점점 더 이완되도록 함으로써 현재 순간에 전체적으로 머무르도록 하세요. 당신은 지금 목으로 이완이 옮겨지는 것을 느낄 수 있습니다. 목의 모든 근육의 긴장이 막 풀리고, 부드러워지고 완전하게 이완됩니다. 바로 목의 근육이 엉클어진 실이 풀린 것처럼 느슨해집니다. 그리고 곧바로 이완은 턱으로 옮겨집니다… 턱이 이완되게 하세요… 턱이 느슨해지고, 그것들이 이완되면서 눈 주위로 이완이 옮겨진다고 상상할 수 있습니다. 눈을 완전하게 이완함으로써 눈 주위의 긴장이 바로 풀리고 흘러갑니다. 눈의 긴장이 지금 막 풀리고 눈이 완전하게 이완됩니다. 그리고 마찬가지로 이마를 이완하세요… 이마의 근육을 부드럽게 하고 완전하게 이완하세요… 머리 전체를 완전하게 이완함으로써 기대고 있는 것에 상관없이 머리의 무게를 느껴 보세요… 바로 지금 전반적인 이완에 대한 좋은 감정을 느껴 보세요… 조용함과 평화 속으로 더 깊게, 더 깊게 당신 자신을 옮기고… 완벽한 고요함과 평안 속으로 더 깊게, 더 깊게 들어가세요.

일광 명상

자신이 안전하고 아름다운 야외에 있다고 머릿속에서 장면을 그려 보세요. 지금 따뜻하고 부드러운 바람이 불고 있다고 상상해 보세요. 멀리 저편으로 아름다운 파란 하늘과 몇 점의 하얀 조각구름이 보입니다. 그리고 저편으로 직접적으로 햇빛이 내리쬐고 있습니다.

지금 당신 위의 태양으로부터 직접적으로 따스함과 빛을 받고 있다고 상상해 보세요. 당신은 그것이 몸 전체를 통해 안으로 들어온다고 느낄 수 있습니다. 당신은 몸 전체가 이완되고 부드러워짐을 느낍니다. 그 느낌에 집중하세요. 태양으로부터의 따스함과 빛이 오른손 손가락 끝을 통과하여 지나간다는 것을 느껴 보세요. 당신은 오른손이 부드러워지고 이완됨을 느낄 수 있습니다. 그리고 그것이 오른손에서 팔뚝으로 퍼지기 시작하며… 팔꿈치로… 그리고 어깨로 퍼집니다. 바로 오른팔 전체가 햇빛으로 따뜻해지고 부드러워짐을 느껴보세요. 당신은 오른팔의 모든 근육, 힘줄과 신경 전체가 부드러워짐을 느낄 수 있습니다. 그리고 오른팔—손가락 끝에서 어깨까지—이 완전하게 이완되었음을 느끼게 됩니다. 당신은 자신이 점점 더 이완되어 더욱 평안한 상태가 됨을 느끼게 됩니다.

지금 태양으로부터의 그 빛이 왼팔로 옮겨집니다. 그것이 들어와서 왼손을 부드럽게 한다는 것을 상상해 보세요. 그리고 당신은 왼손에서 왼팔로 그것이 퍼짐을 느낄 수 있습니다… 팔뚝이 부드러워지고… 그리고 팔 윗부분이… 어깨로 올라갑니다. 왼팔의 모든 근육, 신경과 힘줄이 이완되고 있습니다… 당신은 그 빛이 팔 전체를 통과하여 부드럽게 됨을 느낍니다. 계속해서 고요함과 평화로 더 깊게 들어가게 합니다… 매우 안전하고 안심이 되고 이완되었음을 느낍니다.

그리고 지금 부드럽게 햇빛을 받아들이고, 그것은 오른쪽 다리로 퍼져 나갑니다. 그것이 발가락 끝 모든 부분에 가도록 하고 오른쪽 다리에서 엉덩이 부분으로 올라가도록 합니다. 햇빛이 오른발에서 오른쪽 종아리까지, 오른쪽 다리 전체를 통해 퍼져가면서 따뜻함을 느끼게 됩니다… 그런 다음 오른쪽 무릎으로… 그리고 오른쪽 허벅지로… 마지막으로 오른쪽 엉덩이뼈로 퍼집니다. 단지 햇빛이 오른쪽 다리와 엉덩이의 모든 근육, 신경과 힘줄을 통과하여 부드럽게 됨을 느낍니다. 당신의 오른쪽 다리 전체가 완전하게 이완됨을 느낍니다.

어느 순간에 햇빛이 왼쪽 다리로 옮겨짐을 느낍니다. 다시 왼발에서 왼쪽 다리 전체를 거쳐 엉덩이뼈까지 퍼지게 합니다. 당신의 왼쪽 발목이 이완되고 부드러워짐을 느껴 보세요… 다음으로 종아리 … 그다음 무릎… 그리고 허벅지의 모든 근육이 부드럽게 됩니다… 마지막으로 엉덩이로 퍼집니다. 당신은 햇빛이 왼쪽 다리의 모든 근육, 힘줄과 신경을 통과함을 느낄 수 있습니다. 그리고 그 순간 당신의 왼쪽 다리가 완전하게 이완되었음을 느끼게 됩니다.

그리고 지금 햇빛이 배 부위로 옮겨집니다. 바로 모든 내장기관이 따뜻해지고 부드러워짐을 느끼게 됩니다. 그리고 압력과 긴장이 당신에게서 떨어져 나감을 느낍니다… 그것은 당신의 배와 복부 내장기관이 완전하게 이완되면서 이루어집니다. 당신은 배와 복부 내장기관이 이완되기 시작함을 느낍니다.

지금 햇빛을 받고 그것을 가슴으로 옮깁니다. 가슴 부위를 부드럽게 하고 편안하게 합니다. 곧바로 가슴에 퍼짐을 느낍니다. 당신은 이완을 느낍니다… 평안… 그리고 가슴 전체가 편안하게 됩니다… 가슴이 매우 이완되었음을 느끼고 숨쉬기가 더욱 편해집니다.

지금 순간에 햇빛이 위에서 내려와 당신의 머리를 비춥니다. 머리 윗부분이 부드러워지고 편안해지고 있다고 상상하세요… 그런 다음 눈 주위가… 그리고 턱이 이완됩니다. 그러고는 햇빛이 목으로 옮겨져 따뜻하고 부드러운 기분이 느껴지고 목의 긴장되었던 근육이 이완되고 풀어집니다. 그리고 그 순간에 당신은 완전하게 이완했다고 느낍니다. 당신의 머리와 목은 완전하게 이완됩니다.

그리고 지금 햇빛이 척추로 옮겨져 척추 전체에서 꼬리뼈로 내려갑니다… 척추 전체에서 꼬리뼈까지 퍼져 나감을 느낍니다. 그리고 그 빛이 척추를 따라 몸의 모든 신경 조직으로 퍼져 나갑니다. 햇빛이 몸의 모든 신경으로 퍼져 나가는 것을 느끼면서 이 신경 조직이 모두 치유되고 이완됩니다. 그리고 모든 신경이 이완되면서 당신은 더 깊이 평안한 상태로 들어갑니다.

고요함과 평안함으로 더 깊게 들어가세요… 보다 더 이완됩니다. 그 순간에 햇빛이 몸의 모든 세포에 퍼져서 이완시키고 부드럽게 하는 것을 느낍니다. 몸의 모든 단위세포는 깊이 이완됩니다. 그리고 당신은 보다 더 깊게 이완되는 것을 느낍니다… 매우 평안해집니다.

해 변

당신은 매우 아름답고 드넓은 해변에 있는 긴 나무 계단을 내려가고 있습니다. 그곳은 인적이 매우 드물고 당신이 보기에 꽤 멀리 길게 뻗어 있습니다. 모래사장이 참 좋고 깨끗합니다… 빛깔은 흰색에 가깝습니다. 당신은 맨발로 모래사장을 걷고 있고, 발가락 사이에 모래가 달라붙습니다. 이 아름다운 해변을 천천히 걸어가는 것이 꽤 좋다고 느낍니다. 파도가 부딪히는 소리가 잡념을 사라지게 할 정도로 꽤 부드럽습니다. 당신은 물결이 밀려 나가는 것을 바라보고 있고… 천천히 들어왔다가… 서로 부딪치고… 그리고 천천히 다시 빠져나갑니다. 바다는 그 자체로 매우 아름다운 파란색입니다… 단지 바라만 보아도 이완이 되는 그런 파란색입니다. 당신은 바다 저 멀리 수평선을 바라보고, 그 수평선이 지구의 굴곡을 따라 어느 정도 살짝 곡선을 그리고 있는지 느낍니다. 당신은 바다를 그려 봄으로써 드넓은 앞바다, 물 위에 떠다니는 작은 돛단배를 볼 수 있습니다. 그리고 이러한 광경들은 당신을 자유롭게 하고 더 깊게 이완하는 것을 도와줄 것입니다. 당신은 계속 해변을 따라 걸으면서 바다 공기의 상쾌하고 짠 냄새를 맡고 있음을 인식하게 됩니다. 당신은 더 깊이 숨을 들이마시고… 숨을 내쉬고… 더욱 상쾌하고 이완이 됩니다. 두 마리의 갈매기가 바다 위를 날아다니는 것을 봅니다… 갈매기들이 바람에 높이 날아올라가는 모습이 참 단아해 보입니다… 그리고 내가 날 수 있다면 어떨까 하고 상상해 봅니다. 해변을 따라 계속 걸어가면서 더 깊은 이완 상태로 들어갑니다. 당신은 볼에 바닷바람이 부드럽게 스치는 것과 머리 위 햇빛의 따사로움이 목과 어깨에 스며드는 것을 느낍니다. 햇빛의 따사로움과 상쾌한 기분이 당신을 점점 더 이완시킵니다… 당신은 이 아름다운 해변이 무척 만족스럽게 느껴집니다. 꽤 아름다운 날입니다. 그 순간, 저 멀리 편안하게 보이는 의자를 발견합니다. 천천히 그 의자에 가까이 다가가 봅니다… 그리고 마침내 의자에 다다라서는 거기에 앉습니다. 이 편안한 의자에 기대어, 당신은 자유로워지고 점점 더 깊은 이완 상태가 됩니다. 당신이 눈을 살짝 뜬 순간, 파도 소리가 들리고 파도가 끊임없이 밀려왔다 나갑니다. 그리고 파도의 규칙적인 소리에 점점 더 깊게… 깊게… 환상적인 고요함과 평온함의 상태로 들어갑니다.

숲

당신은 깊은 숲 속의 길을 따라 걷고 있습니다. 주변은 온통 나무들이고… 소나무, 전나무, 삼나무, 참나무… 여러 가지 나무들을 보려고 합니다. 나무 위로 힘차게 부는 바람 소리가 무척 부드럽고 당신을 자유롭게 해 줍니다. 당신은 숲 속의 진한 습기 찬 냄새, 흙 냄새, 식물 냄새, 나뭇잎 썩는 냄새를 맡습니다. 지금 당신은 하늘을 보려고 나무 위를 바라보고 있습니다. 당신은 하늘에 태양이 얼마나 높이 떠 있는지를 느낍니다. 태양이 나무 사이로 들어갈 때, 나무 사이로 숲 바닥까지 햇볕이 쫙 내리쬡니다. 당신은 태양광선이 나무를 통과하여 내리쬐면서 만들어 내는 빛과 그림자의 어우러진 광경을 보고 있습니다. 숲은 태고의 대성당처럼 느껴지고… 당신은 살아있는 것들에 대해 평화롭고 엄숙하게 느끼고 있습니다.

멀지 않은 거리에서 당신은 숲에서 메아리치는 힘찬 물소리를 들을 수 있습니다. 당신이 계곡에 점점 더 가까이 감에 따라 그 소리가 더욱 커집니다. 당신은 지금 물이 얼마나 깨끗하고 반짝이는지를 느끼며 계곡을 바라보고 있습니다. 그곳에 앉아서 매우 편안해하고 있다고 상상하세요. 당신은 나무 옆에 있는 평평한 바위에 앉거나 풀이 무성한 언덕에 앉기로 했습니다. 당신은 여러 가지 크고 작은 바위 주변을 힘차게 흐르면서 만들어지는 계곡을 볼 수 있습니다. 이러한 바위들은 갈색, 회색, 흰색의 여러 가지 색조이고, 몇몇은 이끼로 덮여 있습니다. 당신은 서로 부딪쳐서 소용돌이를 만들면서 힘차게 흐르는 반짝이는 물을 볼 수 있습니다. 물이 힘차게 흐르는 소리는 당신이 점점 더 이완할 수 있도록… 너무나 평화롭게 들립니다.

당신은 상쾌한 공기를 들이마시고 내쉬면서 매우 상쾌한 숲의 냄새를 맡고 있습니다. 당신은 아주 부드러운 풀이나 낙엽, 향기로운 소나무 잎 위에 누워서 어떤 긴장이나 근심을 내려놓고… 아주 평안해지기 위해 이 아름다운 숲 속의 광경, 소리, 냄새를 느끼고 있습니다.

기체/액체

지금 당신의 몸에서 느껴지는 불편함에 집중하는 시간을 가지세요. 그것은 공포, 긴장이나 정신적 고통일 수 있습니다. 지금 몸의 어느 부분이 불편한지 자세하게 살펴보세요. 배인가요? 가슴인가요? 목이나 어깨인가요? 머리인가요? 혹은 몸 전체가 다 불편한가요? 당신은 또한 이 불편함이 어느 정도인지를 인식할 수 있습니다. 어느 정도입니까? 많습니까 혹은 적습니까?

지금 이 불편함이 자신의 몸 안에 있는 기체나 액체인 것처럼 상상하세요. 가능한 만큼 분명하게 살펴보세요. 당신의 불편함이나 불안이 기체(액체)와 비교했을 때 아무것도 아니라고 상상하세요… 기체(혹은 액체)는 한순간에 몸 밖으로 날아갈 수 있습니다. 다시 기체(액체)가 어디에 있는지, 모양과 크기가 어떠한지를 인식하세요. 또한 색깔도 살펴보세요. 색이 있습니까? 얼마나 밝은가요? 혹은 얼마나 어두운가요? 당신이 보는 것이 어떠하든 그것은 꽤 괜찮습니다.

지금 당신의 모든 긴장이 기체(혹은 액체)가 되었다고 상상하세요. 당신은 그것을 보다 명확하게 볼 수 있습니다… 그것의 모양, 크기, 색 그리고 그것이 몸의 어디에 있는지를. 바로 그 순간, 당신이 계속 살펴봄으로써 그것은 어떤 방향으로 몸 밖으로 빠져나가기 시작한다고 상상하세요. 당신은 숨을 내쉬면서 입이나 코를 통해 그것들이 빠져나감을 볼 수도 있습니다. 또는 그 기체(혹은 액체)가 땀구멍으로 빠져나감을 볼 수도 있습니다. 한편으로 당신은 그 기체(혹은 액체)가 상상하고 있는 구멍에 혹은 여러 개의 구멍으로 몸에서 빠져나간다고 그려 볼 수 있습니다. 당신이 보는 것이 어떠하든 그 빠져나감은 좋은 상태입니다. 단지 그 기체(혹은 액체)를 살펴보는 것을 계속 하세요. 그것이 몸에서 움직이기 시작하는 것을 보세요. 기체(혹은 액체)는 구멍을 향하여 움직이기 시작하여… 천천히 구멍으로 움직여서… 빠져나갑니다. 몸 안에서 움직인 다음 빠져나갑니다. 몸에서 빠져나가 저 멀리 날아갑니다. 그리고 멀리 날아감으로써 당신은 점점 더 쉽게… 더욱 이완이 됩니다. 그것이 몸에서 빠져나감으로써 당신은 이완이 됩니다. 단지 계속 빠져나가는 것을 바라보십시오. 더 많이 빠져나갑니다. 몸에서 빠져나가서… 저 멀리로 갑니다. 그리고 몸에서 빠져나감으로써 당신은 보다 더욱 차분해지고 편안해집니다.

그리고 이 기체(혹은 액체)가 발에서… 다리에서… 엉덩이에서… 배와 복부 내장 기관에서… 가슴에서… 어깨에서… 팔과 손에서… 마지막으로 목에서… 머리로부터… 그리고 몸의 다른 부위에서… 몸 밖으로 빠져나가 깨끗해지고 있습니다. 이 기체(혹은 액체)는 당신의 몸에서 모두 나가고 있습니다. 그럼으로써 당신의 몸은 더욱 편안해지고… 더욱 이완이 됩니다. 기체(혹은 액체)가 완전히 몸 밖으로 빠져나가면서 당신은 점점 더 깊게 이완됩니다.

그리고 기체(혹은 액체)가 있었던 곳에서 완전히 빠져나갈 때, 곧바로 당신의 몸은 이전보다 더 깊게 이완됨을 느낍니다. 그리고 이완이 계속되면서 당신은 깊고 편안하게 숨을 쉬고 있습니다. 모든 남아 있는 기체(혹은 액체)의 잔여물이 몸에서 빠져나가면서 당신은 완전히 평안하고 이완됩니다. 그리고 얼마 지나지 않아 그것들은 완전히 다 나가 버립니다. 완전히 빠져나갔습니다. 그리고 당신은 몸이 이전보다 더욱 이완되고 있음을 느끼게 될 것입니다.

발광체[2)]

지금 당신이 매우 이완되고 평화로운 상태에서 포도 알맹이 크기의 보라색 발광체를 지켜보고 있다고 상상하세요. 그것은 당신의 머리 위에 매달려 있습니다. 이 보라색 발광체는 빛나는 반투명 물체로 보입니다. 지금 이 발광체가 시계 방향(혹은 시계 반대방향)으로 돌기 시작하는 것을 보세요. 그것이 돌면서 당신의 머릿속 어떤 긴장감을 가져갑니다. 바로 이 발광체가 머리 위에서 오른쪽으로 돌면서 머리의 긴장을 가져가고 흡수하고 있습니다. 그것은 또한 어떤 경쟁이나 쓸데없는 생각들을 가져가면

2) 심상기법을 시도하기 전에 미리 이완되어 있는 것은 매우 중요하다.

서 당신의 마음을 천천히 차분하게 만들어 줍니다. 단지 회전하는 보라색 발광체에 대한 상상을 계속하면서 머릿속의 긴장을 가져갑니다. 이는 그 부분이 완전히 이완됨을 느낄 때까지 계속됩니다. [45초간 혹은 원하는 만큼 쉰다.]

지금 얼굴에서 1인치 혹은 2인치 앞에 연보라색, 파란색 혹은 당신이 좋아하는 색깔의 빛을 내는 발광체가 있다고 상상하세요. 이 발광체가 시계 방향(혹은 시계 반대방향)으로 천천히 회전하고 있다고 상상하세요. 그것이 회전하면서 눈 주위의 긴장을 가져갑니다. 바로 발광체가 얼굴 앞에서 회전하고 있는 것을 보고 있다고 계속 상상하세요. 그럼으로써 눈과 얼굴 주위의 긴장을 가져가고 흡수하고 있습니다. [45초간 혹은 원하는 만큼 쉰다.]

지금 발광체가 1인치 정도 앞에서 아래 방향으로 움직여 목으로 이동하고 있다고 상상하세요. 연보라, 파랑, 초록, 분홍 혹은 가장 편안한 색깔로 느끼세요. 다시 천천히 시계 방향(혹은 시계 반대방향)으로 회전하는 것을 바라보세요. 그렇게 하면서 당신의 목에 있는 긴장과 뭉침을 가져갑니다. 발광체가 더욱 오래 회전할수록 당신의 목에 있던 긴장과 뭉침을 끌고 갑니다. [45초간 혹은 원하는 만큼 쉰다.]

지금 발광체가 아래로 움직여 가슴 위치인 흉부 1인치 앞으로 이동합니다. 다시 연녹색, 분홍색 또는 당신이 좋아하는 색깔인 발광체를 떠올리세요. 그것이 천천히 회전하는 것을 보고 있다고 상상하세요. 그것이 돌면서 가슴 부분의 긴장을 가져갑니다. 그것이 더 오래 회전하는 만큼 가슴에서 보다 많은 긴장을 끌고 갑니다. [45초간 혹은 원하는 만큼 쉰다.]

지금 발광체가 아래로 움직여 폐가 있는 위치로 움직입니다. 그곳은 가슴 바로 밑의 복부 내장기관의 중심 부분에 있습니다. 이곳은 당신이 가장 두렵고 상처를 경험한 부분입니다. 매우 밝은 빛을 내며 당신이 가장 좋아하는 색을 띠고 있는 발광체를 떠올리세요. 그런 다음 그 발광체가 천천히 회전하면서 폐에 있는 어떤 두려움, 상처나 다른 스트레스를 가져가고 있습니다. 바로 발광체가 폐 바로 앞에서 돌고 있는 모습을 계속 바라보면서 그 위치에 있는 긴장, 스트레스, 정신적 불편함을 가져가도록 하세요. [45초간 혹은 원하는 만큼 쉰다.]

지금 발광체가 금색의 찬란한 빛을 내면서 몸 전체를 덮고 있다고 상상하세요. 이 빛은 머리 꼭대기에서 들어와 목으로 퍼지고… 어깨로… 팔로… 손으로… 가슴으로… 복부로… 엉덩이로… 허벅지로… 종아리로… 그리고 발로 퍼집니다. 이 빛이 몸의 단위세포에 다 퍼지도록 하세요… 그렇게 함으로써 점점 더 이완이 됩니다. 당신은 당신을 매우 부드럽고 편안하게 만드는 빛의 작용을 경험하고 있습니다. 그 빛이 몸 전체 단위세포에까지 퍼지면서 편안하고 차분하고 깊이 이완되는 기분을 느끼게 됩니다. 그것으로 당신이 훨씬 더 편안함을 느끼게 됩니다… 더 차분해지고 평안해집니다.

공포증을 극복하기

당신이 피해 왔던 특정 공포 상황을 직면하고 극복하는 데 자신감을 얻을 수 있도록 다음의 심상기법을 사용할 수 있다. 이 심상기법은 당신이 겪은 공포 상황 전체를 바라볼 수 있도록 하는 것을 포함한다. 그것은 처음에 공포를 다룰 때 경험하게 되는 어떤 두려움을 극복하기 위해 사용했던 상상 둔감화 이후에 사용하는 것이 가장 좋다(7장 참조). 만약 이 심상기법으로 인해 공포를 느끼게 된다면 상상 둔감화로 돌아가서 점차적으로 다시 작업할 수 있다.

몇 분간 당신이 세웠던 목표를 성공적으로 달성할 때 당신이 무엇을 하고 어떤 기분을 느끼는지 상상하는 시간을 가지세요. 당신이 예전에 겪은 공포 상황이 무엇인지를 바라보고… 당신이 하기 원하는 것을 하고 있고… 차분하고 평안하고 자신 있게 느끼면서… 스스로를 바라보세요. [자신이 피해 왔던 상황을 성공적으로 다루는 것을 상상할 수 있도록 1분간 시간을 가진다.]

당신은 더 이상 이러한 상황을 피할 필요가 없다는 것을 알고 있습니다. 당신은 이런 상황에서도 차분하고 안정감 있고 자신감 있다는 것을 발견할 수 있습니다. 이러한 상황을 떠올릴 때, 당신의 호흡은 차분하고 규칙적이고 모든 근육이 이완되어 있습니다. 정말로 이런 상황을 떠올리는 것은 무척 쉽고 꽤 괜찮게 느껴집니다. 당신은 전체적으로 이완 감각을 느낍니다….

당신은 목표를 달성하는 데 성공했으며, 성공한 자신을 매우 자랑스럽게 여깁니다. 당신은 이 상황을 다시 겪을 때마다 그것을 다룰 수 있다고 자신합니다. 이 상황에 들어가는 데 매우 자유로움을 느낍니다… 목표를 전부 달성할 수 있으면서… 이전의 과거에서 전부 자유로울 수 있으며… 당신이 원하는 것은 무엇이든지 할 수 있습니다. 당신의 삶은 성공으로 확장됩니다.

당신은 이러한 특정 상황에 있을 때마다 차분하고 편안할 수 있습니다… 사실 한 방법이든 다른 방법이든 정말 상관이 없습니다. 당신은 이 상황이 평범한 일상이고… 특별하지 않으며… 단지 삶의 한 부분이 될 수 있음을 발견합니다. 편안하고… 쉽고… 차분하고… 꽤 괜찮습니다. 그리고 당신은 성공한 것… 목표에 도달한 것… 당신이 지금까지 원했던 '극복'을 했다는 사실에… 행복합니다. 당신은 지금 인생을 충분히 즐길 수 있습니다… 그리고 당신은 이러한 특정 상황에 있을 때마다 안정되고 자신감이 있다는 것을 알고 있습니다. 당신은 진실로 당신이 획득한 성공과 선택의 자유를 즐기고 있습니다.

지금 몇 분간 이러한 특정 상황에서 목표를 달성했을 때 당신이 어떻게 생각하며 느끼는지를 다시 한 번 상상하는 시간을 가지세요… 당신이 하고자 하는 방법으로 그 상황을 잘 다루고 있는 자신을 바라보세요….

당신이 무엇을 하고 있는지에 주목하세요… [15초 혹은 그 이상 동안]

당신의 반응이 어떤지에 주목하세요… 아마도 당신은 얼굴에 자신감 넘치는 미소를 보이고 있을 것입니다… 얼굴에 성공과 성취에 대한 기분이 어떻게 표현되고 있나요? [15초 혹은 그 이상 동안]

지금 당신 안에 느껴지는 성취에 대한 내적 감정에 주목하세요… 당신이 성공한 것에 대해서 아주 큰 만족을 느낄 수 있나요? [15초 혹은 그 이상 동안]

아마도 당신은 상상 속에서 당신의 성공에 대해 축하하는 친구나 가족을 인식할 수 있을 것입니다. 지금 그들이 당신을 향해 축하하고 있는 것을 볼 수 있나요? [15초 혹은 그 이상 동안]

지금 당신이 목표에 도달했다는 것을 알고 있습니다. 잠깐 동안 당신이 인생에서 얻은 새로운 자유를 어떻게 즐기고 있는지 상상하는 시간을 가져 보세요. 보다 많은 자유를 얻을 수 있도록 하는 새로운 기회가 있나요? 당신은 지금 이러한 기회들을 즐기고 있는 자신을 발견할 수도 있습니다. [1분 동안]

활동 요약

1. 당신이 심상기법을 사용하면서 얻은 경험을 극대화할 수 있도록 '효과적인 심상기법 지침' 섹션을 복습하라.
2. 불안을 경감시키는 여섯 가지 심상기법을 친구가 당신에게 읽어 주도록 하면서 연습해 보라. 당신이 선호하는 하나 혹은 두 가지 대본을 자신의 목소리나 다른 사람의 목소리로 녹음해 보라. 당신이 매일 깊은 이완 연습을 할 때나 공포를 느끼거나 근심이 있을 때, 그것을 극복하기 위해 그 방법들 중에서 어떤 것을 사용할 수 있다.
3. 특정 공포 상황을 다루는 자신감을 향상시키기 위해 공포를 극복하는 심상기법을 수행해 보라. 상상 둔감화(7장 참조)을 통해 약간의 공포를 극복한 후에 이 방법을 사용하는 것이 바람직하다.

참•고•문•헌

Fanning, Patrick. *Visualization for Change*. Second edition. Oakland, Calif.: New Harbinger Publications, 1994.

Gawain, Shakti. *Creative Visualization*. Mill Valley, Calif.: Whatever Publishing, 1978.

Mason, John. *Guide to Stress Reduction*. Berkeley, Calif.: Celestial Arts, 1985.

Samuels, Mike, and Nancy Samuels. *Seeing with the Mind's Eye: The History, Techniques and Uses of Visualization*. New York: Random House, 1975.

Simonton, O. C. S. Mattews-Simonton, and J. L. Creighton. *Getting Well Again*. New York: Bantam Books, 1980.

CHAPTER 12 감정 표현하기

당신은 공포증을 회복해 감에 따라 익숙하지 않은 정서나 감정이 나타나기 시작하는 것을 알아차리게 될 수 있다. 이것은 특히 공포증에 맞서기 시작할 때 더욱 그러하다. 오랫동안 회피해 온 상황을 직면하기 시작할 때 더 강한 감정을 경험하는 것은 아주 정상적인 일이다. 따라서 이런 과정을 경험하는 것은 제대로 된 회복의 길을 걸어나가고 있다는 증거다.

공포증이나 불안을 경험했던 많은 사람은 감정을 느끼는 것에 대해 어려워한다. 당신은 자신이 무엇을 느끼는지 아는 것 자체도 어려워할지 모른다. 또는 자신의 감정을 알기는 하지만 그것을 표현할 수 없을지도 모른다. 공포증에 맞서거나 공포 상황을 다루는 과정에서 감정이 나타날 때, 사람들은 종종 그 감정을 억누르는 과정에서 더 큰 스트레스와 불안을 느끼는 경향이 있다. 이 장의 목적은 사람들이 감정을 인지하도록 돕고, 더 꾸준하게 감정을 인식하고 표현하는 전략과 도구를 제공해 주는 것이다.

감정에 대한 몇 가지 사실

- 상식과는 다르게, 감정은 전체적인 몸의 반응과 연관이 있다. 뇌의 변연계와 신체의 무의식적이고 자동적인 신경체계에 의해 감정과 몸의 반응은 연결된다. 따라서 감정적으로 흥분될 때는 '온몸이 다 흥분을 느끼며', 심장박동 증가, 호흡과 땀의 증가, 손 떨림과 진동(강한 감정 상태의 또 다른 형태인 공황 상태와 유사한 상태)을 느끼게 된다.
- 감정은 예고 없이 나타나는 것이 아니라 생각과 지각에 영향을 받아 나타난다. 당신이 어떤 사건을 인식하고 해석하는 방식과 내부의 지각과정 또는 '혼잣말(self-talk)'(8장 참조), 심상, 기억에 반응하는 방식에서 감정이 발생한다. 만약 당신이 특정한 감정 반응(예: 자발적인 공황 발작)을 자극하는 것이 무엇인지 알 수 없다면 그러한 자극은 무의식적인 것일지도 모른다. 감정은 또한 스트레스의 영향을 받는다. 스트레스 상황에 있을 때, 당신의 신체는 이미 감정을 동반할 때와 유사한 신체적 각성 상태에 놓이게 된다. 그러한 감정 반응에 묶여 있게 되기에 그러한 상태에서 벗어나기는 힘든 것이다. 당신이 경험하는 특정한 정서는 외부의 사건을 어떻게 바라보는지와 그 사건에 대해서 자신에게 어떻게 이야기하는지에 따라 달라질 것이다.
- 감정은 단순한 감정, 복잡한 감정의 두 가지로 나누어질 수 있다. 감정을 이렇게 나눌 수 있는지에 대해 다양한 논쟁이 존재한다. 그러나 여기서는 12장의 목적에 맞게 분노, 탄식, 슬픔, 공포, 사랑, 흥분, 기쁨과 같은 기본적인 정서와 열망, 안도, 실망, 초조함과 같은 더 복잡한 감정으로 구분할 것이다. 복잡한 감정은 더 기본적인 정서와 연합되어 있으며, 생각과 심상에 의해서 형성되기도 한다. 이 장의 뒤에서 소개되는 '감정 목록'에 제시된 많은 감정은 복잡한 감정에 속한다. 복잡한 감정은 오랜 시간 지속되고, 사고과정에 더 많이 연결되어 있는 반면, 기본적인 정서는 짧은 시간 지속되고 더욱 반응적이며, 자동적 신경체계에 의해 매개되는 무의식적 신체 반응에 더 많이 연결되는 경향이 있다. 공포 또는 공황은 기본적 정서인 반면, 대상이 존재하지 않는 막연한 불안은 더 복잡한 감정의 예다.
- 감정은 당신에게 에너지를 준다. 만약 당신이 이러한 감정을 느끼고 표현할 수

있다면 에너지가 더욱 넘치게 될 것이다. 만약 당신이 감정을 느끼지 못하고 표현할 수 없다면 무기력하고 둔감하고 지치고 의기소침하게 느낄 수도 있다. 간단히 살펴보았듯이, 감정을 막고 억누르는 것은 불안을 야기할 수 있다.

- 감정은 종종 순수한 형태라기보다는 복잡한 형태로 나타난다. 때때로 당신은 공포, 슬픔, 분노와 같은 단순하고 기본적인 정서를 경험한다. 그러나 때로는 두 개 이상의 감정이 동시에 나타나는 것을 경험하기도 한다. 예를 들어, 일반적으로 우리는 위협을 받을 때 분노와 공포를 동시에 느끼게 된다. 또는 당신의 배우자, 부모, 가까운 친구와 논쟁을 벌일 때 분노, 죄책감, 사랑을 동시에 느끼기도 한다. '감정을 정렬하기(sorting out feelings)'라는 관용 표현은 당신이 동시에 여러 가지 감정을 느낄 수 있다는 사실을 반영하는 것이다.
- 감정은 때때로 전염성이 있다. 당신이 울고 있는 사람에게 다가간다면 당신도 슬퍼지고 울고 싶어지기도 한다. 또한 당신은 다른 사람의 즐거움이나 열정을 따라갈 수도 있다. 공포증과 불안을 느끼는 사람들은 종종 주변 사람들의 감정에 영향을 받기 쉽다. 자신의 감정을 느끼고 편안하게 생각하는 방법을 학습할수록, 우리는 다른 사람의 감정에 덜 영향받게 된다.
- 감정은 옳거나 틀린 것이 아니다. 반응으로서 감정은 단순하게 존재하는 것이다. 두려움, 기쁨, 죄책감, 분노는 그 자체가 타당하거나 타당하지 않은 것이 아니다. 당신이 단지 이러한 감정을 경험하고 표현한다면 언제나 더 좋은 기분을 느끼게 될 것이다. 그러나 당신의 감정을 이끌어 가는 지각이나 판단은 옳거나 그르고, 타당하거나 타당하지 않은 것이다. 자신이 경험하는 감정이 무엇이든지, 단지 그런 감정 때문에 자신이나 다른 사람의 감정을 상하게 하지 않도록 주의하라.
- 감정은 때때로 억압의 대상이 된다. 때때로 당신은 자신의 감정을 적극적으로 통제하거나 그 상태에 머물러 있으려고 할 것이다. 예를 들어, 당신은 배우자와 다퉈서 여전히 분노를 느끼고 있지만 그 상태로 직장 동료와 대화를 해야 한다. 당신은 그 감정을 직장으로 옮겨 오는 것은 적절하지 않다는 것을 알고 있기 때문에 의식적으로 그것을 억압한다. 또 다른 경우에는 불편한 감정을 느끼기 시작한 후에 그 감정에 신경을 쓰지 않겠다고 결심할지도 모른다. 이런 감정을 억지로 감추는 대신, 당신은 다른 어떤 일에 몰두해서 바쁘게 시간을 보낸다. 사실 이러한 과정은 자신의 감정을 무시하는 것이다. 감정에 대한 이와 같은 회피나 기피는 억압(어떤 사람들은 '억제[repression]'라고 부른다)에 대한 미묘한 한 가지 형태

다. 지속적으로 감정을 억압하게 되면 당신은 자신의 감정을 표현하거나 정의하는 것도 점점 어려워진다는 것을 느끼게 될 것이다.[1] 어린 시절에 억압의 과정이 시작되면, 개인은 살아가면서 감정을 느끼지 못하게 되고 인생 전체를 통해 둔감함이나 '공허함' 을 경험하게 될 것이다.

공포증과 불안장애를 가진 사람이 자신의 감정을 억누르는 경향을 지니는 이유

불안장애를 가진 사람들은 자신의 감정을 피하는 경향이 있다. 이에는 몇 가지 이유가 있다.

첫째, 불안장애를 가진 많은 사람은 통제에 대한 강한 욕구와 통제를 잃어버리는 것에 대한 두려움을 가지는 경향이 있다. 감정에 대한 완전한 경험과 관련하여 자신의 감정을 부분적으로 통제하지 못하는 것에 대해 인정하기가 어려워진다. 오랜 기간 동안 자신의 감정을 만성적으로 부인하면, 그런 감정이 처음 표면으로 올라오기 시작할 때 불안감이 매우 크게 느껴지고 압도당하게 될 수 있다. 오랫동안 회피해 온 감정이 거대하게 받아들여질 때, 당신은 '미칠 것 같거나' '분리되어 나갈 것' 같은 비이성적인 두려움을 경험하게 될 수도 있다. 이러한 느낌은 공황장애를 겪는 동안에 발생하는 것과 같은 두려움이다. 사실 어떤 면에서 공황 자체는 그동안 억눌려 있던 느낌이 나타나기 시작하는 신호가 될 수도 있다. 압도당할 것 같은 감정을 처리하는 대신 공황을 경험하게 된다. 감정이 표면으로 올라오기 시작할 때, 그러한 감정은 오직 압도적이거나 무서워 보일 뿐이라는 점을 아는 것이 중요하다. 이러한 두려움은 당신이 자신의 감정을 느끼고 수용하기로 인정하는 한 빨리 지나가게 된다. 당신의 감정을 완전하게 느끼는 과정을 통해서 '미쳐 버리는' 과정을 피할 수 있다. 사실 '미치는 것' 또는 심각한 정서적 손상을 겪는 것은 감정을 경험하지 않을 때의 결과로서 더 빈번하게 나타나는 것 같다.

공포를 겪는 사람들이 감정을 표현하는 데 어려움을 겪는 두 번째 이유는 비현실적

---

1) 이 책에서는 '억제(repression)' 와 '억제된 감정(repressed feeling)' 이라는 단어의 사용을 피한다. 왜냐하면 이러한 용어들(보통 의식적으로 감정을 회피하는 '억압[suppression]' 이라는 단어와 비슷한 의미로 사용)이 일반적으로 사용될 때 혼동될 수 있으며, '억제' 라는 단어의 사용이 더 기술적이고 심리적이며 무의식적인 방어 기제와 연관되어 있기 때문이다.

으로 높거나 완벽주의적인 기준을 가진 비판적인 부모에게 양육받았다는 것이다. 그런 상황에서 아이는 자신의 자연적인 충동과 감정을 표현하는 데 자유롭지 않게 된다. 부모의 인정은 우리 모두에게 너무나 중요해서 자신이 자연스러운 반응이나 감정을 느끼더라도 그것이 부모의 기대와 상충된다면 그 감정을 항상 억누르곤 한다. 성인이 되어 감에 따라 우리는 계속해서 선택을 해 나간다. '분노' 라는 감정은 어린 시절부터 자주 참아야 하고 표현하면 혼이 나는 감정이어서 사람들이 전형적으로 회피하는 감정이다. 만약 분노를 표현하는 것이 자신이 살아가기 위해 의존해야 할 부모의 인정과 애정이 지속되는 것을 위협한다면, 아동에게 분노는 정말로 위험한 것이 된다. 이 장의 뒷부분에서 분노에 대해 더 논의될 것이다.

감정을 정의하고 표현하며 의사소통하기

공포를 가진 사람들은 감정적으로 반응하고 매우 강한 감정을 가지게 되는 경향이 있기 때문에 자신이 느끼는 것을 회피하기보다는 표현하는 방법을 배우는 것이 매우 중요하다. 실제로 이와 관련된 세 단계의 과정이 제시되어 있다.

아마도 당신은 그동안 자신의 감정을 너무 많이 회피해 왔기 때문에 오랜 시간 동안 무엇을 느끼는지 알지 못했을 것이다. 첫 번째 중요한 단계는 감정을 정의하는 방법을 배우는 것이다. 일단 이러한 인식과 감정을 정의하는 능력을 개발하게 되면, 두 번째 단계는 감정을 표현하는 방법을 배우는 것이다. 이러한 감정 표현은 감정을 다른 사람과 공유하는 것과 관련된다. 당신은 자신의 감정을 일기에 '적어 내려가는' 방법을 선택할 수도 있고, 베개 맡에서 울거나 분노를 내는 것처럼 신체적인 표현방법으로 발산할 수도 있다.

일단 당신의 감정에 대해 어떤 표현을 하게 되었다는 것은 당신이 마지막 단계인 세 번째 단계로 갈 준비가 되었다는 것이다. 그것은 특정한 감정을 '유발하는' 데 영향을 미친다고 생각하는 사람들에게 감정을 표현하는 것이다. 이 장의 목적에 비추어 볼 때, 감정 '의사소통하기' 는 다른 사람들에게 자신이 했던 일과 관련된 당신의 감정을 알려 주는 것을 의미한다. 예를 들어, 분노를 표현하는 것이 단순히 그것을 밖으로 표출하는 방법을 찾는 것이라면, 어떤 것에 대해 분노를 느낀다고 친구에게 말하면서 분노에 대해 의사소통하는 것은 그 사람이 말하거나 행동한 것에 대해 당신이 화가 났다는 것을 그 사람에게 알게 하는 것이다.

좋은 소식은 감정을 정의하고, 표현하며, 의사소통하는 것이 학습될 수 있다는 것이다. 그것은 연습을 통해 향상될 수 있다. 그러나 인생의 많은 시간 동안 감정을 피하고 무시하는 것에 익숙해져 있다면 꽤 오랜 시간과 인내가 필요할 수 있다.

요약하자면, 감정을 인식하고 표현하는 능력은 불안장애를 회복하는 과정에서 핵심적인 부분이다. 이러한 능력은 앞서 논의된 이완, 둔감화, 인지적 기술만큼 매우 중요하다.

감정을 정의하기

어떻게 무엇을 느끼는지를 정의할 수 있을까? 다음의 세 단계를 따라가면 도움을 받을 수 있다.

1. 억압했던 감정의 증상을 인식하라.
2. 당신의 신체로 초점을 맞추라
3. 정확한 감정을 분별하라.

억압했던 감정의 증상을 인식하기

자신이 보유하고 있던 감정은 빈번하게 몇몇 신체적 · 심리적 증상으로 나타난다.

- 막연한 불안: 불안은 여러 원인으로 인해 나타난다. 때로 불안은 단지 불확실한 상황에서 나타나는 두려움이다. 때로는 부정적인 결과에 대해 생각하기 때문에 나타나는 것이다('만약[what-if]' 생각). 만약 불안이 특정한 상황과 관련되어 있지 않다면(가령 모호하고 정의되지 않는 불편감이라면) 이러한 불안은 강하지만 표현되지 않은 감정이 원인이 되어 나타날 수 있다. 모든 감정은 일종의 에너지를 운반한다. 우리가 그러한 에너지를 내부에 가지고 있고 표현하지 않는다면 그것이 긴장과 모호한 불안의 상태를 만들어 낼 수 있다. 어떤 사람에 대해서 분노를 표현한 이후에도 불안을 느끼는지 그렇지 않은지 살펴보라. 어떤 것에 대해 열광적

이거나 흥분했을 때에도 불안을 만들 수 있다.

- 우울: 스콧 펙(M. Scott Peck)의 잘 알려진 책 『아직도 가야 할 길(*The Road Less Traveled*)』에서는 불안을 '고착된 감정'으로 정의한다. 우리는 어떤 상실감에 대해 표현되지 않은 탄식과 슬픔을 가지고 있을 때 우울함을 느낀다. 눈물을 흘리거나 우는 것은 종종 우리에게 더 좋은 기분을 느끼게 해 준다. 우리는 효과적으로 상실에 대해서 탄식할 수 있다. 우울은 또한 분노를 가진 결과일 수 있다. 게슈탈트 심리학자들은 우울이 자기에게로 돌려진 분노를 덮고 있을 수 있다고 지적했다. 만약 명백한 현재의 상실감 없이 우울함을 느꼈다면, 당신이 무엇에 대해 화가 났는지 자신에게 물어보는 것도 도움이 될 수 있다. 이것은 당신이 자신을 공격하고 비난하고 있다는 점을 발견한 경우 특히 좋은 질문이 될 수 있다.
- 정신신체증: 두통, 궤양, 고혈압, 천식과 같은 일반적인 정신신체적 증상은 만성적으로 억눌러 온 감정으로 인해 생겨난 결과일 수 있다. 정신신체증은 만성적인 스트레스의 한 유형으로 나타날 수 있으며, 오랜 세월에 걸쳐서 마음속에 담아놓은 감정은 특히 몸에 피해를 입힐 가능성이 있는 스트레스 형태로 나타난다. 강한 감정을 인식하고 표현하는 방법을 배운다면 많은 종류의 정신신체증을 줄이거나 누그러뜨릴 수 있을 것이다.
- 근육 긴장: 근육이 뻣뻣하고 단단해지는 것은 특히 만성적으로 억눌러 온 감정이 나타나는 일반적인 형태로 볼 수 있다. 우리가 느끼는 것을 억누르고 참을 때는 특정 근육을 조이는 경향이 있다. 또 다른 감정들은 다른 근육들을 조이기도 한다. 분노나 좌절은 목 뒤와 어깨의 근육을 조이고 누른다. (이것은 긴장이 우리 사회에서 일반적으로 경험되는 영역이라는 것을 의미하기도 한다.) 탄식과 슬픔은 가슴과 눈 주위의 근육을 긴장시킨다. 두려움은 위와 횡경막 부분의 근육을 긴장시킨다. 그리고 성적인 감정을 억누르게 되면 골반 부분의 근육이 긴장된다.

이와 같은 신체의 각 부분과 특정한 감정 억압의 관계는 절대적이지 않다. 예를 들어, 분노 감정이 생기면 눈부터 골반까지의 서로 다른 많은 부분의 근육들이 긴장된다. 중요한 사실은 어떤 부분이건 근육이 긴장되고 신체적인 긴장감이 있다면 그것이 만성적으로 억눌린 감정의 표시라는 점이다. 억눌린 감정과 근육 긴장 간의 관계는 생물에너지학으로 알려진 치료 학파에서도 깊이 있게 연구되고 있다. 알렉산더 로웬(Alexander Lowen) 박사의 책은 이러한 접근에 대해 잘 소개하고 있다.

앞의 네 가지 증상은 당신이 그동안 강한 감정을 억압해 왔다는 것을 의미한다. 당신이 이를 깨달았다면 그다음 단계는 당신이 느끼고 있는 것이 무엇인지 명확하게 따라가는 것이다.

신체에 귀 기울이기

매 순간 머릿속에 걱정과 염려가 가득하다면, 당신은 자신의 감정에서 벗어나려고 할 것이다. 기어를 바꾸고 감정에 다가가기 위해서 머리에서 신체로 초점을 이동시킬 필요가 있다. 또한 감정은 신체 안에 존재하는 경향이 있다. '가슴이 찢어질 것 같은(heart-broken)' '불쾌한(pain in the neck)' '내장을 꺼내는 느낌(gut-level feeling)'과 같은 표현에서도 우리는 이러한 것을 발견할 수 있다. 신체에 귀 기울이는 시간을 통해서 자신의 감정에 접촉하고 감정을 알아차릴 수 있다. 많은 사람들은 다음의 단계가 매우 유용하다고 얘기한다. (이 단계들은 유진 젠들린[Eugene Gendlin]에 의해 개발된 '체험과정에 초점 맞추기'라는 과정에 기반을 두고 있다. 이 장의 참고문헌을 참고하라.)

1. 신체적으로 이완하라. 만약 신체가 긴장되어 있고 마음이 계속 바쁘다면 당신이 무엇을 느끼고 있는지 알기 어려울 것이다. 점진적 근육이완, 명상, 다른 이완 기법들을 5~10분간 활용하여 자신을 느긋하게 만들라.
2. 자신에게 '내가 지금 무엇을 느끼고 있지?'라고 묻거나 '지금 나의 중요한 문제와 걱정은 무엇이지?'라고 물어보라.
3. 분노, 두려움, 슬픔과 같은 정서적인 감각을 느끼는 신체 기관에 귀 기울이라. 이러한 신체 기관은 심장이나 내장(위/횡경막)이 될 수 있으며, 몸에서 높은 부분이거나 낮은 부분일 수 있다. 이것은 당신에게 '감정의 내적인 장소'인 것이다.
4. 기다리라. 그리고 감정이 담겨 있는 장소에서 당신이 느낄 수 있고 선택할 수 있는 것이라면 어떤 것에든 귀 기울이라. 무엇이 있는지를 분석하거나 판단하려 하지 말라. 그저 관찰자가 되어서 스스로 어떤 감정이나 기분이 표면으로 올라올 때까지 기다려 보라. 그저 어떤 것이 나타날 때까지 기다리라.
5. 만약 3단계와 4단계에서 어려움을 겪는다면 당신이 아직도 머리에 갇혀 있다는(생각이 계속 작동하고 있다는) 것이다. 이 경우 다시 1단계로 돌아가서 시작하라. 이완하기 위해 많은 시간을 보낼 필요가 있다. 몇 분간 더 천천히 깊은 숨을 들이

쉬면 당신의 감정에 대한 자각이 더 높아질 수 있을 것이다.

❻ 당신이 느끼고 있는 것에 대해 감각을 찾게 되었을 때, 다음의 질문들에 대답해 본다면 감각이 더 정교화될 수 있을 것이다.

- 이러한 감정은 내 신체의 어느 부분에서 존재하는가?
- 이 감정의 형태는 어떠한가?
- 이 감정의 크기는 어떠한가?
- 만약 이 감정이 색깔이 있다면 어떤 것인가?

이완하기 위한 시간을 보내고 스스로의 감정에 귀를 기울인 후에도 거기에 무엇이 있는지에 대해 모호한 느낌이 남아 있다면, 스스로 경험하고 있는 정확한 감정을 파악하기 위해 '감정 단어' 의 목록을 사용하는 것이 도움이 된다.

정확한 감정을 정의하기: 감정 목록

다음의 감정 단어의 목록은 당신이 느끼고 있는 감정을 확인하는 것을 도와줄 것이다. 느끼는 것이 불확실하고 모호할 때는 언제든지 이 목록을 활용하라. 경험하고 있는 감정을 잘 나타내는 단어를 찾을 때까지 계속해서 목록을 읽어 내려가라.

감정을 표현하기

당신이 무엇을 느끼고 있는지 확인할 수 있게 되면, 이제 그 감정을 표현하는 것이 매우 중요하다. 여기서 감정을 표현한다는 것은 ① 다른 사람과 그 감정을 공유하고, ② 감정을 글로 쓰며, ③ 신체적으로 감정을 배출해 내면서(침대를 플라스틱 막대로 두드리거나 베개에 파묻혀서 우는 것과 같은 식으로) '감정이 흘러나오도록 하기'라고 정의할 수 있다. 감정을 표현하는 것은 당신이 그런 감정을 느끼도록 만들었다고 생각되는 사람에게 직접적으로 감정을 '쏟아 버리거나' 표현하는 것을 의미하지는 않는다. 다른 사람들에게 당신이 그들에 대해 어떻게 느끼는지를 알도록 하는 기술은 '감정에 대해 다른 사람과 의사소통하기' 섹션에서 다루어질 것이다.

'감정'은 신체로부터 자유로워지거나 배출될 필요가 있는 에너지로 비교될 수 있

감정 목록			
긍정적인 감정		부정적인 감정	
감정적인	특별한	두려운	어리석은
생생한	강한	화가 난	광란의
즐거운	지지적인	불안한	좌절한
수용받는	동정적인	염려하는	격노한
멋진	부드러운	수치스러운	죄의식의
용감한	반가운	어색한	싫어하는
조용한	좋은	고통스러운	무력한
유능한	감사하는	지겨운	절망적인
돌보는	위대한	혼란스러운	겁에 질린
명랑한	행복한	경멸하는	적대적인
소중히 여기는	희망적인	패배한	굴욕감을 느낀
편안한	인간적인	낙심한	상처받은
충분한	기쁨에 찬	의존적인	무시당한
관심이 있는	사랑스러운	우울한	성급한
자신감 있는	사랑받는	절망적인	부적절한
만족한	사랑하는	자포자기의	무능한
용감한	충실한	압도당한	우유부단한
호기심 있는	정열적인	실망한	열등감의
기쁜	평화로운	낙담한	금지된
호감 가는	쾌활한	싫증난	안전하지 않은
열정적인	안심이 되는	의심스러운	짜증난
흥분한	자랑스럽게	부끄러운	고립된
용서하는	안정된	격분한	질투 나는
친절한	이완된	두려운	외로운
충만한	안도하는	침울한	과민한
안전한	존경하는	참혹한	덫에 걸린
스스로 신뢰하는	안전한	오해된	곤란한
성적인 매력이 있는	만족한	어리둥절한	가치를 인정받지 못한
천진난만한		궁핍한	끌리지 않는
		오래된	불확실한
		분노한	불편한
		질린	걱정되는
		전전긍긍하는	실현되지 않는

다. 감정은 표현되지 않으면 긴장, 불안 또는 다른 형태로 신체에 저장되는 경향이 있다. 행복뿐만 아니라 신체적인 건강은 그것이 나타나는 그 시점 또는 그와 비슷한 시기의 느낌을 인식하고 표현하는 당신의 의지에 달려 있다. 여기 감정을 표현하는 유용한 방법들이 있다.

감정을 이야기하기

감정을 표현하는 가장 좋은 방법은 아마도 감정을 지지적인 친구나 상담자와 공유하는 것일 것이다. 공유하는 것은 당신의 감정에 대해서 단순하게 얘기하는 것만을 의미하지 않으며 그 감정들을 실제로 흘려보는 것을 의미한다. 마음을 열고 진실한 감정을 완전하게 보여 주기 위해서는 감정을 공유할 상대에 대한 높은 수준의 신뢰를 가지는 것이 중요하다. 그리고 주의 깊게 듣는 것이 중요하다. 즉, 당신이 감정을 공유하는 동안에는 다른 사람들이 충고하거나 자신의 견해를 말하거나 제안하지 않는 것이 중요하다. 감정을 공유하는 당신의 능력의 일부는 파트너가 '단지 듣는 것' 이상의 것들을 하지 않으려는 의지에 따라 결정된다. (이러한 경청의 종류는 들어주는 사람이 정확하게 이해했는지 확인하기 위해 때때로 당신이 말한 것을 요약해 주는 '적극적' 경청을 말한다.)

감정을 글로 적어 보기

만약 감정이 격해진 상황에서 즉시 그 감정을 이야기할 수 있는 대상이 없다면 펜과 종이에 당신이 느끼는 것을 적어 보라. 당신이 매 순간에 느끼는 강한 감정을 '감정 일기' 에 계속 적어 보는 것도 좋을 것이다(이 장 끝의 연습 2를 참조하라.). 몇 주 또는 몇 달 후에 당신의 인생에서 중요하게 여기는 전반적인 패턴과 주제를 알기 위해 이 일기를 읽어 보는 것도 매우 유익할 것이다. 당신이 계속해서 일기를 적건 그렇지 않건 간에 감정을 적어 보는 행동 자체는 자신의 감정을 나눌 상대를 찾기까지 충분한 감정의 출구 역할을 할 것이다.

슬픔을 배출하기

다음 질문이 도움이 될 것이다.

- 울어 본 경험이 있는가?
- 어떤 상황에서 울게 되는가?
- 누군가가 당신에게 상처를 주었기 때문에 우는가? 외롭기 때문에 우는가? 두려워서 우는가?
- 뚜렷한 이유가 없이 우는가?
- 혼자 있을 때 우는가, 아니면 다른 사람이 당신이 우는 모습을 보는 것도 괜찮은가?

때때로 당신은 금방 눈물이 날 것 같은 순간적인 감정을 가질 수 있다. 당신은 울 것 같은 기분을 느끼지만 '눈물을 흘려 버리는' 것은 어려울 수 있다. 이 시점에서 특정한 예술적인 자극이 도움이 된다는 것을 발견할 수 있다. 개인적으로 중요한 의미를 떠올리게 하는 음악은 눈물을 흘리는 데 도움이 된다. 감동적인 영화를 보거나 시 또는 문학작품을 읽거나 특정 TV 광고를 보는 것 또한 슬픔에 대한 모호한 느낌을 표면으로 끌어올릴 수 있다.

분노를 배출하기

당신은 때때로 분노 또는 좌절감을 느끼지만 그러한 감정이 다른 사람에게 상처를 줄 것이 두려워서 그것을 표현하기 어려워한다. 이런 상황은 언제든 일어날 수 있고, 종종 건강한 감정의 표현이다. 어떤 방식으로든 분노를 표현하는 것은 그렇게 해로운 것이 아닐 수 있고, 누군가에게 분노를 '쏟아붓는' 것과는 다르게 생각해야 한다. 분노와 관련된 신체적인 움직임을 경험해 보는 것은 언제나 분노를 표면으로 끌어올려 준다. 그러나 이러한 동작의 대상은 항상 무생물이 될 필요가 있다. 다음에 제시된 방법은 많은 사람에게 분노 감정을 활성화시키는 데 도움을 준다.

- 양 주먹으로 큰 베개를 치기

- 베개 속에 파묻혀서 소리 지르기
- 샌드백을 치기
- 계란을 벽이나 욕조에 던지기
- 차 안에서 소리 지르기
- 나무 베기
- 사람 크기의 공기로 부풀린 인형을 때리기
- 오래된 테니스 라켓이나 플라스틱 방망이로 침대를 두드리기
- 격렬한 신체 운동을 하기

이러한 행동을 매일 하는 것은 추천하지 않는다(신체 운동을 제외하고). 캐럴 타브리스(Carol Tavris)는 그녀의 저서『분노: 잘못 이해된 감정(*Anger: The Misunderstood Emotion*)』에서 분노를 너무 많이 환기시키면 더 많은 분노가 생겨나는 경향이 있다고 밝혔다. 많이 쓰이는 단어 '분노 중독자(rageholic)'는 과도하게 분노를 표현해서 이런 감정에 중독된 사람을 일컫는다. 반면 많은 공포증과 불안장애를 가진 사람들은 어떤 상황에서 화나는 감정을 억압하고 부인하는 경향을 가진다. 분노는 어떤 추가적인 설명을 장담하기 어려운 감정일 수 있다.

분노 다루기

불안을 일으킬 수 있는 모든 감정 중에서, '분노'는 가장 일반적이고 널리 퍼져 있는 감정이다. 분노는 크게 격노에서부터 초조함이나 조바심에 이르는 감정의 연속체를 모두 포함한다. 절망감은 우리 모두가 경험하는 분노의 가장 일반적인 형태일 것이다.

공포증과 강박장애의 행동 경향성은 종종 분노를 누그러뜨렸던 것과 연관된다. 절망감을 느끼고, 누그러뜨리며, 당신이 처한 상황에 대해 분노를 경험하는 동안 공포증과 강박에 더욱 빠져들게 된다. 흔히 당신은 이러한 분노와 절망감을 알아차리지 못하게 된다.

공포와 다른 불안장애로 고생하고 있는 사람들은 왜 분노를 억제하거나 부인하게 되는가? 여기에는 몇 가지 이유가 있다.

• 공포나 불안에 빠지기 쉬운 사람들은 '남을 기쁘게 하는' 경향을 가지고 있다. 그들은 다른 사람들을 기분 좋게 하고 다른 사람들에게 친절한 사람으로 각인되기를 원한다. 이것은 분노를 경험하고 표현하기 어렵게 만든다.
• 광장공포증 등으로 고생하고 있는 사람들은 종종 중요한 타인과의 관계에 과도하게 의존한다. 광장공포증이 있는 사람은 생존을 위해 의존하고 있는 사람이 떠나갈까 봐 분노의 표현을 금기시한다.
• 불안 경향을 보이는 사람들은 통제에 대한 높은 욕구를 가지고 있다. 하지만 분노의 경우는 이성적일 가능성이 낮고, 통제 가능성 역시 가장 낮다. 분노를 느낀다는 것은 당신이 당신 자신을 통제할 수 있어야 한다고 느끼는 사람이라면 매우 공포스러운 것이 된다.

분노를 억압한 결과는 억눌린 감정의 증상을 다루면서 앞 장에서 논의된 바 있다. 범불안은 억압된 분노의 표시가 될 수 있다. 우울이나 궤양, 목과 어깨의 긴장감 또는 두통과 같은 정신신체적 증상도 억압된 분노의 표시일 수 있다. 억압된 분노가 표현되는 다른 증상은 다음과 같다.

• 명백한 이유 없이 새로운 상황에 민감해지거나 공포스러운 걱정이 증가한다.
• 강박적이거나 강제적인 행동이 증가한다.
• 과도한 자기비판, 장점보다는 결점을 극대화하는 것, 행동은 하지 않고 문제에 대해 불평하는 것과 같은 자기 패배적 행동, 늦거나 꾸물거림, 타인에 대한 비난, 그리고 현재를 즐기기보다는 미래에 대해 걱정하는 것과 같은 수동-공격적 행동

분노를 다루는 방법에 대한 지침

자신의 억압된 분노의 증상과 분노가 표현되는 방식에 대하여 알게 되었다면 이러한 감정을 다루기 위해 무엇을 할 수 있을까? 다음의 지침이 도움이 될 수 있을 것이다.

• **모든 상황에서 친절하고 남을 기쁘게 하려는 기준을 기꺼이 떨쳐 버리기:** 자기개념을 확장시킴으로써 적절한 상황에서는 분노나 조바심을 표현할 수 있도록 허락할 수

있다. 적절한 상황의 예로는 명예를 손상시키거나 미묘하게 무시하는 말로 당신에게 반응하는 사람 또는 당신과 한 중요한 약속을 깨뜨리는 사람의 경우가 있다. 분노를 표현하는 것은 누군가에게 책임을 전가하는 것이 아니라 당신이 느끼는 분노에 대해서 누군가와 나눈다는 것을 의미한다. 분노의 느낌을 남 이야기 하듯 이야기하기보다는 그것을 그대로 느껴 볼 필요가 있다. 분노를 표현하는 대안적인 방법으로는 글을 쓰거나 신체적인 '표현'의 방법이 있다. 당신이 다른 이들이나 그들의 행동으로 인해 분노한 부분을 이야기하려고 할 때 그들을 헐뜯거나 상처 주지 않고 당신의 느낌을 전달하는 방법을 배울 수 있다. 이러한 방법에 대해서는 뒤의 '감정에 대해 다른 사람과 의사소통하기' 섹션과 13장을 참조하라.

- 당신이 분노를 표현할 경우 일어날지도 모른다는 '만일(what-if)' 가정을 극복하기: 대체적으로 이러한 가정은 과장된 것이고 비합리적이다. 예를 들어, '내가 미치거나 날뛰게 되면 어쩌지?' 또는 '내가 뭔가 무서운 일을 저지르면 어쩌지?' 등이 있다. 오랜 시간 억제된 분노는 처음에는 위협적으로 보일 수 있다는 것을 기억하라. 처음에는 분노를 표현하는 것이 당신을 깜짝 놀라게 할 수도 있지만 '끝장나다' '미치게 되다' 또는 '파괴적인 어떤 일을 저지르다'와 같은 일은 일어나지 않는다는 것을 알게 될 것이다. 당신이 온화한 태도로 분노를 표현할수록 더욱 그럴 것이다. 분노가 강렬하다면, 분노하게 만든 사람을 직접적으로 비난하기보다 앞에서 언급했듯이 글을 쓰거나 대상(빈 의자, 인형 등)에 표현해 본다.
- 분노를 표현하려 할 때 당신이 중요하게 생각하는 사람을 소외시킬 것 같은 두려움을 극복하기: 사실 중요한 타자에게 분노 감정을 적절하게 표현할 수 있다는 것은 당신이 그들을 중요하게 생각하고 있다는 것을 의미한다. 다른 사람들에게 관심이 없다면 자신의 감정을 그 사람들에게 표현하지 않을 것이고, 진짜 감정을 억제할 것이다. 분노의 과도한 표현은 타인이나 당신 자신에게 파괴적일 수 있는 반면, 당신이 사랑하는 누군가에게 분노 감정을 표현하지 않는 것은 무관심이나 '성인인 척하는' 가짜 평정심을 나타낼 수 있다.
- 공격적이기보다는 자기주장적으로 분노 감정을 표현하는 방법 배우기: 다른 사람들을 무시하거나 욕하지 않고 존중하는 방식으로 그들에 대한 분노와 좌절감을 표현하는 것은 가능한 일이다. 한 가지 방법은 '너'가 아닌 '나'로 말하고자 하는 바를 시작하는 것이다. 즉, "네가 약속을 어긴 것이 날 미치게 해."라고 말하기보다는 "네가 약속을 깨서 화가 나."라고 표현할 수 있다. '나-진술문(I-statements)'

은 다른 이에 대한 존중감을 유지시켜 주고, '너-진술문(you-statements)' 은 사람들을 방어적으로 만들고 그들이 비난당한다는 느낌을 갖게 한다.
믿거나 말거나 타인은 당신을 분노하게 만들 수 없다. 당신은 타인의 행동을 해석하면서 분노의 반응을 하게 되는 것이다. 그들의 말과 행동이 당신의 기준을 거스르게 될 때 분노하는 것이다. 다음 섹션에서 제시되는 의사소통 기술을 통하여 다른 사람을 비난하거나 판단하거나 상처 주지 않으면서 분노 감정을 표현하는 것을 배울 수 있다.

- **당신의 감정 정도에 따라 분노를 표현하는 다른 방식을 구분하는 것 배우기:** 당신의 분노가 크다면 아직 다른 이에게 말할 준비가 안 된 것이다. 대신 베개 치기, 베개에 소리 지르기, 신체 활동에 참여하기 등과 같은 활동이 필요할 것이다. 직접적인 신체 표현을 통해 분노가 누그러든 후에는 그것을 말할 수 있다. 가능하다면 당신을 분노하게 한 사람에게 직접 이야기하기보다 중립적인 태도를 가진 친구와 먼저 이야기를 나누는 것이 최상이다. 그런 친구가 없다면 13장에 언급된 지침을 참조하라. 마지막으로 당신의 분노가 가벼운 수준이라면 그것을 떨쳐 버리기 위해 깊은 숨을 쉬거나 열까지 세어 보는 방법을 쓰거나 원한다면 바로 의사소통하라.

경 고

이 섹션은 당신이 분노를 알아차리거나 표현하는 데 어려움을 느끼고 있다는 가정하에 쓰였다. 당신이 이용당하거나 학대당할 때까지도 분노를 억제하는 상황이라면 분노의 감정과 좀 더 접촉하는 것을 배우는 것이 도움이 될 수 있다. 당신이 조작적인 면에서 또는 당신의 경계가 파괴되었을 때 자신을 방어하는 것이 어렵다면 분노를 이용한 자기주장적인 의사소통을 배워야 할 것이다.

반면에 종종 분노하는 것을 느끼고 그 감정이 당신의 관계를 방해한다는 것을 발견한다면 분노를 표현하고 확인하는 데 별다른 지도가 필요하지는 않을 것이다. 분노를 자주 일으키는 정서적이고 신체적인 희생으로 피로를 느낀다면 당신이 다른 해결책을 찾고 있다는 것을 뜻한다. 어떤 정서가 과도하거나 파괴적일 때, 해결책은 그것을 더 표현하는 것보다 그 정서를 심화시키는 혼잣말(self-talk)과 비합리적 신념을 변화시키는 것이다. 간단히 말해서, 감정의 인식이나 표현에 어려움을 느낀다면 이 장의 내용이 유용할 것이나, 그것이 과도하거나 파괴적이라면 좀 더 인지적인 접근이 필요하다. 분노가 쉽게 일어나고 관계를 방해한다면 8장과 9장을 참조하라.

다른 감정들과 같이 분노는 인식과 내적 독백으로 결정된다. 다른 사람들과 상황은 당신을 분노하게 '만들 수' 없다. 분노를 자극하는 것은 다른 사람이 말하고 행동하는 것에 대한 해석 때문이고, 분노를 자극하는 사람들에 대한 당신의 내적인 평가 때문이다. 종종 이러한 해석과 혼잣말은 왜곡의 요소를 포함한다. 다음의 인지 왜곡 사례는 분노를 촉발시킬 수 있다.

- 포괄적인 이름 붙이기: 누군가를 '건달' 또는 '바보' 라고 묘사하는 것은 당신이 그들을 무시하는 방식으로 묘사하고 있는 것이다.
- 흑백 사고: 극단적 용어를 쓰게 되면 사람들 또는 상황을 전부 좋거나 전부 나쁜 것으로 묘사하게 되고 중간 단계는 존재하지 않게 된다. 당신은 이런 식으로 상황을 왜곡한다.
- 과장: 당신이 극도로 분노할 때는 잘못되거나 희생당했다는 느낌이 증가한다. 이것은 분노를 유지하고 지속시키는 일반적인 방법이다.
- 권리: 당신이 원하는 것을 언제나 얻어야 하고, 모든 것을 쉽게 이루어져야 하며, 삶을 항상 공평해야 한다고 믿을 때, 당신의 사고는 항상 자신의 필요를 완전하게 충족시켜야만 한다는 비합리적 신념에서 출발하고 있다. 이러한 오개념이 수많은 자기 패배적 분노와 비난을 이끌어 낸다.

이러한 예는 과도하고 파괴적인 분노로 이끄는 왜곡된 사고 중 일부에 불과할 뿐이다. 분노를 촉발시키는 비합리적 신념에 대한 좀 더 완결된 논의는 매튜 매케이, 피터 로저스(Peter Rogers) 그리고 주디스 매케이(Judith McKay)의 『분노가 상처 줄 때(*When Anger Hurts*)』에서 볼 수 있다. 과도한 분노로 인해 당신의 안녕과 관계가 방해받고 있다면, 이 책을 강력히 추천한다.

감정에 대해 다른 사람과 의사소통하기

감정을 의사소통한다는 것은 상대가 나에게 말하고 행동하는 것과 관련해서 내 기분이 어떤지를 알게 해 준다는 의미가 있다. 자신의 감정을 이런 방식으로 다루는 것은 제삼자에게 표현하거나 종이에 써서 표현하는 것보다 더 위험이 따르는 일이다. 당신은 상대에게 느끼는 바를 전달할 때 자신의 감정을 '완성' 할 것이다. 최종적으로 상대에게 당신의 감정을 전달할 때까지는 오랜 시간 상대에 대해 분노와 두려움을 안고 살 수 있다. 일단 감정을 전달하고 나면 더 이상 비밀스럽게 침묵하면서 그 감정을 '가지고' 있을 필요가 없다. 때때로 당신이 감정을 가지고 있는 상대가 더 이상 세상에 존재하지 않을 수도 있는데, 이런 경우에는 편지를 써서 감정을 전할 수 있다(이 장 끝의 연습 3을 보라.).

감정을 전달하는 데는 두 가지 중요한 규칙이 있다.

- 감정을 전달하려는 사람이 기꺼이 귀 기울여 경청할 것이라는 점을 확신하라.
- 상대방을 비난하거나 비판하는 것을 피하라.

첫 번째 규칙은 당신의 감정이 존중받아야 할 매우 본질적인 부분이라는 점 때문에 중요하다. 당신의 이야기를 귀 기울여 듣지 않는다면, 당신의 감정은 평가절하되고 오해받을 것이다. 따라서 슬픔, 두려움이나 분노가 증가하게 될 것이다. 당신이 누군가에게 감정을 전달하고자 할 때는 먼저 들을 준비가 되었는지 물어보라. "내가 하고 싶은 말이 있는데 당신이 그걸 들어준다면 고맙겠어요." 라고 말할 수 있다. 다른 사람이 방해한다면 "내가 이야기를 마칠 때까지 기다려 줄래요?" 라고 말할 수 있다. 상대가 진정으로 이야기를 들어준다는 것은 당신에게 관심을 집중하고 방해하지 않으며 충고나 조언, 판단 없이 듣는다는 것을 말한다. 그들은 조용하고 집중하는 태도로 듣기만 할 뿐이다. 유일한 방해가 있다면 그들이 당신의 이야기를 정확하게 들었는지 확인하기 위해 당신의 이야기를 요약하는 것일 것이다. 듣는 사람의 이러한 요약은 '적극적 경청' 이라 불리는데, 의사소통에 관한 어느 책에서도 배울 수 있는 것이다. 듣는 이의 경청 기술은 당신의 자기 개방을 촉진하고, 느끼는 바를 전달하게 해 준다.

두 번째 규칙은 당신이 비난하거나 비판하는 태도를 갖지 않고 이야기를 한다면 듣는 사람들이 매우 잘 듣게 되기 때문에 중요하다. 이러한 기술은 ① 1인칭 문장을 사용하기, ② 그들의 존재가 아닌 행동에 대해 감정을 표현하기, ③ 상대에 대한 판단을 피하기를 통해 달성된다.

❶ 1인칭 시점을 사용하라. 당신이 어떻게 느끼는지를 상대에게 표현할 때는 "나는 ~라고 느낀다." 또는 "나는 ~라고 느끼고 있다."로 시작한다. 이런 식으로 자신의 감정을 상대에게 책임 전가하지 않고 온전히 자신의 것으로 책임을 지게 된다. "당신이 내게 이런 감정을 갖게 하는군요." 또는 "당신이 내게 이런 느낌을 불러일으키는군요."라고 말한다면 자신의 책임을 전가하여 상대를 방어적으로 만들게 된다. 비난하고 싶을 때라도 "내가 ~을 느낀다."라고 말함으로써 상대가 더 잘 경청할 수 있게 만들 수 있다.

❷ 상대의 존재를 공격하기보다는 그들의 행동에 대해 이야기하라. 무엇에 대한 감정인가? 당신은 상대의 존재에 화가 나거나 겁이 났다고 느낄 수 있지만 실제로 그것은 과잉일반화다. 좀 더 살펴보면 상대의 말이나 행동에 대한 감정임을 알 수 있을 것이다. 당신의 감정을 전달하기 전에 그것이 무엇인지를 결정하는 것은 중요하다. 실제로 말할 때는 1인칭 화법으로 특정 행동이나 말에 대해서 말하도록 한다.

- "나는 네가 전화한다고 했는데 전화하지 않아서 화가 나."

  (잘못된 화법: "나는 당신이 전화하지 않아서 공황 발작이 일어났어." 또는 "당신이 내게 전화하지 않았지. 이 바보야, 그게 나를 무섭게 한다고.")

- "나는 당신이 파티장에서 비서와 함께 춤추는 것을 볼 때 위협을 느꼈어요."

  (잘못된 화법: "내가 모욕감을 느낄 것을 알면서도 어떻게 당신이 그녀와 춤을 출 수 있지?" 또는 "당신은 내 감정에 대해 너무 무관심해.")

- "당신이 떠난다고 하니까 너무 두려워요."

  (잘못된 화법: "내가 그토록 연약한 줄 알면서도 어떻게 그런 얘기를 할 수 있어?")

단순한 말의 차이로 보일지 몰라도 이것은 중요한 차이다. 사람들의 행동이 아니라 그들 자체에 대해 이야기하는 것은 당신이나 그들을 깔아뭉개는 결과를 초래한다. 첫 번째 예에서 분노를 전가하는 것은 상대로 하여금 죄책감이나 분노를 갖게 한다. 상대를 바보라 부르는 것은 확실히 상대를 방어적으로 만든다. 세 번째 예의 경우는 당신이 상대를 두려워하고 있다는 것을 말함으로써 당신 자신을 방어적으로 만들고 관계에서 거리감을 갖게 할 것이다. 요약하면, 특정한 말과 행동에 대한 당신의 감정을 전달하는 것은 다른 사람이 변화시킬 수 있는 것에 대해 이야기하는 것이므로 변화 가능한 것이다.

❸ 판단을 피하라. 이것은 앞서 나온 이야기의 연장선상에 있다. 감정을 전달할 때

는 상대에 대한 판단을 하지 말라. 당신의 문제는 그들 자신에 대한 것이 아니라 그들의 행동에 대한 것이기 때문이다. 판단하지 않고 말하면 상대가 당신의 말을 경청하게 된다.

감정 뒤에 있는 욕구를 찾기

강렬한 감정은 종종 자신이 아직 알아채지 못하고 있는 욕구를 찾는 단서가 된다. 당신이 공황의 징후를 보이는 것을 보고 다른 사람들이 어떻게 생각할까 하는 것 때문에 당신은 걱정스러울 수 있다. 수용에 대한 욕구는 당신의 두려움의 기저에 깔려 있다. 친밀하다고 느꼈던 사람이 떠난 후에는 혼자가 되기에 슬픔이나 애도를 경험하게 된다. 당신은 파트너가 중요한 약속을 어겼기 때문에 분노하기도 한다. 분노 뒤에는 존중과 배려에 대한 욕구가 있다. 그리고 삶이 너무 평범하게 보이기 때문에 지루하고 공허하거나 우울할 수 있는데, 지루함 뒤에는 삶의 더 큰 의미와 목표를 추구하고자 하는 욕구가 있다.

감정 뒤에 있는 욕구를 찾는 과정은 감정을 새롭고 깊은 시각으로 보게 해 준다. 사람들은 이유 없이 분노 또는 슬픔을 느끼지 않는다. 당신은 특별한 욕구를 가지고 있다는 것을 안다. 자신의 욕구에 대한 좀 더 깊은 통찰을 얻게 되면 그것들을 충족시킬 수 있는 방법을 실행할 수 있다. 감정 뒤의 욕구를 알아차리는 데 실패하거나 그것을 무시한다면 그 감정이 사라지지 않고 계속해서 붙어 있는 것 같은 느낌을 갖게 될 것이다. 다시 말하지만, 감정은 문제라기보다는 뭔가 당신 자신에 대해서 말하고 있는 것이다. 당신이 항상 슬프거나 분노한다면 바로 그 지점이 아직 알아차리지 못한 욕구들을 만날 필요가 있다는 것을 강하게 보여 주는 것이다. 당신의 욕구를 어떻게 찾아낼 수 있는지는 자기주장에 관한 다음 장에서 살펴볼 것이다. 자존감을 다룬 장에서는 인간 욕구의 본성과 그것들의 인식 및 표현의 중요성에 대해 좀 더 살펴볼 것이다. 삶에서 불안이 크게 작용하고 있다면 당신이 기본적인 욕구에 대해 부인하고 있다는 신호로 받아들이라.

자기평가

다음의 두 가지 자기평가는 중요한 감정인 분노와 슬픔을 어떻게 다룰 수 있는지를 깨닫게 해 줄 것이다. 그것들을 느끼는 바를 표현하고 의사소통하는 태도와 습관을 갖도록 해 주는 데 기본으로 사용하라.

자기평가 1: 분노에 대한 인식을 개발하기

❶ 분노를 표현하는 것에 대해 어린 시절 어떤 메시지를 받았는가?
❷ 어떤 종류의 사람, 상황, 사건이 당신을 분노하게 하는가?
❸ 분노를 느껴도 좋다고 생각하는가?
❹ 다른 사람에게 또는 물건에게 분노 감정을 표현하는 것에 대해 어떻게 느끼는가?
❺ 분노를 표현한다면 어떻게 하는가? 공격적인가? 자기주장적인가? 완고하게/반항적으로? 불평하는가?
❻ 분노 감정을 인식하는 능력을 증가시키기 위해 무엇을 하고 싶은가? 분노를 표현하는 것? 분노를 적절하게 전달하는 것?

자기평가 2: 슬픔에 대한 인식을 개발하기

❶ 우는 것에 대해 어린 시절 어떤 메시지를 받았는가?
❷ 어떤 상황에서 눈물이 나는가? 특별한 이유가 있어서 우는가, 아니면 명백한 이유가 없어도 우는가?
❸ 혼자 우는가, 아니면 여러 사람 앞에서 울 수 있는가?
❹ 우는 것에 대해 어떻게 느끼고 있는가? 해소된다는 느낌, 우울해지는 느낌, 부끄러움 혹은 다른 어떤 것?
❺ 슬픔을 더 민감하게 느끼기 위해 무얼 하고 싶은가? 슬픔을 표현하는 것? 슬픔을 적절하게 전달하는 것?

연 습

다음의 세 가지 연습은 감정을 표현하기 위한 직접적인 방법을 제공한다.

연습 1: 듣는 대상을 정하기

배우자, 파트너 또는 가까운 친구와 매주 서로의 이야기를 듣기 위한 1시간 정도의 시간을 따로 마련해 두라. 그런 다음 먼저 30분 동안 이야기할 때 상대가 당신의 이야기에 집중하여 듣도록 한다. 다음에는 역할을 바꿔 당신이 상대의 이야기를 집중하여 듣는다. 말할 때 주의할 점은 감정에 대해 묘사하거나 설명하는 것이 아니라 실제로 그 감정을 다시 느껴 보고 표현해 보는 것에 초점을 두는 것이다. 당신이 듣는 대상이라면 상대방의 말을 끊지 않고 집중하여 듣는 것이 필요하다. 듣는 동안에는 조언이나 의견, 논평을 삼가라. 다만 듣는 동안 명확하지 않은 부분에 대해서는 질문을 하라. "내가 네 말을 잘 알아들었는지 보자. 너의 이야기는……."과 같이 말하는 것은 당신이 들은 내용을 요약하는 데 도움을 준다. 반복해서 말하자면, 이러한 것은 '적극적 경청' 이라고 불린다.

연습 2: 감정 일기

당신의 감정만을 적을 수 있는 감정 일기를 따로 마련하라. 좌절감, 분노, 불안, 두려움, 슬픔이나 애도를 덜어 내고 싶거나 기쁨, 사랑, 흥분 등의 감정을 느꼈을 때마다 기록해 보라. 쓸 때 '나는 느낀다.' 또는 '나는 느꼈다.' 와 같이 시작하고, 당신이 경험하는 감정을 확인하는 데 도움을 주는 감정 목록을 참조하라.

연습 3: 당신의 감정을 상대에게 전달하는 편지를 쓰기

말로 하기 어려운 상황에 있는 상대에게는 감정을 전달하는 편지를 쓰라. 이런 대상에는 전 배우자, 연인 또는 돌아가신 부모님이 해당될 것이다. 그 대상에 대한 긍정적이거나 부정적인 감정을 전부 표현할 시간을 가지라. 전부 표현했다고 생각될 때까지

하라. 그런 편지는 몇 장에 걸쳐 쓰이는 것이 자연스럽다.

다 썼으면 그것을 친한 친구나 상담자 앞에서 읽어 보라. 이것은 당신이 썼던 감정들을 훨씬 더 실감나게 느낄 수 있게 해 준다. 반면에 그 편지를 당신 자신의 비밀로 간직하는 것도 괜찮다.

선택 사항: 직접 말할 수 있는 상대임에도 불구하고 다양한 이유로 편지를 쓰기를 원할 수도 있다. 그런 편지를 쓴다면 보내기 전에 상담자나 친구와 상의해 보기 바란다.

활동 요약

1. 불안, 우울, 그리고 두통, 궤양, 근육통과 같은 정신신체적 증상 등의 억압된 감정의 징후에 대해 익숙해질 때까지 '억압된 감정의 증상을 인식하기' 섹션을 다시 읽으라.
2. 당신의 감정을 알아차리는 데 어려움을 느낀다면, '신체에 귀 기울이기' 섹션에서 초점 두기 연습을 하라. 당신이 느끼는 바를 확인하는 데 도움을 주는 '감정 목록'을 사용하라.
3. 매일 감정 표현하기 연습을 하라. 감정을 정기적으로 나눌 수 있는 '듣기 상대'를 정하거나(연습 1), 감정 일기를 쓰라(연습 2). 당신이 느끼는 바를 표현한 후에는 몸의 긴장 수준이 어떻게 변화되는지 보라.
4. 분노를 다루기 어렵다면, '분노를 다루는 방법에 대한 지침'을 다시 읽어 보라. 분노를 직접 전달하기 전에 일기나 제삼자에게 분노를 표현하는 것을 연습해 본다.
5. 분노나 다른 감정을 상대에게 직접 표현할 때 기억할 점은 ① 그들이 기꺼이 듣고자 할 것임을 확신하라, ② '나-진술문'을 쓰라, ③ 그들의 존재가 아닌 행동에 관해 말하라, ④ 상대를 판단하지 말라 등이다.
6. 당신 인생에서 중요한 또는 중요했던 사람에게 당신의 감정을 전달하는 편지를 쓰라(연습 3).

참•고•문•헌

Gendlin, Eugene. *Focusing*. New York: Bantam Books, 1978.

Lowen, Alexander. *Bioenergetics*. New York: Penguin Books, 1976.

McKay, Matthew, Martha Davis, and Patrick Fanning. *Messages: The Communication Skills Book*. Second edition. Oakland, Calif.: New Harbinger Publications, 1995.

McKay, Matthew, Peter Rogers, and Judith McKay. *When Anger Hurts*. Second edition. Oakland, Calif.: New Harbinger Publications, 2003.

Peck, M. Scott. *The Road Less Traveled*. Twenty-fifth anniversary edition. New York: Touchstone Books, 2003.

Rubin, I. R. *The Angry Book*. New York: Collier Books, 1969.

Tavris, Carol. *Anger: The Misunderstood Emotion*. New York: Simon & Schuster, 1982.

CHAPTER 13
자기주장하기

자기주장은 다음과 같은 상황에서 당신이 보이는 태도와 행동방식이다.

- 감정을 표현하기
- 원하는 것을 요구하기
- '원하지 않는 것' 에 대해 '아니요' 라고 말하기

주장을 한다는 것은 자기 인식과 함께 자신이 원하는 것을 안다는 개념을 포함한다. 이렇게 '안다' 는 생각의 바탕에는 자신이 원하는 것을 요청할 권리를 갖고 있다고 믿는 신념이 있다. 주장을 하는 경우, 그 사람은 인간으로서의 기본권을 인식하고 있는 것이다. 당신은 다른 사람에게 존경과 위엄을 표현하는 것과 같이 당신 자신과 당신의 특별한 요구를 표현할 수 있다. 또한 자기주장을 통해 자기존중과 자기 가치를 발전시키게 된다.

공포증이 있거나 걱정이 많은 사람이라면 어떤 상황 가운데 자기주장적인 행동을 할 수도 있다. 그러나 가족 구성원이나 가까운 친구들에게 '아니요' 라고 말하는 것

또는 구체적인 요구를 하는 것은 어렵게 느껴질 수 있다. 만약 자신에 대해 완벽해지기를 기대하고 또 그러한 기대 가운데 부모님을 기쁘게 해야 한다고 생각되는 가정 배경에서 성장했다면, 당신은 성인이 되어서 '다른 사람을 기쁘게 하는 사람' 의 모습이 되어 있을 것이다. 배우자나 다른 사람들과 함께, 당신은 정말로 하기 싫은 많은 일들을 하면서 부당한 취급을 받을 것이다. 이러한 상황에서 당신은 분노를 느끼거나 긴장되거나 분쟁을 일으키는 사람이 될 수 있다. 자기주장 방법을 배우면 사람들은 자신의 진실한 감정과 요구를 좀 더 쉽게 표현할 수 있다. 그리고 자신이 주장한 것에 대한 결과로 원하는 것 이상의 결과를 얻게 될 때는 놀랄 것이다. 또한 주장 행동을 통해 다른 사람들이 당신을 더 존중하게 된다는 것을 알면 놀랄 것이다.

대안적인 행동 유형

자기주장은 적극적이기와 순종적이기라는 두 가지의 양극적인 방식에서 타협점을 찾는 것이다.

비주장적으로 또는 순종적으로 행동하기는 당신의 권리와 요구를 감소시키고, 대신 다른 사람이 선호하는 것에 자신의 의견을 양보하는 것이다. 자신의 감정을 표현하지 않고 다른 사람들이 당신이 원하는 것을 알지 못하게 한다. 그 결과는 당신의 감정이나 요구를 무시한 채 두는 것으로 나타난다. (그리고 그들이 반응하지 않은 것에 대해서 비난할 수 없다.) 순종적인 행동은 또한 자신이 원하는 것을 요청하려고 시도하는 상황에서 죄책감을 갖게 한다. 당신이 자신의 욕구를 표현할 권리를 가지고 있는지에 대해 확신이 없다는 메시지를 표현한다면 다른 사람들은 당신을 존중하지 않을 것이다. 공포와 두려움이 있는 사람들은 종종 순종적이다. 앞서 말했듯이, 공포와 두려움이 있는 사람들은 모든 사람에게 친절하고 사람들을 기쁘게 하는 것에 주목하기 때문이다. 또는 그들은 자신의 감정을 표현하게 되면 자신에게 의존하고 싶어 하는 배우자나 파트너를 서운하게 만들까 두려워한다.

반면에 적극적인 행동은 요구하기, 신경 쓰이게 하기, 심지어 타인을 적대시하는 의사소통을 포함한다. 일반적으로 적극적인 사람들은 다른 사람들의 권리와 감정에 무감각하고, 강압이나 협박을 통해서 그들이 원하는 것을 얻으려고 한다. 적극적이기는 여러 곳에 적과 분쟁을 만드는 완전한 힘과 같은 것이다. 그것은 종종 다른 사람들과 협력하기보다는 철회하거나 뒤로 물러서게 하면서 방어하도록 만든다. 예를 들어, 당신이 직장에서 특정 업무를 원한다고 누군가에게 말하는 적극적인 표현은 다음과 같다. "그 업무는 제가 한 것이에요. 당신이 직원 회의 동안에 그 과제를 가져와서 상사에게 보여 준다면 아마 후회할 일이 생길 거예요."

자신을 솔직하게 주장하는 것에 대한 대안으로, 많은 사람들은 수동-공격성을 보인다. 만약 당신이 이런 유형이라면 공공연하게 화제에 직면하기보다는 수동적인 저항을 통해서 은밀한 형태로 분노와 불쾌한 감정을 표현한다. 예를 들면, 당신은 당신의 상사에게 화가 났다. 그래서 끊임없이 직장에 지각을 한다. 당신은 당신 배우자의 요구에 응하기를 원하지 않는다. 그래서 늑장을 부리거나 요구에 대해서 잊어버린다. 당신은 진정으로 원하는 것을 요청하거나 행동하기보다는 끊임없이 부족한 것에 대해서 불평하거나 한탄한다. 수동-공격적인 사람들은 좀처럼 그들이 원하는 것을 얻지 못한다. 왜냐하면 그들은 결코 듣는 사람을 이해시킬 수 없기 때문이다. 그들의 행동은 다른 사람들을 화나고 혼란스럽고 분노하게 만든다. 직장에서 특정한 과제를 요구할 때 수동-공격적인 방식을 사용하는 것은 누군가가 그 직업에 혹은 동료에게 말하는 방식이 얼마나 부적합한지를 지적하는 것이다. 예를 들면, "내가 더 흥미로운 일을 했다면 이 조직에서 다른 위치에 있었을 거야."와 같은 표현이다.

마지막으로 비주장적으로 행동하는 유형은 속임수를 쓰는 것이다. 속임수를 쓰는 사람들은 다른 사람들이 죄책감이나 미안함을 느끼게 함으로써 그들이 원하는 것을 얻으려고 노력한다. 그들 자신의 욕구를 충족시킨 것에 대한 책임을 느끼기보다는 다른 사람들이 자신을 돌보게 하기 위해서 순교자나 희생자의 역할을 한다. 이것이 효과가 없을 때, 그들은 공공연하게 화를 내거나 무관심한 척한다. 속임수는 무엇이 일어나고 있는지 인식하는 데 실패한 사람들에게만 효과가 있다. 속임수에 속은 사람들은 혼란을 느끼거나 미칠 것 같은 느낌이 들고, 그 후에는 그들을 속인 사람에 대해서 화가 나거나 분노하게 된다. 직장에서 특정한 과제를 요청하기 위해 속임수를 쓰는 방식은 당신의 상사에게 다음과 같이 말하는 것이다. "내가 이 일을 얻으면 내 남자친구가 나를 존중해 줄 것이라고 생각해요." 또는 동료에게 다음과 같이 말한다. "이것에 대해서 비밀을 지켜줘. 그러나 나는 이 일을 얻지 못하면 만일의 경우를 위해서 비축해 둔 수면제를 복용할 거야."

이러한 유형들과는 대조적으로, 주장적인 행동은 당신이 원하는 것을 혹은 누군가를 부인하거나 공격하거나 속이지 않고 간결하고 직접적인 방식으로 요청하는 것(아니라고 말하는 것)을 포함한다. 이것은 다른 사람들을 존중하고 배려하면서 당신의 감정과 요구를 정직하고 직접적인 방식으로 의사소통하는 것이다. 본질적으로 자기주장은 다른 사람의 위엄을 존중하는 방식으로 당신 자신의 필요를 충족시키는 것에 대해서 책임을 지는 것을 포함한다. 다른 사람들은 당신이 주장을 할 때 편안함을 느낀다. 왜냐하면 당신이 어떤 상태에 있는지 알기 때문이다. 그들은 당신의 정직함과 솔직함을 존중한다. 요구하거나 명령하기보다 주장하는 진술은 다음과 같이 간결하고 직접적인 요구를 만든다. "나는 그 일을 정말 좋아해요." 또는 "나는 상사가 나에게 그 과제를 시켜 주기를 원해요."

이상의 다섯 가지 유형 중에 어느 것이 당신에게 가장 잘 맞는가? 아마도 하나 이상의 행동 유형이 상황에 따라서 적용될 것이다.

다음에 제시된 연습지들은 당신이 무언가를 원할 때 당신이 선호하는 행동 유형을 구체화하도록 돕는다.

주장하기를 배우기

주장하기를 배우는 것은 다음의 여섯 가지의 명확한 분야에서 작업하는 것을 포함한다.

❶ 비언어적으로 주장하는 행동을 발달시키기
❷ 인간으로서 당신의 기본권을 인식하고 기꺼이 연습하기
❸ 당신의 고유한 감정, 요구, 바람을 인식하기
❹ 주장적인 반응을 연습하기: 처음에 쓰기와 역할극을 통해서, 그다음에는 실생활에서
❺ 그 자리에서 자기주장하기
❻ '아니요' 라고 말하는 것을 배우기

이 장의 나머지 부분에서는 이러한 영역 각각에 대해 다루고자 한다.

당신의 유형은 무엇입니까?

다음의 각 상황을 한 번에 하나씩 생각해 보라. 당신은 전형적으로 어떻게 그것을 다룰 것인가? 당신의 접근은 비주장적인가(다시 말하면, 당신은 그것에 대해서 아무것도 하지 않을 것이다). 적극적인가, 수동-공격적인가, 속임수를 쓰는가, 아니면 주장적으로 반응할 것인가? 다음에 주어진 각 상황에 당신이 어떤 유형으로 반응할지 생각해 보라. 아래 30개의 목록에서 '주장적인' 반응이 25개 이하라면 자기주장을 훈련하는 것이 당신에게 도움이 될 것이다.*

1. 당신이 원하지 않는 것을 팔려고 하는 판매원과 전화 통화를 하고 있다.
2. 당신에게 더 이상 효력이 없는 관계를 끝내고 싶다.
3. 당신이 극장에 앉아 있는데 뒤에 앉은 사람이 말을 한다.
4. 당신의 의사가 당신을 20분 넘게 기다리게 한다.
5. 당신의 십대 자녀가 스테레오 소리를 너무 크게 틀어 놓았다.
6. 옆집에 사는 당신의 이웃이 스테레오 소리를 너무 크게 틀어 놓았다.
7. 당신은 상점에 되돌아가서 산 물건을 돌려주고 환불을 받고 싶다.
8. 당신이 줄을 서 있는데 누군가 당신 앞으로 끼어든다.
9. 당신이 사용할 수 있는 돈을 당신의 친구가 오랫동안 빚지고 있다.
10. 당신이 받은 서비스에 비해 터무니없이 비싼 청구서를 받았다.
11. 당신의 집을 수리하는 사람이 만족스럽지 않게 해 놓은 일에 대해서 비용을 요구하고 있다.
12. 음식점에서 너무 익히거나 덜 익힌 음식을 받았다.
13. 당신은 당신의 배우자나 파트너가 가장 좋아하는 것을 물어보고 싶다.
14. 당신은 당신의 친구가 좋아하는 것을 물어보고 싶다.
15. 당신의 친구가 당신이 하고 싶지 않은 일에 대해서 요청한다.
16. 당신의 아들/딸/배우자/룸메이트는 집에서 그들의 공정한 몫을 하지 않고 있다.
17. 당신은 질문을 할 것인데 누군가가 그것을 우습다고 생각할 것을 걱정한다.
18. 당신은 집단에 있고 소리 높여 말하고 싶지만, 당신의 생각이 어떻게 받아들여질지 모른다.
19. 당신은 모임에서 대화를 하고 싶은데 아무도 모른다.
20. 당신은 흡연하고 있는 사람 옆에 앉아 있거나 서 있고, 담배 연기가 당신을 괴롭히기 시작한다.
21. 당신은 배우자나 파트너의 행동을 받아들일 수 없다.
22. 당신은 친구의 행동을 받아들일 수 없다.
23. 당신의 친구가 당신이 심부름을 하기 위해서 막 나가려고 하는데 갑자기 들렀다.
24. 당신은 중요한 것에 대해서 누군가에게 말하고 있는데 그 사람이 듣고 있는 것 같지 않다.
25. 당신의 친구는 점심 약속에 당신을 기다리게 한다.
26. 당신은 당신이 원하지 않는 물건을 백화점에 반품하고 환불을 요청하는데, 점원이 당신의 요구에 대해 다른 물건으로 교환할 것을 제안한다.
27. 당신이 말하고 있는데 누군가 방해한다.
28. 전화벨이 울리나, 당신은 전화를 받고 싶지 않다.
29. 파트너나 배우자가 마치 당신이 어린아이인 것처럼 당신을 얕보며 말한다.
30. 당신은 다른 사람들로부터 부당한 비판을 받는다.

* 이 질문지의 개념들은 Shirley J. Mangini, *Secrets of Self-Esteem*. Canoga Park, California: N.O.V.A. Corp., 1986에서 수정하였다.

자가 주장 질문지

당신이 좀 더 주장적일 수 있는 상황들을 더 명확히 하기 위해서 다음의 질문들을 완성하라. 이 질문들은 『자기주장하기(*Asserting Yourself*)』라는 책에서 샤론 보워(Sharon Bower)와 고든 보워(Gordon Bower)에 의해서 고안되었다. A열에 적용되는 항목을 표시하라. 그런 다음에 B에서 이러한 상황에서 당신이 느끼는 편안함의 정도를 평정하라.

1 = 편안한
2 = 조금 불편한
3 = 보통 불편한
4 = 매우 불편한
5 = 참을 수 없게 위협적인

(불편함의 다양한 정도는 당신의 감정이 화가 나는가, 두려운가, 혹은 수동적인가로 표현될 수 있다.)

당신은 언제 비주장적으로 행동하는가?

A) 항목들이 당신에게 적용되면 이곳에 표시하라.	B) 1~5까지 편안함의 정도를 평정하라.	
		도움을 구할 때
		의견 차이를 말할 때
		부정적인 감정을 듣거나 말할 때
		긍정적인 감정을 듣거나 말할 때
		협력을 거부하는 사람을 다룰 때
		당신을 짜증나게 하는 것에 대해 큰 소리로 말할 때
		모든 시선이 당신을 향해 있을 때 말할 때
		속이는 것에 저항할 때
		아니라고 말할 때
		가치가 없는 비난에 대해서 반응할 때
		권위적인 사람에게 요구할 때
		원하는 것을 위해서 협상할 때
		담당할 때
		협력을 요청할 때
		생각을 제안할 때
		질문을 할 때
		죄책감을 느끼게 하는 시도를 다룰 때
		서비스를 요청할 때
		데이트나 약속을 요청할 때
		도움을 요청할 때
		기타 ________________

당신이 비주장적으로 대하는 사람들은 누구인가?

______	______	부모님
______	______	동료, 반 친구
______	______	낯선 사람들
______	______	오래된 친구들
______	______	배우자나 중요한 사람
______	______	고용주
______	______	친척들
______	______	어린이들
______	______	아는 사람들
______	______	판매원, 점원, 고용한 사람
______	______	집단에서 두세 명 이상의 사람들
______	______	기타 ______________

비주장적인 태도로 성취할 수 없었던 것은 무엇인가?

______	______	당신이 잘한 것에 대해서 승인을 받는 것
______	______	특정 과제에 대해서 도움을 받는 것
______	______	파트너로부터 더 주목받고 시간 보내기
______	______	상대방이 들어주고 이해받는 것
______	______	지루하고 좌절스러운 상황을 만족스럽게 만들기
______	______	항상 친절할 필요가 없는 것
______	______	중요한 시기에 자신감 갖고 말하기
______	______	판매원, 상점 점원, 수리공 등을 편하게 대하기
______	______	당신이 매력적이라고 생각하는 사람에게 연락처를 요청하는 데 있어서 자신감을 갖기
______	______	직업을 위한 인터뷰, 승급을 요구하기
______	______	당신의 감독자나 부하직원을 편하게 대하기
______	______	많은 시간 동안 화내거나 괴로워하지 않기
______	______	무기력함과 실제로 변하는 것은 없다는 생각을 극복하기
______	______	성적인 경험을 만족시키기 시작하기
______	______	완전히 다르고 새로운 것을 하기
______	______	자신만의 시간을 갖기
______	______	당신에게 재미있고 휴식이 되는 것을 하기
______	______	기타 ______________

당신의 반응을 평가하라. 당신이 답한 내용을 살펴볼 때, 당신은 어느 분야에서 더 주장적인 태도를 가져야 하는가? 비주장적인 행동은 A열에 당신이 표시한 구체적인 항목에 어떻게 기여하는가? 당신은 고유의 주장적인 프로그램을 발전시키면서 2~3점으로 평정한 항목에 주목하기를 원할지도 모른다. 이러한 상황은 변화시키기 쉽다. 그리고 아주 불편하고 위협적이라고 표시한 항목은 나중에 다룰 수 있다.

비언어적으로 주장하는 행동을 발달시키기

자기주장의 비언어적인 측면은 다음을 포함한다.

- 다른 사람들에게 말할 때 그들을 직접적으로 쳐다보라. 말을 할 때 아래를 보거나 시선을 돌리는 것은 당신이 원하는 것을 요구하는 것에 대해 자신감을 가지지 못한다는 메시지를 전달한다. 정반대의 경우인 똑바로 응시하기는 다른 사람을 방어적으로 만들 수 있기 때문에 마찬가지로 도움이 되지 않는다.
- 폐쇄적인 자세보다 개방적인 자세를 유지하라. 앉아 있을 때 다리나 팔을 꼬지 말라. 서 있을 때는 두 발로 똑바로 서 있으라. 사람에게 말을 할 때 측면을 보기보다는 상대방을 직접적으로 쳐다보라.
- 주장적으로 의사소통하는 동안 다른 사람으로부터 뒤로 물러서거나 멀어지지 말라. '자기 자리에서 움직이지 않고 서 있다' 는 표현이 여기에 문자 그대로 적용된다.
- 진정하라. 지나치게 감정적인 상태가 되거나 흥분하는 것을 피하라. 분노를 느끼면 주장하기 전에 당신의 에너지를 다른 곳으로 분산하라. 차분하지만 단정적인 요구는 단순히 화를 내는 것보다 더 무게가 실린다.

주장적인 반응을 요구하는 상황에서 역할극을 하면서, 친구와 함께 이러한 비언어적인 방법을 연습해 보라. 그러한 상황의 목록은 '그 자리에서 자기주장하기' 섹션의 뒷부분에서 제시되어 있다.

당신의 기본권을 인식하고 연습하기

성인으로서 우리 모두는 특정한 기본권을 지니고 있다. 종종 우리는 그 권리들을 잊어버리거나 또는 어린 시절 그러한 권리를 믿도록 배우지 못했다. 자기주장을 발달시키는 것은 다른 사람이 아닌 당신 자신이 다음의 '나의 권리'에 나열된 모든 것에 대해서 권리를 가지고 있다는 것을 인식하는 것이다. 자기주장은 당신이 위협받거나

나의 권리

1. 나는 내가 원하는 것을 요청할 권리가 있다.
2. 나는 내가 만족하지 않는 요구나 요청에 대해서 아니라고 말할 권리가 있다.
3. 나는 나의 모든 긍정적인 또는 부정적인 감정을 표현할 권리가 있다.
4. 나는 나의 마음을 바꿀 권리가 있다.
5. 나는 실수를 하고 완벽하지 않아도 될 권리가 있다.
6. 나는 나 자신의 가치와 기준을 따를 권리가 있다.
7. 나는 내가 준비되어 있지 않을 때에는 그것이 안전하지 않고 나의 가치를 위반한다면 '아니요' 라고 말할 권리가 있다.
8. 나는 나 자신의 우선순위를 정할 권리가 있다.
9. 나는 다른 사람의 행동, 행위, 감정, 문제들에 책임을 지지 않을 권리가 있다.
10. 나는 다른 사람들로부터 정직을 기대할 권리가 있다.
11. 나는 내가 사랑하는 사람에게 화를 낼 권리가 있다
12. 나는 나 자신에게 유일무이할 권리가 있다.
13. 나는 두려워하거나 두렵다고 말할 권리가 있다.
14. 나는 "나는 몰라요." 라고 말할 권리가 있다.
15. 나는 나의 행동에 대해서 변명을 하거나 이유를 대지 않을 권리가 있다.
16. 나는 나의 감정에 기반해서 결정을 내릴 권리가 있다.
17. 나는 개인적인 공간과 시간을 위한 나 자신의 필요에 대해서 권리가 있다.
18. 나는 즐겁고 장난을 즐길 권리가 있다.
19. 나는 내 주변에 있는 사람만큼 건강할 권리가 있다.
20. 나는 학대적이지 않은 환경에서 살 권리가 있다
21. 나는 친구들을 사귀고 사람들과 편안하게 지낼 권리가 있다.
22. 나는 변화하고 성장할 권리가 있다.
23. 나는 나의 요구와 바람들이 다른 사람들로부터 존중받을 권리가 있다.
24. 나는 존엄과 존중을 받을 권리가 있다.
25. 나는 행복할 권리가 있다.

이 목록을 복사해서 눈에 잘 띄는 장소에 붙여 놓으라. 매일 이를 주의 깊게 읽으면, 결과적으로 당신은 자신이 각각의 권리들에 대한 자격을 가지고 있다는 것을 받아들이게 될 것이다.

화가 나는 상황에서 이러한 권리를 연습하도록 책임을 지는 것을 포함한다. '나의 권리'를 읽고, 각각을 믿고 연습하는 당신의 의지를 숙고해 보라.

당신의 고유한 감정, 요구, 바람을 인식하기

당신의 감정을 인식하고 표현하는 것을 발달시키는 것에 대해서는 12장에서 논의된 바 있다. 당신의 감정과 접촉하는 것은 주장하기 위한 필요조건이다. 당신의 요구와 바람을 인식하고 돌보는 것을 배우는 것은 자존감에 관한 장에서 자세하게 다룰 것이다.

당신이 ① 자신이 느끼고 있는 것이 무엇인지, ② 자신이 원하는 것이나 원하지 않는 것이 무엇인지에 대해서 명확하지 않다면 주장적으로 행동하는 것은 어렵다.

자기주장은 당신이 내적으로 느끼는 것을 말하고, 당신이 원하는 변화를 직접적으로 말하는 것을 포함한다. "나는 지금 화가 나 있고, 당신이 내 말을 듣기를 원해." 만약 당신이 당신의 요구나 바람에 대해서 혼란스럽다면 지지해 주는 친구나 상담자에게 그것들을 말하거나 써 봄으로써 구체화하는 시간을 가지라. 당신은 또한 당신이 원하는 것을 먼저 요청하기 위해서 친구와 역할극을 할 수 있다. 다른 사람이 이미 당신이 원하는 것을 알고 있다고 가정하지 말라. 당신은 당신의 요구를 다른 사람들에게 알려야 한다. 사람들은 타인의 마음을 읽지 못한다.

주장적인 반응을 연습하기

주장하기를 배울 때 빈 종이에 당신의 반응들을 먼저 적어 보는 것은 도움이 된다. 주장적인 반응을 요청하는 문제 상황을 적어 보라. 그런 다음에 당신이 그것을 어떻게 다룰 것인지 명확히 공식화하라. 이러한 생각을 글로 써 보는 것은 실제 상황에 직면했을 때 더 준비되었다고 느끼게 하고 자신감을 갖게 한다.

당신의 문제 상황을 묘사하기

『자기주장하기』라는 책에서, 샤론 보워와 고든 보워는 '자기주장 질문지'로부터 문제 상황 하나를 선택하라고 제안한다. 관련된 사람(누구), 시간과 장소(언제), 당신을 괴롭히는 것, 평소에 당신이 그것을 다루는 방법, 당신이 주장적으로 행동했을 경우 따라오는 결과에 대해서 당신이 두려워하는 것, 그리고 당신의 목표 행동과 관련된 사람을 포함해서 그 상황에 대한 묘사를 적으라.

이러한 묘사의 경우 구체적인 것이 중요하다. 예를 들면, 문제 상황에 대한 다음의 묘사들은 너무 모호하다.

> 나는 변화를 위해서 내 친구가 내 말을 듣도록 설득하는 데 많은 어려움이 있어요. 그들은 말하는 것을 멈추지 않고, 내가 말할 틈을 주지 않아요. 내가 좀 더 대화에 참여할 수 있다면 좋을 것 같아요. 나는 그들이 날 바보 취급하는 것같이 느껴져요.

이 설명은 특정 친구가 누구인지, 이러한 문제가 언제 발생하는지, 주장적이지 않은 사람이 어떻게 행동하는지, 주장하는 데 어떠한 두려움이 있는지, 대화에 더 참여하기 위한 구체적인 목표가 구체화되어 있지 않다. 좀 더 잘 정돈되어 정의된 문제 상황은 다음과 같다.

> 일을 마치고 우리가 만날 때(언제), 나의 친구 조앤(누가)은 그녀의 결혼 문제에 대해서(무엇) 종종 쉬지 않고 말한다. 나는 단지 그곳에 앉아서 관심을 가지려고 노력한다(어떻게). 만약 내가 끼어들면, 그녀가 내가 신경을 쓰지 않는다고 생각할까 두렵다(두려움). 나는 주제를 바꾸고, 때때로 나의 삶에 관해서 이야기하고 싶다(목표).

✻ 연습: 당신의 문제 상황을 구체화하기

빈 종이에 당신의 문제 상황 두세 가지를 적으라. 앞에서 언급한 대로 '누구' '언제' '무엇' '어떻게' '두려움' 그리고 '목표'를 구체화하라. 가능하다면 당신에게 현재 일어나고 있는 상황을 선택하라. 당신이 불편함을 느끼거나 압도적으로 느끼는 상황에서 시작하라.

주장적인 반응을 발달시키기

당신이 당신의 문제 상황을 정의했으니, 다음 단계는 각 경우에 주장적인 반응을 발달시키는 것이다. 주장하는 기술들을 배우기 위한 목적을 위해서, 주장적인 반응은 다음의 6단계로 나누어질 수 있다(보워 부부의 연구에서 발췌함).

❶ 가까이 있는 상황에서 당신의 권리를 평가하라.
❷ 당신이 원하는 것을 토론하는 시간을 명시하라.
❸ 관련된 주요 인물을 설명하면서 당신을 위해 결과의 측면에서 문제를 진술하라.
❹ 특정한 상황에 대한 당신의 감정을 표현하라.
❺ 상황을 변화시키기 위해서 요구하라.
❻ 협력을 얻는(혹은 얻지 못하는) 것의 결과에 대해서 이 사람에게 말하라.

좀 더 자세하게 각각의 핵심들을 고려해 보자.

❶ 권리를 평가하라.

권리에 관한 개인적인 법안을 다시 참조하라. 당신은 이런 상황에서 어떤 요청을 할 수 있는 권리를 지니고 있는가?

❷ 시간을 명시하라.

관련된 사람과 문제를 토론하기에 서로 편리한 시간을 찾아라. 물론 이 단계는 당신이 그 자리에서 자발적으로 주장하는 상황에서는 생략할 수도 있다.

❸ 결과의 측면에서 문제 상황을 진술하라.

다른 사람들이 마음을 읽어 줄 것이라는 잘못된 기대를 하지 말라. 대부분의 사람들은 그들 자신의 고유한 생각과 문제들을 결말짓고, 당신이 명시적으로 사례를 진술하지 않는 한 당신에게 어떤 일이 일어나는지에 대해서는 거의 생각하지 않는다. 당신이 설명하는 것이 당신에게 명백하게 보인다면 명료하게 당신의 관점을 약술하라. 이것은 다른 사람이 당신의 위치에 대해서 더 좋게 생각하게 할 것이다. 비난하거나 판단하는 말을 사용하지 않고, 당신이 할 수 있는 한 객관적으로 문제를 설명하라.

〈예 시〉

- "당신 스테레오 때문에 나는 문제가 생겼어요. 내일 시험을 위해서 공부해야 하는데 그 소리가 너무 커서 집중할 수가 없어요."
- "나는 오늘 식료품점에 갈 수 있는 방법이 없어요. 나의 보호자는 아프고, 나는 우유, 야채, 육류가 필요해요."
- "우리가 함께 있을 때는 대부분의 시간 동안 당신이 혼자 이야기를 하는 것 같아요. 나도 당신에게 내 생각과 감정을 말할 기회를 갖고 싶어요."

❹ 감정을 표현하라.

다른 사람들에게 당신의 감정을 말함으로써 그들의 행동이 얼마나 당신과 당신의 반응에 영향을 미치는지 알게 하라. 당신이 설명하고 있는 그 사람의 행동이 당신과 당신의 반응에 얼마나 영향을 미치는지 알게 하라. 만약 당신이 설명하고 있는 그 사람이 당신의 입장에 완전히 반대하더라도, 그 논제에 대한 당신의 강한 감정을 존중하라. 우리 각자는 개인적인 감정을 지니고 있다. 비록 그것이 믿기 어렵더라도, 아무도 당신에게 두려움, 분노, 슬픔의 감정을 느끼게 만들 수는 없다. 다른 사람들은 이러한 것을 말하고 행한다. 하지만 그것은 그들의 행동에 대한 당신의 인식—또는 해석—이며 당신은 당신이 느끼는 것에 최종적으로 책임이 있다. 당신은 당신이 사람들에게 어떻게 반응하는지를 반드시 선택할 필요는 없다. 그러나 당신의 반응은 그들이 말하거나 행동하는 것에 대한 의미를 당신이 인식하는 것에 근거하고 있다.

감정을 표현할 때는 타인을 비난하기보다 항상 당신 자신의 반응을 명확하게 하라. 당신은 다른 사람들이 당신의 감정을 자극하기 위해서 어떤 행동을 하는지를 여전히 지적할 수 있다. 그러나 그것들에 대한 최종적인 책임도 기꺼이 받아들여야 할 것이다.

이렇게 하는 최선의 방법은 1인칭으로 그것에 대해서 말하는 것이다(예: "나는 당신이 나에게 연락할 것이라고 해 놓고 잊어버려서 슬펐어."). 1인칭 진술은 당신의 감정에 대한 당신의 책임을 알게 한다. 반면에 2인칭 진술은 일반적으로 비난하거나 판단하는 경우에 해당한다.

〈예 시〉

- "내가 말하는 것을 네가 듣지 않는 것은 나를 화나게 만들어." 대신에 "나는 네가 내 말을 듣지 않을 때 화가 나."

- "네가 게으름을 피우고 빈둥거릴 때, 가족이나 나를 전혀 존중하지 않는 것처럼 보여." 대신에 "나는 네가 주변을 그냥 둔 채로 나갈 때, 존중받지 못하고 가치가 낮아진다고 느껴."
- "당신은 내가 나아지는 것이나 나에 대해서 신경을 쓰지 않아. 당신은 나를 전혀 도와준 적이 없어." 대신에 "나는 나아지려고 노력하는데 네가 나를 전혀 도와주는 것 같지 않을 때 슬프고 사랑받지 못한다고 느껴."

❺ 요청하라.

이것은 주장하기의 핵심 단계다. 바로 직접적인 방식으로 당신이 원하는 것(또는 원하지 않는 것)을 요청하는 것이다. 주장적인 요청을 하기 위해서는 다음 지침을 살펴보라.

- 주장적이고 비언어적인 행동을 사용하라. 정면으로 서서 눈을 맞추고, 개방된 자세를 취하며, 차분하고 침착하게 일하라.
- 요구를 단순하게 하라. 이해하기 쉬운 한두 개의 문장이면 충분할 것이다. "나는 오늘밤 당신이 개를 산책시키기를 원해요." "나는 우리가 함께 부부상담을 받기를 원해요."
- 한 번에 하나 이상 질문하는 것을 피하라.
- 구체적으로 말하라. 원하는 것을 정확하게 요청하라. 그렇지 않으면 상대방은 오해할 수도 있다. "나는 네가 내 연습 회기를 도와주기를 바라."와 같은 말 대신에 구체적으로 "나는 매주 토요일 아침에 내가 고속도로에서 운전 연습을 할 때 네가 함께 있어 주기를 바라."와 같이 말하라. 또는 "나는 적당한 시간에 네가 집에 돌아오기를 바라."와 같은 말 대신에 구체적으로 "나는 네가 오늘밤 12시까지 집에 돌아오기를 바라."와 같이 말하라.
- '나-진술문' 형식을 사용하라.
  - '나는 ~하고 싶다.'
  - '나는 ~을 원한다.'
  - '만약 ~라면 나는 감사할 것이다.'

  실제로 요청을 하는 시점에서 '너-진술문'을 피하는 것이 매우 중요하다. 위협적이거나('당신은 이것이나 다른 것을 할 것이다.') 강압적인("당신은 ~해야만 한다.") 진술문들은 상대방을 방어하게 만들거나 당신이 원하는 것을 얻을 가능성을 낮게 한다.

- 성격이 아닌 행동에 대해 반대 의견을 표현하라. 누군가가 한 행동에 대해서 반대를 할 때에는 개인의 성격이 아닌 구체적인 행동에 대해 반대하라. 사람 자체가 아닌 그 사람이 하고 있는 일과 관련해서 당신이 어려움을 겪고 있다는 것을 알려 주라.

  "당신이 늦는 것을 나에게 알려 주지 않는 것을 보니, 당신은 사려 깊지 못하군요." 라고 말하는 대신 "나는 당신이 늦을 것이라는 것을 내게 알려 주지 않을 때 어려움이 생겨요." 라고 말하는 것이 좋다.

  문제가 되는 행동에 대해서 언급하는 것은 다른 사람에 대한 존중을 보장한다. 개인적으로 다른 사람을 판단하는 것은 상대방을 방어하게 만든다. 누군가의 행동(예를 들면, 신뢰감 부족)에 반대할 때는 항상 긍정적인 요청이 뒤따르는 불평을 하라. "나는 당신이 나와 약속한 것을 잘 지켜주기를 바라."

- 자신이 요청한 것에 대해 사과하지 말라. 당신이 무언가를 요청하기를 원한다면 직접적으로 요청하라. "나는 이게 짐이 될 것이라는 것을 알지만 그래도 당신이 ~하기를 원해." 라고 말하는 대신 "나는 당신이 ~하기를 원해요." 라고 말하라. 요청을 거절할 때는 직접적이지만 정중하게 하라. 사과하거나 변명하지 말라. "괜찮아요." "아니에요. 나는 관심이 없어요." 라고 단순하게 말하라. 또는 "나는 그것을 할 수 없어요." 라고 말하라. 만약 다른 사람의 반응이 유치, 비난, 죄책감에 대한 호소, 냉소라면 당신이 논지를 충분히 입증할 때까지 견고하게 진술문을 반복하라.

- 요구나 논평이 아닌 요청을 하라. 주장하는 행동은 항상 사람과 다른 사람들의 권리를 존중한다. 그래서 주장적인 반응은 항상 요구보다는 요청이다. 요구하기와 명령하기는 당신이 항상 옳고 항상 당신의 방식대로 모든 것을 얻을 자격이 있다는 잘못된 가정에 근거한 공격적인 방법이다.

❻ 다른 사람의 협력을 얻었을 때(혹은 협력을 얻지 못했을 때)의 결과를 말하라.

당신의 요구를 가까운 친구나 친밀한 동료들이 들어줬을 때의 긍정적인 결과를 말하는 것은 속임수라기보다는 주고받기의 정직한 요구가 될 수 있다.

〈예 시〉

- "개를 밖으로 데리고 나가면 내가 안마해 줄게."
- "내가 이 과제를 끝낼 수 있는 시간을 주면 우리가 함께 특별한 것을 할 수 있는 시간을 더 갖게 될 거야."

저항하거나 비협조적인 성향이 있었던 사람을 대하는 경우에는 그 사람이 협조하지 못해서 일어났던 자연스러운 결과(보통은 부정적인)를 설명할 수 있다. 가능한 한 부정적인 결과는 객관적인 현실 상황에서 자연스럽게 흘러나와야지 당신이 독단적으로 강요하는 것이어서는 안 된다. 강요하는 것은 위협적으로 받아들여질 것이고, 다른 사람의 저항을 더 키우게 될지도 모른다.

〈예 시〉

- "만약 우리가 정시에 출발하지 못하게 된다면 나는 당신을 두고 가야 해요."
- "네가 계속 그런 식으로 내게 말한다면 나는 그만 갈 거야. 내일 다시 이야기해."

✻ 예시 시나리오

이상의 자기주장적인 반응의 6단계가 다음에 제시되어 있다.

진은 그녀가 이완 연습을 하는 동안 방해받지 않고 평화롭고 조용하게 30분을 보내고 싶었다. 그녀의 남편인 프랭크는 그녀의 조용한 시간을 질문이나 다른 관심 끌기 전략들로 방해하는 경향이 있었다. 그와 마주하기 전에 그녀는 다음의 주장적인 반응을 적었다.

❶ 권리를 평가하라.

"나는 스스로 조용한 시간을 가질 권리가 있다."

"나는 휴식에 대한 나의 욕구를 챙길 권리가 있다."

"나는 나의 남편에게 내 욕구를 존중받을 권리가 있다."

❷ 시간을 명시하라.

"프랭크가 직장에서 오늘 밤 집에 돌아올 때, 나는 그에게 우리가 앉아서 이 문제에 대해 논의할 수 있을지 물어볼 것이다. 그에게 오늘 밤이 편하지 않다면 우리는 2~3일 내로 다시 시간을 정할 것이다."

❸ 결과의 측면에서 문제 상황을 진술하라.

"나는 몇 번이나 매일 이완을 위한 30분이 필요하다고 당신에게 알렸고, 심지어 문을 닫기도 했어요. 그런데 당신은 여전히 안으로 들어와 나에게 질문을 해요. 그게 내 집중을 어지럽히고 내 불안을 다스리기 위한 프로그램의 중요한 부분을 방해해요."

❹ 감정을 표현하라.

"나는 집중이 흐트러졌을 때 좌절감을 느껴요. 나는 당신이 이완을 하기 위한 시간을 가질 내 권리를 존중하지 않을 때 화가 나요."

❺ 요청하라.

"나는 내 방 문이 닫혀 있는 시간 동안은 심각한 응급 상황이 아니라면 방해받지 않았으면 좋겠어요. 내가 매일 30분 동안 조용한 시간을 가질 권리를 당신이 존중해 줬으면 해요."

❻ 협력를 얻었을 때의 결과를 말하라.

"당신이 조용한 시간을 가질 내 요구를 존중한다면 앞으로 당신과 시간을 더 잘 보낼 수 있을 것이고 좋은 동반자가 될 거예요."

샤론은 그녀의 남자친구 짐이 그녀가 고속도로에서 운전할 수 있도록 도와주기를 바란다. 특히 그녀는 그가 매주 토요일에 있는 한 시간의 연습에 그녀와 동행해 주기를 바란다. 그녀는 그가 직장에서 받는 과중한 업무 때문에 몇 달 동안 그에게 부탁하기를 꺼려 왔다.

❶ 권리를 평가하라.

"나는 짐에게 나를 도와달라고 부탁할 권리가 있다. 심지어 그가 매우 바쁘더라도."

❷ 시간을 명시하라.

"이번 토요일 아침 나는 그에게 그의 도움을 얻는 것에 대해서 논의할 시간이 있는지 물어볼 것이다."

❸ 결과의 측면에서 문제 상황을 진술하라.

"고속도로에서 운전하는 것에 대한 공포를 극복하는 일은 더디게 진전되고 있어요. 나는 내가 가장 쉽게 연습할 수 있는 토요일에 나와 함께 갈 사람을 찾는 데에 어려움이 있어요. 나중에는 혼자서도 연습할 수 있겠지만 지금 단계에서 나아가려면 나와 함께 갈 사람이 필요해요."

❹ 감정을 표현하라.

"나는 고속도로에서 운전 연습할 기회를 많이 갖지 못해서 좌절감을 느꼈어요. 나는 내 진전도에 대해서 실망감을 느껴요."

❺ 요청하라.

"나는 당신이 매주 토요일에 한 시간 동안 고속도로에서 운전 연습을 하는 것을 도와주면 좋겠어요. 그렇게 해 준다면 정말 고마울 거예요."

❻ 협력을 얻었을 때의 결과를 말하라.

"만약 당신이 내 연습을 도와준다면, 나는 더 빨리 고속도로에 대한 공포증을 극복할 수 있을 거라고 확신해요. 만약 내가 당신에게 고속도로로만 갈 수 있는 장소에 데려다 달라고 더 이상 청할 필요가 없어진다면 우리에게도 좋은 일일 거예요."

*** 연습: 주장적인 반응 발달시키기**

이제 당신이 연습해 볼 차례다.

당신이 전에 설명했던 문제 상황 중 하나를 골라서 앞에 대략적으로 설명된 주장적인 반응의 6단계를 적어 보라. 당신은 이 연습의 빈칸을 채우기 전에 복사본을 만들어 놓기를 원할 수도 있다(공간이 더 필요하다면 개별 종이를 사용하라.).

❶ 권리를 평가하라.

____

____

____

❷ 시간을 명시하라.

____

____

____

❸ 결과의 측면에서 문제 상황을 진술하라.

____

____

____

❹ 감정을 표현하라.

____

____

____

❺ 요청하라.

____

____

____

❻ 협력를 얻었을 때(혹은 얻지 못했을 때)의 결과를 말하라.

____

____

____

일단 문제 상황에 대한 주장적인 반응을 상세하게 적어 보면, 당신은 실제 삶에서 그 상황에 마주했을 때 훨씬 준비된 기분과 자신감을 느끼는 것을 확인할 수 있을 것이다. 이렇게 주장적인 반응을 미리 적어 보는 것은 특히 당신이 단호해지는 과정을 익히고 있는 동안 도움이 된다. 나중에 당신이 충분히 숙달되었을 때에는 매번 반응을 적을 필요가 없을 것이다. 반응을 연습하는 것은 특히 위험에 처했을 때 필요한 것이다. 변호사들은 그런 일을 생활양식으로서 행하는데 주로 큰 위험에 처한 고객들의 권리를 주장하는 일을 하기 때문이다.

마지막으로 주장적인 반응 쓰기와 실생활에서 문제에 직면하기 사이의 중요한 중간 단계는 당신의 반응을 친구나 상담자와 함께 역할극으로 해 보는 것이다. 이는 이 장의 앞에서 설명한 자기주장의 비언어적 측면을 발달시키기 위한 귀중한 도구가 될 수 있다. 이는 또한 당신의 자신감과 실제 상황을 대할 때 잘 준비된 기분을 증진시키도록 할 것이다. 자기주장 훈련은 그것이 심리치료의 맥락에서 일어나건 교실 상황에서 일어나건 기본적으로 교육의 도구로 역할극을 사용한다.

그 자리에서 자기주장하기

일상생활의 과정에서는 당신이 자발적으로 자기주장적이 되도록 도전하게 하는 많은 상황이 일어난다. 누군가는 당신의 바로 옆에서 담배를 피으면서 당신을 불편하게 만든다. 누군가는 당신이 자려고 할 때 음악을 크게 틀어 놓는다. 누군가는 당신이 줄 서 있을 때 끼어든다. (이 장 앞부분의 '당신의 유형은 무엇입니까?' 질문지에 열거된 많은 상황들이 이에 속한다.) 당신은 어떻게 하는가? 여기 당신이 그 자리에서 자기주장을 하기 위해 밟아야 할 단계들이 있다.

❶ 권리를 평가하라.

종종 당신은 이 단계를 자동적으로 거치고 반영하기 위해 잠깐 멈추지 않는다. 권리의 위배는 명백하고 아마도 극악무도한 것이다. 다른 경우 당신은 잠시 멈추고 당신의 권리 중 무엇이 위기에 처했는지를 생각해 볼 필요가 있다.

❷ 요청하라.

그 자리에서 자기주장하기의 핵심 단계다. 많은 경우 당신의 주장적인 반응은 오직 이 단계에서만 나타날 것이다. 누군가 당신의 권리를 방해하면 당신은 단순하게 솔직한 방식으로 당신이 무엇을 원하고 무엇을 원치 않는지 말하면 된다. 앞서 논의했던 것처럼, 당신의 진술은 다음과 같은 단어들로 시작될 수 있다.

- '나는 ~하고 싶다.'
- '나는 ~를 원한다.'
- '~하면 고맙겠다.'
- '~해 주실래요?'

당신의 발언은 확고하고, 단순하고 적절하며, 사과하지 않고, 판단과 비난을 하지 않고, 언제나 요구가 아닌 요청이어야 한다.

누군가 당장 협조하지 않거나 알아듣지 못한 것처럼 행동한다면 단지 당신의 발언을 반복하라. 당신이 대하는 사람이 낯선 사람이라면 아무런 변화 없이 당신의 요청을 그저 반복하는 것이 화를 내거나 공격적으로 대하는 것보다 더 효과적이다. 그러나 가족이나 가까운 친구를 대할 때에는 단조로운 반복을 피하라(어린아이들은 예외).

❸ 결과의 측면에서 문제 상황을 진술하라.

이 단계는 추가적이지만 그 자리에서 자기주장하기에는 효과적일 수 있다. 상대방이 당신의 요청에 혼란스러워하는 것처럼 느껴진다면 그 사람의 행동이 당신에게 왜 해로운 영향을 미쳤는지를 설명하고 싶을 것이다. 상대방은 이런 방식으로 당신의 입장에 대해 더 공감할 수 있고, 이는 협력의 기회를 확대시킬 수 있다. 여기에 몇 가지 예가 있다.

- "저를 포함해서 여기 있는 모두가 줄을 서서 기다리고 있었어요." ("줄 뒤로 가 주시겠어요?"의 서두로 사용)
- "저는 담배 연기에 알레르기가 있어요." ("다른 곳에서 담배를 피워 주시겠어요?"의 서두로 사용)

❹ 감정을 표현하라.

당신이 관계를 더 진전시킬 마음이 없는 낯선 사람을 대하고 있다면 이 단계를 생략해도 괜찮다. 이를 낯선 사람에게 사용하는 유일한 경우는 그 사람이 당신이 자기주장 요청을 한 후에도 협조하지 않을 때다(예: "내가 두 번이나 당신의 물건에 관심이 없다고 이야기를 했는데도 여전히 그것을 내게 팔려고 하고 있군요. 나는 짜증이 나려고 해요."). 반면에 당신의 배우자, 아이 또는 가까운 친구에게 그 자리에서 자기주장을 하려고 할 때에는 당신의 감정을 표현하는 것이 좋은 방법이다(예: "나는 당신이 전화를 하겠다고 했을 때 전화를 하지 않아서 정말 실망했어요." "나는 당장 주방을 청소하기에는 너무 지쳤어요.").

❺ 협력를 얻었을 때(혹은 얻지 못했을 때)의 결과를 말하라.

낯선 사람과의 상황에서 이 단계는 보통 필요하지 않을 수 있다. 드물지만 누군가 저항을 하는 경우, 당신은 위협처럼 느껴지지 않도록 하는 것이 어렵더라도 부정적인 결과를 말하는 것을 선택할 수 있다(예: "당신이 계속해서 담배를 피우면 나는 천식 발작을 일으킬지도 몰라요."). 가족과 친구에게는 긍정적인 결과에 대한 진술이 당신의 요청을 더 강력하게 만들 것이다(예: "만약 네가 8시 반까지 잠자리에 든다면 내가 이야기를 읽어 줄게.").[2)]

그 자리에서 자기주장하기의 요지는 당신의 요청을 가능한 한 단순하고 구체적이며 직접적인 방식으로 하는 것이다. 당신의 감정이나 상대방의 행동에 의한 결과를 언급하는 것에 대한 결정은 그 상황에 달려 있다. 상대방이 더 고마워하기를 원한다면 결과를 언급하라. 다른 사람들이 그들이 하는 행동(혹은 행동하지 않는 것)을 당신이 어떻게 느끼는가를 이해하기 원한다면 당신의 감정을 표현하라.

그 자리에서 자기주장하기 연습

다음의 연습은 그 자리에서 주장적으로 반응할 수 있는 연습을 하기 위해 만들어졌다. 제시된 상황은 살아오면서 당신이 경험했을 법한 흔한 것들이다. 당신이 해야 할 일은 빈칸에 주장적인 반응을 채우는 것이다. 또는 친구와 함께 그 상황을 역할극으로 해 보기를 원할 수도 있다. 이는 당신에게 자기주장 의사소통의 언어적 · 비언어적 측면 모두를 직접 연습할 수 있게 한다. 연습한 대로 침착함을 유지할 것을 기억하라.

❶ 당신은 오일 교환을 하려고 차를 정비소에 맡겼는데 바퀴 교환과 새 스파크 플러그 요금이 추가된 영수증을 받게 되었다. 당신은 말한다.

____

____

❷ 당신은 친구와 회사에 갈 때 번갈아 가며 운전하기로 약속했다. 당신이 운전하는 날마다 그녀는 집에 가는 길에 급하게 처리해야 할 용건이 너무 많다. 그녀가 운전을 할 때는 중간에 멈추는 일이 없다. 당신은 말한다.

____

____

❸ 당신이 직장 동료들을 재미있게 해 주려고 할 때마다 대화는 직장에 관한 이야

2) 아서 하디(Arthur B. Hardy) 박사의 허락하에 TEPRAP 프로그램 매뉴얼에서 발췌하였다.

기로 돌아간다. 당신은 파티를 계획하고 있고 일상적인 주제를 피하고 싶다. 당신은 말한다.

____

____

❹ 당신은 은행에 있다. 창구 직원이 "다음은 누구시죠?" 라고 묻는다. 당신의 차례다. 그런데 당신보다 나중에 온 한 여성이 "저예요." 라고 말한다. 당신은 말한다.

____

____

❺ 당신은 택시 안에 있는데 운전수가 먼 길로 돌아가고 있다고 의심하고 있다. 당신은 말한다.

____

____

❻ 당신은 비행기 안의 '금연' 구역에 있는데 옆 자리의 사람이 담배에 불을 붙이려 하고 있다. 당신은 말한다.

____

____

❼ 당신은 예전에 자주 약에 부작용을 보였다. 당신의 의사가 당신에게 어떠한 부작용이 있을 수 있는지 말해 주지 않고 처방전을 준다. 당신은 말한다.

____

____

❽ 당신은 새 옷을 사고 있는데 점원이 당신에게 5kg은 더 뚱뚱해 보이는 옷을 팔려고 한다. 당신은 말한다.

____

____

⑨ 당신은 배우자와 미니 골프를 하고 있다. 당신은 잘하지 못하지만 재미있게 하고 있다. 당신의 배우자는 계속해서 당신에게 어떻게 '제대로' 할 수 있는지 말한다. 당신은 말한다.

____

____

⑩ 당신은 오랜만에 일요일에 집에서 조용히 쉬고 있다. 당신의 부모님이 전화를 하셔서 그날 집으로 오라고 초대하신다. 당신은 가고 싶지 않다. 당신은 말한다.

____

____

⑪ 당신은 당신의 아이가 무능하다고 알려진 교사의 반에 배정되었다는 소식을 들었다. 당신은 교장에게 전화해서 말한다.

____

____

⑫ 누군가 당신의 집 벨을 누르고는 전도를 하려고 한다. 당신은 관심이 없다. 당신은 말한다.

____

____

⑬ 한 친구가 당신에게 아이를 봐 달라고 부탁하는데 당신은 그날 다른 계획이 있다. 당신은 말한다.

____

____

⑭ 당신은 외롭고 버려진 기분을 느낀다. 당신의 배우자는 거실에서 책을 읽고 있다. 당신은 말한다.

____

____

⑮ 당신은 하루 종일 분주했다. 날씨는 매우 덥고 집에는 에어컨이 없다. 당신은 오븐을 켜고 싶지 않아서 저녁으로 샐러드를 준비하고 있다. 당신의 남편은 배고픈 채로 집에 와서 따뜻한 음식을 먹고 싶다고 한다. 당신은 말한다.

____

____

⑯ 초대하지도 않았는데 친구들이 5시에 우리 집으로 들이닥쳤다. 이제 7시가 되려하고 당신은 가족들에게 저녁을 주고 싶다. 당신은 손님들에게 대접할 만큼의 음식이 없다. 당신은 말한다.

____

____

'아니요' 라고 말하는 법 배우기

자기주장하기의 중요한 측면은 당신이 원하지 않는 것을 요구받았을 때 '아니요' 라고 말하는 능력에 있다. '아니요' 라고 말하는 것은 다른 사람들의 요구가 당신이 원하고 바라는 것과 충돌할 때에 그 요구에 대한 당신의 시간과 에너지의 한계를 설정하는 것을 의미한다. 또한 죄책감을 느끼지 않고 이러한 일을 할 수 있음을 의미한다.

일부 경우 특히 관계를 진전시키고 싶지 않은 사람을 대할 때는 그저 확고하고 예의 바르게 "고맙습니다만 됐어요." 또는 "아니요, 관심 없습니다."라고 말하는 것이면 충분하다. 상대가 계속 주장한다면 사과하지 말고 침착하게 당신의 말을 반복하라. 당신의 주장을 더 강하고 단호하게 할 필요가 있다면, ① 그 사람의 눈을 똑바로 쳐다보고, ② 목소리를 조금 높여서, ③ 당신의 입장을 주장하라. "난 됐다고 말했습니다."

다른 많은 경우에도 당신은 지인이나 친구 또는 가족에게 그들의 요구를 거절하는 것에 대한 설명을 하고 싶을 것이다. 그런 때에 유용한 3단계 과정이 있다.

❶ 상대방의 요구를 반복해서 말함으로써 그것을 인정하라.

❷ 당신이 거절하는 이유를 설명하라.

❸ '아니요' 라고 말하라.

❹ (선택 사항) 가능하면 당신과 상대방의 욕구가 모두 충족될 수 있는 대안을 제시할 수 있다.

여기서 마지막 4단계는 당신과 상대방이 서로 타협할 수 있는 방법을 쉽게 찾을 수 있는 경우에만 사용하라.

예 시

"나는 네가 정말 오늘 밤 모두가 함께 보내기를 원한다는 것을 알겠어(인정). 나는 오늘 정말 힘든 하루를 보냈고 피곤한 상태야(설명). 그래서 나는 오늘 밤은 그냥 쉬어야겠어('아니요' 라고 말하기). 이번 주 지나고 우리가 함께 보낼 수 있는 때가 있지 않을까?(대안 선택)

"나는 네가 이사하는 데 도움이 필요하다고 들었어(인정). 나도 돕고 싶지만 주말에 남자친구와 어디 가기로 약속을 했어(설명). 그래서 도와주지 못할 것 같아('아니요' 라고 말하기). 네가 다른 사람을 찾을 수 있으면 좋겠다."

이 예시에서 주목할 것은 말하는 사람은 친구의 요구를 인정할 뿐만 아니라 상황이 달랐다면 돕고 싶다는 것을 밝히고 있다. 때로 당신은 상대방이 다른 조건하에 있다면 당신이 기꺼이 그들의 요구를 들어줬을 것임을 알아 주기를 바랄 수 있다.

"나는 당신이 나와 다시 만나고 싶어 한다는 것을 알아요(인정). 제 생각에도 당신은 좋은 사람이지만, 우리가 관계를 지속하기에는 서로 공통점이 별로 없는 것 같아요(설명). 그래서 저는 아니라고 말씀드려야겠네요('아니요' 라고 말하기)."

"조니를 내가 봐 주기를 당신이 원한다는 것을 알아요(인정). 하지만 나는 꼭 해야 할 중요한 일이 있어요(설명). 그래서 오늘은 그 애를 봐 줄 수 없어요('아니요' 라고 말하기)."

당신이 '아니요' 라고 말하는 데에 반복적으로 어려움을 겪고 있는 특별한 상황이 있는가? 다음 공간에 그러한 상황들의 목록을 적어 보라.

이제 종이를 한 장 준비해서 당신이 거절할 이러한 상황에 대한 가설적 주장적인 반응을 앞의 3단계 과정을 따라 각각 적어 보라.

다음의 제안은 '아니요' 라고 말하는 법을 배우는 데에 도움이 될 것이다(매튜 매케이[Matthew Mckay], 피터 로저스[Peter Rogers]와 주디스 매케이[Judith Mckay]의 『분노가 상처 줄 때(*When Anger Hurts*)』에서 인용함).

❶ 시간을 가지라. 당신이 '아니요' 라고 말하는 데에 어려움을 겪는 유형의 사람이라면, 누군가의 요구에 반응을 보이기 전에 당신이 무엇을 말하고 싶은지에 대해서 생각하고 그것을 명확하게 하는 시간을 가지라(예: "이번 주말까지 답을 드릴게요." "자고 나서 내일 아침에 다시 전화할게요.")

❷ 지나치게 사과하지 말라. 누군가에게 거절하는 것 때문에 지나치게 사과할 때, 당신은 그들에게 당신 자신의 요구가 그들의 요구만큼 중요한 것인지 잘 모르겠다는 메시지를 전달하는 것이다. 이는 그들에게 그들이 원하는 것을 당신이 들어주도록 하기 위해 더 압박을 가할 수 있는 문을 열어 주는 것이다. 어떤 경우

에 그들은 다른 것을 얻기 위해 당신의 죄책감을 이용하려 들거나 처음에 거절한 것에 대한 보상을 요구하려 할 수도 있다.

3. 구체적으로 말하라. 당신이 무엇을 할 것이고 또 무엇을 하지 않을 것인지 매우 구체적으로 말하는 것이 중요하다. 예를 들면, "나는 당신이 이사하는 것을 돕겠지만 등 때문에 가벼운 짐밖에 옮길 수 없어요." 혹은 "나는 너를 직장에 데려다줄 수 있지만 네가 8시 15분까지 나를 만날 수 있을 때만 가능해." 등이다.
4. 단호한 신체언어를 사용하라. 당신은 말하고 있는 사람을 똑바로 그리고 부드러운 시선으로 마주 보라. 침착하지만 단호한 어조로 말하라. 감정적이 되는 것을 피하라.
5. 죄책감을 주의하라. 당신은 누군가의 요구를 거절한 후에 그들에게 다른 무언가를 해 주고 싶은 충동을 느낄 수 있다. 그렇게 하기 전에 시간을 가지라. 당신의 행동이 죄책감이 아닌 진정한 소망에서 비롯된 것인지 확실하게 하라. 당신이 죄책감을 느끼지 않고 누군가에게 '아니요' 라고 말할 수 있는 지점에 다다를 때, 당신은 그 기술을 충분히 익히게 되는 것이다.

활동 요약

자기주장하기를 배우는 일은 당신이 원하는 것을 더 많이 가질 수 있도록 하고, 파트너, 가족, 친구들과의 관계에서 좌절과 원한을 줄이는 데에 도움이 된다. 이는 또한 삶에서 더 많은 위험을 감수하고 더 많은 것을 요구하도록 하는 것과 자율성과 자신감을 더하는 데에 도움을 준다.

그러나 자기주장적이 되기 위해서는 연습이 필요하다. 처음 가족이나 친구들과 자기주장적으로 행동하는 것을 시도할 때에는 어색함에 대비하라. 또한 그들이 당신이 무엇을 하는지 이해하지 못하고 때로 공격적으로 반응하는 것에도 대비하라. 당신이 최선을 다해 설명하고 그들에게 당신의 새로운 행동에 적응할 수 있는 시간을 준다면, 당신은 그들이 당신의 새로 찾은 직접성과 정직성으로 인해 당신을 존중하기 시작하는 것에 놀라게 될 것이다.

이 장에서 소개한 것들을 숙달하기 위해서 다음에 제시된 바를 할 것을 제안한다.

1. '당신의 유형은 무엇입니까?' 질문지의 30개 상황에서 어떻게 반응하는가를 스스로에게 질문해서 당신의 주된 행동 양상(비주장적, 적극적, 수동-공격적, 속임수를 쓰는, 또는 주장적인)을 결정하라.

2. '자기주장 질문지' 를 완성하여 당신이 보다 주장적이고 싶은 상황과 사람들을 명확하

게 하라.

3. '나의 권리'의 복사본을 만들고 눈에 띄는 장소에 붙여 두라. 목록에 적힌 권리 모두에 익숙해졌다고 느껴질 때까지 그것을 반복해서 읽으라.

4. 당신이 더 자기주장을 하고 싶은 2~3개의 문제 상황을 확인하라. 그것들을 '당신의 문제 상황을 구체화하기' 연습에 따라 적어 보라. 각 상황에 대해 '누가' 그 일에 관계되었는지, '언제' 그 일이 생겼는지, '무엇'이 당신을 성가시게 하는지, 보통은 그 일에 '어떻게' 대처하는지, 단호해지는 것에 대한 당신의 '두려움', 그리고 당신의 특별한 '목표'까지 나타냄으로써 구체적으로 묘사하라.

5. 각각의 문제 상황에 대한 주장적인 반응을 써 보라. 각 주장적인 반응은 '주장적인 반응 발달시키기' 연습에 제시된 6단계를 반드시 포함해야 한다.

6. 자기주장적인 요청을 하는 것에 대한 지침—주장적이고 비언어적인 행동 사용하기, 요구를 단순하게 하기, 구체적으로 말하기, '나-진술문' 사용하기, 행동에 대해 반대하기(사람 자체가 아닌), 요청한 것에 대하여 사과하지 않기, 요구가 아닌 요청 하기—에 익숙해지라.

7. 그 자리에서 자기주장하기에 대한 지침을 복습하고 '그 자리에서 자기주장하기 연습'을 마치라.

8. 친구나 상담자와 함께 문제 상황에서의 주장적인 반응과 '그 자리에서 자기주장하기 연습'을 역할극으로 해 보라.

9. ''아니요'라고 말하는 법 배우기' 섹션을 복습하고, 친구나 상담자와 터무니없는 요청을 받았을 때 아니라고 말하는 역할극을 해 보라.

10. 이 주제에 대한 더 확실한 이해를 원한다면 이 장의 참고문헌 중 '자기주장 기술' 관련 저서들을 참고하라. 이 책 외에 추가적인 도움이 필요하다고 느낀다면 지역 대학의 성인교육 프로그램이나 자기주장 훈련 워크숍과 수업을 제공하는 고등학교를 찾아 보라.

11. 자기주장 훈련을 경청하기, 자기 개방, 협상하기 등과 같은 다른 중요한 대인관계 기술로 보충하려면 이 장의 참고문헌 중 '의사소통 기술' 관련 저서들을 참고하거나 의사소통 수업을 들으라.

참•고•문•헌

자기주장 기술

Alberti, Robert E., and Michael Emmons. *Your Perfect Right*. Revised edition. San Luis Obispo, Calif.: Impact Press, 1974.

Bower, Sharon, and Gordon Bower. *Asserting Yourself*. Reading, Mass.: Addison-Wesley, 1976.

Davis, Martha, Elizabeth Robbins Eshelman, and Matthew McKay. *The Relaxation & Stress Reduction Workbook*. Fifth edition. Oakland, Calif.: New Harbinger Publications, 2000.

Fensterheim, Herbert, and Jean Baer. *Don't Say Yes When You Want to Say No*. New York: David McKay, 1975.

McKay, Matthew, Peter Rogers, and Judith McKay. *When Anger Hurts*. Second edition. Oakland, Calif.: New Harbinger Publications, 2003.

Smith, Manuel J. *When I Say No, I Feel Guilty*. New York: The Dial Press, 1975.

의사소통 기술

Bach, George R., and Peter Wyden. *The Intimate Enemy*. New York: William Morrow, 1969.

Barker, Larry L. *Listening Behavior*. Englewood Cliffs, N.J.: Prentice-Hall, 1971.

Fisher, Roger, and William Ury. *Getting to Yes: Negotiating Agreement without Giving In*. Boston: Houghton Mifflin, 1981.

Hopper, Robert, and Jack L. Whitehead. *Communication Concepts and Skills*. New York: Harper and Row, 1979.

Jourard, Sidney M. *The Transparent Self*. Revised edition. New York: Van Nostrand Reinhold, 1971.

Lieberman, Mendel, and Marion Hardie. *Resolving Family and Other Conflicts: Everybody Wins*. Santa Cruz, Calif.: Unity Press, 1981.

McKay, Matthew, Martha Davis, and Patrick Fanning. *Messages: The Communication Skills Book*. Second edition. Oakland, Calif.: New Harbinger Publications, 1995.

Nierenberg, G. I., and H. H. Caler. *How to Read a Person Like a book*. New York: Pocket Books, 1973.

CHAPTER 14

자존감

자존감(self-esteem)은 자기 자신을 수용하고 존중하고 신뢰하고 믿는 것과 관련되는 사고, 정서, 행동 방식이다. 당신이 스스로를 받아들일 때 자신을 비판하지 않고 개인적인 강점과 약점을 인정하면서 편안하게 지낼 수 있다. 당신이 스스로를 존중하면 특별한 사람으로서 자신의 권위와 가치를 자각하게 된다. 당신은 자신이 존중하는 누군가를 대접하는 정도로 자기 자신도 귀하게 다루게 된다. 자기 신뢰는 외부 환경이 변화하고 어려움에 처한다고 하더라도 당신에게 내적인 일관성과 일치성을 줄 수 있을 만큼 충분히 당신의 행동과 감정이 지속되는 것이다. 자기를 믿는다는 것은 당신이 삶에서 좋은 것을 누릴 만한 존재라고 느끼는 것을 의미한다. 이는 또한 당신이 자신의 가장 깊은 욕구, 영감, 목적들을 만족시킬 수 있음을 확신하는 것을 의미한다. 자신의 자존감 수준이 어느 정도인지 확인하기 위해서, 당신을 온전히 수용하고 존중하고 신뢰하고 믿는 누군가를 생각하거나 그런 사람을 알고 있다면 어떠할지 상상해보라. 지금 스스로에게 물어보라. 당신 자신에 대한 태도는 어떠한가? 다음에 제시된 척도에 자신에 대한 자존감 수준을 표시하라.

자존감이 매우 낮음	0	1	2	3	4	5	6	7	8	9	10	자존감이 매우 높음

자존감에 대한 기본적인 신뢰는 자신의 내적인 심리 상태에서 기인한다. 자존감이 낮을 때, 결핍은 공허감을 유발한다. 그리고 사람들은 일시적인 만족감과 충만감을 제공하는 외적인 것에 몰두함으로써 공허감을 채우려고 할지도 모른다. 외적인 것을 소유함으로써 내적인 공허를 채우려는 갈망이 끝없이 반복적이고 자동화되는 상태에 이르면 중독된 상태라고 할 수 있다. 넓은 의미에서의 중독은 사람이 내적인 만족이나 안정을 얻을 필요가 있다고 느낄 때 외부의 누군가나 무언가에 집착하게 되는 것을 말한다. 때로 이러한 집착은 건강한 인간관계를 위한 물질이나 활동에 대한 몰두로 대체되기도 한다. 이는 또한 더 지속적인 내적 자신감과 힘 대신 일시적인 조절감과 전능감으로 대체된다.

중독에 대한 건강한 대안은 자존감을 세우기 위한 일을 하는 것이다. 자존감이 커지는 것은 내부로부터 신뢰감과 힘을 발달시키는 것이다. 당신이 인생을 온전히 즐기게 된다면 괜찮다는 느낌을 받기 위해 더 이상 외부의 누군가나 무언가를 소유하거나 동일시할 필요가 없다.

자존감을 기르는 방법

자존감을 갖게 하는 데는 많은 방법이 있다. 그것은 하루아침에 이루어지거나 단 한 번의 통찰이나 결정 또는 한 번의 행동 변화로 개발되는 것이 아니다. 자존감은 당신이 삶의 수많은 영역에서 기꺼이 일함으로써 점차적으로 개발될 것이다.

이 장은 3부로 구성되어 있다. 이는 모두 자존감을 개발하는 다양한 방법이다.

- 당신 스스로를 돌보기
- 지지와 친밀감을 개발하기
- 자존감을 위한 다른 방법

당신의 자존감의 가장 기본적인 것은 자신을 적극적으로 돌보려는 마음과 능력이다. 이는 먼저 당신이 인간으로서 자신의 기본적인 욕구를 자각하고 그것을 충족시키기 위해 무언가를 할 수 있다는 것을 의미한다. 또한 자신을 돌보는 것은 '내면 아이(inner child)' 로 알려진 자신의 어느 부분과의 관계를 개발시키는 것을 포함한다. '내면 아이' 는 욕구 발생의 근본 원인이 되는 깊은 마음속에 자리 잡고 있다. 그것은 당신의 쾌활하고, 자동적이며, 창조적인 측면이다. 하지만 어린 시절에 얻게 된 감정적인 고통, 두려움이나 취약함에 대한 감각 또한 담고 있다. 이제 당신은 자신의 '내면 아이' 에게 좋은 부모가 됨으로써 예전에 성장하면서 얻은 한계나 결핍을 극복할 수 있다. 유명한 말처럼, 지금 이 순간은 행복한 어린 시절을 얻기에 결코 늦은 때가 아니다.

이 장의 1부는 당신 스스로를 돌보는 것에 초점을 두고 있다. 그것은 낮은 자존감을 불러일으킬 수 있는 가족 내의 다양한 역기능적 상황을 일일이 열거함으로써 시작된다. 그리고 지금 이 순간 당신 삶의 가장 중요한 욕구들이 드러날 수 있도록 돕기 위해서 기본적인 인간의 욕구들에 대해 논의한다. 마지막으로 '내면 아이' 와의 관계를 개선하기 위한 다양한 방법을 제안한다. 자신의 자존감을 세울 수 있는 가장 기본적이면서 중요한 것은 자신의 욕구를 충족시키는 것(자신을 돌보고 양육하는 것)을 배우는 것이다.

이 장의 2부는 1부의 연장이다. 삶에서 지지와 친밀감을 개발하는 것은 자신을 돌보는 주요한 부분이다. 다른 사람이 당신에게 자존감을 줄 수는 없지만 그들의 지지, 수용, 타당화 그리고 사랑은 당신의 확신을 강화시키켜 준다. 이 부는 네 섹션으로 나누어져 있다. 첫 번째 섹션은 지지체계를 만드는 것의 중요성에 대해 말한다. 두 번째는 친밀감을 알아볼 수 있는 열 가지 조건을 제시한다. 세 번째는 사람들 사이의 경계에 대해 논의한다. 당신이 맺고 있는 관계에서 경계를 형성하는 것은 친밀감과 자존감에 필수적인 것이다. 마지막 섹션은 자존감에 대한 자기주장의 관련성에 대해 설명한다.

3부에서는 자존감에 대한 네 가지 부가적인 측면을 제시한다.

- 신체적 안녕과 신체 이미지
- 정서적인 자기 표현
- 자존감을 위한 긍정적인 혼잣말(self-talk)과 확언
- 개인적 목표와 성취감

자존감으로 가는 이러한 다양한 방법이 있으나, 그것들은 모두 당신 자신을 돌보는 것에 대한 기본적인 생각의 확장으로 볼 수 있다.

1부: 당신 스스로를 돌보기

당신 스스로를 돌보는 것은 자존감을 위한 다양한 방법의 기본이 된다. 스스로를 돌보고 사랑하며 양육하는 기본적인 의지와 능력 없이는 자기 가치에 대한 깊이 있고 지속적인 경험을 하는 것이 어렵다.

아마도 당신은 자존감의 견고한 기반을 제공할 수 있는 부모로부터 사랑, 수용, 양육을 받고 자란 운 좋은 사람일 수도 있다. 현재 당신은 깊이 뿌리 내린 불안전감에 대한 감정으로부터 자유롭고, 자존감에 대한 당신의 경로는 단순하고 짧을지도 모른다. 평생 동안 불안전감을 안고 있는 사람들에게는 자기 가치를 얻는 방법 중에 부모가 주지 못한 것을 스스로에게 채우는 능력을 개발하는 것이 포함된다. 당신은 자기 자신에게 좋은 부모가 되는 것만으로도 과거의 결핍을 극복할 수 있다.

낮은 자존감의 원인

어린 시절의 환경 중에 불안전감이나 부적절감을 주는 것에는 어떤 것들이 있을까?

- 모든 일에 비판적인 부모: 객관적으로 비판적이거나 불가능한 높은 행동 기준을 제시하는 부모들은 당신으로 하여금 죄책감을 느끼게 한다. 즉, 당신은 '절대 충분하지 못하다.' 어른이 되면서 당신은 오랜 시간 동안 유지해 왔던 열등감을 극복하기 위해 지속적으로 완벽함을 추구할 것이다. 당신은 또한 자기비판의 성향을 강하게 가지고 있을지도 모른다.
- 치명적인 아동기의 상실 경험: 만약 당신이 죽음이나 이혼의 결과로 부모와 헤어졌다면 버려졌다는 느낌을 받았을 것이다. 당신은 내적 공허감과 불안전감을 가지고 성장했을지도 모른다. 이는 성인기에 중요한 사람을 상실함으로써 매우 강화될 수 있다. 성인이 되면서 당신은 특정한 사람에게 과잉 의존하거나 음식, 약물, 일 혹은 그 고통을 덮을 수 있는 어떤 것에 중독됨으로써 오랜 버려진 느낌을 극

복하려 할 것이다.

- **부모의 학대:** 신체적이고 성적인 학대는 박탈의 극단적인 형태다. 이로 인해 당신은 부적절감, 불안전감, 신뢰하지 못함, 죄책감 그리고/혹은 분노를 포함한 정서들이 복합적으로 혼합된 상태에 빠지게 된다. 아동기 때 신체적으로 학대받은 성인들은 영구적인 희생자가 되거나 삶에 대한 적대적인 태도가 발달하여 다른 사람들을 희생시킨다. 아동기 때 성적으로 학대받은 성인들, 특히 남성은 성인이 되면서 분노와 학대를 표출함으로써 그들의 분노를 표현한다. 그렇지 않으면 그들은 분노를 자기혐오나 깊은 부적절감으로 변형시킨다. 학대받은 어린 시절을 겪은 생존자들은 종종 성인이 되어 애정관계에서 어려움을 겪는다. 다소 덜 심각하기는 하지만 지속적인 언어 학대도 마찬가지로 좋지 않은 영향을 준다.
- **부모가 알코올중독이나 약물중독인 경우:** 최근에 부모의 알코올중독이 아이들에게 영향을 준다는 것이 보고되고 있다. 만성적인 음주나 물질 중독은 혼란스러움, 신뢰할 수 없는 가족 분위기를 만들어 낸다. 이는 아이들이 기본적인 신뢰와 안전감을 개발하는 데 방해가 된다. 종종 부모 둘 다 문제에 대해 부정하게 되는데, 이는 아이에게 가족 상황과 관련된 아이의 고통이나 감정을 부인하는 것을 가르쳐 준다. 이런 아이들은 대부분 낮은 자존감이나 낮은 자아정체감을 갖는다. 다행스럽게도 최근에는 다양한 지지집단이 알코올중독자의 성인 자녀들이 그들의 과거와 관련된 좋지 않은 영향들을 치유할 수 있도록 돕고 있다. 만약 부모 중 한 명 또는 둘 다 알코올중독이라면, 클로디아 블랙(Claudia Black)의 『나에게는 결코 일어나지 않을 거야(*It will never happen to me*)』, 재닛 워티츠(Janet Woititz)의 『알코올중독자의 성인 자녀(*Adult Chlidren of Alcoholics*)』, 허버트 그래비츠(Herbert Gravitz)와 줄리 보든(Julie Bowden)의 『지위: 알코올중독자의 성인 자녀를 위한 안내(*Recovery: A Guide for Adult Children of Alcoholics*)』를 읽어 보라. 당신은 또한 당신 지역에서 알코올중독자의 성인 자녀를 위한 지지집단이나 치료집단에 합류하기를 원할지도 모른다.
- **부모의 방치:** 어떤 부모들은 그들 자신, 그들의 일이나 다른 걱정들에 몰두한 나머지 자녀에게 적절하게 관심을 갖거나 양육을 하는 데 실패하기도 한다. 남겨진 아이들은 불안전감, 무가치감, 외로움 속에서 자라난다. 성인이 되어서는 그들 자신의 필요를 무가치하게 여기거나 무시한다.
- **부모의 거절:** 신체적, 성적, 언어적 학대가 없다 하더라도 일부 부모들은 그들이

자식을 원하지 않았다는 느낌을 갖도록 아이로부터 멀어진다. 이처럼 매우 해가 되는 태도는 아이에게 자신의 존재 가치에 대해 의심하면서 자라나도록 가르친다. 이런 사람은 자기 거부나 자기 파괴의 성향을 갖게 된다. 이런 과거가 있는 성인들은 부모가 자신에게 주지 못한 것을 극복하기 위해 스스로 사랑하고 돌보는 방법을 배워야만 한다.

- 부모의 과잉보호: 과잉보호를 받은 아이는 혼자서 위험을 감수하는 것, 직계가족을 제외한 외부의 세계에 대한 신뢰를 배우지 못한다. 그들은 성인이 되어 불안전감을 갖게 되고 안전한 사람 또는 장소로부터 벗어나 모험하는 것을 두려워할 것이다. 그들 자신의 필요를 자각하고 돌보도록 배우는 것을 통하여, 과잉보호받은 개인들은 그들 자신의 삶을 꾸려 갈 자신감을 얻을 수 있고 세상이 생각보다 위험한 곳이 아님을 발견할 수 있다.
- 부모의 지나친 방임: 지나치게 방임하는 부모의 '망친' 아이는 만족의 지연이나 적절한 제한에 불충분하게 노출된다. 그들은 성인이 되면 지루해하고, 인내가 부족하거나 노력을 시작하거나 지속하는 데 어려움을 겪는 경향이 있다. 게다가 자신의 삶을 창조하는 것에 대한 책임보다는 세상이 그들에게 무언가를 해 줄 것을 기대한다. 이런 사람들은 개인적인 책임을 스스로 기꺼이 받아들이기 전에는 삶이 그들이 어렸을 때 기대했던 것들을 제공하지 않으므로 배신감과 불안전감을 갖게 된다.

이 목록에서 당신에게 해당되는 범주가 있는가? 한 가지 이상인가? 당신은 처음에는 과거의 문제를 알아차리는 것이 어렵다는 것을 발견하게 될지도 모른다. 아동기에 대한 우리의 기억은 모호하고 불분명하다. 특히 실제로 무슨 일이 있어났는지 떠올리고 싶지 않을 때는 더욱 그러하다. 당신이 아이였을 때 일어났던 일을 기억하고 자각하는 것의 요점은 당신이 부모를 비난할 수 없다는 것이다. 대부분의 부모는 최선을 다해 가능한 개인적 자원을 사용했다. 이는 부모가 그들의 부모와의 관계에서 결핍을 경험했으므로 나타나는 결과로서 심각하게 제한된 것이다. 당신의 과거를 기억하는 목적은 그로부터 벗어나고 당신의 현재를 재정립하기 위함이다. 공포, 죄책감이나 분노에 기반한 오래된 '테이프' 혹은 패턴은 당신이 그것들을 확인하고 놓아줄 때까지 당신의 현재 삶과 관계를 방해하는 경향이 있을 것이다. 부모가 당신에게 주지 못했던 것에 대해 자각하고 궁극적으로 부모를 용서할 때, 당신은 진심으로 자신을 돌보는 방법을 배우는 여행을 시작할 수 있을 것이다. 본질적으로 이는 자기 자신에게 좋은 부모가 되는 것을 의미한다. 이 섹션에서는 스스로를 잘 돌보는 방법을 배울 수 있는 세 가지 중요한 방법을 다룰 것이다.

❶ 기본적인 욕구를 자각하고 만족시키기
❷ '내면 아이'를 발견하고 관계 만들기
❸ 매일 자기 양육적인 작은 활동 시간 만들기

당신의 기본적인 욕구

인간의 기본적인 욕구는 주거, 의복, 음식, 물, 수면, 산소와 같이 인간의 신체적인 생존을 위해 필요한 것과 관련된다. 지난 몇 십 년 전만 해도 고차적인 심리적 욕구들이 밝혀지지 않았다. 생존에 필수적이지는 않지만 이 욕구들을 만족시키는 것은 당신의 정서적인 안녕과 만족스럽게 적응하면서 사는 데에 필수적이다. 심리학자인 에이브러햄 매슬로(Abraham Maslow)는 인간의 욕구를 다섯 가지 위계로 나누어 제시했다. 그중 하위 세 가지는 생존과 안전을 위한 기본 욕구다. 그는 이러한 수준을 다음과 같은 위계로 정렬하였다.

자기실현 욕구(삶에서 잠재력을 성취하는 것, 온전성)

↑

인정의 욕구(자기존중, 숙달감, 성취감)

↑

소속감과 애정의 욕구(다른 사람들, 애인으로부터의 지지와 애정, 소속감)

↑

안전의 욕구(주거지, 안정적인 환경)

↑

생리적인 욕구(음식, 물, 수면, 산소)

매슬로의 틀에서 보면, 고차적인 욕구를 돌보는 것은 그보다 하위 수준의 욕구를 만족시켰을 때 가능하다. 만약 당신이 굶주렸다면 소속감과 인정의 욕구를 만족시키기 어렵다. 좀 더 높은 수준에서는 만약 당신이 애정과 소속감의 욕구를 만족시킬 수 없어서 동떨어지고 소외되었다는 느낌을 받는다면 당신의 잠재력을 개발하기 어렵다. 매슬로는 평균적인 미국인들은 생리적인 욕구는 90% 정도, 안전의 욕구는 70% 정도, 애정 욕구는 50% 정도, 인정 욕구는 40% 정도, 자기실현 욕구는 10% 정도 만족시키면서 살아가고 있다고 평가했다.

매슬로가 성취감과 숙달감의 관점에서 인정의 욕구를 협소하게 정의 내렸지만, 나는 자존감이 당신의 모든 욕구를 자각하고 돌보는 것에 의존한다고 생각한다.

당신은 자신의 욕구가 무엇인지 어떻게 자각하는가? 다음에 제시된 인간의 중요한 욕구들 중 당신이 아는 것은 얼마나 되는가?

❶ 신체적인 안전과 안전감
❷ 재정적인 안정
❸ 우정
❹ 다른 사람들의 관심
❺ 자신의 얘기를 들어주는 것
❻ 안내
❼ 존중
❽ 타당화
❾ 당신의 느낌을 표현하고 공유하는 것
❿ 소속감
⓫ 양육하기
⓬ 신체적으로 접촉하는 것과 누군가 접촉해 주는 것
⓭ 애정
⓮ 성적인 표현
⓯ 신뢰와 믿음
⓰ 성취감
⓱ 목표를 성취하기 위해 진보한다는 느낌
⓲ 몇몇 영역에서 유능감과 숙달된 느낌 갖기
⓳ 공헌하기
⓴ 재미와 놀이

㉑ 자율성과 독립성
㉒ 창조성
㉓ 영적인 각성: '상위의 힘' 과 연결되어 있다는 느낌
㉔ 무조건적 사랑

이 목록을 신중하게 살펴보고 현재 당신이 실제로 충족하고 있는 욕구는 몇 개나 되는지 스스로에게 물어보라. 단기간에 만족시킬 수 있는 영역은 무엇인가? 만족시키지 못하고 있는 욕구를 더 만족시키기 위해서 다음 몇 주, 몇 달 안에 당신이 할 수 있는 구체적인 일은 무엇인가? 당신의 공포증을 극복하기 위한 노출하기 단계들을 실천하는 것은 당신이 17번과 18번의 욕구를 만족시키도록 도울 것이다. 오늘 밤에 춤추거나 영화를 보러 가는 것은 재미와 놀이에 대한 욕구를 충족시킬 수 있게 도울 것이다. 요점은 자신을 돌보는 것을 학습하는 것이 인간으로서의 기본적인 욕구를 ① 자각하기와 ② 충족시키기를 포함한다는 것이다. 앞에 제시된 목록은 당신에게 자신의 삶에서 더 관심을 가져야 할 필요가 있는 영역들에 대한 아이디어를 제공한다. 5개 이상의 욕구를 충족시키기 위해 다음 달에 실제로 당신이 할 일에 대해 계획하기 위해 다음 페이지의 양식을 활용하라.

내면 아이와 관계 만들기

내면 아이(당신의 어린아이 같은 부분)라는 개념은 수십 년 동안 사용되었다. 심리학자 칼 융(Carl Jung)은 이를 '신성한 아이' 라고 불렀다. 반면에 종교학자 에밋 폭스(Emmet Fox)는 '떠돌이 아이' 라고 불렀다. 그러면 이 개념은 무엇인가? 당신은 자신의 내면 아이를 어느 정도 자각하는가? 내면 아이의 특성은 다음과 같다.

- 어린 소녀나 소년 같은 느낌을 갖는 당신의 부분
- 안전, 신뢰, 양육, 애정, 접촉 등에 대한 심오한 정서적 욕구를 느끼고 표현하는 부분
- 살아 있고, 힘이 넘치고, 창조적이며, 장난기 있는 부분(자유롭게 놀 수 있도록 내버려 두거나 그 자체로 있게 해 주면 나타나는 진짜 아이의 모습)
- 아동기 때 고통과 정서적인 외상을 경험하는 부분. 이는 불안전감, 외로움, 공포,

욕구	이 욕구를 더 잘 충족시키기 위해 다음 달에 내가 할 일

> 분노, 수치심, 죄책감과 같은 강력한 감정들이다. 이는 내면 아이에 속한 부분이며 현재 환경에서 자극을 받아 나타나기도 한다. 특히 그것이 강력할 때, 대부분의 우리 감정은 어린 시절 아주 오래전에 표현했던 방법이나 표현하는 데 실패했던 방법을 반영하고 있다.

자신의 내면에 있는 작은 아이에 대해 어떻게 느끼는가? 그 작은 아이가 기꺼이 당신의 내부에서 자유롭게 표현할 수 있게 허락한다면, 당신은 더 즐기고 즐겁게 사랑하고 자연스럽고 창조적이기 쉬울 것이다. 당신은 애정을 주고받는 것, 상처받는 것, 신뢰하는 것이 자연스러워짐을 알게 될 것이다. 당신은 자신의 정서와 접촉하고 그것을 성장시키는 데 자유롭게 될 것이다. 그러나 당신이 내면 아이를 억압하고 부인할수록 놀거나 즐기기가 힘들다는 것을 알게 될 것이다. 당신은 상투적이고 순응하는 경향이 있고 고통스러운 행동 패턴을 반복하게 된다. 당신은 위축되고 억제되었다고 느끼며 흘러가게 하거나 확장시키지 못할 것이다. 취약함을 드러내거나 신뢰하는 것도 힘들고 애정을 주거나 받기도 어려울 것이다. 마지막으로 자신의 감정과 접촉하기 힘들고 통제된 압력 아래서 모든 것을 조절하려 하거나 논리적인 경향을 갖게 될 것이다.

내면 아이와 건강한 관계를 형성하고 만들어 가려면 어떻게 할 수 있을까? 내 경험에 따르면 다음과 같은 4단계가 있다.

❶ 내면 아이를 비판, 거절 혹은 부인하는 태도 극복하기
❷ 내면 아이를 '끄집어내기'
❸ 내면 아이의 긍정적인 욕구의 관점에서 부정적인 감정을 재평가하기
❹ 매일 내면 아이를 돌보기

내면 아이를 향한 부정적인 태도 극복하기

당신이 내면 아이를 대할 때 어린 자신을 다루었던 부모와 같은 방법을 사용하는 경향이 있다는 점은 기본 사실이다. 더 좋게 혹은 더 나쁘게 하기 위해서 당신은 부모의 태도와 행동을 내면화한다. 만약 그들이 전반적으로 당신에게 비판적이었다면, 당신은 자기비판적으로 자랄 가능성이 많다. 특히 자신의 '철없는' 혹은 덜 합리적이고

충동적인 측면에 대해서 비판적일 것이다. 만약 그들이 당신을 무시했다면, 당신은 내면 아이의 욕구를 무시하거나 소홀히 하는 경향이 있을 것이다. 만약 그들이 너무 바빠서 아이인 당신에게 관심을 갖지 않았다면, 당신은 너무 바빠서 내면 아이를 돌보지 않을 수 있다. 만약 그들이 당신을 학대했다면, 당신은 성인이 되어 자신을 파괴하거나 다른 사람을 학대할 수 있다. 그리고 만약 당신의 부모가 당신의 감정이나 충동을 자각하고 표현하는 것에 부정적이었다면, 당신은 자신의 감정을 부인하게 될 것이다. 내면 아이와 치유적이고 돌보는 관계를 만들기 위해서, 즉 자신에게 좋은 부모가 되기 위해서, 당신은 스스로 자신의 내면 아이가 갖고 있는 욕구들과 감정을 비판하고 학대하고 무시하며 부인하는 태도를 일으키는 내면화된 부모의 태도를 극복해야 한다.

내면 아이 끄집어내기

부모로부터 비롯된 내면화된 부정적인 패턴을 극복하는 것을 배우는 동안, 당신은 내면 아이를 끄집어내기 원할 것이다. 내면 아이에게 주입한 모든 제한점을 다루기 전에 이를 시작하는 것이 유용하다. 그것을 행하는 좋은 방법이 많이 있는데, ① 심상기법, ② 내면 아이에게 편지 쓰기, ③ 기념품으로 사진을 이용하기, ④ 내면 아이가 표현될 수 있는 실생활 활동하기가 포함된다. 당신은 자신의 내면 아이를 돌보는 것이 진짜 아이를 기르는 것보다는 시간과 힘이 덜 든다는 것을 알고 깜짝 놀랄 것이다.

✻ 심상기법

다음 내용은 당신이 내면 아이와 친밀한 관계를 맺도록 촉진하는 것을 돕는 세부적인 심상기법 자료다. 이를 테이프에 녹음하는데 중간에 멈추라는 지시가 나오면 10～20초 동안 문장 사이를 어느 정도 정지시키라. 당신은 스스로 이것을 할 수도 있고, 당신이 좋아하는 목소리를 가진 친구에게 부탁할 수도 있다. 심상기법을 시작하기 전에 10～15초 정도 깊은 이완을 할 수 있는 시간적 여유를 스스로에게 주라. 이것은 아이인 자신을 기억하고 보는 역량이 깊은 이완을 통해 향상되기 때문에 필요한 활동이다. (당신은 점진적인 근육이완, 명상 혹은 깊은 이완 기법을 사용할 수 있다.)

당신의 내면 아이 치유하기*

흔들의자에 앉아 있고 점점 편안해진다고 상상해 보세요. 앞뒤로 쉽게 움직이는 자신을 느껴 보세요. 계속 흔들거리면서 당신은 가벼워지기 시작합니다. 더 가벼워집니다. 더 가벼워집니다. 앞뒤로 흔들거리면서 당신은 자신이 부드럽게 과거로 거슬러 올라감을 발견합니다. 천천히 가고 있습니다. 해가 지날수록 점점 어려지는 자신의 모습을 상상합니다. 시간이 흘러서 1980년대가 되고… 1970년대가 되고… 부드럽게 뒤로 흘러갑니다. 점점 어려짐을 느낍니다. 아주 오래전으로 돌아갔습니다. 흘러 흘러서 아마 당신이 아주 어렸을 때가 되었을 겁니다. 이제 당신은 아주 오래전 작은 아이였을 때의 모습을 볼 수 있다고 상상하세요. 매우 빨리 당신은 자기 자신을 작은 아이로 보고 있다고 상상할 수 있습니다. 아마 당신은 바로 지금 아이를 볼 수도 있습니다. 아이는 어떻게 생겼지요? 무슨 옷을 입고 있지요? 아이는 몇 살인가요? 아이가 어디 있는지 보이나요? 집 안에 있나요, 밖에 있나요? 아이가 무엇을 하고 있는지 볼 수 있나요? 아마 당신은 아이의 얼굴을 볼 수 있고, 자세히 본다면 아이가 눈으로 무엇을 말하는지 볼 수 있습니다. 지금 아이가 어떻게 느끼고 있는지 말할 수 있나요? (멈추기) 당신이 아이를 볼 때, 아이의 삶에서 잃어버린 것이 무엇인지 회상할 수 있나요? 아이를 온전히 행복하지 못하게 하는 것이 있나요? (멈추기) 만약 아이가 온전히 행복하고 자유롭게 사는 방식에 개입하는 누군가 혹은 무언가가 있다면, 아마 당신은 그 사람이나 상황을 보는 것을 상상할 수 있습니다. 아무도 없다면 아마 지금 당신 앞에 있는 누군가나 아빠 또는 엄마를 상상할 수 있을 겁니다. (멈추기) 작은 아이가 아빠, 엄마, 지금 앞에 있는 누군가를 향해 어떤 감정을 갖고 있나요? 아이가 지금 바로 그 사람에게 말하고 싶어 하는 것이 있나요? 당신은 계속하고 말할 수 있습니다. (멈추기) 만약 당신의 작은 아이가 무언가를 말하는 것에 있어서 두려움을 느끼고 혼란스러워한다면 성인이 된 당신으로 그 장면으로 다시 들어가 내면 아이 옆에 서서 그것을 표현해 주세요. (멈추기) 지금 당신이 준비되었을 때 당신의 내면 아이 옆에 서서 누군가에게 아이 입장을 옹호해 주는 어른 자아를 상상하세요. 당신의 어른 자아는 아이가 원하는 무어라도 말할 수 있습니다. 부모나 그곳에 있는 누구에게 당신이 말할 필요가 있는 무엇이라도, 표현하기 힘든 것까지 말할 수 있습니다. (30초 이상 멈추기) 원한다면 당신은 '그것이 나에게 ~하도록 느끼게 만드는 것을 어떻게 생각하는가?' 라는 문장을 완성하거나 (20초 이상 멈추기) '나는 당신이 ~해 주기를 원합니다.' 라는 문장을 완성하세요. (20초 이상 멈추기) 그들이 해 줄 수 있건 없건 당신이 원하는 것을 부모나 다른 사람에게 말하세요. 당신이 말할 때, 크고 분명하게 말할 때, 당신은 실제로 누군가 당신의 얘기를 듣는다는 것을 확신할 수 있을 겁니다. (20초 이상 멈추기) 당신이 대면하고 있는 사람이 어떤 반응을 해 주고 있나요? 만약 그들이 반응을 한다

* 나는 데이비드 퀴글리(David Quigley)에게 이 심상기법 중 몇 가지 아이디어에 대한 도움을 받았다.

면 잘 들어 보세요. (20초 이상 멈추기) 만약 그렇다면 당신은 그들이 말하는 것에 반응할 수 있습니다. 만약 그렇지 않다면 당신은 말하는 것을 멈출 수 있습니다. (멈추기) 말하는 것을 마칠 때, 당신은 거기에 있는 누구에게라도 여기를 떠나라고 홀로 내버려 두라고 요청할 수 있습니다. 혹은 당신이 다시 말할 준비가 될 때까지 떠나거나 기다려 달라고 말할 수 있습니다. 그리고 당신은 그들을 그대로 수용하고 안아 줄 수 있습니다. (멈추기)

이제 다시 돌아와서 작은 아이 옆에 서 있는 어른 자아인 현재 모습을 보세요. (멈추기) 만약 당신이 원한다면 작은 아이를 잠시 동안 팔에 안고 사랑해 주세요. 팔을 아이에게 감고 괜찮다고 말해 주세요. 아이에게 네가 어떻게 느끼는지 알고 있다고 얘기해 주세요. 이해한다고 말해 주세요. 당신이 여기 있고 아이를 돕고 매우 많이 사랑해 줄 거라고 말해 주세요. (멈추기) 만약 당신이 느끼는 사랑의 색을 줄 수 있다면 어떤 색깔이 떠오르나요? (멈추기) 그 색의 빛이 아이 주변을 감싸게 하고, 아이가 당신의 팔에서 평온함을 느낄 수 있게 해 주세요. (멈추기) 아이에게 당신이 아이를 좋게 생각하고 있고, 아이가 말하고 걷고 웃는 등 모든 것들을 사랑한다고 말해 주세요. 아이에게 당신이 아이를 돌봐 주고 귀하게 여길 거라고 말해 주세요. (30초 이상 멈추기)

선택 사항: 아이를 당신의 실험실에 앉게 하고 아이에게 말하세요. 아이는 좋은 마음을 갖고 있습니다. 만약 누군가 상황에 대해 설명하기만 해도 아이는 이해할 것입니다. 아이에게 부모는 자신들의 어린 시절에 겪었던 문제 때문에 아이를 돌보고 아이가 마땅히 받아야 할 사랑을 줄 수 없었다고 말해 주세요. 그들이 아이를 사랑하기를 원하지 않은 것은 아니라고, 그들 자신의 어려움 때문에 아이가 원하는 방식으로 사랑할 수 없었다고 말입니다. 이 작은 아이는 단순히 자신에게 그것을 설명해줄 사람이 필요할 뿐입니다. 누구도 아이에게 그의 부모가 자라면서 겪었던 문제들에 대해 설명해 주지 않았습니다. (멈추기) 당신의 작은 아이는 부모가 자신의 문제 때문에 아이가 마땅히 받아야 할 방식으로 아이를 사랑하거나 돌봐 줄 수 없었다는 것을 이해할 수 있나요? (멈추기) 만약 아이가 지금 바로 준비되어 있지 않다면, 아마 나중에는 준비될 수 있을 겁니다. 만약 지금 준비가 되었다면 당신 앞에 서 있는 엄마와 아빠에 대한 그림을 그려 보게 하세요. (멈추기) 지금 당신이 원하는 방식으로 그들에게 그들을 용서한다고 말해 보세요. 당신은 기꺼이 그들의 결점을 용서할 것입니다. 당신은 그들이 좋은 부모가 되는 것을 방해하는 문제를 갖고 있음을 알기 때문입니다. 지금 그들을 용서해 보세요. (30초 이상 멈추기)

(스스로에게 깨어나도록 지시하라. 11장에 있는 '효과적인 심상기법 지침' 을 살펴보라.)

* 내면 아이에게 편지 쓰기

앞서 심상기법을 수행한 후 또는 자기 사진을 아이로 바라본 결과로(다음 섹션 참조), 당신은 자신의 내면 아이에게 편지를 쓰고 싶어질 것이다. 당신은 당신의 아이에게 ① 그 자신에 대해 어떻게 느끼는지, ② 아이로서 그에게 일어난 것에 대해 당신이 어떻게 느끼는지, ③ 그에 대해 어떻게 더 잘 알아가고 싶은지, ④ 그로부터 무엇을 배우고 싶은지에 대해서 말해 줄 수 있다. 당신이 이 편지를 다 썼을 때 마음을 열고 작은 아이의 역할을 맡을 수 있는지 보라. 그러고 나서 당신의 어른 자아에게 아이가 답장을 쓰도록 한다. 이때 당신은 당신의 어른 자아에 대해 어떻게 느끼고 무엇을 원하는지에 대해 쓴다. 이 편지를 쓸 때 당신의 작은 아이가 어떻게 느끼는지를 더 많이 전달하기 위해 아이의 필체를 쓸 수도 있다. 당신의 어른과 내면 아이 '자아들' 사이에 의사소통을 개방하는 데 있어서 이것이 얼마나 훌륭히 작용하는지에 놀랄 것이다. 여기 어른 자아가 내면 아이에게 쓴 편지의 예시가 있다.

작은 아이에게

나는 내가 너를 얼마나 사랑하고 네가 그동안 겪어 온 모든 고통으로부터 얼마나 너를 보호하고 싶었는지 말해 줄 수 있는 시간을 오랫동안 기다려 왔단다. 너는 혼자서 그런 고통을 맞서기엔 너무 작고 연약하지. 나는 지금부터 네 옆에 내가 있을 것이고 네가 두려움을 느낄 때마다 나에게 달려와도 된다는 것을 알아줬으면 좋겠어. 나는 네 옆에서 너를 잡아 주고 안정시켜 주고 너를 보호해 줄 거야.

아빠가 화내는 걸 보는 것이 매우 무섭다는 것을 알아. 그는 아주 큰 소리를 내고, 때로는 엄마나 형제를 때리기도 하지. 그는 너를 때리지는 않지만 어떤 면에서 그게 너에게 죄책감을 느끼게 만들지. 마치 네가 그의 편인 것처럼 만들고 그가 엄마나 형제를 때릴 때마다 네 잘못인 것처럼 만들어 버리지.

나는 네가 너 자신에 대해, 아빠와 엄마 그리고 형제에 대해 어떻게 느끼는지 나에게 말해 주기를 바라. 네가 기억할 수 없는 많은 일들이 일어났다고 생각해. 왜냐하면 그 당시 그 일들이 사리에 맞지 않거나 기억하기조차 끔찍하기 때문이지. 어떤 사진이나 글 또는 심지어 어떤 개념도 없는 것들을 기억하는 것은 힘들단다. 그것은 마치 꿈을 기억해 내는 것과 같지.

네가 더 많이 기억해 낼수록 내가 누구이고 어떻게 행동하고 무엇을 느끼는지 더 잘 이해할 수 있게 된단다. 기억하고자 노력하는 것이 고통스럽다는 것을 알지만, 네가 노력하는 것에 대해 내가 얼마나 고마워하는지 알아줬으면 해. 지금부터 우리는

> 서로를 위해 있어 주기로 한 것을 기억하자.
>
> 사랑을 담아,
>
> (당신의 서명)

✻ 사진

당신의 어릴 적 사진을 지갑이나 가방에 가지고 다니면서 내면 아이를 상기하기 위해 정기적으로 꺼내 본다. 그 사진을 찍었을 당시 당신의 삶에서 무슨 일이 일어났고 무엇을 느꼈는지 되돌아본다. 하나의 사진을 가지고 일주일 정도를 보내고 나서 다른 시기의 사진을 골라서 이 과정을 반복한다.

✻ 실생활 활동

많은 실생활 활동은 당신의 내면 아이에 대한 인식을 증가시키고 친밀감을 촉진할 수 있다. 다음의 목록을 매일 10분씩 실천한다면 도움이 될 것이다.

- 곰인형이나 다른 인형을 안기
- 어린이 놀이터에 가서 그네나 다른 놀이 기구를 이용하기
- 당신의 아이와 어른이 아닌 친구로 놀아 주기
- 아이스크림콘 먹기
- 동물원 가기
- 나무 타기
- 아이였을 때 당신이 즐겼던 활동에 참여하기

이런 활동에 참여하면서 아이가 되는 것에 빠지도록 노력한다. 이와 같이 할 때 당신의 감정은 자신의 내면 아이에 대한 당신의 자세를 많이 알려 준다.

내면 아이의 긍정적 욕구로 부정적 감정을 재평가하기

당신은 두려워하고 혼란스러워하며 버림받은 것 같은 작은 아이와 마주쳤다면 그 아이를 돌봐 주고 편안하게 해 주기 위해 당신의 능력이 허락하는 한 모든 것을 해 줄

것이다. 하지만 당신이 불안정하고 무섭고 외로우며 버려지거나 가난하다고 느낄 때는 자신을 어떻게 대할 것인가? 우리는 너무 자주 단순히 이런 감정들을 부정하거나 비판적이 되고, 그 감정을 가진 우리 자신을 부인한다. 더 높은 자존감을 향한 길과 함께 당신이 만들 수 있는 가장 심오한 변화는 불안전감과 부적절감을 없애 버려야 할 취약함의 신호가 아닌 당신의 내면 아이가 보내는 관심의 요구로 재인식하는 것이다. 당신은 내면 아이의 요구를 밀쳐 내는 대신에 당신의 부정적 감정 진술 뒤에 숨어 있던 내면 아이의 존재를 인정하고 돌봐 줌으로써 당신 자신을 더 빨리 치유할 수 있을 것이다.

다음번에 당신이 무섭고 불안전하고 부적절하고 연약하며 화가 났다고 느낄 때는 자신에게 '이 감정 뒤에 숨어 있는 욕구가 무엇일까? 나의 내면 아이가 지금 필요로 하는 것이 무엇일까?'라고 물어보라. 그리고 내면 아이에게 관심과 돌봄 또는 그 아이가 필요로 하는 것을 제공하는 시간을 가져 보라. 그러면 당신은 자신이 얼마나 기분이 좋아지는지 놀라게 될 것이다.

부정적 감정을 내면 아이의 관심을 위한 요구로 재인식하는 것을 배우는 것은 당신의 삶을 변화시킬 것이고 당신의 자존감에 많은 기여를 할 것이다. 이것이 '자신에게 좋은 부모가 되기'의 모든 것이다.

✻ 도움을 요청하는 내면 아이의 숨겨진 청원의 예시

당신은 직장에서의 힘든 하루를 마치고 집에 왔다. 욕실의 거울에 비친 자신을 보고 자신의 모습을 견딜 수 없다. 화장은 너무 두껍고 더군다나 얼룩지기까지 한다. 당신은 마치 자신이 매춘녀처럼 보이고 느껴진다. 당신은 '소용없어.'라고 생각하기 시작한다. 우울에 빠져 있는 것을 선택할 수 있겠지만 대신 당신은 내면 아이에게 바로 그 순간 무엇을 원하는지 묻는다. 화장을 손보는 대신, 당신은 욕조를 따뜻한 거품물로 채우기로 결정한다. 그렇게 하는 것이 조금 바보같이 느껴졌지만 욕조 안에 조그마한 고무 오리와 아이의 주전자와 같은 목욕 인형을 넣기도 한다. 당신은 어렸을 때 이와 비슷한 목욕 장난감을 가졌다. 당신은 따뜻한 물 속에 몸을 담그고 컵에 차를 붓는 척하고 오리가 말하는 것처럼 하는 등 당신의 어린 시절처럼 장난감을 가지고 논다. 당신이 머물고 싶을 때까지 욕조에 있으면서 손가락과 발가락이 자두처럼 쭈글쭈글해지도록 한다. 다시 거울을 보았을 때 당신은 홍조를 띠고 따뜻해 보인다. 당신은 당신의 외모에 대해 좀 더 용서하는 마음을 느낀다. 결국 당신은 힘든 하루를 보냈던 것이다.

그날 저녁을 함께 보내기로 한 언니를 위한 특별한 식사를 준비하기 위해 당신은 두 시간을 소비했다. 하지만 바로 조금 전 언니는 몸이 안 좋아서 올 수 없다고 전화를 한다. 당신은 그녀가 데이트를 나가야 하기 때문이라고 의심한다. 갑자기 당신은 우울과 분노의 혼합된 감정을 느낀다. 이런 부정적인 감정에 빠져 있을 수도 있겠지만 대신 당신은 내면 아이가 필요한 것이 무엇인지 묻는다. 화가 나서 음식을 던져 버리는 것 대신, 당신은 자신이 초대받은 손님이고 자신을 위해 이 훌륭한 음식을 준비한 것이다. 머리에는 종이 왕관을 만들어 쓰고 두 개의 촛불 사이 테이블 중앙에 앉는다. 식사 중간에 당신은 몇 차례 잔을 들어 자신을 위해 건배를 한다. 천천히 음식을 먹으며 한 입 한 입 음미하면서 음식의 질감, 색깔 그리고 맛에 집중한다. 결국 당신은 그것에 감사하는 좋은 상황에 있다. 식사가 끝날 무렵에 이런 훌륭한 손님이 되어 준 것에 스스로에게 감사한다.

매일 당신의 내면 아이를 돌보기

당신 안의 내면 아이를 양육하고 돌보는 것은 어떻게 되어 가고 있는가? 이 장의 앞부분에서 나는 인간의 24개 기본 욕구를 인식하고 만족시키는 것에 대해 언급했다. 이러한 욕구를 만족시키는 것은 당연히 좋은 시작이 될 수 있다. 만약 이 모든 욕구를 만족시킬 것이라면 당신은 내면 아이와 건강한 관계를 만드는 긴 길을 갈 것이다. 내면 아이를 불러오기 위해 앞서 제시된 연습들은 또한 당신의 이런 중요한 부분과의 관계를 더 가깝고 더 지지적으로 촉진할 것이다. 이를 넘어, 자기 자신과 좀 더 돌보는 관계를 형성하고 궁극적으로는 더 향상된 자기 가치감을 형성하는 데 도움이 될 수 있는 자기 양육의 수백 가지 작은 활동들이 있다. 당신은 당신의 배우자, 아이들 또는 당신이 사랑하는 친구와의 관계를 더 깊게 하기 위한 돌봄과 지지의 태도를 취하는 것처럼 자신을 위해 똑같이 할 수 있다. 다음 목록은 매일 자기 자신을 돌볼 수 있는 51개의 작은 방법이다.

자기 양육적인 활동

아래의 목록은 불안장애와 우울증에 시달리던 나의 많은 내담자에게 매우 도움이 되었던 것이다. 목록에서 최소한 한두 개의 항목 또는 당신이 느끼기에 즐거운 어떤 것이든 매일 시행함으로써, 당신은 자기 스스로에게 좋은 부모가 되는 중요한 기술을 개발할 것이다. 당신은 불안전감과 부적절감 외에 다른 것은 잃을 것이 없고 그저 자존감을 향상시키게 될 것이다.

1. 따뜻한 물로 목욕하기
2. 침대에서 아침 먹기
3. 사우나 하기
4. 마사지 받기
5. 자신을 위해 장미꽃 사기
6. 거품 목욕하기
7. 애완동물 가게에 가서 동물들과 놀기
8. 공원의 경치 좋은 산책로 걷기
9. 동물원 가기
10. 매니큐어나 페디큐어 하기
11. 멈춰서 작은 꽃들의 향기 맡기
12. 일찍 일어나서 일출 바라보기
13. 일몰 보기
14. 좋은 책이나 조용한 음악과 함께 이완하기
15. 재미있는 비디오 빌려 보기
16. 가장 좋아하는 음악을 틀어 놓고 음악에 맞춰 혼자 춤추기
17. 일찍 잠자리에 들기
18. 집 밖에서 별 아래 잠들기
19. 직장에서 '정신건강 하루' 로 쉬기
20. 자신만을 위한 특별한 저녁을 차리고 촛불을 켜고 식사하기
21. 산책하기
22. 좋아하는 친구들 부르기
23. 혼자서 좋은 레스토랑에 가기
24. 바닷가에 가기
25. 경치 좋은 곳으로 드라이브 가기
26. 명상하기
27. 새 옷 사기
28. 당신이 원하는 만큼 오래 서점이나 레코드 가게 둘러보기
29. 껴안고 싶을 정도로 푹신한 동물 인형을 사서 놀기
30. 자신에게 러브레터를 써서 부치기
31. 특별한 사람에게 당신을 돌봐 달라고 부탁하기(먹여 주고 안아 주고 책 읽어 주기)
32. 당신이 감당할 수 있는 비용의 특별한 선물을 자신에게 사 주기

33. 좋은 영화나 쇼를 보러 가기
34. 공원에 가서 오리에게 먹이를 주고 그네를 타기
35. 박물관이나 다른 흥미로운 곳에 가기
36. 당신이 하고 싶은 일은 무엇이든 그것을 성취하는 데에 더 많은 시간을 주기(자신을 빈둥거리게 하기)
37. 좋아하는 퍼즐이나 퍼즐책에 몰두하기
38. 뜨거운 사우나 또는 거품 목욕 하러 가기
39. 확언 테이프를 녹음하기
40. 목표와 관련된 이상적인 시나리오를 써서 심상화하기
41. 영감을 불러일으키는 책 읽기
42. 오래 사귄 친구에게 편지 쓰기
43. 특별한 것을 굽거나 요리하기
44. 아이쇼핑 하러 가기
45. 명상 테이프 사기
46. 긍정적이고 동기부여적인 테이프 듣기
47. 성공 경험들을 특별한 일지에 기록하기
48. 몸 전체에 향기 좋은 로션 바르기
49. 자위하기
50. 운동하기
51. 앉아서 제일 좋아하는 솜인형 안기

2부: 지지와 친밀감을 개발하기

자존감은 우리 자신 안에서 세워 가는 것인 반면, 자존감에 관한 우리의 감정의 많은 부분은 우리의 중요한 인간관계에 의해서 결정되기도 한다. 다른 사람이 당신에게 적합한 느낌과 자신감을 느끼게 해 줄 수 없지만, 그들의 수용과 존중은 당신이 정당성을 느끼게 하고 자신에 대한 긍정적인 태도와 감정을 강화하게 하며 재확인시켜 줄 것이다. 자기애는 다른 사람과의 분리에서는 나르시시즘이 된다. 다른 사람과의 관계를 포함하고 있는 자존감을 향한 네 가지 경로를 알아보자.

- 가까운 친구들과 지지자
- 친밀감
- 경계
- 자기주장

가까운 친구들과 지지자

인간의 가치에 대한 설문조사가 이루어졌을 때, 많은 사람들은 가까운 친구를 직업, 행복한 가정생활 그리고 건강과 더불어 최고의 순위를 매기곤 한다. 우리는 모두 직계가족에 더해서 적어도 두세 명의 가까운 친구들로부터의 지지체계를 필요로 한다. 가까운 친구는 당신이 깊게 믿을 수 있고 신임할 수 있는 사람이다. 당신이 어떤 기분, 행동 그리고 역할에 있든 당신 자체를 편안하게 받아 주는 사람이다. 그리고 당신의 인생에서 어떤 일이 일어나든 항상 당신 옆에 서 있어 줄 사람이다. 가까운 친구는 직계가족에서 벗어나 인생에 대한 당신의 감정과 인식에 대해서 공유할 수 있는 기회를 준다. 이런 사람은 배우자나 아이들, 부모님과 있을 때는 표현되지 않았던 자신의 성격의 측면들을 꺼내 볼 수 있도록 도와준다. 적어도 당신이 신임할 수 있는 두세 명의 가까운 친구들은 적합한 지지체계의 중요한 부분이 된다. 이런 친구들은 집으로부터 멀리 떨어지거나 이혼, 가족 구성원의 죽음과 같은 급격한 변화의 시간 속에서 당신의 삶에 지속성을 부여한다.

이와 같은 가까운 친구를 당신은 몇 명이나 가지고 있는가? 최소한 두 명의 친구도 떠오르지 않는다면 그런 우정을 만들기 위해서 무엇을 할 수 있는가?

친밀감

어떤 사람들이 가까운 몇몇 친구들과 인생을 함께하는 것에 만족하는 반면, 우리 대부분은 한 명의 특별한 사람과 특별한 관계를 찾는다. 이것은 우리가 우리 자신을 가장 깊게 열어 보이고 자신에 대해 가장 많이 발견하는 기회를 가지게 하는 친밀한 관계다. 대부분의 사람들이 자부심이 얼마나 강한지에 상관없이, 이런 관계는 친밀감이 없으면 결국에 느끼게 될 외로움을 극복하는 데 도움이 된다. 친밀한 관계로부터 얻게 되는 소속감은 지속적으로 우리의 자존감에 기여한다. 하지만 나는 자존감이 완전히 타인으로부터만 얻어질 수는 없다는 것을 다시 강조하고 싶다. 건강하고 친밀한 관계는 단지 자기 수용과 자신에 대한 믿음만을 강화한다.

친밀감이라는 주제와 어떤 요소가 친밀한 관계를 지속시키는 데 기여하는지에 대해 많은 방법이 사용되어 왔다. 그중 몇 가지 중요한 것이 다음에 열거되어 있다(특별한 순서가 있는 것이 아니다.).

❶ 공통된 관심, 특히 여가시간이나 오락 활동 등의 관심사(관심사에서 약간의 차이는 신기함과 흥미를 더해 줄 수 있다.)

❷ 당신과 파트너 사이의 로맨스나 '마법' 같은 느낌. 이것은 신체적인 수준을 넘어서 이루어지는 형태가 없는 강한 매력이다. 보통 3~6개월 동안에는 매우 강렬하고 견고하다. 그리고 그 관계는 성숙해 감에 따라 이 마법을 새롭게 하고 재발견하는 능력을 요구한다.

❸ 당신과 당신의 파트너는 일체감 대 독립성을 향한 당신의 상대적인 욕구 안에서 잘 어우러져야 한다. 만약 한 사람이 다른 사람보다 자유와 '공간' 에 대한 요구가 더 크다면, 또는 둘 중 한 명이 상대방이 제공하기를 원하지 않는 보호와 포근함을 원한다면 갈등이 생길 수도 있다. 어떤 파트너는 이중 잣대를 가지고 있을 수도 있다. 다시 말하자면, 그들은 자신을 위한 것(예: 신뢰와 자유)을 당신에게 허용하는 것을 원하지 않을 수도 있다.

❹ 서로의 개인적인 성장과 변화에 대한 상호 수용과 지지. 한 사람만이 관계에서 성장하거나 혹은 상대방으로 인해 그들의 성장 속에서 무력감을 느낄 때 그 관계는 끝나는 것으로 잘 알려져 있다.

❺ 서로의 잘못과 약점에 대한 상호 수용. 관계를 맺은 초기의 로맨틱한 몇 달이 지난 후, 각각은 상대방의 잘못과 약점을 받아들이고 견딜 수 있을 정도의 좋은 점을 찾아내야 한다.

❻ 애정과 접촉의 규칙적인 표현. 친밀한 관계는 파트너가 서로 애정을 공공연하게 표현하고자 하는 의지 없이는 건강할 수 없다. 포옹과 같은 성적이지 않은 신체적 표현은 견고한 성적 관계만큼이나 중요하다.

❼ 감정의 공유. 두 사람 사이의 진실되고 친밀한 느낌은 감정적으로 여유가 생기고 당신의 가장 깊은 감정들을 개방하고 공유하고자 하는 의지를 요구한다.

❽ 좋은 의사소통. 많은 책과 수업의 전반적인 내용이 이 주제에 초점이 맞춰져 있다. 좋은 의사소통에는 많은 다른 측면이 있으나 가장 중요한 두 가지 기준은 다음과 같다.

- 파트너들은 진실되게 서로를 듣고자 원한다.
- 둘 다 그들의 감정을 표현하고 원하는 것을 직접적으로 요구할 수 있다(불평하고, 위협하고, 요구하며, 자신의 욕구를 채우기 위해 상대방을 교묘하게 조종하고자 시도하는 것과는 반대로).

⑨ 강한 상호 신뢰감. 각자 자신이 상대방에게 의존할 수 있다고 느껴야 한다. 또한 자신의 가장 진실한 감정으로 상대방을 믿는다. 신뢰감은 자동적으로 오지 않으며, 시간을 가지고 형성되고 유지되어야 할 필요가 있다.

⑩ 공통된 가치와 넓은 개념의 목표. 친밀한 관계는 두 사람이 우정, 교육, 종교, 재정, 성, 건강, 가정생활 등 삶의 중요한 영역에서 공통된 가치를 가지고 있을 때 지속될 수 있는 가장 좋은 기회를 가진다. 가장 강한 관계는 보통 양육, 사업 운영, 영적 이상에의 헌신 등과 같이 각자의 개인적인 욕구를 초월하는 공통의 목표에 의해 묶여 있다.

이러한 열 가지 특성 중 몇 가지가 당신의 친밀한 관계에 포함되는가? 그중 특별히 작업하고 싶은 것이 있는가?

경계

친밀감만큼이나 중요한 것이 친밀한 관계와 다른 관계에서 적당한 경계를 유지하고자 하는 우리 각자의 요구다.

경계는 단순히 어디서 당신이 끝나고 다른 사람이 시작하는지를 아는 것을 의미한다. 당신의 주체성을 다른 사람의 관점에서 정의하지 않는다. 그리고 무엇보다 자기 가치감과 자기 권한의 감각을 다른 사람을 돌보거나 구해 주거나 변화시키거나 통제함으로써 얻지 않는다. 지난 몇 년 동안 '너무 많이 사랑하는 여자' '상호의존성'과 같은 용어가 견고한 내적 자기 가치의 바탕이 없기 때문에 다른 사람들을 돌보고 구해 주고 단순히 기쁘게 해 주는 것으로 자신을 타당화하고자 시도하는 사람들을 정의하는 데에 사용되었다. 가장 전통적인 경우는 알코올중독자나 다른 중독된 배우자 또는 친척들을 '구조' 해 줌으로써 자신의 삶을 조직하고자 하는 사람들이다. 하지만 경계의 손실은 다른 사람을 돌보거나 통제하거나 구조하거나 변화시키고자 자신을 지나치게 확장시킴으로써 자기 가치와 안전감을 얻고자 하는 관계에서 일어날 수 있다. 자신의 욕구와 감정은 그 과정에서 잠시 옆자리에 놓이고 비중이 줄어들게 된다. 경계 손실의 좋은 징조는 자신보다 다른 사람의 요구와 문제에 대해 말하거나 생각하는 데에 더 많은 시간을 쓰는 것이다.

만약 당신이 자기 자신의 경계 문제에 대해 더 깊이 탐색하기를 원한다면 좋은 책 두

권을 추천한다. 베스트셀러인 『너무 사랑하는 여자들(*Women Who Love Too Much*)』에서 로빈 노우드(Robin Norwood)는 가까운 관계에서 상호의존성을 회복하기 위한 다음의 단계를 주장한다.

❶ 도움을 요청하기: 자기 혼자서 다룰 수 있다는 생각을 포기하기
❷ 최우선순위로 상호의존성으로부터 회복하기
❸ 문제를 이해해 주는 동료 지지집단 찾아보기
❹ 자기 의지를 놓을 수 있게 해 주는 개인적인 영적 삶을 개발하고 '절대 권력' 에 의존하기
❺ 다른 사람을 다루고 통제하거나 '삶 경영하기' 를 멈추는 것을 배우기
❻ 다른 사람과 '구조자' 그리고/또는 '희생자' 놀이를 멈추는 것을 배우기
❼ 자신의 개인적인 문제와 깊은 고통을 대면하고 탐색하기
❽ 자신을 배양하기: 자신만의 삶을 개발하고 자신만의 관심거리를 추구하기
❾ '이기적인' 사람이 되기: 비건전한 이기주의가 아니라 당신의 안녕, 욕구, 직업, 놀이, 계획 그리고 활동을 마지막이 아닌 처음에 두기
❿ 다른 사람과 자신이 배운 것을 공유하기

상호의존성에 대해 신중히 정의 내리고 문제를 극복하는 단계를 제공하고 있는 또 다른 훌륭한 책으로는 멜로디 비티(Melody Beattie)가 쓴 『더 이상 상호의존 그만두기(*Codependent No More*)』가 있다. 그녀가 추천하는 몇 가지 단계는 다음과 같다.

❶ '분리' 를 연습하기: 다른 사람에 대해서 강박적으로 걱정하는 것을 그만두기
❷ 다른 사람을 통제하는 것을 그만두기: 그 사람의 삶은 그 스스로 책임질 수 있다는 것을 알 만큼 그 사람을 존중하기
❸ 과거의 '미해결 과제' 를 끝내는 것, 내 안의 욕구가 많고 연약한 아이를 양육하고 돌보는 것을 포함하여 자기 자신을 돌보기
❹ 의사소통을 향상시키기: 당신이 원하는 것을 진술하고 '아니요' 라고 말하는 것을 배우기
❺ 분노 다루기: 당신이 필요로 할 때 사랑하는 사람에게 분노를 느끼고 표현하는 것을 허락하기

❻ 영성을 발견하기: 절대 권력을 찾고 그와 연결짓기. 상호의존성이 당신에게 문제가 되는가? 알아넌(Al-Anon) 또는 익명의 상호의존자 모임(Codependents Anonymous)와 같이 상호의존성 문제에 초점을 둔 지지집단에 참여하는 것을 생각해 본 적이 있는가?

자기주장

자기주장을 기르는 것은 자존감에 있어서 중요하다. 당신이 원하는 것과 원하지 않는 것에 대해 상대방에게 분명하게 전할 수 없다면 좌절감을 느끼고 속수무책에 무력감을 느낄 것이다. 만약 당신이 어떤 것도 하지 않는다면 자기주장적 행동 연습은 자기존중감을 향상시켜 줄 것이다. 다른 사람과 함께 자기주장적인 방법으로 당신의 욕구를 존중하는 것은 또한 당신에 대한 그 사람들의 존중을 높이고 당신을 이용하려는 어떤 경향도 재빨리 잠식시킨다. 자기주장의 개념은 주장적인 의사소통 방식을 개발하기 위한 연습과 함께 13장에서 제시한 바 있다.

3부: 자존감을 위한 다른 방법

이 장의 1부와 2부는 내면 아이를 존중함으로써 당신의 욕구를 돌보는 것과 당신의 관계 속에서 지지와 친밀감을 개발하는 것에 초점을 두었다. 3부에서는 자존감을 향한 다른 수준의 온전한 존재를 포함하고 있는 네 가지 다른 방법을 강조하고자 한다.

- 신체: 신체적 안녕과 신체 이미지
- 감정: 정서적 자기 표현
- 마음: 자존감을 위한 긍정적인 혼잣말과 확언
- 온전한 자아: 개인적 목표와 성취감

이 영역이 이 책의 다른 곳에서 다루어졌기에 여기서는 자존감과의 관련성에 대해서만 간략히 논의하고자 한다.

신체적 안녕과 신체 이미지

신체적 건강과 개인적인 건강의 느낌, 활력 그리고 강건함은 자존감의 가장 중요한 토대 중 하나를 이룬다. 신체적으로 약하고 피곤하고 아프다고 느낄 때는 자기 자신에 대해 좋은 느낌을 갖기 어렵다. 종종 스트레스로 유발되는 생리적인 불균형이 공황 발작, 광장공포증, 범불안장애 그리고 강박장애에 기여한다는 일반적인 증거들이 있다. 당신의 신체적 안녕을 향상시키는 것은 불안과 관련된 당신의 특정 문제에 직접적인 영향을 줄 뿐만 아니라 지속적으로 당신의 자존감에 기여한다. 이완, 신체 운동 그리고 영양에 관한 장들은 직접적으로 신체적 안녕과 관련이 있다. 그것을 읽고 제안과 지침을 연습하면 당신의 개인적인 건강을 향상시킬 수 있다. '개인적 건강 질문지' 는 이 영역에서 당신이 어떻게 하고 있는지에 대한 개관을 제공해 줄 것이다.

정서적 자기 표현

자신의 감정과 멀어질 때, 우리는 우리가 누구인지 알기 어렵다. 당신은 내면적으로 자신과 분리되는 느낌을 가질 것이고 종종 두려울 것이다. 당신은 감정의 모든 범위를 확인하고 표현함으로써 자신의 특별한 욕구, 소망 그리고 열망에 대해 더 잘 알게 된다. 걱정스러운 생각, 환상 그리고 예측 속에서 헤매는 대신, 당신은 문자 그대로 자신을 느끼기 시작한다. 자신의 감정을 소유하고 표현하는 것을 배우는 것은 시간, 용기 그리고 당신이 믿는 사람의 존재하에서 연약해지고자 하는 의지를 필요로 한다. 만약 당신이 그러지 못했다면 감정을 표현하는 능력과 인식을 어떻게 향상시킬 수 있는지에 대한 제안을 12장에서 보라. 이것은 자존감을 향한 매우 중요한 경로다.

자존감을 위한 혼잣말과 확언

나 자신에게 말하는 것과 나 자신에 대한 믿음은 분명하고 정확한 방식으로 자존감에 기여한다. 만약 당신이 부적합하고 무기력하게 느껴진다면 당신이 그러하다고 믿기 때문이다. 그러므로 당신은 단지 당신이 혼잣말과 자신에 대한 기본적인 신념을 변화시킴으로써 자존감을 향상시킬 수 있다.

당신의 부정적 혼잣말과 비합리적 신념을 확인하고 바꾸는 연습은 8장과 9장에

개인적 건강 질문지

1. 당신은 적어도 일주일에 3~5회 30분씩 운동을 하는가?
2. 지금 하고 있는 운동을 즐기는가?
3. 점진적 근육이완, 심상기법, 명상 또는 다른 이완 기법을 통해 매일 깊게 이완할 수 있는 기회를 가지고 있는가?
4. 당신은 매일 적어도 1시간의 휴식이나 놀이 시간을 가지는가?
5. 당신은 시간 관리를 잘해서 시간에 끊임없이 쫓기지 않는가?
6. 당신은 스트레스를 다루는가, 아니면 스트레스가 당신을 통제한다고 느끼는가?
7. 개인적 반성을 위한 혼자만의 시간을 가지는가?
8. 당신은 매일 밤 최소한 7시간의 수면을 취하는가?
9. 수면의 질과 양에 만족하는가?
10. 넉넉한 아침식사를 포함하여 매일 든든한 세 끼 식사를 하는가?
11. 스트레스를 유발하는 음식(카페인, 설탕, 소금을 포함한 것 또는 정크 푸드)의 섭취를 최소화하고 있는가?
12. 신체적·정서적 스트레스하에 있을 때 당신의 식단을 보완하기 위해 규칙적으로 종합 비타민제, 비타민 B 복합체 그리고 비타민 C와 같은 비타민 보충제를 먹는가?
13. 당신은 자신의 생활환경을 좋아하는가? 당신이 사는 곳은 편안한가?
14. 흡연이 당신의 신체적 안녕을 막는가?
15. 과도한 음주나 마약이 당신의 안녕을 손상시키는가?
16. 당신의 현재 몸무게에 만족하는가? 만약 아니라면 그에 대해 무엇을 할 수 있는가?
17. 좋은 위생, 몸치장 그리고 편안하고 매력적으로 느껴지는 방식으로 옷을 입는 것을 통해 개인적인 외모에 가치를 두는가?
18. 당신의 신체와 외모를 좋아하는가?

제시되어 있다. 이 시점에서 나는 단순히 자존감과 관련된 특정 부분을 강조할 것이다. 첫째, 자기 가치를 가장 손상시키는 두 가지 유형의 혼잣말을 고려하기를 원한다. 둘째, 자신에 대한 부정적 신념과 가정을 극복하기 위한 확언의 사용에 대해 다룰 것이다.

8장에서 언급된 혼잣말의 네 가지 유형인 걱정이 많은 사람, 비판적인 사람, 희생자, 완벽주의자 중에 비판적인 사람과 희생자가 잠재적으로 가장 자존감에 파괴적이다. 사실 내 경험상 낮은 자존감을 가진 사람들은 강한 비판가, 강한 희생자 의식 또는 두 가지 모두를 가지고 있었다. 이것은 비판적인 사람의 특별한 기능으로서 부적합하고 열등하며 무능력하도록 느끼게 만드는 것이다. 그리고 희생자 유형의 혼잣말은 당신이 희망도 없고 무기력하다고 말함으로써 상처에 모욕을 더한다.

먼저, 8장으로 돌아가서 비판적인 사람과 희생자에 특별히 주의를 두며 '부정적 혼잣말의 유형' 과 '당신의 하위성격은 무엇인가' 섹션을 복습하라. 만약 아직 하지 않았다면 부차적 성격 각각에 대한 부정적 혼잣말에 반박하기 위한 연습지를 완성하라. 그러고 나서 '역기능적 사고의 일일 기록' 양식을 사용하여 (몇 장을 복사해서) 당신의 비판적인 사람과 희생자로부터 나오는 부정적 자기 진술문을 기록하라.

자기비판적 또는 자기 희생적인 내면 대화에 빠져 있는 당신 자신을 확인했다면 다음의 세 단계를 따른다.

❶ 주의를 마음에서 멀리 돌리고 당신의 감정과 신체에 좀 더 집중할 수 있도록 도와주는 방식으로 부정적 사고의 고리를 끊는다. 다음 중 어느 것이든 도움이 될 것이다.

- 신체적 활동(예: 집안일, 운동)
- 밖으로 산책 나가기
- 복식호흡
- 5분 동안의 점진적 근육이완
- "그만!" 이라고 외치거나 속으로 외치기
- 손목에 고무밴드를 튕기기

요점은 당신 스스로 느긋해지고 부정적 사고로부터 약간의 거리를 두는 어떤 것을 하는 것이다. 당신이 긴장되고 마음이 바쁠 때는 부정적 혼잣말에 반박하는 것은 어렵다.

❷ 필요하다면 적합한 질문으로 당신의 부정적 혼잣말에 반박하라. 비판적인 사람 또는 희생자를 상대로 할 만한 좋은 질문은 '그 근거는 무엇인가?' '이것은 항상 옳은가?' '이 문제의 양면을 바라보고 있는가?' 등이다. 다른 예시 질문은 8장의 소크라테스식 질문 목록에서 확인할 수 있다.

❸ 부정적인 내면 대화를 긍정적, 자기 지지적인 진술문으로 반박하라. 당신은 특별히 당신의 비판적인 사람 또는 희생자의 진술문에 반박하도록 맞춰진 자신만의 긍정적 진술문을 원할 것이다. 대안적으로 당신은 다음의 '자존감 향상을 위한 확언' 목록으로부터 긍정적 반박 진술문을 도출할 수 있다.

성취감

당신의 목표를 성취하는 것은 항상 자존감을 향상시킨다. 당신이 가장 자신감을 느꼈던 때를 회고해 본다면 중요한 개인적 목표를 성취한 때라는 것을 알게 될 것이다. 그것이 자존감의 유일한 바탕이 되는 것이 아님에도 불구하고, 외적인 성취는 당신이 자신을 어떻게 느끼는지에 확실하게 기여하게 된다.

당신이 공포증이나 공황 발작을 다룰 때 가장 명백한 목표 달성은 당신이 이전에 피해 왔던 상황에 들어가거나 그 상황을 다루는 능력이 될 것이다. 공포 상황에 직면할 때뿐만 아니라, 당신이 일어나는 공황 발작 반응을 다룰 수 있다는 자신감이 있을 때 더 견고하게 성공에 대한 감각을 가질 수 있다. 공포증과 공황 발작을 극복하는 것은 이 책의 주요 목적이며 6장과 7장에서 세부적으로 다루고 있다. 만약 당신이 가장 두려워했던 것들을 의식적으로 직면하여 완전하게 광장공포증, 사회공포증이나 공황장애를 극복한다면, 당신은 자신감과 내적 강도가 더 생겼다는 것을 느낄 수 있을 것이다. 점진적인 노출 기법을 통해 공포증(공황 자체에 대한 공포증을 포함하여)에 직면하는 것도 그 자체로 자존감을 더 증진시켜 준다.

그러나 공포증과 공황을 극복한다는 중요한 목표가 당신의 삶에서 모든 것이 될 수 있다. 당신의 자존감은 당신의 목표를 향한 과정에서 느낄 수 있는 것에 좌우될 수 있다. 만약 당신이 옴짝달싹하지 못해 원하는 중요한 목표를 향해 나아갈 수 없다고 느낀다면 당신은 자신의 능력을 의심하게 되고 어느 정도 위축될 수 있다.

공포증과 공황에서 회복되기 위해, 당신은 자신에게 다음의 두 가지 질문을 물어볼 수 있다.

❶ 자신의 삶—지금과 미래—에서 가장 중요한 것은 무엇인가?
❷ 지금 당장 이 목표를 위해 무엇을 하고 있는가?

자존감 향상을 위한 확언

당신은 어떠한가

나는 사랑스럽고 유능하다.
나는 전적으로 나를 받아들이고 내 모습 그대로를 믿는다.
나는 유일하며 특별한 사람이다. 세상에서 나와 같은 사람은 단 한 사람도 없다.
나는 나의 전부를 받아들인다.
나는 이미 가치 있는 사람이기에 나 자신을 증명할 필요가 없다.
내 감정과 욕구는 중요하다.
내가 원하는 것이 무엇인지 생각하는 것은 좋은 일이다.
나 자신에게 시간을 투자하는 것은 좋은 일이다.
나는 많은 장점을 가지고 있다.
나는 내 능력을 믿고, 세상에 기여할 특별한 재능을 높이 평가한다.
나는 매우 고결하며 진실된 목적을 지닌 사람이다.
나는 내 능력이 목표를 성취할 것이라는 것을 신뢰한다.
나는 귀하고 소중한 사람이며 다른 사람에게 존중받을 가치가 있다.
다른 사람들은 나를 좋고 호감가는 사람으로 받아들인다.
다른 사람들은 진짜로 나를 알게 될 때 나를 좋아한다.
다른 사람들은 내 주위에 있는 것을 좋아하며, 내가 말하는 것을 듣고 내가 생각하는 것을 아는 것을 좋아한다.
다른 사람들은 내가 기여할 만한 재능을 많이 갖고 있다는 것을 알고 있다.
나는 나를 좋아하는 사람들에게 지지받을 만한 자격이 있다.
나는 다른 사람들이 존중할 만한 자격이 있다.
나는 나 자신을 믿고 존중하며 다른 사람들에게 존중받을 만한 가치가 있다.
나는 지금 다른 사람의 도움과 협력을 받고 있다.
나는 내 삶에 낙천적이며 새로운 도전을 기대하고 즐긴다.
나는 내 가치가 어떤지를 알고, 내가 내린 결정에 확신이 있다.
나는 쉽게 다른 사람들의 불평과 칭찬을 수용한다.
나는 내가 성취한 것을 자랑스럽게 생각하며, 내가 장차 이루게 될 것을 기대한다.
나는 성공할 것이라는 것을 믿는다.
나는 내 방식 그대로 나 자신을 사랑한다.
나는 사랑받기 위해 완벽할 필요가 없다.
내가 나 자신을 더 사랑할수록 다른 사람을 더 사랑할 수 있게 될 것이다.

당신은 무엇을 배우고 있는가

나는 매일 나 자신을 더 많이 사랑하는 것을 배우고 있다.
나는 나의 독특한 가치와 능력을 믿는 것을 배우고 있다.
나는 나 자신(그리고 다른 사람들)을 신뢰하는 것을 배우고 있다.
나는 내 욕구를 인식하고 다루는 것을 배우고 있다.

나는 내 감정과 욕구가 다른 사람들의 감정과 욕구만큼 중요하다는 것을 배우고 있다.
나는 내가 원하는 것을 다른 사람에게 요청하는 법을 배우고 있다.
내가 필요할 때 다른 사람에게 '아니요' 라고 말하는 것이 좋은 일이라는 것을 배우고 있다.
나는 매일 삶을 받아들이는 것을 배우고 있다.
나는 매일 목표에 다가가는 것을 배우고 있다.
나는 나 자신을 잘 돌보는 것을 배우고 있다.
나는 매일 나 자신에게 더 많은 시간을 투자하는 방법을 배우고 있다.
나는 의심과 두려움을 없애는 방법을 배우고 있다.
나는 근심을 없애는 방법을 배우고 있다.
나는 죄책감(수치심)을 없애는 방법을 배우고 있다.
나는 다른 사람을 존중하고 나를 좋아하는 것을 배우고 있다.
나는 사람들 속에 더 편안하게 있는 방법을 배우고 있다.
나는 ____________________ 에서 더 자신감을 갖는 것을 배우고 있다.
(어떤 상황인지 적어 넣으라.)
나는 내가 ______________________ 할 권리가 있다는 것을 배우고 있다.
(적어 넣으라.)
나는 실수를 해도 괜찮다는 것을 배우고 있다.
나는 내가 사랑받기 위해 완벽하지 않아도 된다는 것을 배우고 있다.
나는 내 모습 그대로 나를 받아들이는 것을 배우고 있다.

당신이 이 목록과 함께 연습하는 몇 가지 방법이 있다. 9장 '비합리적인 신념' 에 제시된 확언 연습에 대한 몇 가지 제안이 포함된다. 다음의 두 가지 방법은 특히 내담자에게 널리 적용되는 것이다.

- 목록에서 가장 맘에 드는 확언을 선택하고 3×5카드에 각각 그것을 적어라. 그런 다음 하루에 한 번 혹은 두 번 정도 천천히 생각하면서 카드를 읽으라. 거울을 통해 자신을 보면서 이 연습을 하는 것은 매우 좋은 아이디어다. 당신은 2인칭으로 각각의 확언을 바꾸어 말하기 원할수도 있다. '당신은 사랑스럽고 유능하다.' ('나는 사랑스럽고 유능하다.' 와 비교했을 때).
- 대안적인 방법으로 테이프에 확언을 녹음할 수 있다. 확언을 각각 두 번 반복하고 문장 사이에 5~10초 정도의 시간 간격을 두라. 당신이 이완되어 잘 받아들일 수 있을 때 하루에 한 번 정도 테이프를 들으라. 당신은 전적으로 이완된 상태에서 그 확언들에 집중할 수 있을 때 그것을 가장 잘 내면화하게 될 것이다. (위의 목록 중 당신에게 가장 의미 있는 확언을 적으면서 혹은 당신만의 새로운 확언을 만들면서 당신만의 자존감 향상을 위한 확언 목록을 만들고 싶은지 주목하라.)

이 문항들을 생각해 보자. 첫 번째 질문에 답하기 위해서는 당신의 목표가 무엇인지 정의하는 것이 필요하다. 만약 이것이 현재 불분명하다면 다음의 각 영역에서 당신이 무엇을 원하는지를 생각하는 것이 그 목표를 구체화하는 데 도움이 될 것이다.

- 신체적 건강
- 친구
- 정신적 안녕
- 직업

- 재정과 돈
- 친밀한 관계
- 가족
- 주거환경
- 교육
- 개인적 성장
- 레크리에이션과 여가
- 영적 생활

필요하다면 여러 날을 자신을 위해 할애하라. 당신에게 가장 중요한 목표가 무엇인지를 규명할 때는 1개월 뒤, 6개월 뒤, 1년 뒤, 3년 뒤 등의 시간 간격으로 살펴볼 수 있다. 당신은 평생의 목표를 탐색하기 위해 19장의 '인생 목표 질문지'에 제시된 질문들을 살펴볼 수 있다. 이 장에서는 보다 단기적인 목표에 초점을 두고 있다.

시기별로 가장 중요한 목표들을 써 보라. 당신은 이를 위해 뒤의 '당신의 가장 중요한 목표' 양식을 활용할 수 있다. 당신은 당신의 개인적이고 특수한 목표를 구체화하는 과정에서 가까운 친구나 상담가와 이야기를 나누기 원할 수 있다.

다음의 두 가지 질문은 당신이 단기적이고 장기적인 목표를 달성하기 위해 현재 진행하고 있는 단계가 무엇인지를 진실하게 평가하는 것을 포함한다. 당신이 원하는 것을 향해 다가가고 있는가? 또는 당신은 핑계를 만들고 있거나 당신이 원하는 것을 이루는 데 방해가 되고 있는가? "당신의 인생에 책임을 져라."라는 격언은 간단하게 당신이 자신의 목표를 향해 나아가는 데 전적으로 책임을 져야 한다는 의미다. 자신에 대한 책임을 회피하는 것은 당신의 목표나 다른 사람이 당신이 하기를 기대하는 것에 대해서 아무것도 하지 않는 것이다. 자신에 대한 책임을 회피하는 것은 당신이 무력하고 부적절하고 절망적이라고 느끼게 한다. 자기 가치는 당신 자신의 책임을 받아들이는 것에 달려 있다.

당신의 목표 달성에 장애물이 되는 것은 무엇인가? 목표를 달성하는 데 가장 장애가 되는 것은 두려움이다. 이는 공포증을 극복하는 경우에서와 마찬가지다. 만약 당신이 목표를 향해 진전되지 않는다면 다음 중 어떤 두려움이 있는지 점검해 보라.

- 안전하게 되지 않을 것이라는 두려움
- 실패에 대한 두려움
- 다른 사람들로부터의 개인적인 거절이나 거부에 대한 두려움
- 성공(그리고 그 후 당신이 다루어야 할 것)에 대한 두려움
- 목표 달성을 위해 너무 많은 일을 해야 한다는 두려움

당신의 가장 중요한 목표

1개월 뒤

6개월 뒤

1년 뒤

3년 뒤

• 목표 달성을 위해 너무 많은 시간을 투자해야 한다는 두려움
• 목표 달성을 위해 너무 많은 에너지가 필요하다는 두려움
• 당신의 목표가 너무 비현실적이라는 것—그래서 가령 다른 사람들이 당신을 낙담시킬 수 있다는 것— 에 대한 두려움
• 변화 자체에 대한 두려움

목표 달성에서의 이와 같은 두려움에 대한 해결방법은 공포를 다루는 방법과 같다. 두려움을 직면하고 작은 단계로 나아가라. 위험과 불편을 경감시킬 방법은 없지만, 목표를 충분하게 작은 단계로 나누는 것(노출의 단계처럼)은 목표를 향해 나아가도록 해 줄 수 있다.

두려움이 목표 달성에 가장 큰 장애라면, 죄책감도 마찬가지로 장애가 될 수 있다. 당신은 다음의 비합리적 신념 중 어떤 것이 당신이 원하는 것을 찾는 데 방해가 되는지를 살펴보기 원할 수 있다.

'나는 ________하는 것을 충분히 잘하지 못한다.'
'나는 __________을 가질 자격이 없다.'
'가족 중 아무도 전처럼 좋아하는 어떤 것을 하지 않는다.'
'다른 사람들은 내가 ________를 향해 나아가는 것을 허락하지 않을 것이다.'
'아무도 내가 연습하려고 노력하는 것을 받아들이지 않을 것이다.'

마지막 두 가지 비합리적 신념에는 정말로 두려움이 바탕에 깔려 있고 죄책감도 포함되어 있다. 당신이 목표를 달성할 자격이 없다는 그런 감정을 극복하도록, 나는 당신이 집중적으로 간단한 확언인 '나는 ~할 자격이 있다.' 혹은 '나는 ~을 가질 자격이 있다.'를 연습해 볼 것을 제안한다. 이 특별한 확언을 반복해서 사용하는 것을 꺼리지 말라. 당신은 이 확언이 정말이라는 감정적 확신이 들 때까지 그것을 계속하라. 당신이 정말 원하는 것을 할 자격이 있다는 신념은 분명하게 자존감을 향상시킬 것이다.

당신의 목표 달성에 장애가 되는 것에 대한 작업을 한 후가 정말로 목표 달성에 대한 활동 계획을 세울 때다. 당신이 둔감화 단계에서 그랬던 것처럼 목표를 작은 단계로 나누라. 이것이 장기적인 계획이라는 것을 기억하라. 부가적으로 당신은 각 단계

를 성취하는 것에 대한 시간 틀을 구체화하기를 원할 수 있다. 공포의 연습 단계에서 그랬던 것처럼, 각 단계를 성취한 후에 당신 자신에게 보상해 주는 것을 명심하라. 당신은 당신의 수행에 대해 가족이나 친구들의 지지를 물어볼 수 있다. 이는 공포가 밀려올 때 지지자에게 의지했던 것과 매우 유사한 것이다.

예를 들어, 당신은 점차 현재의 연습 단계에 더 불만족하게 되고 다른 것을 하고자 할 수 있다. 당신이 하고자 하는 것에 대해서 확신이 없는 채로 그것을 어떻게 훈련하는지 혼자 결정할 수 있다. '다음 단계의 훈련으로 들어간다는' 광범위한 목표는 받아들이기에 다소 압도적으로 느껴질 수 있다. 그러나 당신이 구성 요소로 그것을 쪼갠다면 더 쉽게 다룰 수 있게 된다.

❶ 당신이 존경하는(혹은 그 지역의 대학에서 진로 탐색과정을 맡고 있는) 진로 상담자를 찾으라.

❷ 다음의 여러 선택 사항을 탐색하라.
- 상담자와 연습하기 혹은 적절한 과정에 참여하기
- 『당신의 낙하산은 무슨 색인가요?(*What Color Is Your Parachute?*)』와 『직업적 전망에 관한 안내서(*Occupational Outlook Handbook*)』와 같은 다양한 직업 관련 서적을 읽기
- 당신이 끌리는 직업을 가진 사람들과 이야기 나누기

❸ 한 가지 특정한 직업 유형으로 직업 선택 사항을 좁혀 나가라(당신이 이를 하는 데 도움이 되는 것은 무엇이든 얻을 수 있어야 한다.). 이렇게 초점화하는 것은 목표 달성에 있어서 아주 중요하다.

❹ 교육을 받거나 당신이 선택한 단계를 연습하라.
- 훈련이 그 지역의 어디서 가능한지를 찾으라(지역 도서관이 매우 좋은 자원이 된다.).
- 적절한 학교나 훈련 프로그램을 신청하라.
- 만약 교육이나 훈련이 풀타임으로 참여해야 한다면 교육장학금이나 학자금 대출을 신청하라.

❺ 교육이나 훈련을 완료하라(가능하면 현재 직업을 유지하면서 하라.).

❻ 새로운 직업을 구하기 위한 단계를 탐색하라.
- 당신에게 구직을 어디서 할 수 있는지 알아볼 수 있는 자원을 구하라(전문지

또는 무역 잡지, 저널, 동창회, 신문, 직업 관련 전화상담 서비스 등은 모두 좋은 자원이 된다.).

- 전문적으로 보이는 이력서를 준비하라.
- 일자리에 지원하라.
- 면접을 보라.

❼ 새로운 일을 시작하라.

가능하다면 당신은 충분히 작은 단계로 나눔으로써 어떤 중요한 목표도 다룰 수 있게 된다. 당신이 중요한 개인적인 목표를 달성하는 과정의 단계를 구체적으로 배열하기 위해서 다음의 '실행 계획' 연습지를 사용할 수 있다. 만약 당신이 추구하는 목표가 하나 이상이라면 이 연습지를 복사하여 사용할 수 있다. 당신은 친구나 상담자와 함께 이에 대해 이야기 나눔으로써 단계를 더 쉽게 구체화할 수 있다.

실행 계획을 세우는 것은 목표를 달성하기 위한 지도를 가질 수 있다는 이점이 있다. 당신은 그 과정을 점검하거나 그 과정에서 시간이 지체될 때 그것을 참조할 수 있다. 만약 당신이 특정 단계에 어려움이 있다면 죄책감이나 목표 달성에 대한 두려움이 있는지 살펴볼 필요가 있다.

당신이 삶에서 가장 원하는 것을 달성하는 것에 대해 개인적으로 책임감을 느끼는 것(그리고 그것을 달성하는 데 실제적인 진전을 보이는 것)은 당신의 자존감을 더욱 향상시킬 것이다. 내가 종종 내담자에게 추천했고, 시도해 볼 만한 좋은 책은 수잔 제퍼스(Susan Jeffers)의 『두려움을 느끼고 시도해 보라(*Feel the Fear and Do It Anyway*)』다.

✻ 이전의 성취를 기억하기

미래의 목표를 구체화하기 위해서는 당신이 이미 삶에서 성취한 것에 대한 시야를 잃지 않는 것이 중요하다. 자신에게 불만족스러울 때 이전에 달성했던 과거를 잊어버리는 것은 공통적이다. 몇 분의 시간 동안 이전에 성취했던 목표들을 생각하는 것을 통해 자기 자신을 믿음으로써 자존감을 높일 수 있다.

'개인적 성취 목록' 연습지는 당신이 이것을 하는 것을 돕도록 고안되었다. 당신의 각 영역을 다시 살펴보면서 그동안의 삶 전체를 생각해 보고 성취한 것들에 대한 목록을 만들라. 외현적으로 '사회적으로 인식된' 성취를 만족해하면서 상기하라. 가장 중요한 성취는 보다 무형적이고 내면적인 것이다. 당신이 다른 사람들에게 베푸는 것

(예: 사랑, 조력, 안내)과 인생 여정에서 성숙과 지혜를 통해 얻어지는 삶의 교훈은 궁극적으로 가장 중요한 목표가 될 수 있다.

실행 계획: 당신의 목표를 위한 단계

1. 당신의 목표는 무엇인가? (가능하면 구체적으로)

2. 당신이 목표 달성을 위해 조금은 진전을 보일 수 있는, 지금 당장 할 수 있는 가장 낮은 수준의 단계는 무엇인가?

3. 당신이 목표 달성을 하는 데 필요한 다른 단계들은 무엇인가? (각 단계를 완료하는 데 필요한 시간을 추정해 보라.)

개인적 성취 목록

다음 각 영역에서 현재까지 당신이 달성한 성취 목록을 작성하라. 필요하다면 별도의 종이를 사용할 수 있다.

학교:

일과 직업:

집과 가정(예: 육아, 편찮으신 시부모 봉양):

운동:

예술과 취미:

리더십:

상 또는 보상:

개인적 성장과 자기 증진:

자선 활동:

다른 사람에게 보이지 않게 베푸는 일:

삶에서 체득한 중요한 교훈:

기타:

활동 요약

당신의 자존감을 향상시키는 여러 가지 전략이 이 장에 제시되어 있고, 여기에 각각을 요약해 놓았다. 다음의 연습지는 당신이 이 장에서 배운 것을 구조화하고 단기간에 시도해 보기 원하는 특정한 자존감 향상 전략의 결정을 도와줄 수 있다.

자존감을 향상시키는 전략

이 장을 통해 당신이 다음 달에 자존감을 향상시키기 위해 수행하기 원하는 전략들을 결정하라. 서너 개를 넘지 않도록 선택하고, 각 전략을 최소한 일주일 동안 시행해 볼 것을 제안한다. 아래 제시된 공간(혹은 별도의 종이)에 각각의 중재에 관해 특별히 당신이 할 수 있는 활동이 무엇인지를 적으라. 다 작성하면 당신이 4주 동안 훈련할 전략을 적음으로써 4주 자존감 프로그램을 고안해 내라.

1. 이 장의 초반에 언급했던 욕구 목록에서 당신이 특별히 끌리는 욕구 서너 개 정도를 구체화하라. 그런 다음 당신이 홀로 이러한 욕구를 충족하기 위해 어떤 행동을 취하라. 특별하게 당신은 무엇을 할 것인가?

2. 당신의 내면 아이를 이끌어 낼 수 있는 활동을 하라.
   - 내면 아이에 대한 심상기법을 녹음하고 들으라.
   - 내면 아이에게 편지를 쓰라.
   - 어린 시절의 사진을 꺼내 놓으라.
   - 내면 아이를 표현할 만한 활동적인 활동에 참여하라. 당신이 할 수 있는 활동은 무엇인가?

3. 내면 아이에 집중하여 핑계와 같은 부정적인 감정을 다시 기술하는 작업을 하라. 최소한 일주일 동안 활동을 진행하면서 이를 기술하라.

4. 자기 양육적인 활동 목록에 있는 하나 이상의 것을 수행하는가? 주어진 주간 동안 매일 무엇을 할 것인가?

5. 당신의 지지체계를 정립하는 작업을 하라. 당신은 특별히 이 활동을 어떻게 할 것인가?

6. 친밀한 관계를 맺거나 더 친해질 수 있는 작업을 하라(예를 들어, 당신의 파트너와 멋진 시간을 보내거나, 의사소통 기술에 관해 배울 수 있는 수업을 듣거나, 주말에 '결혼생활 대화 모임'에 참여할 것을 제

안한다.) 당신은 이 활동을 어떻게 할 것인가?

7. 적절한 경계를 유지하기 위한 이해력과 능력을 기르라(예를 들면, 로빈 노우드와 멜로디 비티의 책을 읽고 익명의 상호의존자 모임이나 상호의존성에 대한 워크숍에 참여할 것을 제안한다.) 당신은 특별히 이 활동을 어떻게 할 것인가?

8. 자기주장 훈련을 익혀서 연습해 보라(13장 참조). 당신은 특별히 무엇을 할 것인가?

9. 당신의 개인적인 건강과 신체적 이미지를 업그레이드하는 작업을 하라(예를 들어, 이완, 신체 운동, 영양 개선을 포함할 수 있다, 4, 5, 15장 참조). 당신은 다음 달에 무엇을 하려고 하는가?

10. 당신의 감정을 표현하고 구체화하는 작업을 하라(12장 참조). 당신은 특별히 무엇을 할 것인가?

11. 당신 자신을 비판하거나 희생양으로 생각하는 부정적인 혼잣말을 바꾸라(8장의 '역기능적 사고의 일일 기록'을 활용하라.).

12. 자존감 향상을 위한 확언 연습을 하라.

- 매일 여러 번 그중 한두 가지 정도를 쓰기
- 매일 목록을 읽기
- 매일 테이프를 듣기

이 중 당신은 무엇을 할 것인가?

13. 다음 달, 6개월, 1년, 3년 뒤의 중요한 개인적 목표를 이 장의 목표 연습지를 사용하여 명확히 하라. 그런 다음 하나 혹은 그 이상의 목표를 실행에 옮기라. 당신은 특별히 무엇을 할 것인가?

14. 이 장의 연습지를 사용하여 매일 달성한 성취 경험들을 나열하라.

〈4주간의 자존감 훈련 프로그램〉

당신이 4주 동안 수행할 중재 전략은 무엇인가?

1주:

2주:

3주:

4주:

참•고•문•헌

Beattie, Melody. *Codependent No More.* San Francisco: Harper/Hazelden, 1987.

Black, Claudia. *It Will Never Happen to Me.* New York: Ballantine, 1981.

Bradshaw, John. *Homecoming: Reclaiming and Championing Your Inner Child.* New York: Bantam Books, 1990.

Brandon, Nathaniel. *The Psychology of Self-Esteem.* New York: Nash, 1969.

Gravitz, Herbert L., and Julie D. Bowden. *Recovery: A Guide for Adult Children of Alcoholics.* New York: Simon & Schuster (Fireside), 1985.

Jeffers, Susan. *Feel the Fear and Do It Anyway.* San Diego: Harcourt Brace Jovanovich, 1987.

Mangini, Shirley. *Secrets of Self-Esteem.* Canoga Park, Calif.: N.O.V.A. Corp., 1985.

Maslow, Abraham. *Toward a Psychology of Being.* Second edition. New York: Van Nostrand Reinhold, 1968.

McKay, Matthew, and Patrick Fanning. *Self-Esteem.* Third edition. Oakland, Calif.: New Harbinger Publications, 2000.

Missildine, Hugh. *Your Inner Child of the Past*. New York: Simon & Schuster, 1963.

Norwood, Robin. *Women Who Love Too Much*. New York: Pocket Books, 1985.

Whitfield, Charles. *Healing the Child Within*. Pompano Beach, Fla.: Health Communications, 1987.

Woititz, Janet. *Adult Children of Alcoholics*. Hollywood, Fla.: Health Communications, 1983.

CHAPTER 15
영 양

영양(nutrition)과 불안장애에 대해 쓰인 책은 찾아보기 힘든 것이 사실이다. 그러나 공황 발작과 불안의 생물학적 근원에 대해 생각해 본다면 영양이라는 주제는 중요해진다. 우리가 먹는 음식은 우리의 신체 내적 생리 기능과 생화학적 기능에 매우 직접적이고 중요한 영향을 미친다.

20세기 후반에 음식, 스트레스, 기분 간의 관계는 매우 많이 연구되었다. 어떤 음식과 영양소는 스트레스와 불안을 만들어 내는 반면, 어떤 것들은 더 편안하고 안정된 기분을 만들어 낸다. 또 어떤 천연 물질은 직접적으로 마음을 편안하게 해 주지만, 다른 물질은 마음을 불안하게 만드는 효과를 가지고 있다. 당신은 자신이 어떤 기분인지와 어떤 음식을 먹었는지 사이의 관계를 아직 인식하지 못할지도 모른다. 단순하게 자신이 마신 커피나 콜라의 양이 불안 수준을 높일 수 있다는 것도 알지 못할 수 있다. 또한 설탕을 먹으면 불안, 우울, PMS 증상을 일으킬 수 있다는 것도 모를 수 있다. 이 장에서는 이러한 음식물과 기분의 관계를 설명할 것이며, 더 좋은 기분을 느끼도록 긍정적인 변화를 일으킬 수 있게 인도할 것이다.

이 장에서 전개할 영양에 대한 논의는 다음의 세 가지 주제를 가지고 있다.

- 불안을 더 일으키는 음식, 물질, 조건
- 불안을 줄이기 위한 식이요법 지침
- 불안을 줄이기 위한 보충제

이 장에서 설명하고 있는 정보는 나의 개인적인 경험과 영양 관련 서적에서 읽은 내용을 바탕으로 하고 있다. 그것들은 제안을 위한 것이지 처방적인 것이 아니다. 만약 자신의 음식 섭취에 대해 정밀하게 평가받기를 원한다면 영양에 관해 잘 알고 있는 영양사나 내과 의사를 만나서 상담하기 바란다.

불안을 일으키는 것

각성제: 카페인

불안과 공황장애를 일으킬 수 있는 모든 음식 가운데 가장 잘 알려진 것은 카페인이다. 내 내담자 중 몇 명은 카페인을 과다 섭취한 후 첫 번째 공황 발작을 일으켰다고 한다. 또 많은 사람이 카페인을 섭취를 줄이고 나서 잠을 더 편안하게 잘 수 있었다고 말한다. 카페인은 우리 신체의 각기 다른 체계에 직접적인 자극을 준다. 카페인은 우리를 긴장하고 깨어 있게 만들면서 뇌에 있는 신경전달물질인 노르에피네프린의 수준을 끌어올린다. 더구나 우리가 스트레스 상황에 놓여 있을 때와 매우 같은 신체적 각성 반응, 즉 교감신경체계 활동의 증가와 아드레날린의 증가가 나타난다.

요컨대, 너무 많은 카페인을 섭취하면 만성적으로 긴장하고, 상기된 상태로 있게 되며, 공황장애뿐만 아니라 범불안에 더 취약해진다. 더 나아가 카페인은 스트레스를 없애 주는 비타민으로 알려진 비타민 B_1의 결핍을 야기한다.

카페인은 커피뿐만 아니라 여러 종류의 차, 콜라, 초콜릿, 코코아, 약 속에 포함되어 있다. 뒤의 표에는 당신이 소비하는 총 카페인의 양이 mg으로 표시되어 있다.

만약 만성 불안이나 공황장애가 자주 나타난다면 전체 카페인 소비를 하루 100mg 이하로 줄일 것을 권장한다. 예를 들면, 한 잔의 커피나 다이어트 콜라가 일일 최대량이다. 커피 중독자들에게 이것은 매우 큰 희생 행위로 느껴질 것이다. 그러나 아침에 한 잔의 커피를 마시지 않을 때 당신이 얼마나 더 좋은 기분으로 지낼 수 있는지를 경

카페인 표

커피	______ 컵	@	______mg	=	______mg
차	______ 컵	@	______mg	=	______mg
콜라 음료	______ 컵	@	______mg	=	______mg
일반 약	______ 알	@	______mg	=	______mg

다른 음식(초콜릿바 하나당 25mg, 코코아 한 컵당 13mg) ______mg

하루 전체 ______mg

커피, 차, 코코아의 카페인 함량(한 컵당 밀리그램)

인스턴트 커피	66mg
끓인 커피	110mg
드립 커피	146mg
티백(5분 우려낸)	46mg
티백(1분 우려낸)	28mg
우려서 파는 티(5분 우려낸)	40mg
코코아	13mg
디카페인 커피	4mg

콜라 음료 카페인 함량(12온스 캔당 밀리그램)

코카콜라	65mg
닥터페퍼	61mg
마운틴듀	55mg
다이어트 닥터페퍼	54mg
다이어트 코크	49mg
펩시콜라	43mg

일반 약 카페인 함량(한 알당)

아나신	32mg
카페드린	200mg
엠피린	32mg
엑세드린	65mg
노-도즈	100mg
프리멘즈 포르테	100mg
뱅퀴시	33mg
비바린	200mg

험해 본다면 이런 희생은 별로 놀라운 일이 아닐 것이다. 만약 공황장애가 줄어든다면 그 희생은 정말 가치 있을 것이다. 만약 당신이 카페인에 과민하다면 아예 카페인을 섭취하지 않을 것을 권장한다.

카페인 민감도에는 개인별로 엄청난 차이가 있다. 마약중독과 마찬가지로 카페인 중독이라면 내성과 금단 증상이 더 높아질 것이다. 하루에 다섯 잔의 커피를 마시다가 갑자기 끊었다면 피로, 우울, 두통과 같은 금단 증상이 나타날 것이다. 몇 달 정도 점진적으로 줄여 나가는 것이 좋을 수도 있다. 예를 들면, 한 달 동안은 하루 다섯 잔에서 네 잔으로, 그다음 한 달은 하루 네 잔에서 세 잔으로, 그다음에는 하루 세잔에서 두 잔으로 줄여 나갈 수 있다. 어떤 사람들은 허브티를 마시기도 하고, 또 어떤 사람들은 한 컵에 카페인이 3mg 정도 들어 있는 디카페인 커피로 대체하여 마시기도 한다. 한 잔의 콜라나 차에 민감한 사람들은 그 반대편에 서 있다. 내 내담자들 중 몇몇은 극소량의 카페인을 섭취해도 공황장애를 겪거나 밤에 잠을 자지 못한다. 따라서 어느 정도가 카페인의 하루 최적 섭취량인지에 대해 실험해 보는 것이 중요하다. 불안이나 공황장애를 겪는 대부분의 사람들에게는 하루 100mg 이하의 양이 최적인 것으로 판명되어 있다.

니코틴

니코틴은 카페인만큼 강력한 각성제다. 니코틴은 신체적 각성, 혈관 수축을 일으키고, 심장박동을 힘들게 만든다. 흡연자들은 이런 의견에 자주 반대하면서 담배를 피우면 신경이 완화된다고 주장한다. 그러나 연구에 따르면 흡연자들은 커피나 다른 약물의 투입이 없는 상태에서 비흡연자들보다 더 긴장하고 있다고 한다. 흡연자들은 또한 비흡연자들보다 잠을 잘 못 자는 경향이 있다. 나는 흡연자들이 담배를 끊고 나서 더 건강해지고 더 생기 있어지며 불안이나 공황 경험을 하지 않는 것을 많이 보았다. 그러니까 현재 당신이 담배를 피고 있다면 여기 담배를 끊어야 할 이유가 또 하나 있는 것이다.

각성제 약물

카페인을 포함하고 있는 일반 약은 앞에서 이미 언급했다. 이런 약과 더불어, 우리는 벤제드린, 덱세드린, 메테드린, 리탈린을 포함하여 암페타민이 들어 있는 처방약들에 대해서도 잘 알고 있어야 한다. 항우울제뿐만 아니라 식욕 억제제로 자주 처방되는 이런 약들은 요즘 거의 사용되지 않는다. 만약 당신이 불안이나 공황장애를 겪은 적이 있다면 이런 약들은 강한 각성제가 될 뿐만 아니라 굉장히 위험하다.

병원이 아닌 장소에서 널리 사용되고 있는 코카인의 경우 굉장히 위험하다. 코카인은 내가 개인적으로 치료했던 내담자들뿐만 아니라 일반 사람들 사이에서 끊임없이 공황장애를 일으키는 첫 번째 약물이다. 만약 당신이 공황에 대해 걱정하고 있다면 코카인은 반드시 피해야 한다.

신체에 스트레스를 주는 물질

✻ 소금

과도하게 소금을 섭취하게 되면 다음의 두 가지로 신체에 스트레스를 주게 된다. ① 소금은 몸에서 칼륨을 결핍시킬 수 있는데, 칼륨은 신경체계를 적절하게 기능하도록 하는 데 매우 중요한 것이다. ② 소금은 심장과 동맥을 긴장시키고 동맥경화증을 일으키면서 혈압을 높아지게 할 수 있다. 요리를 하거나 식탁에서 알로 된 소금을 사용하지 않고 천연 소금으로 대체하여 사용하며, 소금을 친 고기나 과자를 줄이고, 가능한 한 소금을 포함한 음식들을 줄임으로써 소금의 소비량을 줄일 수 있다. 가장 중요한 것은 하루에 1g이나 1티스푼을 줄이는 것이다. 만약 소금을 첨가한 음식을 사야 한다면 나트륨 성분이 낮거나 소금이 없다고 붙어 있는 제품을 사는 것이 좋다.

✻ 방부제

오늘날 상업적인 음식을 만드는 데에는 약 5천 가지의 화학 첨가물이 사용된다. 일반적으로 사용되는 인공 방부제에는 아질산염, 질산칼륨, 아황산수소칼륨, MSG, BHT, BHA, 인공 색소와 향료 등이 포함되어 있다. 우리의 몸은 이러한 인공 방부제들을 다룰 수 있도록 만들어져 있지 않다. 대부분의 경우 이런 방부제들의 장기적인 생리학적 영향에 대해서는 알려진 바가 없다. 지금까지 철저하게 검사한 물질들은 발암 가능성이 있다고 발견되어 시장에서 판매가 중지되었다. 현재 사용하고 있는 다른 물질들, 특히 MSG, 아질산염과 질산칼륨은 많은 사람에게서 알레르기 반응을 일으켜 왔다. 엄격하게 첨가제가 없는 음식만을 먹었던 전통 사회에서는 암의 발병률이 매우 낮았다. 우리는 가능한 한 가공되지 않은 음식을 먹으려고 노력해야 한다. 우리 몸이 다룰 수 있도록 만들어진 음식들을 먹어야 한다. 만약 방부제가 첨가된 음식이 많다면 방부제를 주면서 키우지 않은 채소나 과일을 사먹도록 노력하라.

✻ 고기에 있는 호르몬

붉은 고기, 돼지고기, 대부분의 가공 닭고기들은 몸무게를 빨리 늘리는 호르몬을 가지고 있는 동물로부터 나온 것들이다. 이러한 호르몬들이 동물들에게 스트레스를 일으킨다는 증거가 있다(숫송아지와 돼지들은 가끔 도살대를 올라가면서 심장마비로 죽는다.). 현재 결정적인 증거는 없지만, 많은 사람들은 이런 호르몬이 고기나 고기 생산품을 소비하는 데 악영향을 끼칠 것이라고 믿는다. DES라 불리는 한 가지 특별한 호르몬은 유방암과 섬유종양을 일으키는 데 영향을 미친다는 이유로 사람들의 관심을 받았다.

붉은 고기, 돼지고기와 가공 닭고기 등의 소비를 줄이는 대신, 잘 기른 소고기, 바로 잡은 닭고기, 그리고 대구, 넙치, 연어, 도미, 서대기, 송어, 가자미와 같은 생선을 먹도록 노력하라.

스트레스를 주는 식습관

스트레스와 불안은 우리가 먹는 것뿐만 아니라 우리가 먹는 방식에 의해서도 더 생겨날 수 있다. 현대와 같은 고속화 시대에서 우리 중 대부분은 먹는 데에 시간을 충분히 투자하지 않는다. 다음과 같은 습관은 하루의 스트레스 수준을 높인다.

- 너무 빨리 먹거나 서둘러 먹는 것
- 적어도 한 번에 15~20번을 씹지 않고 먹는 것(입에서 부분적으로 잘게 잘린 음식이 나중에 더 소화가 잘 된다.)
- 너무 많이 먹어서 한꺼번에 쑤셔 넣는 것
- 식사할 때 너무 많이 음료를 마시는 것. 이렇게 하면 위산과 소화제를 묽게 할 수 있다. 식사 한 번에 음료 한 컵 정도가 적당하다.

이 모든 것은 위와 장이 적절하게 음식을 소화시키고 분해하는 것을 방해하는 행동이다. 이것은 다음의 두 가지 방식으로 스트레스 수준을 높게 만든다.

- 소화가 안 되고, 배가 부르고, 경련을 일으키는 것을 통해 직접적으로
- 충분한 영양소가 흡수되지 않는 것을 통해 간접적으로

만약 음식이 입과 위에서 적절하게 소화되지 않았다면 대부분 소화되지 않은 채 장을 통과할 것이고, 어떤 것은 썩고 부패할 것이다. 그리고 배가 부르고, 경련이 일어나며, 가스가 배출될 것이다. 그 결과, 당신은 음식에 함유되어 있는 영양분을 제한적으로 받아들이게 될 것이고, 알지 못하는 사이에 영양을 섭취하지 못하게 될 것이다.

그렇기에 무엇을 먹을지를 고려하는 것과 함께 먹는 데에 적절한 시간을 분배하고, 충분히 음식을 씹으며, 너무 많은 양을 먹지 않음으로써 스트레스를 줄이고 영양분을 섭취하지 못하는 문제를 해결할 수 있다.

설탕, 저혈당증 및 불안

오늘날 영양에 대해 관심을 가지는 사람들 사이에서 설탕은 다소 피해야 할 단어가 되었다. 그러나 사실 우리의 몸과 뇌가 작동하기 위해서는 포도당이나 설탕에서 생겨나는 것들을 필요로 한다. 포도당은 우리의 신체를 작동시키는 연료인 동시에 삶을 지탱해 주는 에너지를 제공한다. 이러한 포도당의 대부분은 빵, 시리얼, 감자, 야채, 과일, 파스타 등과 같은 음식물을 섭취할 때 얻을 수 있는 탄수화물에서 나온다. 이 음식물에 있는 녹말은 점차 포도당으로 분해되어 간다.

반면 정제된 백설탕, 갈색 설탕, 꿀과 같은 단순한 설탕은 매우 빠르게 포도당으로 분해된다. 이러한 단순한 설탕은 너무 많은 설탕이 너무 빨리 우리 몸의 체계에 들어오기 때문에 문제를 일으킬 수 있다. 우리의 몸은 그렇게 많은 양의 설탕을 급속도로 받아들이도록 단순하게 이루어져 있지 않다. 사실 20세기가 지난 후에야 우리 대부분(굉장한 부자들을 제외한)이 많은 양의 정제된 설탕을 소비하게 되었다. 오늘날 일반적인 미국 음식은 많은 음료(커피, 차, 콜라) 속의 설탕, 시리얼 속의 설탕, 샐러드드레싱 속의 설탕, 가공식품 속의 설탕, 하루에 한두 번 먹는 디저트와 커피 마실 때의 도넛

쿠키 속의 백설탕을 포함하고 있다. 사실 일반적인 미국인은 매년 약 120파운드의 설탕을 소비한다! 이렇게 많은 양의 설탕을 몸에 계속 퍼붓게 되면 결과적으로 설탕 신진대사를 만성적으로 조절하지 못하게 된다. 일부 사람들의 경우 설탕 신진대사를 조절하지 못하게 되면 혈당의 수치가 매우 높게 되고 당뇨병(요즘 그 출현율이 극적으로 증가했다)을 일으킬 수도 있다. 많은 수의 사람들에게 문제는 그 반대에 있다. 혈당 수치가 일시적으로 일반적인 수준 아래로 떨어지기도 하는데, 이런 상태를 저혈당증이라고 부른다.

저혈당증의 증상은 혈당이 50~60mg으로 떨어지거나 혈당이 매우 급속하게 높은 수치에서 낮은 수치로 떨어질 때 나타날 수 있다. 전형적으로 이런 현상은 밥을 먹은 후 약 2~3시간 후에 일어난다. 우리의 몸은 스트레스하에서 매우 빨리 설탕을 연소하기 때문에 스트레스에 대한 단순한 반응으로 저혈당증이 나타날 수 있다. 저혈당증의 일반적인 증상은 다음과 같다.

- 어지러움
- 불안
- 떨림
- 불안정하거나 약하다는 느낌
- 과민함
- 가슴이 두근거림

이런 증상이 많이 익숙한 것인가? 이 모두는 공황장애를 동반할 수 있는 증상이다! 사실 어떤 사람들에게 공황 반응은 실제로 저혈당증에 의해 일어난다. 일반적으로 그들은 어떤 것을 먹으면서 단순하게 공황을 극복할 수 있다. 혈당은 상승하고 더 좋은 기분을 느낄 수 있다. (사실 저혈당증을 진단하는 비형식적이고 비임상적인 방법은 당신이 식사 후 3~4시간 안에 앞의 증상들 중 어떤 것이 나타나지는 않았는지, 어떤 것을 먹자마자 그 증상이 사라지지는 않았는지 확인해 보는 것이다.)

공황장애와 광장공포증을 갖고 있는 사람들의 대다수는 공황 반응이 저혈당인 동안에 필연적으로 나타나는 것은 아니다. 그러나 저혈당증은 다른 이유로 나타난 범불안과 공황장애를 더 확대시킬 수 있다.

혈당이 평균 이하로 떨어지도록 하는 것은 췌장에서 인슐린을 과다 배출하게 만든다. 인슐린은 혈관에서 설탕을 세포에 의해 운반되도록 만드는 호르몬이다. (인슐린은 과도한 혈당 수준을 낮춤으로써 당뇨병의 치료에 사용된다.) 저혈당증에서 췌장은 인슐린의 생산을 지나쳐 가는 경향이 있다. 만약 너무 많은 설탕을 소비한다면 직후에 30분 정도 높은 당도를 느끼도록 하면서 이런 현상이 일어난다. 이것은 급성 혹은 만성 스트레스에 대한 반응으로 일어날 수 있다. 스트레스는 급속도로 혈당의 결핍을 일으킬 수 있다. 그러고 나면 당신은 혼돈, 불안, 공허함, 떨림을 느낄 수 있다. 이는 ① 당신의 뇌에 충분한 설탕이 공급되지 않고, ② 이차적 스트레스 반응이 일어나기 때문이다. 혈당이 너무 낮게 떨어지면 신장기관이 고장나고 아드레날린과 코르티솔을 배출하고, 더 불안하고 긴장되게 느끼도록 만들며, 혈당을 정상으로 돌려놓기 위해 간이 저장한 당분을 배출하도록 만든다. 따라서 저혈당증의 증상들은 혈당의 결핍과 신장기관에 의해 중재되는 이차적 스트레스 반응에 의해 나타난다.

저혈당증은 6시간 포도당 보유 검사로 불리는 임상 검사를 통해 공식적으로 진단될 수 있다. 24시간 후에 당신은 매우 농축된 당분을 먹는다. 혈당은 6시간 동안 30분 간격으로 측정된다. 만약 당신이 심각한 저혈당증 문제를 가지고 있다면 이 검사에서 양성 반응이 나올 것이다. 불행하게도 약간의 저혈당증이 있는 경우가 검사에서 많이 누락될 수 있다. 주요 저혈당의 증상들을 갖고도 포도당 보유 검사에서 음성 반응이 나타나는 경우도 꽤 있다. 다음의 증상도 저혈당증을 나타낸다.

- 불안하고, 어지럽고, 약하고, 짜증나는 감정을 식사 후 몇 시간 동안(또는 한밤중에) 느낀다. 이런 증상은 먹게 되면 몇 분 안에 사라진다.
- 설탕을 먹고 싶은 감정을 강하게 느끼는데, 이것은 20～30분 후에 우울하고 짜증나고 공허하게 느끼게 한다.
- 불안, 불안정, 가슴이 뛰는 증상, 공황을 아침 4～7시 사이에 느낀다. (혈당은 밤새 소비되기 때문에 이른 아침에 최저 수준으로 떨어진다.)

저혈당증은 어떻게 다루는가? 다행히도 저혈당 문제는 ① 몇 가지 중요한 식습관을 변화시키고, ② 특정한 당분을 공급함으로써 문제를 극복할 가능성이 있다. 만약 당신이 저혈당증을 가지고 있다고 생각되거나 공식적인 진단을 받았다면 다음의 지침을 실행하기를 원할 것이다. 그렇게 하면 성격이 더 차분해지고, 범불안이 줄어들고, 감정적인 변덕이 줄어들고, 공황에 덜 취약해질 것이다. 또한 우울과 기분 변화가 줄어드는 것을 알아챌 수 있을 것이다.

저혈당증을 위한 식이요법 수정

- 음식에서 가능한 한 모든 종류의 설탕을 줄이라. 사탕, 아이스크림, 디저트, 콜라 등과 같이 명백하게 설탕을 포함한 음식 또한 줄이라. 아울러 꿀, 옥수수 시럽, 옥수수 설탕, 당밀, 높은 과당의 설탕을 포함한 음식도 줄이라. 모든 가공식품에서 이런 다양한 형태의 설탕을 포함하고 있지는 않은지 라벨을 확인하라.
- 이런 설탕 제품들을 과일(설탕이 너무 압축되어 있는 마른 과일이 아닌 다른 것들)로 대체하라. 과일주스를 마시지 말거나 물과 일대일로 희석해서 마시라.
- 파스타, 정제된 시리얼, 포테이토칩, 흰 빵과 같은 녹말을 줄이라. 대신에 현미빵과 시리얼, 채소, 갈색 쌀 등 다른 종류의 곡물과 같은 복합 탄수화물을 섭취하라.
- 복합 탄수화물 또는 단백질 스낵(예: 땅콩, 현미 토스트와 치즈)을 식사 중간인 아침 10시 반에서 11시와 특히 오후 4~5시경에 먹으라. 만약 아침 4~5시에 일찍 깼다면 작은 스낵을 섭취하는 것이 몇 시간 더 잠들도록 하는 데 도움을 준다는 것을 알게 될 것이다. 식사시간 중간에 스낵을 먹는 대신, 매일 2~3시간 간격으로 4~5번의 약간의 대체 음식을 먹을 수도 있다. 이런 대체 식품은 혈당 수준을 꾸준하게 유지시켜 준다는 점에서 중요하다.

건강보조식품

1. 비타민 B 복합체: 매일 식사와 함께 모든 비타민 B의 11가지 요소가 들어 있는 비타민제 50~100mg
2. 비타민 C: 매일 식사와 함께 1~2번 정도 1,000mg
3. 크롬(종종 포도당 보유 요소로 불림): 매일 200mcg. 이것은 지역의 건강식품점에서 구매 가능하다.
4. 글루타민: 매일 1~2번 500mg
5. 글리코겐 아미노산 조합(L-글리코겐, L-글루탐산, L-타이로신, L-류신, L-알라닌, L-메티오닌, L-리신). 이런 조합은 저혈당증 조절 또는 혈당 요인이라는 이름으로 많은 건강식품점에서 구매 가능하다. 자격 있는 영양사가 추천한 대로 섭취하기

바란다.

비타민 B 복합체와 비타민 C는 스트레스로부터 회복하도록 도우며, 혈당을 변화시킬 수 있다. 비타민 B는 또한 당신의 신체에 있는 녹말을 당으로 변화시키는 과정을 조절하도록 돕는다. 미네랄 크롬과 글리코겐 아미노산은 당신의 혈당 수준에 직접적이고 안정적인 영향을 미친다. 아미노산의 일종인 글루타민은 단 것에 대한 열망을 줄이는 데 꽤 도움이 된다. (만약 당신이 알코올 문제를 가지고 있다면 알코올에 대한 열망도 줄여 줄 것이다.)

만약 당신이 더 깊이 있게 저혈당증에 대해 알아보고자 한다면, 윌리엄 더프티(William Dufty)의 『슈거 블루스(*Sugar Blues*)』라는 책을 읽어 보기 바란다.

음식 알레르기와 불안

몸에 이상한 물질이 들어왔을 때는 그에 대한 저항으로 알레르기 반응이 나타난다. 어떤 사람들에게 특정 음식은 몸에 이상한 물질처럼 영향을 미쳐서 코가 간지럽거나, 콧물이 나오거나, 재채기를 하는 등의 일반적인 알레르기 증상을 일으킬 뿐만 아니라 다음과 같은 심리적 또는 정신신체적 증상을 일으킨다.

- 불안 또는 공황
- 우울과 기분의 현저한 변화
- 졸림
- 짜증
- 불면증
- 두통
- 혼돈과 혼미
- 피로

이런 반응은 특정 음식이나 불쾌감을 주는 음식이 포함된 음식을 너무 많이 먹었을 때 또는 감기나 감염 때문에 저항력이 너무 약해졌을 때 나타난다. 다른 사람들은 나

뺀 음식을 약간만 섭취해도 이런 증상을 일으키기도 한다. 종종 더 민감한 사람들은 심리적 증상이 지속되어서 그런 음식을 아예 먹기 어렵게 되기도 한다.

요즘 알레르기 반응을 일으키는 두 가지 일반적인 음식은 우유와 유제품 그리고 밀이다. 우유에 있는 카세인, 밀에 있는 글루텐이 이런 문제를 일으킨다. 알레르기 반응을 일으키는 또 다른 음식은 알코올, 초콜릿, 감귤류, 옥수수, 달걀, 마늘, 땅콩, 효모, 조개, 간장 제품, 토마토 등이다. 음식 알레르기의 전조 중 하나는 중독이다. 당신은 알레르기를 일으키는 음식을 매우 먹고 싶어 하고 중독되기도 한다! 초콜릿이 그 가장 좋은 예이며, 빵(밀), 유제품, 다른 종류의 음식을 열망할 수도 있다. 많은 사람들은 자신이 먹고 싶어 하는 음식이 기분이나 안녕감에 악영향을 끼친다는 것을 모르고 살아가기도 한다.

어떻게 당신은 음식 알레르기가 불안 문제를 확대시키고 있는지 알 수 있는가? 저혈당증의 경우, 영양학에 대해 공부한 의사에 의해 받을 수 있는 공식 검사뿐만 아니라 스스로 해 볼 수 있는 비공식 검사도 있다.

음식 알레르기에 대한 공식적인 임상 검사 가운데는 RAST 검사(Radio Allergo Sorbent Test)가 가장 좋다. 이 검사는 여러 종류의 음식에 대한 항체를 측정하는 혈액 검사다. 특정한 음식에 대한 항체가 높아지면 그 음식에 대해 알레르기가 있다는 것을 의미한다. RAST 검사는 비용이 많이 들지만 당신이 알레르기 반응을 보이는 모든 음식에 대한 프로파일을 제공해 주므로 매우 도움이 되는 진단 도구다.

음식 알레르기를 측정하는 덜 공식적이고 좀 더 저렴한 방법은 스스로 소거 검사를 실시하는 것이다. 당신이 밀에 대해 알레르기가 있는지 판단하기를 원한다면, 모든 밀이 포함된 음식을 2주간 먹지 말고 더 기분이 나아지는지를 살펴보라. 그리고 2주 후에 갑자기 엄청난 양의 밀을 먹고 몇 시간 동안 어떤 증상이 나타나는지 주의 깊게 살펴보라. 밀을 먹은 후에 당신은 우유나 유제품을 먹고 싶어 할 수도 있다. 이 검사를 할 때는 한 번에 한 음식에 대한 알레르기 반응을 실험하는 것이 중요하다. 그렇지 않으면 제대로 된 결과를 얻지 못할 수도 있다.

특정한 종류의 음식을 없애기 전, 없애는 동안, 없앤 후에 당신이 어떻게 느끼는지를 비교하는 증상의 기록을 하는 것도 좋은 방법이 될 수 있다. 많은 사람들은 며칠 동안 특정 음식을 먹지 않으면 바로 기분이 나쁘다고 느낀다. 이것은 몸이 금단 증상을 느끼기 때문이다. 이것이 음식 알레르기에 대한 숨겨져 있던 전조다. 심각한 경우 그런 증상은 몇 주간 지속되고 그 음식을 먹지 않는 기간을 연장할 필요가 있다. 만약 이런 일이 일어난다면 영양사를 만나서 소거 검사를 받아 볼 것을 권한다.

음식 알레르기를 검사하는 대안적인 방법은 식사 후에 반응을 살펴보는 것이다. 만약 일반적인 심장박동률보다 매분 10회 이상 박동 수가 올라갔다면 당신이 먹은 어떤 것에 대해 알레르기 반응이 있다는 의미가 된다.

좋은 소식 한 가지는 당신이 알레르기 반응을 일으키는 음식을 영구적으로 절제할 필요는 없다는 점이다. 그 음식을 몇 달간 입에 대지 않은 후에는 부작용 없이 음식을 먹는 것이 가능하다. 예를 들어, 거의 매끼 식사에 빵을 먹는 대신 일주일에 두세 번 먹게 되면 기분이 더 나아지는 것을 발견할 것이다.

어떤 사람들에게 음식 알레르기는 불안을 높이고 기분을 변화시키는 굉장히 중요한 요인이 된다. 만약 당신이 이러한 문제를 가지고 있다면 소거방법을 실행하거나 자격 있는 영양사와 상담하기 바란다.

음식에 대한 소거 검사를 어떻게 실시하는지에 대한 더 많은 정보는 마샬 맨델(Marshall Mandell)의 『닥터 맨델의 5일간의 알레르기 완화방법(*Dr. Mandell's Five-Day Allergy Relief System*)』을 읽어 보라.

주의: 이 장에서는 음식 알레르기에 대해서만 강조하고 있기는 하지만, 어떤 사람들은 다른 환경 물질에 대해 알레르기 반응을 일으키기도 한다. 이것은 생물이건 무생물이건 불안과 공황을 포함한 심리적 증상을 일으킬 수 있다. 이런 물질은 음식 방부제, 일반 가스, 합성섬유, 세척제, 세탁제, 연기 속 탄화수소, 가솔린, 살충제, 곰팡이, 신문, 등유, 테레빈유, 타르, 아스팔트, 석면, 타자 리본, 화장품, 립스틱, 마스카라, 샴푸, 향수, 화장수, 헤어스프레이 등이 될 수 있다. 만약 당신이 이런 물질들에 대해 화학적으로 민감하다는 것이 의심된다면 알레르기 전문가와 상담하기 바란다.

채식주의 식단으로 옮겨가기

채식주의자들은 고기를 먹는 사람들보다 다소 더 조용하고 편안한 성향이 있다는 것이 자주 관찰되고 있다. 그리고 스트레스를 거의 받지 않고 편안하게 지내는 사람들이 먼저 채식주의에 더 관심을 가지는 경향이 있다. 그러나 내담자나 사람들의 경험은 그와 다르다는 것을 살펴볼 수 있다. 채식주의로 식습관을 바꾸면 더 평안해지고 불안이 없어질 수 있다.

만약 당신이 고기, 유제품, 치즈, 달걀 제품을 먹는 데 익숙하다면 당신의 식사에서 모든 종류의 고기를 다 빼 버릴 필요는 없다. 예를 들어, 붉은 고기만 먹는 것을 포기하거나 소의 우유를 먹는 것을 제한하는 것(그리고 대신 간장이나 쌀 우유를 먹는 것)은 매우 의미 있고 좋은 효과를 나타낼 수 있다.

채식주의는 어떻게 더 평안한 성격으로 바꾸어 줄 수 있는가? 이 장의 초반부에서 붉은 고기에 있는 스테로이드 호르몬이 인간의 몸에 있는 스테로이드 호르몬과 다르지 않게 스트레스에 대한 자연적인 방어를 활성화시키고 면역력을 억누르는 효과를 나타낸다는 점에 대해서 언급했다. 그러나 또 다른 이유는 고기, 가금류, 유제품, 치즈, 달걀 등이 설탕이나 정제된 향료 제품과 함께 만나면 산을 형성하는 식품이 된다는 것이다. 이런 음식들을 먹으면 필연적으로 산이 되는 것은 아니지만 신진대사 후에 몸에 산으로 남아 있고 몸을 산화되도록 만든다. 이것은 두 가지 종류의 문제를 일으킨다.

만약 몸이 더 산화되면 음식이 소화기관을 지나가면서 비타민과 미네랄이 적절하지 않게 융화되도록 만들 수 있다. 이와 같이 비타민, 특히 비타민 B와 C, 미네랄이 선택적으로 흡수되면 몸에 부수적으로 스트레스를 일으킬 수 있고, 결과적으로 심각하지 않은 수준의 영양 부족이 일어나게 될 수 있다. 만약 당신이 적절하게 이것들을 소화시키고 흡수시키지 않는다면 보충제를 먹는 것으로는 그 상태를 잘 호전시킬 수 없다.

산화시키는 음식, 특히 고기는 몸에 충혈성 있는 신진대사를 깨뜨릴 수 있다. 만약 당신이 이미 스트레스를 받고 있고 적절하게 음식을 소화할 수 없다면 특히 더 심각한 문제가 된다. 그 결과, 당신은 더 나태하고 피곤하다고 느낄 것이고, 점액과 구멍이 생기는 문제를 가지게 될 것이다. 비록 이런 과한 부담이 정확히 불안을 일으키는 것은 아닐지라도, 분명 몸에 스트레스를 주어서 긴장과 불안을 일으킬 수 있다. 당신의 몸이 산화된 음식으로 인한 과도한 부담에서 멀어질수록, 당신은 더 가볍고 깔끔하게 느끼게 될 것이다. 또한 많은 약이 몸에 산화 반응을 가지고 있고 산화시키는 음식과 동일한 종류의 문제를 일으킬 수 있다는 점을 명심하라.

몸에서 적절하게 산과 알칼리 균형을 유지하기 위해 산화된 음식, 동물 음식, 설탕, 정제된 향료를 먹는 것을 줄이고 알칼리를 형성하는 음식을 늘리도록 하는 것은 도움이 된다. 알칼리가 포함되어 있다고 잘 알려진 음식들은 채소류, 자두를 제외한 과일류, 갈색 쌀, 기장, 메밀과 같은 곡류, 콩나물이다. 비록 겨울에는 동물성 단백질을 약간 더 많이 먹는 것도 좋지만, 이상적으로 당신이 소비하는 칼로리의 약 50～60%는 이런 음식으로부터 소비되어야 한다. 식사할 때 더 많은 알칼리 음식을 먹고 기분이 변화되는지 살펴보라.

탄수화물에 비해 단백질 섭취량을 늘리기

최근까지 많은 영양학자는 복합 탄수화물(곡식, 파스타, 빵)을 많이, 예를 들어 전체 칼로리의 70% 정도를 먹어야 한다고 주장했다. 과도한 지방 섭취는 심장혈관 질환을 일으키고, 과도한 단백질 섭취는 몸에 산과 독소를 발생시킨다는 것은 널리 알려져 있다. 이상적인 식사는 15～20%의 지방과 15～20%의 단백질 그리고 나머지의 탄수화물로 구성해야 한다.

그러나 과거 몇 년간 탄수화물을 많이 먹는 것에 대해 반대하는 의견이 나오기 시작했다. 우리 몸은 포도당을 만들어 내기 위해 탄수화물을 사용하며, 우리 몸과 뇌에 있는 당의 형태는 연료로 사용된다. 췌장은 포도당을 세포에 전달하기 위해 인슐린을 분비한다. 탄수화물을 너무 많이 먹으면 우리 몸은 인슐린을 많이 생산해 내며, 너무 많아진 인슐린은 대부분의 호르몬과 신경체계, 특히 프로스타글란딘과 세로토닌에 역효과를 일으킨다.

요약하자면, 시리얼, 빵, 파스타, 흰 쌀, 옥수수, 감자와 같은 음식을 너무 많이 먹으면 인슐린 수치가 너무 올라가서 기본적인 몸의 체계가 균형을 잃게 된다. 그 해결책은 복합 탄수화물을 먹지 않는 것이 아니라 전체 식사의 양을 늘리지 않으면서 적절하게 당신이 소비하는 단백질과 지방의 양에 맞추어 복합 탄수화물의 소비량을 줄이는 것이다. 이렇게 하면 지방과 단백질을 과도하게 섭취하면서 식사를 하지 않아도 된다. 대신에 당신의 식사에서 지방과 단백질의 양에 비해 탄수화물의 양을 줄이면서 지방과 단백질을 조절해서 먹게 된다. 이상적인 비율은 탄수화물 40%, 단백질 30%, 지방 30%다.

배리 시어스(Barry Sears) 박사는 『더 존(*The Zone*)』이라는 책에서 단백질과 지방에 비해 탄수화물의 비중을 줄이는 것의 가치를 지지하는 연구들을 소개하고 있다. 많은 사람은 식사할 때 탄수화물에 비해 단백질의 비중을 높였을 때 더 기분이 나아지고 에너지를 많이 얻었다고 보고한다. 나의 몇몇 내담자들은 탄수화물에 비해 단백질을 늘렸을 때 불안과 우울에도 더 좋은 효과를 보였다고 얘기했다. 불안과 기분장애가 신경전달물질, 특히 세로토닌의 결핍에서 나타난다는 것을 생각한다면 이런 결과는 놀라운 것이 아니다. 우리의 신체는 단백질을 만들어 내는 아미노산을 꾸준히 공급하지 않고는 특히 세로토닌과 같은 신경전달물질을 만들어 내지 못한다. 40:30:30 식사법을 주장한 시어스 박사의 접근에 동의하지 않더라도, 나는 매끼 식사에 단백질(특히 생선, 가금류, 달걀, 단백질 분말, 두부, 템페, 콩, 곡류)을 늘릴 것을 권장한다. 반면 단백질 칼로리가 30%를 넘지 않기를 권한다. 특히 고기, 닭, 생선 등의 단백질 음식은 당신의 신체 상태를 강한 산성으로 만든다.

외식 지침

오늘날 생활양식의 압력과 제한점은 점심과 저녁 대부분을 밖에 나가서 먹는다는 점이다. 불행하게도 대다수의 식당 음식은 설령 최고의 식당일지라도 너무 많은 칼로리, 너무 포화된 지방, 너무 많은 소금을 제공하며, 종종 음식은 신선하지 못하고 쾌쾌한 기름으로 만들어진다. 굉장히 많은 식당의 음식은 우리가 스스로 만들어 먹는 것보다 신선하지 못하다. 대부분의 경우에 식당에서 먹는 것은 건강을 돌보는 데 좋지 않다.

만약 당신이 자주 식당에서 음식을 먹어야 한다면 다음의 지침을 따르기를 권장한다.

- 패스트푸드나 정크푸드를 피하라.
- 가능하다면 매번 전체적으로 천연 식재료를 사용하는 자연산 음식이나 건강 음식 식당에서 먹으라.
- 만약 천연 음식 식당이 주변에 없다면 좋은 질의 시푸드 식당에 가서 신선한 생선, 버터나 오일로 구워지지 않은 생선을 주문하라. 신선한 야채, 감자나 쌀, 녹색 샐러드와 함께 생선을 먹으라. 샐러드에 크림이나 유제품 드레싱은 넣지 말라.
- 세 번째 선택으로, 좋은 질의 중국이나 일본 식당을 찾아서 쌀, 야채, 신선한 생선이나 두부로 구성된 식사를 하라. 중국 식당에서 점원에게 화학조미료(MSG)와 많은 사람이 알레르기 반응을 일으키는 향료를 빼 달라고 부탁하라.

- 외식할 때의 일반적인 규칙은 버터 한 롤 이상을 섭취하지 않고, 조개 차우더와 같이 크림이 들어간 수프를 최소화하는 것이다. 한편 샐러드 드레싱은 기름이나 식용유 또는 저지방 이탈리안 드레싱을 사용하라. 치킨이나 흰살 생선은 다른 소스나 토핑 없이 그대로 먹으라. 가능하다면 고지방 디저트는 먹지 말라. 점원에게 당신의 필요에 따라 음식을 준비하도록 요구하는 것을 주저하지 마라. 단순한 음식의 미묘한 맛을 즐기는 법을 배우라. 특히 고지방이고 고당분인 식품을 먹지 않을 때 더 즐겁고 편안하게 된다는 것을 발견하라.

만약 당신이 영양을 향상시키기 위해 앞의 모든 지침을 잘 따르고자 생각한다면, 이 모든 것을 한 번에 다 받아들이려고 노력할 필요는 없다는 점을 기억하라. 나는 당신이 스트레스와 불안에 대한 취약성을 줄이는 데 가장 직접적인 영향을 줄 수 있는 카페인과 설탕 소비를 줄이는 것부터 시작하기를 바란다. 이 방법을 실시한 후에 식사를 조절하는 단계로 업그레이드하기 바란다. 자신을 억누르지 않고 정말로 원해서 이것을 하기로 결심한다면 식습관의 변화는 계속 유지될 가능성이 높다.

요약: 낮은 스트레스/불안 식이요법의 지침

이 장의 나머지 정보를 포함하여, 다음의 지침은 설명적이기보다는 암시적인 내용들로 구성되어 있다. 나는 영양 전문 분야에서 읽은 지식과 내가 실시했던 식이요법과 관련하여 여러 해에 걸친 개인적인 경험을 토대로 내용을 구성하였다. 이러한 지침은 자세한 식이요법의 평가, 권고 사항, 유능한 영양사에 의해서 고안된 식사 계획, 영양학자 또는 영양학적 지향의 내과 의사를 대신하기 위해서 의도된 것은 아니다. 비록 모든 지침이 중요하지만, 그것들은 불안 감소와의 직접적인 연관성에 따라 열거되었다.

❶ 이 장의 첫 섹션에 설명되어 있는 각성제와 스트레스 유발 요인—카페인, 니코틴, 다른 각성제들, 소금(하루에 1그램이나 한 스푼 줄이기)—과 방부제를 최대한 제거하라. (카페인과 니코틴의 제거가 불안 감소에 가장 중요하다.)

❷ 정제된 설탕, 흑설탕, 꿀, 자당, 포도당, 옥수수 시럽, 옥수수 감미료, 과당과 같

은 다른 감미료들과 높은 과당을 줄이거나 제거하라. 후식, 설탕이 든 음료수, 달콤한 스낵을 신선한 과일과 설탕이 들어가지 않은 음료로 대체하라. 당신의 몸이 알코올을 설탕으로 전환하기 때문에 알코올 소비를 조절하라.

❸ 가능하다면 식단에서 정제되거나 가공된 음식을 줄이거나 제거하라. 신선한 음식으로 대체하라(유기농이 선호된다.).

❹ 알레르기를 일으키는 최소한의 음식도 줄이거나 제거하라. 식단에서 밀이나 유제품을 제거할 때, 당신이 어떻게 느끼는지에 주목하라.

❺ 스테로이드 호르몬과 다른 화학물질을 포함하는 붉은색 육류의 소비를 줄이라. 그것을 가금류와 해산물로 대체하라(넙치, 연어, 도미, 서대기, 송어, 가자미와 같은 생선이 권장된다.). 과도한 수은을 포함하고 있는 황새치, 청새치, 참치와 같은 큰 바다 생선은 피하라.

❻ 곡물, 겨, 가공하지 않은 채소를 섭취함으로써 섬유질 섭취를 높이라. (너무 많은 섬유질 섭취는 가스 발산과 팽창을 야기하고, 몸의 단백질 흡수 능력을 방해한다는 것을 주의하라.)

❼ 적어도 잔으로 6온스에 해당하는 생수나 깨끗한 물을 날마다 마시라.

❽ 가공하지 않은 신선한 채소를 먹는다. 야채 샐러드를 날마다 먹는 것은 좋은 생각이다. 날마다 식단에 신선한(얼거나 요리되지 않은) 채소를 포함시키라.

❾ 가능하다면 유기농 제품을 구입하라.

❿ 붉은 육류, 내장 고기, 육즙, 치즈, 버터, 계란, 우유, 조개에 있는 콜레스테롤을 포함한 음식과 동물성 지방을 당신이 섭취하는 칼로리의 30% 이하로 줄이라. 요리와 해바라기, 홍화, 간장, 옥수수, 참기름과 같은 샐러드 오일에 포함된 고도 불포화 지방을 피하라. 정제되지 않은 불포화 오일인 올리브 오일이 선호된다.

당신의 식단에서 항염증과 항우울성의 효과가 있는 오메가-3 지방의 소비를 증가시키라. 오메가-3 지방은 아마인유, 호두, 신선한 연어, 정어리에서 발견된다. 또는 생선 오일 캡슐로 하루에 1,000~2,000mg 정도 보충할 수 있다.

트랜스 지방산을 포함하고 있는 음식(기름에 튀긴 음식, 포테이토칩, 마요네즈, 마가린, 특히 수소로 만들어진 오일을 포함하고 있는 모든 정제 음식)을 피하라.

⓫ 과도한 체중 증가를 피하기 위해서 당신이 쓸 만큼의 에너지를 소비하라. 당신이 과체중이라면 칼로리 흡수를 감소시키고 유산소 운동을 증가시키라.

⓬ 네 가지 주요 식품군에서 선택하라. ① 과일과 야채(날마다 4~5개), ② 쌀과 시

리얼과 빵을 포함한 곡물(날마다 2~3개), ③ 동물성 단백질, 유기농 닭고기, 해산물과 계란, 채식주의자라면 콩류(날마다 2~3접시), ④ 저지방이나 지방이 없는 유제품(날마다 1~2접시). 만약 당신이 우유에 민감하게 반응한다면 대신에 두유나 쌀로 만들어진 우유로 대체해 보라. 식단은 처음 두 종류를 강조해야 하고, 나중에 두 종류의 양을 조절해야 한다. 일반적으로 동물성 지방을 멀리하고 채식주의 식단으로 옮겨가는 것은 좋은 생각이다. 동시에 식단에서 단백질과 탄수화물의 비율을 증가시켜야 한다. 단백질은 섭취량의 30% 정도(또는 당신의 섭취 칼로리가 220 이상이라면 좀 더 적어도 되고)가, 그리고 복합 탄수화물은 40% 정도가 되어야 한다.

적어도 3일 동안 당신이 무엇을 섭취하는지 관찰하기 위해서 다음의 '식단 체크리스트' 를 작성하라. 어떤 방식으로 식이요법 습관을 향상시킬 것인가? 실제로 다음 달에 무엇이 변하기를 원하는가?

불안 감소를 위한 건강보조식품

비타민 B[1]와 비타민 C

스트레스를 받는 동안 당신의 몸이 비타민 B와 비타민 C를 빠른 속도로 소모한다는 것은 잘 알려져 있다. 나는 내담자에게 효과가 좋은 비타민 B 복합체와 비타민 C를 매일 복용하기를 권장했다. 그렇게 함으로써 많은 내담자의 에너지 수준과 스트레스 저항력에 대한 주목할 만한 변화를 만들었다. 비타민 B는 긴장체계가 적절하게 기능하도록 유지하는 데 필요하다. 특히 비타민 B_1, B_2, B_6, B_{12}의 부족은 불안, 짜증, 들뜸, 피로, 심지어 정서적인 불안정을 야기할 수 있다. 비타민 B 복합체 건강보조식품에서 비타민 B 11가지는 서로 상승 효과를 나타내기 때문에 모두 섭취하는 것이 좋다. 비타민 C는 면역체계를 향상시키고 감염, 질병, 상처로부터 치료해 준다. 덜 알려진 사실은 스트레스에 대처하기 위해서 필요한 비타민 C가 아드레날린 분비선을 지지한

1) 비타민 B에는 티아민(B_1), 리보플라빈(B_2), 니코틴산 또는 니코틴아미드(B_3), 판토텐산(B_5), 피리독신(B_6), 비오틴, 폴산, 콜린, 이노시톨, 사이아노코발라민(B_{12}) 그리고 PABA(파라아미노벤조산)가 포함된다.

식단 체크리스트

지침: 3일 동안 당신의 식습관을 평가하기 위해서 다음의 표를 사용해 보라. 당신이 매일 평균적으로 소비하는 것들 중에서 다양하게 변하는 영역의 음식들은 당신이 섭취하는 음식에 대해 가장 큰 개선을 보일 수 있는 것들이다. 다음의 양식을 복사해서 1~2주 동안 당신의 식단을 살펴보라.

3일 동안 이러한 음식 분류에서 당신이 얼마나 섭취하는지 살펴보라. 각각의 영역에서 전체 음식을 그 기간 동안 매일 평균적으로 섭취하기 위해 전체 음식을 3등분하라. 이상적인 유형과 당신의 식습관을 비교하라.

주: ______ (날짜)	첫째날 음식	둘째 날 음식	셋째 날 음식	하루 평균 음식	이상적인 하루 음식
카페인 음식=커피 1잔 또는 홍차, 또는 카페인이 들어 있는 콜라 음료					0
단 것 음식=캔디바 1개, 파이 1조각, 아이스크림 1컵					0
알코올 음식=맥주 1병, 와인이나 칵테일 1잔					0~1
채소와 과일 음식=줄기콩 1컵, 사과 1개, 오렌지 1개, 중간 크기 감자					5
정백하지 않은 빵과 시리얼 음식=빵 1조각, 시리얼 3/4컵					2~3
우유, 치즈, 요거트 음식=우유 1잔, 중간 크기 치즈 1장					1~2
고기, 가금류, 생선, 계란, 호두 음식=지방이 많은 고기나 생선 3온스, 계란 2개, 요리한 콩 1/4컵, 호두 3/4컵					3~4

다는 점이다. 비타민 B_5(판토텐산)는 또한 아드레날린 분비를 지지하고, 스트레스를 다루는 데 있어 많은 사람에게 도움이 된다(많은 사람의 경우 비타민 B_5 1,000mg 정도의 많은 복용을 통해 실제로 안정을 얻는 효과가 있었다).

나의 개인적인 경험과 함께 작업한 내담자들의 사례에 근거하여, 나는 당신이 비타민 B 복합체와 비타민 C를 정기적으로 복용하기를 제안한다.

- 비타민 B 복합체: 비타민 B 11가지 모두를 하루에 50~100mg(스트레스가 많은 경우는 하루에 두 번)
- 비타민 C: 시간은 자유롭게 하루에 두 번 1,000mg(스트레스가 많은 경우는 두 배). 바이오플라보노이드와 함께 비타민 C를 복용하는 것이 더 좋다.

스트레스를 받을 때는 여분의 B_5를 복용하는 것이 좋다. 불안과 스트레스의 효과를 완화하기 위해서 지속 효과를 고려하여 1,000mg까지 섭취할 수도 있다.

비타민 B는 수용성이기 때문에 과도하게 섭취하는 것이 가능하지 않다는 점을 주목하라. 예외는 비타민 B_6다. 당신이 B_6를 오랫동안 섭취한다면 하루에 100mg를 초과하지 않는 것이 중요하다. (그러나 단기적으로 봤을 때는 B_6를 많이 복용하는 것은 월경 전 증후군을 완화시킨다.) 비타민 C를 날마다 많은 양씩 복용하는 것은 일반적으로 해가 되지 않고 감염과 감기를 예방해 줄 수 있다. 그러나 날마다 8,000mg이 넘게 반복적으로 복용하는 것은 위에 고통을 주고, 일부 사람들에게는 신장 결석과 연관될 수 있다.

당신은 식사를 통해서 비타민 B, 비타민 C, 그 밖의 비타민을 복용하는 것이 중요하다. 음식을 소화시키는 동안 만들어지는 위산과 효소는 소화를 돕고 비타민을 자기 것으로 흡수하게 하는 데 필요하다. 공복에 비타민을 섭취하지 말라(뒤에서 논의할 아미노산은 제외). 캡슐 형태의 비타민은 정제보다 위에 더 편하다.

칼슘

칼슘이 진정시키는 역할을 하면서 신경안정제 역할을 한다는 것은 잘 알려져 있다. 신경전달물질과 함께 칼슘은 신경세포 사이에서 시냅스를 거쳐서 신경 신호를 보낸다. 칼슘의 고갈은 신경세포의 과도한 활동을 야기하고, 이것은 불안의 심리생리적인 요인 중의 하나다. 유제품, 계란, 잎이 있는 채소와 같이 칼슘이 풍부한 음식으로나 칼슘 보충제로 하루에 적어도 1,000mg의 칼슘을 섭취한다. 당신이 칼슘 보충제를 복용한다면 마그네슘과 함께 조화를 이루도록 섭취하고, 이 두 가지 미네랄이 균형을 이루며 서로 보완되도록 하라. 일부 사람들에게 마그네슘은 칼슘에 상응하는 휴식 효과를 가져다줄 수 있다. 보충제에서 마그네슘에 대한 칼슘의 비율은 1:1이나 1:2 정도가 되어야 한다. 당신은 또한 천연 진정제로서 건강식품점에서 구입할 수 있는 액체 칼슘-마그네슘을 섭취하고 싶을지도 모른다.

주의: 칼슘이나 다른 미네랄의 결핍을 염려한다면, 당신은 영양사나 의사가 머리카락 분석 검사를 실행하기를 원할 수도 있다. 머리카락 표본을 사용하는 그 검사를 통해서 다른 미네랄의 부족을 많이 탐색할 수 있다. 특정 미네랄의 부족은 다른 조건들을 탐색하기 위해서 사용될 수 있다. 예를 들면, 크롬의 양이 너무 적으면 탄수화물 신진대사와 저혈당증에서 문제를 일으킬 수 있다. 코발트의 양이 너무 적으면 비타민 B_{12} 결핍을 일으키기도 한다. 그 검사는 또한 우리 몸에서 알루미늄, 납, 수은과 같은 유해한 금속의 초과량을 탐색한다. 특히 수은의 높은 수준은 불안과 연관되어 왔다.

몸의 긴장을 완화시키는 허브

수백 년 동안 허브는 평온과 이완을 촉진시키기 위해서 사용되어 왔다. 자낙스 또는 클로노핀(카바는 제외)과 같은 안정제 처방만큼 강력하지는 않지만, 허브는 부작용이 거의 없고 중독적이지 않다. 많은 사람들은 불안을 조절하기 위해서 허브를 사용하면서 효과를 얻는다. 다음의 허브는 내담자들에게 가장 도움이 된 것들이다.

✻ 카바: 이완 효과가 있는 태평양 제도 원산의 허브

카바(Kava 또는 Kava Kava)는 미국에서 최근에 매우 인기가 있는 천연 안정제다. 나의 몇몇 내담자들은 카바가 자낙스만큼 이완 효과가 있는지를 검사했다. 일종의 후추나무속 식물인 카바는 남태평양 원산이다. 폴리네시아 사람들은 수백 년 동안 종교적인 의식과 사회적인 이완에 카바를 사용해 왔다. 카바를 조금 복용했을 때는 일종의 행복한 상태를 만들지만, 많이 복용하게 되면 무기력과 졸림을 야기하고 근육 긴장을 감소시킨다.

독일이나 스위스와 같은 유럽 국가들에서 불면증과 불안의 치료를 위해 카바의 사용이 허용되어 왔다. 제한된 연구로부터 카바는 변연계의 활동, 특히 불안과 연관되어 있는 뇌의 중추인 편도를 완화시킨다는 점을 보여 준다. 카바의 세부적인 신경생리학의 영향은 현 시점에서는 알려지지 않았다.

자낙스나 클로노핀과 같은 안정제를 넘어서는 카바의 주요한 장점은 중독적이지 않다는 점이다. 카바는 신경 안정제가 때때로 작용하는 것처럼 기억력을 약화시키고 우울증을 악화시키는 것을 줄일 수 있다. 또한 연구를 통해 카바가 (공황 발작이 아닌) 불안, 불면증, 두통 그리고 근육 긴장을 완화시키는 효과적인 치료제라는 점이 제시되었고, 심지어 비뇨기계 감염을 완화시키는 것을 돕는다는 것도 제시되었다.

카바를 구매할 때는 혼합물 성분인 카바락톤(kavalactones)의 구체화된 비율이 있는 표준화된 추출물을 얻는 것이 더 선호된다. 카바락톤의 비율은 30～70%까지 다르다. 만약 당신이 카바락톤의 비율에 의해서 각각의 캡슐이나 알약에서 카바의 전체 밀리그램 양을 증가시킨다면 복용의 실제적인 강점을 얻을 수 있다. 예를 들면, 70% 카바락톤 200mg 캡슐은 실제로 140mg의 복용량이 될 수 있다.

건강식품점에서 대부분의 카바는 캡슐마다 50～70mg의 카바락톤을 포함한다. 유럽에서의 연구는 날마다 세네 번 복용량을 복용하는 것이 안정제로서 효과적일 수도 있다는 점을 밝혔다.

현재 날마다 카바를 복용하는 것이 미치는 장기간의 효과에 관한 연구는 없다. 오랜 기간 동안 카바를 많은 양 복용하는 폴리네시아섬 주민들에게서 피부색의 변색이 일어날 수 있다. 때때로 이것은 아토피성 피부염의 정도를 재는 과정이다. 아토피성 피부염은 카바의 복용을 중단할 때 완화된다. 만약 당신이 어떠한 질병의 전조를 알아챘다면 즉각적으로 카바를 사용하는 것을 멈추고, 반드시 의사와 자연요법에 대해 다시 상담을 한 후 복용하라. 나는 당신이 6개월 이상 동안 날마다 카바를 사용하는 것을 권하지 않는다. 그러나 간헐적으로는 카바를 무기한 사용할 수 있다.

일반적으로 카바를 다른 안정제들과 함께 사용하는 것은 좋은 생각이 아니다. 그렇게 조합해서 복용하는 것이 위험하지는 않지만 불안정하고 혼미하게 만들 수 있다. 특히 당신이 자낙스 또는 클로노핀을 과다 복용(하루에 1.5mg 이상)하고 있다면 카바를 사용하는 것을 자제하라.

또한 당신이 파킨슨병이 있거나 임신 중이거나 아기에게 수유를 하고 있다면 카바를 복용하지 말아야 한다. 운전 중이거나 기계를 작동하기 전에는 조심스럽게 사용해야 한다. 카바에 대한 추가적인 정보를 위해서 하일라 카스(Hyla Cass)와 테렌스 맥널리(Terrence McNally)의 『카바: 스트레스, 불안과 불면증에 대한 자연의 대답(*Kava: Nature's Answer to Stress, Anxiety and Insomnia*)』이라는 책을 추천한다.

중요한 경고: 2002년에 여러 유럽 국가에서 카바를 심각한 간 손상과 연결시키는 보고서가 있었다. 그 결과로 추가적인 조사가 이루어지기 전까지 카바는 독일, 이탈리아 그리고 영국에서 금지되었다. 유럽 이외의 국가에서는 카바의 문제점에 대한 보고서들이 거의 없다. 또한 카바는 남태평양 부근에 있는 나라들에서 후유증 없이 사용되어 왔다. 미국에서 카바는 계속 진열되었지만 최근에는 미국 식품의약국(FDA)의 조사를 받고 있다.

유럽에서 카바의 문제점들에 대한 하나의 가능한 설명은 그것이 전통적인 방법들과는 다르게 조제되어 왔다는 점이다. 미국에서 판매되는 대부분의 카바 형태는 순전히 식물의 뿌리에서 추출한 것이다. 이것은 잎과 줄기는 버리는 전통적인 조제법을 고수한다.

『식물화학(*Phytochemistry*)』 지에서 발행한 최근의 연구 보고서에서 클라우스 드래걸(Klaus Dragull), 웨슬리 요시다(Wesely Y. Yoshida) 그리고 충-스탕(Chung-shih Tang)은 카바의 줄기와 벗긴 껍질에서 파이퍼메티스틴(pipermethystine)이라고 불리는 알칼로이드를 발견했다고 보고했다. 여러 검사가 파이퍼메티스틴이 간 조직에 강한 부정적인 영향을 미친다는 점을 지적했다. 파이퍼메티스틴은 식물의 뿌리에서는 발견되지 않는다.

유럽에서 카바를 만드는 사람들 중 일부가 돈을 절약하고 지난 몇 년 동안 일어난 상당한 수요를 충족시키기 위해서 제품을 조제하는 과정에서 뿌리에 추가해서 식물의 잎과 줄기를 사용했다는 증거가 나타나고 있다. 이러한 증거가 나타나고 카바가 간에 해롭다는 추가적인 검사들이 나타난다면, 카바의 미국 제품이 사용하기에 안전한 반면 유럽 제품들은 왜 간과 연결되어 있는지에 대한 합당한 설명이 이루어질 것이다.

카바는 아직 완전하게 입증되지는 않았지만, 나는 권장량보다 많이 복용하거나 6개월 이상 복용할 때 주의할 것을 당부한다. 아무런 가공과정 없이 카바의 뿌리에서 직접적으로 만들어진 제품들이 선호된다. 당신이 간에 문제가 있거나 간에 역효과가 있는 약물을 사용하는 경우에는 카바를 사용하지 말아야 한다.

✽ 길초근

길초근(valerian)은 유럽에서 많이 사용되는 허브 안정제이고 진정제다. 최근에는 미국에서도 인기가 있다. 대부분의 유럽에서 임상 연구는 길초근이 조너선 데이비드슨(Jonathan Davidson)과 캐슬린 코너(Kathryn Connor)가 『마음을 위한 허브(*Herbs for the Mind*)』에서 언급한 대로 불안과 불면증을 조절하고 완화하는 데 안정제로서 효과적이라는 것을 발견했다. 그것은 부작용이 적고 중독적이지 않다.

길초근은 또한 기억과 집중을 손상시키거나 졸음과 무기력함을 야기하는 처방 신경 안정제는 아니다. 비록 일부 사람들이 그러한 방식으로 영향을 받았다고 보고했지만, 그것이 수면을 위해서 사용된다면 일반적으로 다음날 후유증을 야기하지는 않는다. 일반적으로 길초근은 불안을 조절하는 데에는 효과가 있지만 좀 더 심각한 경우에는 효과가 적다.

길초근 약용 식물로부터 추출한 길초근은 정유, 이리도이드(iridoids)와 알칼리로이드를 포함하여 여러 가지 화학 구성물들을 가지고 있다. 이러한 구성물 중 어떤 것도 안정적인 특성에 대해서 책임지지 않으며, 전반적으로 모든 구성물이 상승적으로 작용한다. 그러므로 하나의 구성물이 별개로 제조될 수는 없으며, 그것은 상승적으로 제조된다.

길초근은 수면을 촉진하는 데 유용하다. 많은 연구는 길초근이 수면의 질에 영향을 미칠 뿐만 아니라 잠이 드는 시간을 줄여준다는 결과를 보고하고 있다. 만약 당신이 수면을 위해서 길초근을 사용한다면 효과가 없더라고 포기하지 말라. 당신이 그것을 불면증을 위해 사용하든 불안을 위해 사용하든 간에, 일부 연구들은 이 허브의 효과를 완전히 얻기 위해서는 보통 2～3주가 걸린다고 한다.

길초근은 캡슐, 액체 추출물, 차의 세 형태로 건강식품점에서 구입할 수 있다. 불안이나 불면증을 치료하면서, 당신은 어느 것이 선호되는지 알기 위해서 병이나 상자에 있는 유의 사항을 따르면서 이러한 형태들 각각을 사용하라. 캡슐은 가장 편리하지만, 일부 사람들은 팅크제나 차의 효과성을 신뢰한다. 종종 길초근이 캐모마일, 홉, 골무꽃, 시계풀과 같은 다른 이완 효과가 있는 허브들과 결합되어 있는 것을 볼 수 있을 것이다. 이러한 합성물이 입에 맞고 효과적이라는 것을 알게 될 것이다.

길초근의 효과적인 복용량은 불안 감소를 위해서는 하루 200～400mg이고, 밤에 수면을 돕기 위해서는 400～800mg이다. 수면을 위해서는 자기 한 시간 전에 복용하는 것이 가장 좋다. 당신은 하루 동안 불안을 줄이기 위해 200～300mg을 2～3번 복용할 것이다.

반드시 충분한 효능이 있는 길초근 제품을 구입하라. 일반적으로 제품이 들어 있는 병의 설명문에 그 제품이 적어도 .5% 길초산으로 표준화되었다면 적절한 효능을 갖고 있는 것이다.

일반적으로 당신은 6개월 이상 매일 길초근을 사용하는 것을 피해야 한다. 복용량을 장기간 많이 사용하는 것은 두통, 흥분, 불안, 동요, 심계항진과 같은 부작용과 연관이 있다. 그러나 일주일에 3~4번 사용하는 것은 무기한 할 수 있다. 또한 길초근은 자낙스, 아티빈(로라제팜), 클로노핀과 같은 벤조디아제핀계 안정제와 레스토릴(테마제팜), 앰비엔(졸피뎀), 소나타(잘레플론)와 같은 신경 안정제와 함께 복용해서는 안 된다. 길초근은 카바, 세인트존스워트, 특히 홉이나 시계풀과 같은 다른 허브들과는 조합될 수 있다.

유럽에서의 오랜 경험을 통해 길초근은 안전한 허브라는 것을 알 수 있다. 그렇지만 여전히 증가된 불안, 초조, 심계항진, 알레르기의 역설적인 반응들에 대한 보고서들이 있다. 당신이 그러한 반응들을 일으킨다면 길초근이나 다른 허브들을 사용하는 것을 중지하라.

✻ 세인트존스워트

세인트존스워트(Saint-John's-wort) 또는 하이퍼리쿰(hypericum)은 사용된 지 오래되었다. 그것은 히포크라테스에 의해서 2000년 이상 권장되었다. 현재 유럽에서 널리 사용되고 있으며, 미국에서는 불안뿐만 아니라 우울의 증상을 완화하기 위해서 사용되고 있다. 독일에서는 프로작을 앞지르고 50% 이상의 항우울 효과를 설명한다. 이러한 사실은 그 효과성을 입증한다.

하이퍼리쿰은 우울을 완화시키는 데 직접적인 효과가 있고, 이차 작용으로 불안을 감소시키는 효과가 있다. 유럽의 연구들은 이러한 발견이 미국에서는 확정되지 않았지만 하이퍼리쿰이 안정제와 비교했을 때 항불안 효과가 있다는 것을 발견했다. 이 불안장애에 암시된 세 가지 신경전달물질, 즉 세로토닌, 노르에피네프린, 도파민 모두의 수준을 높인다는 증거가 있다. 이러한 증거를 기초로 하이퍼리쿰은 세로토닌의 수준을 높이는 SSRI 항우울제보다 더 선호된다.

세인트존스워트는 건강식품점과 약국에서 구매 가능하다. 활성 요소인 .3% 하이퍼리쿰을 포함하는 표준화된 제품을 구매하라. 기준 복용량은 하루에 300mg씩 세 번 복용하는 것이다. 처음에는 허브에 익숙해지기 위해서 두 개의 캡슐을 시도할지도 모른다. 그러면 세 개 캡슐에 대한 복용량을 늘리라. 만약 하이퍼리쿰이 당신의 위를 흥분시킨다면 식사와 함께 복용하라. 일부 연구에서는 하루에 1,800mg을 두 번 복용하는 것이 매우 효과적이라고 밝혔다. 그러나 나는 유능한 의사의 지도감독을 받는 경우를 제외하고는 하루에 900mg을 초과하지 않기를 권한다.

치료 효과를 위해서는 하이퍼리쿰을 4~6주 정도 복용해야 한다는 사실을 명심하라. 당신이 첫 주나 둘째 주에 어떤 효과도 보지 못했다고 해도 실망하지 말고 중단하지 말라. 적어도 한 달 정도는 복용을 지속할 필요가 있다.

하이퍼리쿰은 그것이 사용되어 온 수백 년에 걸쳐서 매우 안전한 기록을 가지고 있다. 그러나 일부 사람들에게는 햇빛에 대해서 민감성이 증가되는 감광성을 야기할 수도 있다. 만약 당신이 하이퍼리쿰을 사용하고 있는데 종종 햇빛에 직접 노출된다면 노출을 줄이거나 SPF 30 이상의 선크림을 사용하기를 원할 수 있다. 때때로 보고되는 다른 부작용은 위경련, 어지러움증, 입안 건조증, 그 밖의 사소한 반응들이다. 이러한 보고서들은 드문 경우이고, 일반적으로는 SSRI와 삼환계 항우울제와 함께 세인트존스워트의 부작용이 일어날 가능성은 적다.

당신이 이미 SSRI나 삼환계 항우울제를 복용하고 있는데 세인트존스워트로 바꾸기를 원한다면 허브를 복용하기 전에 처방 약물을 끊는 것이 최선이다. 일반적으로 의사의 승인 없이는 세인트존스워트와 SSRI를 함께 복용하지 않는다.

내가 아는 한, 세인트존스워트를 카바나 길초근과 같은 다른 허브들과 함께 복용하는 것은 괜찮다. 또한 자낙스와 클로노핀과 함께 사용해서 부작용이 있었다는 얘기를 들어 본 적이 없다. 그러나 당신이 나르딜, 파르네이트와 같은 MAO 반응 억제제 항우울제를 복용하고 있다면 하이퍼리쿰을 복용하지 말라.

결론적으로 당신이 우울을 완화하기를 원한다면 세인트존스워트는 도움이 될 것이다. 그것이 공황 발작, 강박장애, 외상후 스트레스 장애에 효과적이지 않더라도 4~6주 정도 복용한 후에는 불안을 완화하는 데 효과가 있다. 만약 당신이 좀 더 심각한 불안 증상을 겪고 있는데 인지행동치료나 다른 자연적인 방법으로부터 충분한 도움을 받지 못했다면, 나는 당신이 자격 있는 정신병 의사와 상담해 보거나 SSRI 약물치료를 고려해 보기를 권한다.

세인트존스워트에 관한 추가적인 정보는 헤럴드 블룸필드(Harold Bloomfield), 미카엘 노르퍼즈(Mikael Nordfords) 그리고 펫 맥윌리엄스(Pet McWilliams)가 쓴 『하이퍼리쿰과 우울증(*Hypericum and Depression*)』을 보라.

다른 도움이 되는 허브

✽ 시계풀

시계풀(passionflower)은 길초근만큼 효과적인 것으로 여겨지는 좋은 천연 신경 안정제다. 많이 복용하면 긴장을 완화시키고 근육을 이완시키며, 종종 불면증을 치료하는 데 사용된다. 그것은 또한 건강식품점에서 캡슐이나 액체 추출 형태로도 구입 가능하다. 때때로 당신은 길초근과 다른 허브들이 결합되어 있는 것을 볼 것이다. 제품이 들어 있는 병이나 상자의 지시문대로 사용하라.

✽ 고투콜라

고투콜라(gotu kola)는 인도에서 수백 년 동안 인기가 있었다. 그것은 이완 효과가 있으며 약화된 신경체계를 활성화시키는 것을 돕는다. 또한 순환, 기억 기능을 향상시키고 출산 후의 회복을 돕는다. 당신은 대부분의 건강식품점에서 캡슐이나 추출물 형태로 구할 수 있다. 나는 개인적으로 고투콜라가 유용하다는 것을 알기 때문에 이것을 사용한다.

✽ 징코빌로바

은행나무에서 나온 징코빌로바(ginko biloba)는 간접적으로 집중과 두뇌의 명석함을 향상시킴으로써 불안을 감소시킨다. 징코빌로바는 혈류량, 산소, 영양분을 두뇌에 증가시킴으로써 이러한 작용을 한다. 연구들은 그것이 나이가 많은 사람들에게는 정신 기능을 돕고, '귀에서 소리가 울리는' 이명에 효과가 있다는 것을 발견했다. 60mg의 알약이 사용 가능한데, 나는 하루에 60mg을 세 번 복용하기를 권장한다. 만약 당신이 아스피린을 정기적으로 복용한다면 징코빌로바의 사용을 제한하라. 둘을 함께 복용하는 것이 혈액 응고를 막을 수 있기 때문이다.

이상의 허브 중 어떤 것을 사용하더라도 권장량을 초과하지 않도록 주의하라. 허브에 관한 추가적인 정보를 얻기 위해서는 참고문헌에 제시된 헤럴드 블룸필드, 마이클 티어러(Michael Tierra) 그리고 얼 민델(Earl Mindell)의 저서를 참고하고, 허브의 사용에 대해서 잘 아는 의사(대개 자연요법을 사용하는 의사)를 만나 보라.

SAM-e: 빠른 효능의 자연 항우울제

앞에 언급된 허브와 달리, 에스-아데노실-메티오닌(S-adenosyl-methionine: SAM-e, 'Sammy' 라고 발음됨)은 몸에서 자연스럽게 발생하는 요소다. 10년 넘게 유럽에서 인기가 많았고, 1999년에 최초로 미국에서 사용되었다. 유럽에서 이루어진 광범위한 연구는 그것이 SSRI 항우울제의 처방으로서 우울을 치료하는 데 효과적이라는 것을 발견했다. 이탈리아에서는 실제로 프로작보다 우울 증상에 더 많이 처방된다. 나는 개인적으로 SAM-e가 매우 유용하다는 것을 알아냈다.

SAM-e는 뇌에서 세로토닌과 도파민의 활동을 증가시키는 작용을 하는 것으로 나타났다. 연구에 따르면 건강한 사람들은 SAM-e를 충분하게 만드나 임상적으로 우울한 사람들에게는 그것이 부족하다.

SAM-e의 주요 장점은 부작용이 거의 없다는 점이다. 그것은 자연스럽게 체내에서 발생하기 때문에 부작용이 거의 일어나지 않는다. 일부 사람들은 때때로 그것을 복용하기 시작할 때 메스꺼움이나 어지러움을 호소하기도 하지만 며칠 후에는 사라지는 경향이 있다. SAM-e는 또한 매우 빠르게 작용한다. 항우울제나 세인트존스워트와는 달리, 그 효과가 복용을 시작한 지 대개 며칠 후에 느껴진다.

우울을 돕는 것과 함께, SAM-e는 관절염과 류마티스성 섬유조직의 치료에 효과적인 것으로 발견되었다. 그것은 연골의 재생성에 기여함으로써 건강한 연결 기능을 유지하고 회복시키는 것으로 나타났다. SAM-e는 또한 중요한 항산화제를 지니고 있다. 즉, 세포들을 유리기 손상으로부터 보호하는 것과 연관된 중요한 항산화제인 글루타티온의 조합을 돕는다. 결론적으로 SAM-e는 간에 도움이 되고, 알코올, 약물, 환경적인 유해물로부터 몸을 치료하는 것을 돕는다.

현재 불안을 다루는 SAM-e의 사용에 대한 정보는 제한되어 있다. 대부분의 연구는 항우울제로서의 효과를 평가해 왔다. 만약 SAM-e가 SSRI와 모두 같은 기능을 한다면, 나는 항우울 효과뿐만 아니라 항불안 효과도 있을 것이라고 기대한다.

SAM-e는 대부분의 건강식품점과 약국에서 200mg 정도 구할 수 있다. 우울을 위해서 권장되는 복용량은 하루 400~1,200mg이다. 그것은 일부 사람들에게는 어지럼증이나 창자의 장애를 야기할 수 있기 때문에 처음에는 하루에 200mg부터 복용을 시작하라(이런 이유 때문에 장용성으로 표면이 덮인 알약이 선호된다.). 이틀 후에는 하루에 두 번 200mg까지 복용량을 증가시키라. 그리고 이 복용량으로 일주일 후에 효능을 보지 못한다면 하루에 800～1200mg까지 복용량을 늘리라. 만약 당신이 관절염이나 류머티스성 섬유조직을 위해서 복용하고 있다면 하루에 800mg이면 충분할 것이다.

만약 당신이 양극성 장애(조울증)가 있다면 SAM-e가 조울 상태를 심화시킬 수도 있으므로 식견이 있는 의사의 지도감독 아래 복용해야 한다.

SAM-e에 대한 좀 더 구체적인 정보를 얻기 위해서는 리처드 브라운(Richard Brown)의 『우울증을 중단하다(*Stop Depression Now*)』를 참고하라.

아미노산

지난 몇 년 동안, 단백질의 천연 구성물인 아미노산은 불안장애와 우울 모두에 사용되어 왔다. 아미노산이 부작용이 적고 중독적이지 않기에, 많은 사람들은 처방 약물보다 이를 더 선호했다. 당신은 다음에 제시된 정보를 더 얻기 위해서 지역의 건강식품점 직원이나 자연요법을 사용하는 의사와 상담하기를 원할 수도 있다.

* 트립토판

아미노산 트립토판(tryptophan)은 신경전달물질 세로토닌의 천연 선구물이다. 세로토닌은 몸에서 일어나는 기분, 수면, 식용, 고통의 시작을 포함한 작용을 통제하는 데 관여한다. 그것은 안정과 안녕감을 만들고, 부족한 경우는 불안과 연관된다.

많은 연구는 트립토판이 불면증, 범불안과 우울을 완화시키는 신경 안정제와 항우울 처방제로서 효과적이라는 것을 발견했다.

트립토판은 두 가지 형태로 사용 가능하다. 대부분의 건강식품점에서 5-하이드록시트립토판(5-Hydroxytrytophan: 5-HT)과 L-트립토판(L-Trytophan)을 볼 수 있다. 권장 복용량은 음식과 함께 또는 음식 없이 하루에 50～100mg씩 두세 번이다(또는 불면증을 위해서 잠자리에 들기 전에 한 번의 조합된 복용량을 복용하는 것이다.). L-트립토판은 1980년대에 널리 사용되었고, FDA에 의해서 1989년에 시장에서 판매 중지되었다. 한 회사의 깨끗하지 못한 제조과정은 수천 명의 사람에게 심각한 질병을 일으키는 드문 혈액 질환을 야기했다. 1990년대 중반에 L-트립토판은 엄격한 제조과정과 처방 아래 미국에 다시 소개되었다. 지난 2년 동안, 대중에게 다시 사용되었고 인터넷과 건강식품점을 통해서 구매할 수 있다. 많은 사람(저자를 포함해서)에게 L-트립토판이 5-HT보다 더 진정 효과가 있어서 불면증에 더 선호된다. 권장 복용량은 잠들기 전에 1,000～2,000mg을 과일 음료나 탄수화물 식품과 함께 복용하는 것이다. 만약 당신이 5-HT나 L-트립토판을 복용한다면 그 효과성은 비타민 B_3(100～500mg의 나이아신아마이드)와 비타민 B_6(100mg)와 함께 복용할 때 향상될 것이다. 만약 당신이 SSRI, 삼환계 또는 MAO 억제제 항우울제와 함께 복용한다면 의사의 지도감독 없이는 트립토판 형태를 복용하지 말라.

✻ 감마아미노뷰티르산

트립토판에 대한 대안으로, 당신은 건강식품점에서 구입 가능한 아미노산인 감마아미노뷰티르산(gamma-aminobutyric acid: GABA)의 사용을 고려하기를 원할 수도 있다. GABA는 안정제 효과가 있으며, 많은 사람들은 자낙스와 아티반과 같은 신경안정제 대신에 사용한다. 비록 그것이 처방 약물처럼 효과적이지는 않지만, GABA는 부작용이 적고 중독적이지 않다는 장점이 있다.

GABA의 일반적인 복용량은 200～500mg 정도가 진정 효과를 위해서 권장된다. 이러한 복용량으로 하루에 한 번이나 두 번 복용하는 것은 괜찮다(24시간 이내에 1,000mg을 초과하지 않으면).

GABA를 빈 속에 복용하거나 탄수화물 간식(토스트, 크래커, 시리얼, 떡 등)과 함께 복용하는 것도 좋다. 탄수화물 간식은 실제로 진정 효과를 높인다. GABA를 단백질과 함께 섭취하는 것을 피하라. 그렇게 하는 것이 해롭지는 않지만 단백질(다른 아미노산으로 구성된)이 GABA의 흡수를 방해할 수도 있다.

✻ 천연 항우울제로서 페닐알라닌과 타이로신

우울이 종종 불안을 동반하기 때문에 우울에 효과적으로 사용되어 온 두 개의 아미노산을 고려하는 것이 중요하다. DL-페닐알라닌(DLPA)과 타이로신이 둘 다 결핍되는 경우는 우울을 야기할 수 있는 뇌에서의 신경전달물질(노르에피네프린으로 알려진)의 양을 증가시킨다.

나의 많은 우울증 환자들은 이런 아미노산을 한두 개 복용함으로써 효능을 보았다. 이러한 건강보조식품은 효과적이지만 부작용이 있는 항우울제에 의존하지 않고 더 나아지도록 당신을 돕는다.

DLPA와 타이로신은 대부분의 건강식품점에서 500mg 캡슐이나 알약으로 구매 가능하다. 만약 당신이 그것들을 가지고 실험을 하고 싶다면 다음의 지침을 잘 읽어 보라.

- 당신이 임신을 했거나 PKU(페닐알라닌이 없는 식이요법을 요구하는 질환)가 있다면, 또는 MAO 억제제(나르딜 또는 파르네이트)를 복용하고 있다면 그것들을 복용하지 말라. 만약 당신이 고혈압이라면 의사의 처방하에 복용하라.
- 단백질을 포함한 식사의 적어도 한 시간 전이나 후에 탄수화물 간식과 함께 복용하라. GABA와 마찬가지로, 단백질은 DLPA와 타이로신의 흡수를 방해한다.
- 하루에 500mg의 양으로 복용을 시작하고 3～4일에 걸쳐 하루에 1,500mg까지 증가시키라. 만약 당신에게 효과가 없다면 4일 후에 복용량을 2,000～3,000mg까지 늘리라. 당신에게 부작용이 나타나지 않는다면 하나의 아미노산을 적어도 3주 정도 복용하라. 2주 후에도 주목할 만한 효과가 없다면 다른 것을 시도해 보라.
- 당신이 정확하게 복용한다면 몇 주 후에는 타이로신이나 DLPA의 효능을 경험하게 될 것이다. 우울증 치료를 위한 아미노산 사용법을 잘 알고 있는 의사의 처방이 없는 경우에는 아미노산을 하루에 3,000mg 이상 복용하지 말라. 만약 당신이 심하게 우울하거나 자살 생각이 든다면 문제를 다루기 위해서 혼자 아미노산에 의존하지 말고 전문가와 상담하라.

우울증 치료에 있어서 아미노산의 사용을 위한 심도 있는 논의는 이 장 참고문헌에 제시된 조앤 매튜스 라슨(Joan Mathews Larson)과 줄리아 로스(Julia Ross)의 책에서 찾을 수 있다.

오메가-3 지방산

오메가-3 지방산, 특히 DHA와 EPA는 뇌와 신경학적인 건강에 중요하다. 오메가-3 지방산을 충분히 섭취하지 않으면 신경세포 기억력이 잘 작동하지 않으며, 다른 신경세포들이 느리게 작용하거나 제대로 작용하지 않게 된다. 최근의 연구들은 오메가-3 보충제가 우울 증상을 줄이는 데 도움이 된다는 것을 밝혀냈다. 이 지방산이 풍부한 것은 어류(특히 연어와 정어리), 고기, 닭고기다. 액체 형태로 생선 기름을 흡수하거나(하루에 두 스푼), 캡슐 형태로 복용하는 것(하루에 두세 번, 또는 하루에 1,000~2,000mg의 조합된 복용량)은 우울이나 불안을 완화시키는 데 도움이 된다. 기름이 산화되는 것을 막기 위해서는 냉장 보관하여야 한다. 비타민 E(혼합된 토코페롤 형태) 400 IU를 날마다 복용하는 것은 산화를 방지할 수 있다.

호르몬 보충제

다양한 호르몬 보충제가 결핍을 보충하기 위해서 사용된다. 당신은 아마도 지역의 약국이나 건강식품점에서 많이 봤을 것이다. 일부는 휴식을 증진하고 수면을 돕는다. 대표적인 것들 중 멜라토닌에 대해 설명한다.

✻ 멜라토닌

멜라토닌(melatonin)은 분비기관에 의해서 밤에 잠들 시간이라고 뇌에 신호를 보내는 호르몬이다. 추가된 멜라토닌은 수면 주기를 통제하는 것을 도울 수 있다. .5~3mg이 흡수된다. 어떤 사람들은 멜라토닌이 유용하다고 하지만, 다른 사람들은 효능이 없으며 아침에 일어났을 때 기분을 좋지 않게 만든다고 한다. 만약 당신이 2~3mg의 복용량으로 효능을 보았다면 복용량을 .5mg까지 줄이라.

활동 요약

1. 이 장에 있는 '카페인 표'을 이용해서 식사에서 흡수하는 카페인의 양을 측정하고, 하루에 흡수하는 양을 점차적으로 1,000mg 이하로 줄이라. 만약 당신이 특히 민감하다면 일반 커피 대신에 카페인이 함유되지 않은 커피나 차로 대체하고, 카페인 음료 대신에 카페인이 함유되지 않은 음료로 대체하면서 카페인을 줄이라.

2. 금연하라. 금연이 심혈관 질환과 병의 위험을 줄일 뿐만 아니라 공황장애나 불안에 대한 취약성을 줄일 수 있을 것이다.

3. 당신의 몸에 스트레스 유발 요인의 소비를 감소시키라. 1일 소금 섭취량은 1mg 정도로 줄이라. 방부제가 있는 가공 식품을 야채나 과일, 정백하지 않는 곡물로 대체하라(유기농이 선호됨). 가능하다면 상업적으로 유통되는 고기를 유기농 소고기, 닭고기, 생선으로 대체하라. 가공된 육류는 피하라.

4. 휴식하기 위한 섭취를 하라. 계속해서 먹거나 과식하는 것을 피하라. 음식을 많이 씹고, 음식물 섭취 중에는 음료의 섭취를 8온스 정도로 제한하라.

5. 식사 후에 서너 번 저혈당증의 주관적인 증상—어지러움, 불안, 우울, 취약, 떨림—을 경험하는지 평가하고, 그것들이 음식물 섭취를 통해서 바로 완화되는지 평가하라. 이것은 정기적인 포도당 검사를 통해서 알아볼 수도 있다. 만약 당신이 저혈당증이 불안에 영향을 미친다고 의심한다면 당신의 식단에서 흰 설탕, 갈색 설탕, 꿀, 옥수수 시럽, 옥수수 감미료, 당밀, 과당을 제거하라. 또한 아스파탕과 뉴트러스위트에도 주의하라. 최근의 연구에서는 일부 사람들에게 이러한 물질과 공황장애 간의 관계가 발견되었다. 당신이 저혈당증이라면 과일 음료는 물에 희석해서 마셔야 하지만 대부분의 신선하고 온전한 과일(건조된 과일이 아닌)은 좋다. 이 장의 '저혈당증을 위한 식이요법 수정'을 참조하고, 제시되는 조언을 고려해 보라. 당신은 적절한 식이요법과 건강보조식품 처방을 위해서 유능한 영양사와 상담하기를 원할 수도 있다.

6. 음식 알레르기에 걸리기 쉬운지를 평가하라. 당신이 좋아하는 특정 종류의 음식(특히 밀이나 유제품에 집중하는 것)에 관해서 기록하고, 2주 동안 그 음식들을 당신의 식단에서 제거하라. 그런 다음에 그 음식에 대해서 어떤 증상이 없으면 다시 섭취하라. 추가적인 정보를 위해서는 이 장 참고문헌에서 마샬 맨델이 쓴 책을 참고하거나 영양사와 상담해 보라.

7. 이 장의 '낮은 스트레스/불안 식이요법의 지침'을 따르도록 노력하라. 당신의 카페인, 지방, 사탕, 알코올의 섭취를 확인하고, 여러 주 동안 각각의 주요 식품군의 균형 잡힌 양을 섭취하기 위해서 노력하라. 갑자기 당신의 식단을 급격하게 바꾸려고 하는 것을 피하라. 그렇게 하면 당신은 변화를 만들려는 생각을 거스르게 된다. 당신이 점차적으로 당신의 식습관을 수정하기 위해서 매주(또는 매달) 작은 변화들을 도입하라.

8. 불안, 스트레스를 위해서 권장되는 건강보조식품—특히 비타민 B, 비타민 C, 칼슘-마그네슘—을 섭취하는 것을 고려하라. 당신은 높은 효능의 비타민을 지지하는 의사나 영양사(모든 사람이 아닌)와 상담하여 도움을 얻기를 원할 수도 있다.

9. 당신은 허브 종류인 카바나 길초근을 불안을 완화시키는 신경 안정제로 사용하기를 원할 수도 있다. 또는 SAM-e나 세인트존스워트를 우울을 완화시키는 치료제로 사용할 수도 있다. 생선 오일 캡슐(오메가-3 지방산이 풍부한)은 우울증에 도움이 된다. 이러한 모든 건강보조식품은 지역 약국이나 건강식품점에서 찾을 수 있다. 잘 아는 전문가와 상의하지 않고는 권장되는 수준을 초과하지 말라.

10. 당신은 아미노산이 도움이 되는지, 구체적으로 불안을 위해서 GABA나 L-트립토판, 우울을 위해서 타이로신이나 페닐알라닌이 도움이 되는지 확인하기를 원할 수도 있다. 좀 더 심도 있는 정보를 얻기 위해서는 불안과 우울을 치료하는 아미노산의 사용에 관한 조앤 매튜스 라슨과 줄리아 로스의 책(참고문헌 참조)을 참고하라.

11. 적절하게 기능하는 데 있어 당신의 뇌가 필요로 하는 것들에서, 다음의 세 가지 기준은 공황장애, 공포증, 불안이 있는 사람에게 특히 중요하다.
    - **적절한 수준의 세로토닌**: 필요하다면 프로작, 졸로프트, 팍실과 같은 세로토닌 재흡수 억제제를 통해서 적절한 수준에 도달할 수 있다. 세로토닌을 증가시키는 천연 대체물에는 허브인 세인트존스워트, 효소인 SAM-e, 아미노산인 L-트립토판이 포함된다. 당신은 칠면조, 참치, 계란, 우유처럼 트립토판이 풍부한 음식을 섭취하거나, 충분한 운동, 하루에 적어도 한 시간 햇빛에 노출하기, 당신의 삶에서 마법적인 요소로 알려진 사랑과 애정을 가짐으로써 세로토닌의 수준을 높일 수 있다.
    - **혈당의 적절하고 안정적인 수준**: 저혈당증의 식이요법 지침과 저혈당증에 대해 설명한 섹션을 다시 살펴보라. 당신의 식단에서 과일을 제외한 단 음식들을 치우라. 항상 소금기가 없는 땅콩이나 크래커, 치즈와 같이 설탕이 들어가지 않은 제품을 당신 주변(차, 직장 등)에 두고, 저혈당증 증상이 나타나면 운동을 하라. 비타민 B-복합체와 크롬 보충제를 섭취하는 것을 명심하라.
    - **충분한 햇빛**: 햇빛의 부족이 당신에게 문제가 되는지 결정하기 위해서 16장을 참조하라. 만약 그렇다면 참고문헌의 노먼 로젠탈(Norman Rosenthal)의 책을 읽어 보라. 그러는 동안에 가능하다면 가을과 겨울에 햇빛과 밝은 빛에의 노출을 증가시키라.

참•고•문•헌

Balch, James, and Phyllis Balch. *Prescription for Nutritional Healing*. Second edition. Garden City Park, N.Y.: Avery Publishing Group, 1997. (A comprehensive reference book.)

Bender, Stephanie. *PMS: Questions and Answers*. Los Angeles: Price Sloan, 1989.

Bloomfield, Harold. *Healing Anxiety with Herbs*. New York: HarperCollins, 1998.

Bloomfield, Harold, Mikael Nordfors, and Peter McWilliams. *Hypericum and Depression*. Santa Monica, Calif.: Prelude Press, 1996. (A good reference on Saint-John's-wort.)

Bourne, Edmund J., Arlen Brownstein, and Lorna Garano. *Natural Relief for Anxiety*. Oakland, Calif.: New Harbinger Publications, 2004.

Brown, Richard. *Stop Depression Now*. New York: Putnam, 1999.

Cass, Hyla, and Terrence McNally. *Kava: Nature's Answer to Stress, Anxiety, and Insomnia*. Rocklin, Calif.: Prima Heath, 1998.

Colbin, Annemarie. *Food and Healing*. New York: Ballantine Books, 1986. (Excellent introductory book on nutrition.)

Crook, William. *The Yeast Connection*. Third edition. Jackson, Tenn.: Professional Books, 1989.

Davidson, Jonathan R. T., and Kathryn M. Connor. *Herbs for the Mind*. New York: Guilford Press, 2000.

Dragull, Klaus, Wesley Y. Yoshida, and Chung-shih Tang. "Piperidine Alkaloids from *Piper Methysticum*." *Phytochemistry 63,* no. 2 (2003): 193-198.

Dufty, William. *Sugar Blues*. New York: Warner Books, 1975. (Classic popular book on hypoglycemia.)

Haas, Elson M. *Staying Healthy with Nutrition*. Berkeley, Calif.: Celestial Arts, 1992.

Mandell, Marshall. *Dr. Mandell's Five-Day Allergy Relief System*. New York: Pocket Books, 1980.

Mathews-Larson, Joan. *Depression-Free, Naturally*. New York: Ballantine Wellspring, 1999.

Mindell, Earl. *Herb Bible*. New York: Simon & Schuster (Fireside), 1992.

———. *Vitamin Bible*. New York: Warner Books, 1979.

Robbins, John. *Diet for a New America*. Walpole, N.H.: Stillpoint Publishing, 1987.

Rosenthal, Norman. *Wintet Blues: Seasonal Affective Disorder and How to Overcome It*. New York: Guilford Press, 1993.

Ross, Julia. *The Mood Cure*. New York: Penguin Books, 2002.

Sears, Barry. *The Zone*. New York: Regan Books, 1995.

Tierra, Michael. *The Way of Herbs*. New York: Pocket Books, 1990.

Weil, Andrew. *Natural Health, Natural Medicine*. Boston: Houghton Mifflin, 1995.

CHAPTER 16
불안을 유발할 수 있는 건강 상태

불안은 하나의 동일한 원인에 의한 것이 아니라 생활양식, 신체적 · 심리적 요인과 같은 다양한 요인에서 비롯된다고 할 수 있다. 이 장에서는 불안을 악화시키거나 당신의 몸을 힘들게 하고 불안에 더 취약하게 만드는 몇 가지 공통적인 신체적 상태에 대해 설명할 것이다. 이러한 상태는 부신 소모, 갑상선 불균형, 칸디다증, 신체 독성, 월경전증후군, 폐경기, 계절성 정서장애, 불면증을 포함한다. 15장에서 논의된 저혈당증과 식품 알레르기도 유사한 영향을 줄 수 있다. 그 가운데 하나 또는 그 이상이 불안 문제를 악화시킬 수 있음을 볼 때, 공황, 공포증, 범불안이나 우울증에 대한 문제를 적절히 다루기 위해서는 이러한 상태에 잘 대처하는 것이 중요하다. 이 목록이 불안을 심화시킬 수 있는 모든 상태를 총망라한 것은 아니지만, 현장에서 쉽게 접했던 몇 가지를 포함하고 있다. 이들 중 일부는 알아채기 쉽지만 일부는 그렇지 않다. 만약 당신이 잠을 자지 못하거나 월경전증후군을 겪을 때는 알 수 있지만, 부신 소모, 칸디다증, 신체 독성, 갑상선 불균형, 계절성 정서장애와 같은 상태는 당신과 당신의 상담자가 알아차리지 못할 수 있다. 불안을 겪고 있는 사람이라면 이 장에서 논의된 모든 질병의 증상과 원인, 치료에 대해서 숙지하고 있어야 할 것이다.

부신 소모

오랫동안 지속되는 스트레스는 부신을 혹사시킨다. 『삶의 스트레스(*The Stress of Life*)』에서 스트레스 전문가 한스 셀라이(Hans Selye)는 오래된 스트레스가 어떻게 부신을 만성적 기능 저하나 소모 상태에 이르게 하는지를 설명했다. 부신부전은 스트레스 상황을 다루는 데에 영향을 미치는 경향이 있어 스트레스에 직면할 때 당신을 불안하게 만들 것이다. 부적절한 수면, 열이나 추위에의 오랜 노출, 독이나 오염, 알레르기가 있는 물질에의 노출, 일정 기간을 넘은 코르티손 복용 또한 부신 소모를 일으킬 수 있다. 갑작스러운 정신적 외상이나 심각한 신체적 질병도 부신 소모를 일으키거나 악화시킬 수 있다. 이러한 요인들 중 다수, 특히 사별이나 삶의 전환과 같은 갑작스러운 정신적 외상은 불안장애를 유발한다는 것을 기억하라. 불안장애와 부신 소모는 자주 함께 나타난다.

부신 소모는 단계별로 발달한다. 당신이 스트레스와 싸울 때, 부신은 다량의 아드레날린과 노르아드레날린, 코르티솔과 같은 스테로이드 호르몬을 생성하며 기능항진을 나타내는 경향이 있다. 스트레스가 길어지면 부신은 지나치게 혹사당하기 시작하고 일시적 기능 저하의 상태에 접어든다. 당신이 비교적 건강하다면 부신은 이를 보완하려 할 것이고, 실제로 비대 수준에 이를 때까지 스스로를 재건한다. 그러나 높은 수준의 스트레스가 계속된다면 결국 부신은 다시 고갈될 것이고 만성적 기능 저하 상태에 이르게 된다. 이 단계에서는 공포증이나 기분의 현저한 변화(mood swing)의 원인이 되는 아드레날린 과잉과 부족 사이를 오가게 된다. 오래 지속된 부신 소모의 종국적 결과는 만성 피로증후군, 섬유조직염, 만성 기관지염 및 부비강염, 자가면역질환, 루푸스에서 류머티즘성 관절염까지 이르는 것일 수 있다.

부신 소모의 증상은 다음과 같다.

- 낮은 스트레스 내성
- 무기력과 피로(아침에 잘 못 일어나는 것으로 자주 나타남)
- 갑자기 일어났을 때 어지러움(기립성 저혈압으로 불림)
- 빛에 대한 민감함(야외의 밝은 빛에 적응하기 어려움)
- 집중과 기억의 어려움

- 불면증
- 저혈당증
- 알레르기(식품, 환경 물질, 꽃가루, 곰팡이 등에 대한)
- 월경전증후군의 증상 강화
- 더 빈번하게 나타나는 감기와 호흡기 증상

✻ 저혈당증과 부신 소모

저혈당증과 부신 소모는 종종 관계가 있다. 부신은 췌장과 함께 혈당이 일정하게 유지되도록 기능한다. 부신의 기능이 저하될 때, 혈당 수치는 정상을 벗어나는 경향이 있다. 부신의 피로가 더해질수록 면역체계는 약화되고 알레르기, 천식, 호흡기 질환과 감기에 더 잘 걸리게 된다.

✻ 중독과 부신 소모

카페인, 담배, 술과 마약에 대한 중독은 부신 소모가 당에 대한 신체적 갈망 상태인 만큼 자주 관련될 수밖에 없다. 이러한 물질 중 어느 하나라도 지속적으로 섭취하는 것은 상태를 더 악화시키는 경향이 있다. 만약 당신이 이러한 중독 중 하나를 가지고 있다면 당신의 부신부전 위험은 평균보다 더 높다.

✻ 일상생활과 부신 소모

만성적으로 스트레스를 받고 완벽주의를 추구하며 성취를 위해 스스로 압박을 가하는 일상생활은 종종 부신 소모를 낳는다.

부신 소모의 회복

부신 소모에서 회복되기 위해서는 몇 가지 다른 활동을 실천해야 한다. 특정한 생활양식 변화, 보충제, 식단 수정이 도움이 될 것이다. 그 개요는 다음과 같다.

- 생활을 단순하게 하라. 당신의 어떤 버릇, 행동, 의무들이 당신의 삶을 풍요롭게 하기보다 혼란스럽게 하는지를 스스로에게 물어보라.
- 당신이 선호하는 이완방식을 규칙적으로 연습하라. 그것이 점진적 근육이완, 유도된

심상화, 요가, 명상 등 어느 것이건 매일 연습하라.

- 매일 스스로에게 쉬는 시간을 주라. 쉬는 시간은 사치가 아니라 활력을 유지하고 삶을 성취하는 데에 필요한 것이다(4장 참조). 하루에 두세 번씩 20～30분 정도 이완의 시간을 가지라.
- 밤에 8시간 잘 수 있도록 노력하라. 충분한 수면 역시 사치가 아니다. 가능하면 10시 또는 11시에는 자라. 아침에 늦게까지 잘 수 있는 때에는 그렇게 하라.
- 규칙적으로 운동하라. 매일 20～30분의 적당한 운동을 가능한 한 야외에서 하라(5장 참조).
- 카페인, 니코틴, 술과 마약을 피하라. 카페인 함유 음료 대신 허브티를 마시라. 감초차는 특히 저혈당이 있을 때 좋다.
- 3개월 동안, 자일리톨과 스티비아를 제외한 모든 종류의 당을 피하라. 여기에는 흰색/갈색 설탕, 꿀, 초콜릿, 당밀, 옥수수 시럽, 메이플 시럽과 건과일이 포함된다. 대신 신선한 과일을 적당량 섭취하라. 자일리톨은 벚나무의 섬유로 만들어지는 것으로서 혈당의 증가를 줄이고 인슐린 수치를 높이지 않는다. 스티비아(stevia)는 남미의 약초에서 추출된 것으로서 설탕보다 훨씬 더 달콤하다. 또한 칼로리도 없고 아스파탐이나 사카린 같은 인공 감미료보다 훨씬 안전하다. 자일리톨과 스티비아는 모두 대부분의 건강식품점에서 살 수 있다. 3개월 후에는 극소량의 꿀과 같은 천연 당류를 다시 사용할 수 있을 것이다.
- 건강하고 균형 잡힌 음식을 먹으라. 가능한 한 가공식품과 알레르기가 있는 음식은 피하라. 식단에서 통밀, 신선한 채소와 신선한 과일을 강조하라. 콩이나 곡물, 계란, 유기농 닭고기, 방목된 호르몬/항생제 없는 육류나 생선의 단백질을 섭취하라. 탄수화물을 너무 많이 먹지 말라. 파스타, 빵, 과자, 감자, 시리얼, 크래커, 롤케이크 등의 섭취를 줄이라. 매 식사에 지방, 단백질과 복합 탄수화물을 결합시키라. 아침에 처음으로 과일만 먹는 것을 피하고, 과일 주스를 피하라(15장 참조).
- 저혈당이 있다면 적절한 음식을 먹으라. 매 식사 2～3시간 후마다 단백질-탄수화물 과자를 먹는 것을 명심하라(15장 참조).

부신 소모를 위한 건강보조식품

특정한 건강보조식품은 부신 소모를 완화시키는 데에 도움이 된다. 건강 전문가에게 다음에 제시된 건강보조식품의 섭취와 그 양에 대해서 논의해 보라.

- 바이오플라보노이드가 포함된 비타민 C: 매일 식사와 함께 500～1,000mg씩 3번
- 아연: 매일 30mg
- P5P(pyridoxyl-5-phosphate) 형태의 비타민 B_6: 매일 50mg씩 두 번
- 칼슘과 마그네슘(구연산염이나 아스파탐과 같은 화합물 형태가 더 좋음): 자기 전 칼슘 1,000mg과 마그네슘 500～1,000mg
- 판토테산: 매일 100～500mg

의사, 자연요법사나 다른 건강 전문가의 조언에 따라 부신피질 건강보조식품을 먹을 수도 있다. 추천할 회사로는 Bezwecken, Allergy Research와 Enzymatic Therapy가 있다. 부신피질 건강보조식품은 몇몇 사람에게는 과잉자극이 될 수 있는 부신 건강보조식품보다 더 선호된다.

누군가는 부신 소모를 치료하기 위해 통 감초뿌리 캡슐 형태의 감초를 찾는다. 그러나 당신이 고혈압이나 높은 에스트로겐 수치를 갖고 있다면 감초를 먹어서는 안 된다.

갑상선 불균형

갑상선은 가슴뼈 위에 있고, 신체의 신진대사 반응에 직접적으로 영향을 미친다. 갑상선은 체온과 신진대사율을 조절하는 역할을 하는 티록신과 트리요도티로닌이라는 두 가지 호르몬을 저장한다.

갑상선은 두 가지 이유로 균형을 잃을 수 있다. 갑상선이 제 역할을 하지 못해 충분한 호르몬을 생성하지 못하는 갑상선 기능저하나 갑상선이 지나치게 활동하는 갑상선 기능항진이 있다.

『갑상선 치료(*The Thyroid Solution*)』의 저자인 리다 에이럼(Ridha Arem) 박사에 의하면 성인 인구의 10～20%가량은 어떤 종류의 갑상선 불균형을 겪고 있다.

갑상선 기능저하는 우울, 에너지 저하, 체중 증가, 피로, 무기력과 관련이 있다. 손,

발이 특히 차다는 느낌을 더 느끼게 될 수 있고 쉽게 체중이 증가하는 경향이 있다. 다른 증상으로는 여성의 월경 문제, 요폐, 집중력과 기억력 저하가 있다. 반대로 갑상선 기능항진은 불안, 과잉 행동, 안절부절못함, 잠들기 어려움, 체중 감소, 심장박동 증가, 땀과 체온의 증가와 관련된다. 갑상선 기능항진은 종종 범불안과 혼동되기도 한다. 만약 당신이 불안을 느낄 뿐만 아니라 '긴장(hyper)'을 느끼거나 늘어난 식욕에 반해 최근 체중이 줄었을 때, 땀을 많이 흘리는 경향을 보일 때는 갑상선 기능을 측정해 보는 것이 좋을 것이다.

당신이 갑상선 문제를 겪고 있다고 의심된다면 의사와 상담하는 것이 가장 좋다. 의사는 다음의 네 가지 요소를 측정하는 갑상선 혈액 검사를 실시한다.

- TSH(갑상선 자극 호르몬): 뇌하수체에서 분비된 이 호르몬은 갑상선에게 호르몬을 더 많이 혹은 더 적게 분비하도록 지시한다. TSH 수치가 3 이상일 때 갑상선 기능저하의 표시로 여길 수 있다. 1 이하의 수치는 갑상선 기능항진 상태를 나타낸다.
- T4(자유 티록신): 갑상선 호르몬 중 덜 활동적인 형태로, 더 활동적인 갑상선 호르몬인 T3로 전환하기 어려운 것이다.
- T3(자유 트리요도티로닌): 활동적 형태의 갑상선 호르몬이다. 낮은 수준의 T3는 종종 우울증과 갑상선 기능저하의 다른 증상들과 관계가 있다. 많은 의사들은 T3 수치가 정상 범위의 낮은 수준이라도 문제를 지녔다고 의심할 수 있다.
- 항티로글리불린과 항갑상선과산화효소(antithyroperoxidase): 갑상선을 공격하고 그 기능을 억누르는 역할을 할 수 있는 항체의 수를 측정하는 두 가지 요인이다. 이러한 항체들의 수치가 높은 것은 갑상선 기능저하/기능항진 상태를 모두 초래할 수 있는 하시모토 갑상선염(Hashimoto's thyroditis) 상태를 나타내고, 이는 의학적인 치료를 필요로 한다.

갑상선 불균형의 치료

갑상선 수치가 비정상적인 갑상선 기능을 나타낸다면, 의사는 몇 가지 대체 치료법 가운데 선택할 수 있다. 혈액 검사 결과가 갑상선 기능저하 상태를 나타낸다면 주로 90일의 갑상선 약물치료 시도를 받게 된다. 이는 아모르 티로이드(Armour Thyroid)처럼 돼지의 갑상선에서 추출한 천연 상태의 갑상선 호르몬이 될 수도 있고, 레복실(levoxyl)이나 신스로이드(Synthroid)와 같은 합성 호르몬일 수도 있다. 어떤 사람들은 천연 상태의 호르몬이 더 잘 맞고, 어떤 사람들은 합성 상태의 호르몬이 더 잘 맞는다. 갑상선 호르몬 대체요법을 시작하면 그것이 천연 상태건 합성 상태건 자신에게 필요한 투약량을 결정하기 위해 한두 달간의 투약량 조절 기간을 갖게 된다. 약물에 대해서 당신이 과민한 것을 발견한다면, 의사는 기력 저하, 우울, 몸무게 증가와 같은 증상을 완화시키기 위해 당신에게 필요한 최소한의 수준으로 투여량을 줄일 것이다. 또는 두세 가지 종류의 갑상선 호르몬을 시험해 볼 수 있다. 일반적으로 갑상선 호르몬은 1년간 지속적으로 유지할 필요가 있다. 그때가 지나야 치료를 시작하거나 당신의 상태가 어떤지를 볼 수 있다. 갑상선 기능저하를 겪는 사람의 2/3 정도는 장기적으로 호르몬을 투여할 필요가 있다.

어떤 의사들은 합성 약물을 시도하기 전에 천연 갑상선 추출물을 시도한다. 이러한 천연 추출물은 건강식품점이나 인터넷에서 구할 수 있고, 경미한 갑상선 기능저하를 보이는 사람들에게 효과를 보인다. 당신이 갑상선 기능저하라면 갑상선 호르몬을 만드는 데에 필요한 아연(하루에 15~30mg), 비타민 E(하루에 400 IU), 비타민 A(하루에 10,000 IU)를 복용하는 것도 좋은 생각이다. 마지막으로 당신이 갑상선 기능저하라면 운동을 하는 것도 매우 중요하다. 운동은 갑상선을 자극하고 갑상선 호르몬에 대한 세포 민감성을 증진시킨다.

검사 결과, 당신이 갑상선 기능항진이라면 의사는 바제도병(자가면역 문제의 다른 형태)과 같은 문제를 배제하기 위해 몇 가지 검사를 더 실시하고자 할 것이다. 갑상선 기능항진이 경미한 경우는 시간이 지나면 해결될 것이다. 때로는 불안, 빠른 심장박동, 발한과 같은 증상을 줄이기 위해 인데랄(프로프라놀롤) 등의 베타수용체 차단제가 주어지기도 한다. 더 심각한 경우의 치료로는 항갑상선 약제, 방사능 요오드(갑상선을 파괴해 지나친 호르몬 생산을 멈추게 함), 갑상선의 일부 혹은 전체를 제거하는 수술이 있다. 당신의 갑상선이 제거되어야 한다면 갑상선 기능저하가 되는 것을 피하기 위해 합성이나 천연 갑상선 호르몬을 영구 섭취해야 한다.

칸디다증

칸디다증(candidiacis) 혹은 '효모 증후군(yeast syndrome)'은 장이나 요생식기에 '칸디다 알비칸스(candidia albicans)'라는 특정 진균이 과도하게 자라난 결과다. 일반적으로 칸디다는 내장에서 세균과 건강한 균형을 맞추고 존재하지만, 특정 상태는 그것을 증식시키고 먼저 장을 통해 확산된 후에 내장을 넘어 몸 전체의 세포와 기관에 침범한다. 칸디다증은 특히 여성들에게 흔하게 나타난다.

칸디다증의 초기 단계에는 지엽적 감염—특히 피부 발진과 '진균 감염(질염)'—이 일반적이다. 다른 증상은 다음과 같다.

- 무좀, 백선, 완선과 같은 만성적 곰팡이 감염
- 피로나 기운 없음
- 우울이나 기분의 현저한 변화
- 위 팽창, 경련, 만성 설사 및 변비와 같은 위장 장애
- 만성 불안과 긴장
- 음식 알레르기
- 낮은 기억력
- 두통
- 직장 수축
- 화학 약물, 향수나 담배 연기에 대한 지나친 민감성
- 심각한 월경전증후군
- 근육이나 관절 통증
- 사탕, 빵이나 술에 대한 갈망

칸디다증의 특징은 설탕을 먹거나 술을 마신 후에는 증상이 더 심해진다는 것이다. 모든 형태의 설탕(자일리톨 제외)과 술은 진균의 양식이 되고 그것을 더 퍼지게 한다. 증상은 축축하고 곰팡이 낀 기후나 환경에서 더 악화되는 경향이 있다. 당신이 앞에 제시된 증상 중 5개 이상을 가진다면 칸디다증이라고 할 수 있다. 그리고 2~3개를 가진다면 이러한 문제의 가능성을 배제하기 위해 건강 전문가와 상담해 봐야 할 것이다.

무엇이 칸디다증을 유발하는가

칸디다증 발생의 위험을 높이는 요인으로는 암피실린, 아목시실린, 세클러(세파클론), 박트림(설파메톡사졸)이나 셉트라(설파메톡사졸과 트리메토프림)와 같은 광범위한 항생제의 지나친 사용, 1년 이상의 피임약 사용, 코르티손, 프레드니손이나 기타 코르티코 스테로이드와 같은 스테로이드 호르몬의 빈번한 혹은 장기적 복용, 축축하고 곰팡이 낀 환경에서 사는 것, 감미료나 술의 지나친 섭취, 당뇨병, 암이나 에이즈와 같은 특정 질병 등이 있다.

칸디다증의 진단

칸디다증의 진단에는 세 가지 방법이 있다. 하나는 윌리엄 크룩(William Crook)이 자신의 오래된 저서 『효모 활용 치료방안(*The Yeast Connection*)』에서 개발한 것과 같은 진단 질문지의 사용이다. 대안적으로 당신의 의사는 혈액 검사로 칸디다에 대한 항체(IgG, IgM, IgA)를 측정할 수 있다. IgG 항체 수준의 증가는 내장에서 칸디다 유기체가 엄청나게 높은 수준으로 증식했음을 나타낸다. IgM 항체의 증가는 칸디다가 내장을 넘어 전신에 퍼졌음을 나타낸다. IgA 항체의 높은 수준은 질 감염과 같은 점막 문제를 나타낸다. 칸디다증은 진균의 높은 수준을 보여 주는 대변 검사를 통해서도 진단될 수 있다. 그러나 다른 징후가 나타나더라도 대변 검사는 음성으로 나타날 수 있다.

칸디다증의 회복

만성 칸디다증의 회복은 세 가지 프로그램으로 이룰 수 있다. 첫째, 3개월간 칸디다 조직에게 영양을 제공하는 식단의 음식을 제거한다. 여기에는 자일리톨이나 스티비아를 제외한 모든 종류의 설탕, 즉 자당, 포도당, 맥아당, 갈락토스, 건과일, 과일 주스가 포함된다. (자일리톨과 스티비아는 칸디다에게 양분을 제공하지 않는다.) 술, 효모, 발효 식품, 치즈, 식초와 정제된 밀가루로 만든 것(빵 포함) 또한 칸디다에게 양분을 제공하기 때문에 피해야 한다. 3개월 후 이러한 음식을 소량은 다시 먹을 수 있다. 뒤의 '칸디다 식단' 섹션을 보라.

둘째, 의사가 몇 달간 처방한 나이스타틴이나 니조랄(케토코나졸)과 같은 항진균 약을 복용하는 것이 필요하다. 다만 건강 전문가들 사이에서 이러한 약의 사용이 논쟁거리가 되고 있음을 기억하라. 의사들은 이러한 약을 많이 사용하려는 경향을 보이는 반면, 자연요법이나 대체의학 전문가들은 나이스타틴을 적절량만 사용하거나 전혀 사용하지 않으려고 한다. 한 가지 문제는 나이스타틴이 장 속의 칸디다만을 죽이고 체계적 증식에는 직접적인 영향을 미치지 못한다는 데에 있다. 다른 문제는 나이스타틴을 6개월이나 그 이상 복용할 경우 효모가 약에 저항력이 있는 다른 형태로 변형될 수 있다는 것이다. 나이스타틴 사용 대신 몇몇 건강 전문가들이 대안으로 쓰는 것은 카프릴산(caprylic acid)인데 내장기관 내에서뿐만 아니라 칸디다의 증식에도 큰 영향을 미치기 때문이다. 더불어 많은 전문가들은 히드라스티스와 자몽 씨앗 추출물을 사용한다. 이들은 칸디다에 맞서는 베르베린(berberine)을 함유하고 있다. 어떤 사람들은 또한 항균, 살균 속성을 지닌 타히보 차를 치료 프로그램에 추가하기도 한다. 필수 지방산의 흡수를 높이는 종합 비타민과 종합 미네랄 캡슐, 비타민 C, 비타민 E, 아연의 섭취도 도움이 될 것이다. 이러한 선택 사항을 의사와 함께 논의하고, 이러한 방법들이 칸디다 식단과 함께 사용되어야 함을 기억하라.

마지막으로 칸디다는 몸에 좋은 내장 세균을 몰아내는 경향이 있으므로 젖산균과 비피더스균과 같은 좋은 세균의 이식을 통해 내장 내 정상적 세균 생태를 복구해야 한다. 젖산균 보충제는 보통 치료의 한 부분이다. 의사에게 이에 대해서 이야기하라. 이 식이요법을 1～3개월간 실시한 후 칸디다 수준이 정상으로 돌아왔는지 재검사해 봐야 한다.

칸디다 식단

다음은 칸디다증의 회복을 돕기 위한 일련의 식이요법 원칙이다. 이러한 원칙을 당신의 특정한 요구나 생활양식에 맞도록 수정할 수 있지만, 대개는 이 원칙이 경험적으로 도움이 되는 경우가 많다.

다음과 같은 음식은 피해야 한다.

- 우유와 다른 유제품
- 사탕과 자일리톨, 스티비아를 제외한 모든 종류의 설탕

- 술
- 과일과 과일 주스(자몽은 예외가 될 수 있음)
- 꿀, 당밀, 인공 감미료
- 초콜릿
- 효모로 만든 모든 종류의 빵을 포함한 효모 함유 식품
- 숙성된 치즈
- 땅콩버터
- 훈제 및 가공된 견과류
- 식초
- 버섯
- 당근 주스
- 땅콩
- 파스타, 과자, 감자와 같은 녹말 식품을 다량 섭취하는 것
- 남은 음식(냉동된 것 제외)

다음의 식품은 식단에 반드시 포함시켜야 한다.

- 닭이나 생선
- 생채소나 익힌 채소
- 적당량의 곡물(밀보다는 정제되지 않은 쌀이 더 좋음)
- 계란
- 콩
- 레몬이나 오일로 된 샐러드 드레싱(식초를 뺀)
- 생 견과류
- 효모 없는 빵(대부분의 건강 식품점에서 구매 가능)
- 숙성되지 않은 치즈(몬테레이 잭[Monterey Jack]과 같은)
- 마늘
- 장용성으로 표면이 도포된 정유(volatile oil) 보충제(오레가노 오일 같은)

어떤 사람들은 칸디다 식단이 너무 엄격하게 보이기 때문에 그것을 '먹을 수 없는'

식단이라고 부른다. 당신이 감미료를 다량으로 먹어 왔다면 일주일 내에 또는 시작하자마자 식단을 그렇게 부르는 자신을 발견할 수도 있다. 그러나 몇 주가 지나면 설탕 없는 식단이 여전히 즐거울 수 있고, 열망도 사라지기 시작하는 것을 알 것이다.

칸디다증에서 성공적으로 회복한 많은 사람들과 같은 상태라면, 당신은 신체의 에너지가 증가하고 우울이 감소하며 위장의 문제가 감소하고 전체적인 활력이 증가한 것을 확인할 수 있을 것이다. 이러한 장점들을 생각하면 식이요법을 더 잘 견디는 데 도움이 될 것이다.

신체 독소

지나친 신체 독소는 직접적으로 불안을 증가시키지는 않지만 신체 스트레스 수준을 높여 불안 증상이 더 커지는 데 영향을 준다. 신체 독소는 불안을 더 심하게 만드는 알레르기와 화학 물질에 대한 민감성을 종종 악화시킨다. 체내에 독소를 형성하게 하는 원인이 되는 요인으로는 식품 속의 화학 물질, 첨가제와 농약 섭취, 대기와 수질 오염에의 노출, 실내 세척제, 데오도란트, 헤어 스프레이, 화장품, 심지어 양탄자(유독 화학가스를 배출할 수 있는)와 같은 실내에서 사용하는 물질에의 노출, 처방약이나 마약류의 사용, 스트레스를 받았을 때 과잉 생산된 신진대사 노폐물 등이 있다.

독소의 누적이 높은 수준에 이른 사람들은 다음의 증상 중 어떤 것이라도 빈번히 경험할 수 있다.

- 피로와 원기 저하
- 관절이나 근육 통증
- 두통
- '인지기능장애(brain fog)'나 정신적 혼란
- 과민성과 변덕
- 불면증
- 자연 상태의 화학물에 대한 과민성
- 우울증
- 심한 설태와 비정상적인 체취

- 과도한 점액(기침과 씨근거림)
- 알레르기
- 공동이나 호흡기 문제

간과 결장은 독소 형성에 가장 영향을 잘 받는 기관으로 생각되어 왔다. 간은 뇌와 심장 다음으로 당신의 몸에서 가장 중요한 장기일 것이다. 간은 생명에 필요한 수백 가지 기능이 일어나는 신진대사 '공장'이다. 보다 중요한 기능은 다음과 같다.

- 혈액 여과
- 지방 소화에 필요한 담즙의 저장
- 혈류 속 영양소로부터 비타민(비타민 A, D, E 등)의 추출과 저장
- 아미노산과 설탕으로부터 지방산의 조성
- 에너지를 만들기 위한 지방의 산화
- 신체가 혈당과 포도당을 소진했을 때 사용할 수 있도록 설탕을 글리코겐 형태로 저장
- 소화 부산물의 해독(단백질 소화로 인한 암모니아와 같은)
- 신진대사 노폐물과 당신이 노출된 화학 물질, 외부 물질의 해독

독소에의 노출, 일부 약품, 나쁜 음식, 과식은 간에 지방이 축적되도록 만들 수 있고 간의 기능을 방해한다. 많은 양의 술을 정기적으로 섭취하는 것은 간을 손상시키고 결과적으로 간경변을 낳는다. 습관적인 과식은 간을 더 열심히 일하게 만들고 시간이 지날수록 약해지게 할 수 있는데, 특히 방부제와 첨가제가 많이 들어간 음식을 먹을 때 심하다. 트랜스 지방이 많이 함유된 튀김이나 가공식품을 많이 먹는 것도 간에 부담을 준다.

생활양식에서 독소의 완화

몸의 독소를 완화시키기 위해 선택할 수 있는 가장 중요한 것 몇 가지는 매일 관리할 수 있는 식이요법과 생활양식의 변화다.

- 방부제와 첨가제가 들어간 음식을 피하라. 가급적 가공되지 않은 음식을 있는 그대로 먹으라. 되도록 다량의 신선한 과일과 야채를 하루 다섯 접시는 먹으라.
- 카페인, 니코틴, 설탕과 알코올을 줄이거나 제거하라. 다른 건강 문제는 제쳐두더라도, 이러한 물질은 몸에 독성 물질을 남기게 된다.
- 복용하는 약의 양을 줄이라. 당신의 주치의가 처방한 약만 먹고, 기분 전환용 약물을 피하라.
- 동물성 단백질의 섭취를 줄이고 식물성 단백질의 양을 늘이라. 신진대사 시 동물성 단백질(붉은 고기)이 적절하게 소화되지 못하는 경우 부산물로 독소를 유발할 수 있다. 따라서 두부, 템페(콩을 거미줄곰팡이속(屬)의 균에서 발효시켜 만든 인도네시아의 음식—역자 주), 콩과 같은 식물성 단백질의 양을 늘이라.
- 깨끗하고 정수된 물을 마시라. 하루 2리터의 물을 마시게 되면 신장 기능이 원활해진다. 신장은 독소 물질을 나르는 데 관여한다.
- 충분한 식이섬유를 섭취하라. 식단에 식이섬유를 포함한 음식—곡물 시리얼, 밀, 편도, 신선한 과일, 생야채, 견과류, 콩류—을 포함시키라. 당신에게는 주치의가 권장하는 식이섬유 보충물이 필요할 수 있다.
- 산성, 염기성을 형성시키는 음식을 멀리하라. 이는 알레르기 반응을 보이는 음식과 더불어 육고기, 설탕류, 튀김류, 우유, 치즈, 달걀, 정제 밀가루, 짠 음식 등을 말한다.
- 신선한 야채, 과일, 곡물, 콩류, 견과류 등의 섭취를 늘리고 익힌 것보다 날것의 비중을 높이라. 날것의 신선한 야채 또는 과일을 매끼 먹으라. 산성에서 알칼리성 음식으로 바꾸는 정도는 당신의 체질과 필요에 맞춰져야 한다. 당신의 식습관이 독성이 강한 것으로 굳어져 왔다면 점차 바꾸라. 일주일에 1회 정도는 가벼운 식단으로 섭취하라.
- 규칙적으로 활발하게 운동하라. 이는 땀을 통해 독성을 배출하게 하고 신진대사, 신장, 림프계의 기능을 돕는다.
- 주치의와 항산화물질 건강보조식품의 사용을 논의하라. 이러한 건강보조식품으로는 비타민 C, 비타민 E, 베타카로틴, 셀레늄, 아연, 리포산(요약 비타민의 한 종류—역자 주), 코엔자임 Q10, 아미노산, 시스테인, 메티오닌 등이 있다.
- 몸을 정화시킬 수 있는 다양한 허브를 알아보라. 허브와 건강식품을 사용하기 전에 인증된 영양사 또는 허브 전문가 또는 자연요법사와 상의하라. 독소를 제거해 주

는 것으로 알려진 허브는 우유엉겅퀴, 민들레 뿌리, 우엉, 빨간 고추, 생강, 감초, 에키나세아, 히드라스티스 등이다. 효과 좋은 종합 비타민과 미네랄 건강식품 등은 중금속 중독의 치료에 도움을 주고 간의 해독을 돕는다.

- 대장 세척을 하라. 흡수제, 센나(완하제) 또는 털갈매나무류 등을 포함한 청정 완하제(대장 세척제)의 사용을 고려하라. 대부분의 건강식품에 들어가는 실리움(질경이과 식물)의 씨와 껍질은 소장의 점액을 세척하고 소장과 대장의 독성을 흡수한다. 이러한 것을 주치의와 상의하라. 자연적인 것이라 하더라도 자주 사용하는 것은 지양하라. 몇몇 사람들은 장 세척 전문가의 세척을 받는 것이 도움이 된다고 보고하고 있다. 장 세척을 할 때는 장에 물을 주입하고 특별한 기계로 장을 세척하게 된다.
- 간 해독을 하라. 간을 보호하고 그 기능을 개선하는 음식을 섭취하라. 이러한 것으로는 양배추, 브로콜리와 싹양배추 등의 브라시카(brassica) 계열의 채소와 마늘, 양파, 달걀, 콩과류 등 높은 유황류 식품 등이 포함된다. 민들레 뿌리, 우유엉겅퀴, 우엉 등과 같은 허브들은 간의 해독을 돕는다.

월경전증후군

월경전증후군(premenstrual symdrome: PMS)은 많은 여성이 월경을 앞두고 경험하는 파괴적인 신체심리적 증상을 포함한다. 주된 신체 증상으로는 수분 정체, 가슴 통증, 붓기, 여드름, 두통, 배고픔, 단 음식의 당김 등이 있다. 심리적 증상으로는 우울, 성마름, 불안과 긴장, 조울 증세, 주의집중 부족 및 건망증, 피로감, '미칠 것' 같은 느낌 등이 있다. 모든 여성의 반 이상이 월경 전에 우울, 불안, 성마름 등의 증상이 신체 증상과 함께 강하게 나타난다. 공황 반응 역시 나타날 수 있다. 주된 질문은 공황발작(또는 그 빈도와 강도의 증가)이 월경 전 동안에 일어나느냐다. 그렇다면 당신의 PMS를 처방함으로써 공황 발작을 줄이거나 없앨 수 있다.

대부분의 의학 이론은 PMS를 여성의 몸 안에 있는 에스트로겐과 프로게스테론의 총량이 불균형해서 일어난다고 본다. 특히 월경 주기의 두 번째 주기 동안 그렇다고 한다. 이 14일 동안 PMS를 보이는 여성들은 프로게스테론 수준은 감소하고 에스트로겐 수준은 상승하는 것을 경험하게 된다. 불충분한 수준의 프로게스테론 수준은 수

분 정체, 뇌의 세로토닌 감소, 엔도르핀 감소, 비타민 B_6 활동의 손상, 다른 호르몬 수준의 변화 등을 일으킨다.

PMS에 관한 다른 이론들은 월경이 부적절한 식단으로 축적된 과도한 독소를 배출하는 역할을 한다고 본다. 이것은 건강한 식단을 갖고 독소에의 노출을 줄이게 될 때 PMS가 줄어들 것이라는 점을 시사한다.

두 가지 이론 모두 타당할 것이다. PMS 증상을 완화하는 데는 그것을 악화시키는 경향이 있는 음식을 식단에서 제거함으로써 도움을 받을 수 있다. 증상들은 비타민, 미네랄, 허브 등 체내의 프로게스테론 수준을 높여 주는 물질의 도움으로 완화될 수 있다. 이런 것들을 섭취하기 전에는 전문가와의 상담을 받으라.

PMS를 위한 식단

다음의 음식을 줄이거나 피하라.

- 당이 높은 다량의 단당류 탄수화물(빵, 포테토칩, 파스타) 음식: 초콜릿을 포함해당과 탄수화물을 먹고자 하는 충동을 생리 일주일 전부터는 피하는 것이 좋다.
- 짠 음식과 식염: 붓기와 수분 정체에 도움이 된다.
- 고지방 음식: 소모되는 지방 칼로리를 줄이는 것은 에스트로겐 수준을 낮추는 데 도움이 된다.
- 커피, 차, 콜라와 같은 카페인 음료: 카페인은 가슴을 부드럽게 하고 불안, 우울, 성마름과 같은 심리적 증상을 줄여 준다.
- 알코올

다량의 신선한 과일과 야채, 곡물 빵과 씨리얼, 견과류, 콩과류, 가금류와 생선 등을 먹으라. 두부, 두유 등과 같은 콩류 음식을 먹으라.

비타민과 미네랄 영양 첨가제

다음은 PMS 증상을 완화시켜 주는 비타민과 미네랄 영양 첨가제의 목록이다.

- 비타민 B_6: 권장 복용량은 월경 전 일주일 동안 매일 200mg이다. 하지만 매월 일주일 이상의 복용은 피하라.
- 베타 카로틴(프로비타민 A): 한 달 내내 25,000 IU를 매일 섭취하라.
- 칼슘과 마그네슘이 결합된 비타민 B 복합체(1,000mg 칼슘과 500mg 마그네슘): 칼슘과 마그네슘의 복용은 생리통을 완화시킬 수 있다.
- 아연: 한 달 내내 매일 15~20mg의 아연을 복용하라.
- 필수지방산: 필수지방산의 좋은 자원은 EPA와 DHA 오메가-3 지방산을 모두 포함한 어유(魚油)에서 발견된다. 어유 캡슐의 형태로 된 EPA/DHA 결합체를 매일 500~2,000mg 섭취할 수 있다. 대체가 되는 것은 오메가-3 지방산의 식물 형태라고 할 수 있는 아마인유다. 이것은 어유만큼이나 효과적이다. 지치 기름, 검은 건포도 기름 또는 앵초 기름은 GLA의 자원으로, 사람에게 필수적인 오메가-6 지방산의 특별한 형태다. 당신은 300~900mg을 섭취할 수 있다.

PMS를 위한 허브

다음의 허브는 신체적 · 심리적 PMS 증상을 감소시켜 준다.

- 동충하초(angelica sinensis): 이 허브는 PMS 기간 동안 당신의 기분을 좋게 하고 에너지를 높여 준다. 생리통에도 효과가 있을 것이다. 이것은 캡슐 형태(주어진 1회분 복용량을 따르라), 첨가제, 추출액 또는 차로 먹을 수도 있다.
- 감초 뿌리를 가루, 차, 용액 추출 등의 방식으로 하루 3회 섭취하라. 이것은 호르몬 수준을 안정시켜 주고 통증을 완화하는 데 도움을 준다.
- 로즈마리, 기나피(나무껍질), 카바 등은 잘 알려진 통증 완화제다(15장의 카바에 관한 경고를 보라.).
- 콤부차(kombucha): 이 차는 에너지를 제공하고 면역체계를 자극한다. 일부 여성들에게 도움이 되는 것으로 보고되고 있다.

주기적인 운동

규칙적인 신체 운동 프로그램은 당신의 신진대사를 활성화시키고 기분을 좋게 하며 스트레스 수준을 낮춰 준다. 왕성한 운동을 할 수 없다면 매일 적어도 1마일 정도를 걸으라. 5장을 참조하라.

PMS를 위한 처방

다음은 PMS를 완화시키기 위해 의사에 의해 처방되는 처치 목록이다.

- **복용용 피임약**: 에스트로겐 대 프로게스테론의 적절한 균형을 유지시키는 데 도움을 준다. 임신을 예방하기 위한 복용용 피임약의 효과는 항생 물질과 세인트존스워트 등에 의해 효과가 감소될 수 있다. 복용용 피임약은 장단기 부작용을 가지고 있다.
- **이뇨제**: 수분 정체, 가슴 붓기 등을 감소시켜 준다.
- **천연 프로게스테론**: 많은 여성이 천연 프로게스테론 크림을 월경 전 프로게스테론의 증가를 위해 사용하고 있다. 이 크림은 그냥 구입해서 사용할 수도 있지만 전문가와 상담 후에 사용하는 것이 더 최상의 효과를 볼 수 있다. 적정량의 사용을 위해, 그리고 프로게스테론 수준이 상승하지 않았음을 확인하기 위해 한달 동안 프로게스테론 수준을 점검하는 것이 중요하다. PMS에 관한 정보와 올바른 사용을 위해 www.womenshealth.com을 참고해 보라.

  PMS에 대한 보다 자세한 정보를 위해 이 장의 참고문헌에 나오는 *Taking Back the Month and PMS: Solving the Puzzle*을 보라.

폐경기

폐경은 의학적으로 적어도 6개월 이상 월경이 멈춘 상태를 말한다. 평균적으로 폐경은 50~51세경에 시작되고 빠르면 40세, 늦으면 55세에 시작된다고 한다. 폐경이 시작될 때 수반되는 증상은 다음과 같다.

- 체열 상승
- 두통

- 질의 건조
- 방광 또는 비뇨기관의 감염
- 수족냉증
- 망각과 산만함
- 성욕 감퇴
- 불안과 우울

폐경의 주 원인은 두 가지 주요 여성 호르몬인 에스트로겐, 프로게스테론의 감소에 있다. 흥미로운 점은 폐경이라는 달갑지 않은 증상이 나이 든 여성이 평가절하되는 나라들, 특히 미국과 유럽에서 나타난다는 점이다. 젊음을 숭배의 대상으로 보기보다 연륜을 존경의 대상으로 여기는 문화권에서는 폐경의 증상을 쉽게 찾을 수 없다. 생리학적 기반이 상식적이기는 하지만, 증상학의 관점에서 볼 때 폐경 증상은 문화가 미치는 영향에 대한 명백한 사례라고 할 수 있다. 미국에서 폐경기 여성의 60~85%는 체열 상승을 경험한다. 반면에 마야의 인디언 여성의 경우에서는 전혀 그렇지 않음을 알 수 있다.

1950, 1960년대에 미국의 의학협회는 폐경을 에스트로겐 부족으로 인한 '질병'으로 보았다. 로버트 윌슨(Robert A. Wilson)의 책 『여성이여 영원하라(*Feminine Forever*)』(1965)에서는 폐경을 여성에게서 성욕이 없어지는 것이라고 파악했다. 이러한 견해는 오늘날까지도 유효한 것으로 보인다. 이러한 증상에 대한 처방은 호르몬을 처방하는 것이다.

폐경에 대한 에스트로겐 치료는 1950년대 대용의 에스트로겐 처치와 함께 시작했다. 20년 후 밝혀진 결과, 이러한 처치법은 자궁암 발생률을 13배 정도 높인다. 1970년대에는 프로게스테론의 처치가 유행했다. 이른바 '호르몬' 보충치료(HRT)다. HRT는 효과적인 처치법이다. 이것은 체열 상승과 폐경기의 다른 증상들을 완화시켜 주고 골다공증의 위험을 감소시켜 준다. 하지만 이 치료법도 20년 후에는 유방암의 발병 가능성을 높이는 것으로 밝혀진다. 최근의 연구 결과, HRT는 심장질환의 위험을 증가시키므로 프레마린과 프로베라(에스트로겐, 프로게스테론의 브랜드명)의 복용을 중단한 것을 권고하고 있다. 이러한 치료법의 추가적인 부작용으로는 메스꺼움, 가슴 연약, 우울, 간질환, 순환장애, 혈당 조절 문제 등이다. 이런 문제로 인해 최근에는 심각한 골다공증 여성을 제외하고는 HRT를 권하지는 않는다.

PMS와 마찬가지로, 폐경은 식이 조절, 운동, 건강보조식품과 허브의 조합으로 도움을 얻을 수 있다.

당신은 다음의 것들이 도움이 됨을 발견하게 될 것이다.

천연 호르몬

당신은 크림 형태, 물약 또는 알약 형태의 천연 프로게스테론을 구할 수 있다. PMS와 마찬가지로, 천연 프로게스테론은 폐경기의 여성들에게 도움이 된다. 에스트리올과 트리에스트를 포함하는 천연 에스트로겐은 유방암의 발병 가능성과 약간의 연관이 있으나 대체 에스트로겐에 비해서는 훨씬 그 영향이 적다. 천연 호르몬 대체제를 사용할 때, 의사로 하여금 당신의 호르몬 수준을 매 3~6개월 정도로 측정해 보는 것이 좋다. 많은 여성은 호르몬 수준을 적절하게 유지하기 위해 '2주간의 사용기, 2주간의 휴지기'를 둔다.

허 브

많은 여성은 검은 노루삼이 폐경 증상을 완화시켜 주는 데 효과적이라고 한다. 수세기 동안 아메리칸 인디언들이 사용해 온 이 허브는 체열 상승, 우울, 두통, 질 건조 완화에 효과적인 것으로 알려져 있다. 당신이 이를 사용한다면 적어도 1mg의 트리테르펜이 함유된 것을 구하라. 동충하초 역시 체열 상승과 다른 증상에 도움이 된다. 감초와 베리류 역시 호르몬 수준의 평형에 도움이 되나, 어느 허브가 에스트로겐과 프로게스테론의 수준을 정상치로 올려놓는지는 명료하지 않다.

건강보조식품

다음의 건강보조식품은 폐경 증상을 완화시키는 것이다.

- 하루당 비타민 E: 400~800 IU
- 헤스페리딘: 900mg을 비타민 C 200mg과 함께 매일 섭취
- 감마 오리자놀(엽산): 300mg의 매일 섭취

식이요법

15장의 건강 식이요법과 더불어, 피토에스트로겐이 높은 음식을 먹는 것이 좋다. 그러한 음식에는 콩류, 아마인유, 곡류, 셀러리, 파슬리와 자주개자리 등이 있다. 일반적으로 야채와 식물성 식품이 동물성 식품에 비해 피토에스트로겐 함량이 높은 것으로 나타난다. 이러한 것은 식물성 식품 중심의 식문화가 발달할수록 폐경 증상이 낮은 경향과 일치한다.

운 동

규칙적인 신체 운동은 불안과 우울의 증상을 완화시키는 데 도움이 되고, 체열 상승의 정도와 빈도를 줄이는 데 도움이 된다.

폐경과 관련된 좀 더 구체적인 자료는 이 장 참고문헌에 제시된 크리스티안 노스럽(Christiane Northrup)과 존 리(John Lee)의 책을 보라.

계절성 정서장애

사계절이 바뀔 때 다음의 증상이 나타나는가? 익숙한 증상에 표시하라.

- ☐ 평소와 달리 낮은 에너지 수준
- ☐ 많이 자는데도 피로가 느껴지는 상황
- ☐ 불안, 성마름, 슬픔, 우울 등과 같은 기분 변화
- ☐ 생산성과 창조성 위축
- ☐ 식욕과 체중 조절에서의 통제감 상실
- ☐ 기억과 집중력 저하
- ☐ 사회적 관심의 저하
- ☐ 스트레스 대처력의 약화
- ☐ 미래에 대한 열의 부족, 삶의 흥미 감소

2개 이상의 항목에 해당된다면 계절성 정서장애(seasonal affective disorder: SAD)로 볼 수 있을 것이다. 계절성 정서장애는 겨울, 특히 11~3월 사이에 일어나는 주기적 우울 증세라 할 수 있다. 그것은 빛에 대한 노출이 적어서 발생하는 것으로 보인다. 낮이 짧아지고 태양각이 기울어짐에 따라 SAD이 시작된다. 미국인의 20%(3,600만 명)가 계절성 정서장애나 유사 계절성 정서장애에 걸리는 것으로 나타났다. 위도가 높은 지역에 사는 사람들일수록 계절성 정서장애에 걸릴 확률이 높아진다.

불안과 계절성 정서장애

불안장애를 겪는 많은 개인은 늦은 가을부터 겨울 동안 증상이 악화되는 것을 경험한다. 공황 발작은 좀 더 자주 일어나게 되고, 범불안장애는 우울과 함께 증가할 수 있다. 우울이 신경생물학적 기반에 작용하는 뇌와 동일한 체계—노르아드레날린과 세로토닌 체계—이기 때문에 우울이 불안장애, 공황장애, 범불안장애, 강박장애 등과 연계된다는 것은 놀랄 만한 일이 아니다. 이러한 체계 속에서 생화학적 불균형이 우울을 야기할 수 있고, 한편으로 불안장애를 악화시킬 수 있다. 애석하게도 많은 이에게 불안과 우울이 공존하고 있으며 특히 겨울 기간에 악화된다.

우울이든 불안이든 계절성 정서장애의 증상은 빛에의 노출이 줄어든 것과 관계된다. 계절성 정서장애는 빛의 양이 줄어든 것과도 연관이 있으나 실내에서의 생활을 위주로 하는 것과도 연관이 된다. 계절성 정서장애 증상은 빛이 들어올 수 있는 창이 없는 환경에서 생활하는 사람에게는 여름에도 나타나는 것으로 알려져 있다. 구름 낀 날이 많을 때에도 그러한 증상이 나타나게 된다.

계절성 정서장애는 뇌의 멜라토닌이라 불리는 호르몬의 불충분한 억제로 인해 나타나는 것으로 알려져 있다. 멜라토닌은 어두워진 몇 시간이 지나서 뇌의 송과선에 의해 분비된다. 그렇게 되면 당신의 뇌는 당신에게 잘 시간이라고 알려 주게 된다. 아침에 빛이 비추게 되면 멜라토닌 분비가 멈추게 되고, 당신은 일어날 시간이라는 것을 알게 된다. 계절성 정서장애가 불충분한 멜라토닌 억제에 의해 발생한다는 가정은 체계적 연구에 따른 것은 아니다. 다양한 연구 결과가 있으며, 연구자들은 계절성 정서장애의 원인을 밝혀내기 위해 각기 다른 방향의 연구를 하고 있다. 최근에 주목을 받고 있는 가정은 불충분한 빛이 뇌의 세로토닌을 감소시킨다는 것이다. 주목받고 있는 연구자인 노먼 로젠탈(Norman Rosenthal)은 『겨울의 우울(*Winter Blues*)』이라는 책에서 겨울 동안 충분한 빛을 받지 못할 때 아주 적은 양의 세로토닌을 생산하게 된다고 한다. 로젠탈과 그의 연구 팀은 이러한 낮은 수준의 세로토닌이 계절성 정서장애의 증상과 관련이 있다고 믿는다.

세로토닌 결핍은 종종 우울, 불안 또는 둘 다와 연관된다. 세로토닌의 재흡수를 억제하는 약들이 있다. 프로작(플루옥세틴), 졸로프트(설트랄린), 팍실(파록세틴) 등은 우울과 다른 불안장애를 악화시킨다고 한다. 그러나 감소된 빛이 세로토닌에 영향을 주는가, 그리고 왜 특정한 사람들이 더 민감한가 하는 의문이 남는다. 첫 번째 질문에 대해서는 여전히 답을 찾고 있는 중이다. 두 번째 질문에 대한 답으로 특정한 사람들이 SAD에 취약하다는 몇몇 증거가 있다.

겨울 동안 계절성 정서장애를 겪는 사람들은 당류와 탄수화물을 찾는 경향이 있다. 탄수화물의 섭취는 뇌로 들어가는 트립토판의 양을 증가시킨다. 뇌에서 트립토판은 세로토닌이 된다. 이는 심리적 안녕감에 영향을 주는 신경전달물질이 됨을 말한다. 당류와 탄수화물의 섭취는 뇌 속에 흡수되는 다른 아미노산에 비해 트립토판의 흡수를 유리하게 한다. 당신이 겨울 동안 당류에 당긴다면 당신의 몸이 세로토닌 양을 늘리려는 것임을 알 수 있을 것이다.

계절성 정서장애에 대한 빛치료

계절성 정서장애에 관한 가장 효과적인 치료법은 빛치료다. 겨울철 일상생활에서 야외 활동의 증가로 계절성 정서장애의 치료가 가능하다. 이는 당신이 스키 강사나 제설 감독관이 아닌 이상은 쉽지 않다. 빛치료는 실내에서 활용 가능한 장비의 사용을 말하는 것이다. 빛에 민감한 사람들은 단지 방 안에 들어오는 빛을 증가시키거나 밝은 등에 노출함으로써 증상의 개선을 경험할 수 있다. 그러나 대부분의 계절성 정서장애는 평상시의 4배 이상의 빛을 필요로 한다.

빛 상자는 계절성 정서장애 증상의 완화를 위해 사용되곤 한다. 빛 상자는 휘황찬란한 전구들의 세트다. 이는 2,500~10,000룩스 사이로, 평상시의 실내 조명(200~1,000룩스)보다 훨씬 높다. 전형적인 빛치료는 아침시간에 빛 상자의 60~90센티미터 앞에 앉아 30분에서 2시간 동안 빛을 쐬는 것이다. 빛을 바라보며 시간을 보내는 것은 권장할 만한 일이 아니며, 그보다 읽기, 쓰기, 먹기, 바느질하기 등 당신이 원하는 것을 하면 된다. 개인이 필요한 빛의 양이 다양하므로, 당신의 필요에 따른 노출시간을 정해야 한다.

빛치료에 사용되는 다른 도구로는 새벽 시뮬레이터와 빛 마스크가 있다. 새벽 시뮬레이터는 당신의 침실에 인공 새벽을 조성하는 것으로, 한 시간 안에 희미한 빛이 점점 밝아지도록 만들어진 기구를 말한다. 빛 마스크는 당신의 머리에 착용하도록 만들어진 것으로 빛 상자에 비해 유동성이 강조된다.

노먼 로젠탈에 의하면 빛치료는 잘 조직될 때 매우 효과적이다. 잘만 사용된다면 75~80%의 계절성 정서장애 증상을 완화시킬 수 있다. 치료를 받기 전에는 전문가와 충분히 상담할 필요가 있다. 빛치료 도구들을 적절하게 사용하는 방법을 익힌다면 두통, 눈의 긴장, 성마름, 불면증과 같은 부작용을 예방할 수 있을 것이다.

계절성 정서장애 대처하기

다음은 계절성 정서장애에 대처하기 위한 제안 사항이다.

- 의사와 당신의 증상에 대해 의논하라. 당신의 계절성 정서장애나 그 하위 증상을 진단하고 당신의 증상을 완화시키는 것을 도와줄 수 있는 정신과 의사(특별히 빛치료를 처방하는)에게 의뢰하는 것이 좋다. 또한 일부 SSRI 항우울제는 계절성 우울증이 있는 몇몇 사람에게 유용할 것이다.
- 만약 당신이 계절성 정서장애나 그 하위 증상이라는 의학적 진단을 받고 의사가 빛치료를 처방한 이후에 당신의 기분이 좋아졌다고 해도 치료를 건너뛰거나 줄이지 말라. 그렇지 않으면 증상이 재발할 수 있다. 의사와 함께 노출시간의 길이, 노출 시기(하루 중 어느 시간대), 거리 그리고 빛의 강도를 당신에게 개별화된 처치에 맞게 조절하라.
- 겨울에는 낮시간 동안 가능한 한 많은 빛을 받고 어두운 환경을 피하라.
- 되도록이면 외부에서 날마다 운동함으로써 자연광의 혜택을 받아 가벼운 겨울철 우울 증상을 줄이라.
- 만약 당신이 너무 추워서 겨울에 밖에서 운동을 할 수 없다면 안에서 하라. 가능하다면 잠시 동안 남쪽으로 열린 창문을 통해 들어오는 태양광을 받으며 하루에 시간을 정해 주기적으로 앉아 있으라.
- 집에서 일하는 장소를 재배치하고, 창문 가까이에서 일하거나 일하는 곳은 밝게

불을 밝히라.

- 잠들고 일어나는 정기적인 일정을 정하라. 계절성 정서장애를 가진 사람들은 그들이 자신의 일정을 다양하게 할 때보다 정해진 시간에 일어나고 잠들 때 더 민첩하고 덜 피곤해진다고 보고한다.
- 바깥의 온도가 추운 것을 알아보고 에너지와 체온을 보존하기 위해 옷을 입으라. 계절 변화에 영향받는 많은 사람이 온도에 대한 극도의 민감성을 보고한다.
- 겨울에는 가족 외출과 사회 활동을 낮과 초저녁으로 배치하라. 너무 늦게까지 밖에 있지 말라. 그렇지 않으면 취침시간과 생물학적 시간을 방해할 수 있다.
- 시간 계획을 넉넉하게 잡고 불필요한 스트레스를 피하거나 줄임으로써 에너지를 보존하라.
- 당신의 침실에 있는 타이머 위에 전등을 두거나 당신이 일어나기 30분 이상 전에 맞춰진 새벽 조절기를 사용하라. 계절성 정서장애를 가진 몇몇 사람들은 빛치료 기법이 항우울 효과를 가지고 있고 그들이 더 일찍 일어나도록 돕는다고 말한다.
- 가능하다면 봄이나 여름이 될 때까지 삶의 주요한 변화가 생기지 않게 하라.
- 정보를 수집하고, 이해하고, 타당화하며, 지지하는 차원에서 계절성 정서장애로 인한 경험을 공유하라.
- 가능하다면 겨울 동안의 휴가는 따뜻하고 따사로운 날씨에 계획하라.

겨울 기간 동안 당신은 자연적인 방법이나 처방된 약물 모두 세로토닌 수준을 높이는 데 도움이 된다는 것을 발견할 것이다. 자연적인 접근을 위해서 5-HT를 복용하라. 당신은 매일 50mg 섭취하는 것부터 시작하여 하루 300mg까지 늘릴 수 있다(트립토판에 대한 더 자세한 정보는 15장에 제시되어 있다.). 만약 당신이 5-HT로부터 도움을 받지 못하는 느낌을 받는다면 의사에게 졸로프트, 셀렉사, 팍실 같은 SSRI 약물 처방에 대해 자문을 구하라(SSRI에 대한 자세한 정보는 17장에 있다.).

불면증

성인의 30% 정도는 불면증(insomnia)에 시달리고, 대부분 이러한 불면 상태는 불안장애를 증대시킬 수 있다. 모든 종류의 불안 문제는 일반적으로 부족한 야간 수면 이후에 더 악화된다.

우리 대부분은 밤에 7~8시간의 수면, 적어도 방해받지 않은 채로 6시간의 수면이 필요하다. 우리의 신체체계가 다음 날을 준비하기 위해 회복되기 위해서는 초저녁의 깊은 수면이 필요하다. 반면에 이후의 시간은 일정 부분 REM(rapid eye movement) 수면 혹은 꿈꾸는 수면 시간이다. 이런 수면시간은 전날 '미해결 과제' 를 뇌가 처리하고 통합하기 위해 필요하다. 실제 수면은 일련의 단계를 거쳐 일어난다. REM 수면이 일어난 이후에 4단계에 거쳐 점차적으로 깊은 수면 상태에 이른다. 이러한 5단계의 수면 주기는 하룻밤 동안 3~4회 반복된다.

잠이 들려면 20분 이상 걸리는 것처럼 잠드는 데 문제가 있거나, 혹은 빨리 잠이 드는데 새벽에 잠이 깨고 그 이후에 다시 잠이 들지 않는 것처럼 잠을 유지하는 데 어려움이 있을 수 있다. 불안은 전형적으로 첫 번째 유형의 문제와 연관된다. 반면에 우울은 '아침에 빨리 일어나는 것' 과 관련된다. 그러나 당신이 불안하거나 우울하다면 이 두 유형의 문제를 모두 가지는 것은 당연한 일이다.

열 가지 일반적인 문제

잠자리에 드는 것이 힘이 드는 이유는 무엇인가? 불면증은 복잡하고 다양한 원인을 가질 수 있다. 사실상 대부분의 경우에는 여러 가지 원인이 동시에 작동한다. 다음은 불면증의 열 가지 일반적인 원인이다.

✻ 낮 동안의 카페인 과잉 섭취

카페인이 든 커피, 차, 콜라, 다른 음식이나 약물을 섭취하는 것은 불면증의 흔한 원인이다. 물론 모든 사람의 경우가 같은 것은 아니다. 당신은 카페인에 매우 민감해서 아침에 커피 한 잔만 마셔도 다음날 저녁까지 잠을 자지 못할 수도 있다. 반대로 당신은 자는 시간에 커피를 마실 수도 있다. 일반적으로는 당신이 자는 것에 문제가 있으면 카페인 섭취를 피하고 아침에 섭취하는 카페인의 양을 줄이는 것이 좋다. (당신이 하루에 얼마나 카페인을 섭취하는지 확인하려면 15장의 '카페인 표' 를 보라.)

✻ 운동 부족

내담자들이 어떻게 하면 그들의 수면을 향상시킬 수 있는지 물어오면, 나는 무엇보다 낮시간 동안 유산소 운동을 하라고 권한다. 격렬한 운동은 근육의 긴장을 풀어 주고 과도한 스트레스 호르몬(아드레날린과 티록신 같은)을 태워 없앤다. 이 호르몬은 잠을 방해할 수 있다. 운동은 또한 밤시간 동안 당신의 마음속에 떠오르는 좌절을 일으키는 생각들로부터 벗어나게 해 준다. 만약 당신이 낮시간 동안 운동하기 어려웠다면 얼마나 운동이 당신의 수면과 불안을 다루는 데 유용한지를 확인하고 놀라워할 것이다(5장 참조). 한 가지 주의해야 할 사항은 잠자리에 들기 전 3시간 동안에는 격렬한 운동을 피하라는 것이다. 이는 지나치게 각성되거나 오히려 잠을 방해할 수 있다.

✻ 밤의 과도한 자극

저녁 8시 이후에 무언가 당신을 자극하는 것은 밤에 잠 들지 못하고 낮잠을 유지하지 못하게 한다. 극적이거나 폭력적인 TV 쇼, 웹 서핑, 어려운 과업(어려운 독서 포함), 자극적인 전화 통화, 집안 다툼이 해당된다. 당신은 또한 늦은 밤에 컴퓨터 화면 같은 밝은 빛에 자신을 노출시켜서 잠자지 못하게 할 수 있다. 하루의 마지막 2~3시간 동안의 부드러운 TV 프로그램, 독서나 대화는 당신을 진정시키기에 충분하다. 그래도 부족하다면 긴장을 풀기 위해 잠자리에 들기 전 따뜻한 목욕이나 샤워를 하라.

✻ 잠에 대한 과도한 걱정

수면은 놔두면 자동적으로 진행되는 과정이다. 일반적으로 잠에 대한 걱정은 잠잘 시간이나 새벽 4시에 당신이 잠드는 것을 방해할 수 있다. 당신 스스로에게 잠에 대해 걱정하지 말라고 말하는 것은 유용하지 않을 수 있다. 그래서 가장 좋은 해결책은 몇몇 종류의 다양한 감촉을 이용하는 것이다. 4장에서 설명한 다양한 이완 기법은 모두 도움이 될 수 있다. 만약 당신의 근육이 수축되어 있다면 점진적인 근육이완이 유용하다. 반면에 만트라(mantra) 명상이나 유도된 심상화는 급하고 불안한 마음에 유용하다. 몇몇 사람들에게는 부드러운 음악이나 낮은 TV 소리가 잠드는 데 도움이 된다. 반면 어떤 사람들에게는 지루한 소설을 읽는 것이 도움이 된다. 만약 당신이 자신이 잠에 대해 걱정하고 있다는 것을 발견한다면 그런 마음을 바꾸기 위해 다양한 방법을 시험해 보라.

유명한 수면 원칙은 당신이 매우 오랫동안 침대 위에서 깨어 있다면(30분 이상이나 1시간까지) 거기에 머무르지 말라는 것이다. 일어나서 당신이 진정으로 졸릴 때까지 편안한 의자나 소파에 앉아 이완 테이프를 듣거나 약물을 복용하거나 가벼운 독서를 하고는 침대로 돌아가라. 그렇게 하면 당신의 침대는 각성 상태 대신에 오로지 수면과만 연결될 것이다.

✱ 세로토닌이나 멜라토닌 결핍

오랫동안 스트레스를 받으면 당신 뇌의 세로토닌 신경전달물질의 저장고과 멜라토닌 호르몬 저장고가 약화될 수 있다. 둘 다 수면에 필요한 것들이다. 세로토닌은 잠드는 것을 담당하는 뇌의 부위를 활성화시키는 데 필요하고 멜라토닌을 만드는 데에도 필요하다. 멜라토닌은 보통 어둠이 시작되는 늦은 낮에 당신의 송과체(pineal) 샘에 의해 세로토닌에서 생성된다. 당신의 뇌가 이제 잘 시간이 되었음을 알리는 화학 신호다. 요약하자면, 멜라토닌 없이는 잠들기 어렵고 세로토닌 없이는 멜라토닌을 만들기 힘들다.

당신의 세로토닌이나 멜라토닌의 공급은 건강식품점이나 약국에서 천연 보충제를 구해서 증가시킬 수 있다. 5-HT(50~150mg)나 L-트립토판(500~1,500mg)의 형태인 트립토판은 자연스럽게 당신의 뇌에서 세로토닌으로 전환되는 아미노산이다. 잠드는 시간에 5-HT의 권장량을 섭취했으나 만족스럽지 않으면 몇몇 건강식품점이나 인터넷에서 구입 가능한 L-트립토판을 섭취하라. 트립토판의 효과는 100mg의 비타민 B_6와 비타민 B_3와 함께 오렌지 주스나 크래커 같은 탄수화물 스낵을 섭취함으로써 향상될 수 있다. 멜라토닌 호르몬은 .5~3mg 정도의 알약으로 건강식품점에서 구입 가능하다. 사람마다 적절량이 다르므로 당신에게 가장 좋은 양이 어느 정도인지 확인하는 실험을 해 보라. 만약 2~3mg을 복용할 때 부작용이 발생하면 .5~1mg으로 복용량을 줄이라. 당신의 수면을 향상시키기 위해 트립토판과 멜라토닌을 둘 다 섭취해도 된다는 것을 명심하라.

만약 천연 건강보조식품이 당신의 수면을 돕는 데 효과가 없다면 세로토닌을 증가시킬 수 있는 약물 처방에 대해 의사의 자문을 받아라. 일반적으로 불안장애를 다루기 위해 사용되는 약물들인 몇몇 종류의 선택적 세로토닌 재흡수 억제제(팍실이나 졸로프트 같은 SSRI 약물)는 불면증에도 유용할 수 있다(SSRI 약물들에 대한 자세한 설명은 17장에 제시되어 있다.). 특별히 당신이 불면증에 따른 우울을 다룬다면 당신은 6개월에서 1년 혹은 그 이상의 기간 동안 약물들을 매일 복용할 필요가 있다. 만약 당신의 약물이 처방 진정제(레스토릴이나 암비엔 같은)와 관련된 중독 문제 없이 당신의 수면을 도울 수 있음을 발견한다면 취침시간에 25~100mg의 트라자돈 복용을 원할 수 있다.

✻ 스트레스 호르몬 수준 낮추기

부신은 두 종류의 스트레스 호르몬을 생산한다. 아드레날린과 노르아드레날린은 싸우거나 도망가는 재빠른 반응의 응급 사태에 반응하는 데 필요한 에너지를 갑자기 제공한다. 2장에서 설명했듯이, 이 호르몬들은 공황 발작에 영향을 준다. 다른 종류의 스트레스 호르몬들은 스테로이드 호르몬을 포함한다. 그중에 코르티솔이 가장 중요하다. 당신은 깨어 있기 위해 그리고 삶에서 만나는 다양한 어려움에 대처하기 위해 코르티솔이 필요하다. 문제는 스트레스가 너무 높으면 코르티솔이 낮과 밤에 너무 높은 수치를 띄고 쉽게 잠들 수 있는 시기에 너무 활성화되는 결과를 낳는 것이다. 당신의 코르티솔 수치가 취침시간 동안 너무 높으면 잠들기 힘들 것이다. 그리고 이른 아침에 수치가 높아진다면 너무 일찍 잠에서 깰 수 있다.

의사의 도움을 받으면, 당신은 증가된 코르티솔이 수면을 방해하는지의 여부를 평가하기 위해 코르티솔 수준을 낮 동안 다양한 간격에 맞출 수 있다. 그럴 경우 당신은 '포스포릴레이티드 세린(phosphorylated serine)'(포스파티딜세린과 같지 않은)이라 불리는 코르티솔 조절 보충제를 복용할 수 있으며, 이는 '세리포스(Seriphos)'라는 브랜드에서 얻을 수 있다. 코르티솔 수준을 점차적으로 낮추기 위해 의사의 자문을 받아 한 달 동안 저녁시간에 세리포스를 복용하라. 그 이후에 이 장의 부신 소모에 관한 섹션에서 설명한 모든 스트레스 감소 측정을 활용하는 것이 중요하다.

밤 동안의 높은 코르티솔 수준에 대한 일반적인 이유는 야간의 저혈당증이다. 밤 동안 혈당 수준을 낮출 때, 당신은 아드레날린, 글루카곤, 코르티솔, 성장 호르몬 같은 글루코스 수준을 조절하는 호르몬을 방출한다. 만약 이 호르몬이 너무 많이 방출되면 당신은 잠에서 깨어난다. 15장의 저혈당증 관련 권장 사항을 따름으로써 수면을 취할 수 있다. 만약 당신이 허기를 느껴 이른 아침에 일어나거나 당신의 혈당 수준이 낮은 느낌이 들면 빵과 땅콩 잼 혹은 치즈와 크래커 같은 당과 단백질 과자를 먹으라.

✻ 불규칙한 취침시간

불면증으로 괴로워하는 사람들의 매우 일반적인 문제는 불규칙한 시간에 잠자리에 들고 일어나는 것이다. 규칙적인 시간에 자고 일어나는 것이 몸에 더욱 좋다. 만약 당신이 너무 늦게 잔다면 다음 날 저녁에 잠자리에 들기 어려울 것이다. 이는 많은 사람이 주말 이틀 동안 늦게 잠자리에 들고 난 이후 월요일을 앞둔 일요일 저녁에 잠들기 힘들어하는 이유다. 잠을 방해하는 최악의 상황은 작업시간이 밤낮 시간대를 왔다 갔다 하는 것이다. 만약 당신이 이를 원하지 않는다면 당신의 작업시간대를 지속적으로 변경하기를 원하는 직장은 되도록 피하는 것이 최선이다. 시간이 지나면서 당신은 잠을 많이 자지 못하고 건강을 잃을 것이다.

신체는 수면과 각성 주기를 갖고 있다. 이를 24시간 주기라고 부르는데, 이상적으로는 매일 16~17시간 깨어 있고 7~8시간 잠자도록 되어 있다. 만약 당신이 은퇴하고 매일 동일한 시간에 일어난다면 이 순환은 훨씬 부드럽고 더 나은 잠을 보장하도록 기능할 것이다.

✱ 부적절한 수면환경

깨닫지도 못한 채 당신의 수면을 방해하는 수면환경 문제가 있을 수 있다. 보편적인 문제는 침대 매트리스가 너무 부드럽거나 너무 딱딱한 것이다. 가능하다면 당신에게 실제로 편안한 매트리스를 찾으라. 베개도 마찬가지다. 방 온도도 중요한 변인이다. 방 온도가 27도 이상 넘으면 수면에 어려움을 겪는다. 만약 에어컨이 없다면 선풍기를 사용해서 방 온도를 낮추라. 수면에 적절한 온도는 대략 21도 정도다. 소음과 빛 또한 문제가 될 수 있다. 만약 소음을 피할 수 없다면 이를 막기 위해서 선풍기나 '백색 소음' 기계를 사용하라. 빛이 과도하면 어두운 커튼이나 눈가리개가 도움이 될 것이다.

✱ 시끄러운 파트너

당신의 수면환경에서 중요한 한 부분은 함께 자는 파트너다. 크게 코고는 소리는 단순히 거기 누워서 그 소리를 참고 자야만 하는 수만 명의 사람들에게 영향을 주는 매우 보편적인 수면 방해 요인이다. 코고는 것을 해결하는 방법에는 스프레이와 코마개가 있다. 이것들은 약국에서 구입할 수 있다. 인터넷에서 당신은 코고는 것을 방지하는 수백 가지 장치를 발견할 것이다. 그렇지 않으면 코골이 치료 전문가인 이비인후과 전문의에게 가야 할 것이다. 심각한 경우에는 높은 라디오 주파수를 사용하는 레이저 수술이나 시술들을 효과적으로 활용한다. 코고는 것은 당신 삶에 불필요한 것이다. 더 많은 정보를 찾고 싶다면 이 장의 참고문헌에 나온 『코골이는 이제 그만(*No More Snoing*)』과 『코골이를 위한 A에서 ZZzz(*Snoing from A to ZZzz*)』를 참고하라.

✻ 수면제

수면제에는 자낙스, 아티반, 클로노핀, 바륨, 리브리엄, 레스토릴, 달메인 같은 벤조디아제핀계 안정제와 이완제뿐만 아니라 암비엔, 소나타 같은 비벤조디아제핀계 신경 안정제가 속한다. 수백만의 사람들이 수면제를 사용하고 있다. 수면제는 야간 비행이나 스트레스를 많이 겪는 시기에 구원자가 될 수 있다. 그러나 장기적으로 규칙적인 사용은 문제를 일으킨다. 세 가지 주요한 문제가 있다. 첫째, 수면제를 밤에 사용할 때 실제로 효과가 떨어진다. 만약 당신이 매일 밤 수면제를 복용한다면, 당신은 점점 더 일찍 혹은 더 늦도록 약이 듣지 않음을 발견할 것이다. 둘째, 수면제를 먹고 잠이 든다고 하더라도 깊은 수면 단계의 시간을 줄임으로써(혹은 얕은 수면 단계에서의 시간을 늘림으로써) 수면의 질을 방해한다. 셋째, 약이 필요한 경우에만 복용하는 것이 아니라면 중독될 수 있다. 몇 주 이상 자낙스, 클로노핀, 암비엔 같은 안정제를 복용하면 수면제에 의존하게 된다. 그러면 당신은 약물에서 벗어나는 힘겨운 과정을 거칠 필요가 있다. 그러는 동안에 당신은 잠을 거의 자지 못하거나 아예 자지 못할 것이다. 만약 당신이 장기간 수면제를 복용하기로 결정했다 할지라도 수면제를 매일 밤 복용할 정도로 의존적이 되어 쉽게 잠들지 못하게 되는 것이 일반적이다. 신경체계는 약물을 필요 이상 복용하면 스스로 자연적으로 안정시키는 신경전달물질을 생산하는 능력을 잃게 된다. 이러한 모든 이유로 인해 특별한 경우를 제외하고는 수면제 복용을 하지 않는 것이 좋다. 많은 불면증의 경우 효과를 상실한 '수면제'를 장기적으로 사용한 것과 관련이 있다. 만약 당신이 수면제에 중독되고 잠자기 힘들다는 것을 알게 된다면, 유능한 의사나 정신과 의사에게 자문을 받고 17장의 '약물치료를 그만두기' 섹션을 읽으라.

이상은 수면을 방해할 수 있는 매우 일반적인 문제다. 수면 무호흡, 하지불안 증후군(restless leg syndrome) 같은 특정 수면 장애나 천식, 알레르기, 위산 과다나 만성 통증 같은 특정한 건강상의 문제는 이 장의 범위를 넘어선다. 수면, 수면 문제, 수면을 향상시키는 도구에 대한 심도 깊은 논의를 위해 피터 하우리(Peter Hauri)의 『잠이 없는 밤은 더 이상 없다(*No More Sleepless Night*)』나 윌리엄 디멘트(William Dement)가 쓴 『수면의 약속(*The Promise of Sleep*)』을 읽어 보라.

좋은 야간 수면을 위한 일반적인 지침

수면은 적절한 영양과 규칙적인 운동을 통해 신체적인 건강과 정신적인 안녕감을 갖는 데 필수적이다. 다음의 지침은 건강한 수면을 유지하는 데 도움을 주는 것들이다.

❋ 할 일

- 낮 시간 동안 운동하라. 저녁 식사 전 한낮이나 늦은 오후에 유산소 운동을 20분 이상 실시하라. 날마다 최소한 45분에서 1시간 정도 경쾌하게 걷는 것이 도움이 된다. 많은 사람들은 잠자리에 들기 전에 20~30분 정도 가볍게 걷는 것이 도움이 됨을 발견한다.
- 규칙적으로 잠자리에 들고 일어나라. 아침에 피곤하다고 할지라도 일어나기로 한 시간을 철저하게 지키고, 잠자는 시간을 들쑥날쑥하게 하지 말라. 이것이 다음 날 할 일과 작업을 보장할 수 있다. 당신의 신체는 규칙적으로 자고 일어나는 것을 좋아한다.
- 하루의 마지막 한두 시간 정도는 자신을 쉬게 하라. 격렬한 신체적 · 정신적 활동, 정서적 혼란은 피하라.
- 자기 전에 뜨거운 물로 목욕하거나 샤워하라.
- 잠자리에 들기 전에 행하는 수면 의식을 개발하라. 그것은 자기 전에 밤마다 당신이 하는 활동이다.
- 소음을 줄이라. 가능하다면 선풍기 같은 소음막이 기계나 귀마개를 사용하라.
- 과도한 빛을 차단하라.
- 방 온도를 18~21도로 유지하라. 너무 덥거나 추우면 자기 힘들다. 방 온도를 낮출 때 에어컨이 작동하지 않으면 선풍기를 사용하라. 방을 환기시키라.
- 질 좋은 매트리스를 구입하라. 매트리스의 강도를 다양화하라. 너무 부드러우면 새 것을 사거나 보드 아래쪽에 주머니를 깔으라. 매트리스가 너무 딱딱하면, 매트리스 표면과 커버 사이에 달걀 포장 상자(egg-crate) 모양의 패드를 넣으라.
- 베개는 너무 높게도 낮게도 하지 말라. 압축된 깃털 베개가 가장 좋다.
- 당신의 파트너가 코를 골고, 발로 차고, 툭툭 치고, 돌아다닌다면 따로 떨어져 자라. 이에 대해 파트너와 상의하고 서로 피해가 되지 않을 만한 거리를 결정하라.
- 신체적으로나 정서적으로 만족할 만한 성관계를 가지라. 이것이 때때로 자는 데

도움이 된다.

- 가능하다면 심리치료자를 만나라. 불안과 우울장애는 보편적으로 불면증을 초래한다. 유능한 심리치료자와 대화를 나누는 것은 도움이 될 수 있다. 더 정서적인 지지를 얻는 것과 신뢰할 만한 누군가에게 당신의 감정을 표현하는 것은 잠자는 데 도움이 된다.

✻ 하지 않아야 할 일

- 강제적으로 자지 말라. 만약 당신이 침대에서 20～30분 동안 잠들 수 없다면 침대에서 나와서 이완 활동(TV를 보거나, 의자에 앉아 이완 테이프를 듣거나, 명상하거나, 허브티 한 잔 마시는 것 등)에 몰두하고 졸릴 때만 침대에 가라. 밤중에 깨는 경우와 힘겹게 잠자리에 들 때에도 마찬가지로 적용하라.
- 자기 전에 많이 먹거나 배고픈 채 잠자리에 들지 말라. 자기 직전에 간단한 건강식사만 도움이 될 수 있다.
- 자기 전에 술을 지나치게 마시지 말라. 어떤 사람들에게는 자기 전에 약간의 와인을 마시는 것이 도움이 되겠지만 그 이상의 알코올 섭취는 도움이 안 된다.
- 너무 많은 카페인을 섭취하지 말라. 아침에 섭취하는 카페인 양도 제한하라. 만약 당신이 카페인에 민감하다면 모두 피하고 카페인이 없는 커피나 허브티를 마시라.
- 담배를 피우지 말라. 니코틴은 가벼운 자극제이며, 일반적으로 알고 있는 건강에 위해가 되는 것과는 별도로 잠을 방해한다. 만약 당신이 흡연자라면 흡연을 끊는 것에 대해 의사와 상의하라.
- 침대에서 잠과 관련 없는 활동을 하지 말라. 그런 활동이 당신이 잠드는 과정의 일부분이 아니라면 침대에서 일하거나 독서하는 활동을 피하라. 이는 침대와 잠을 연관시키는 강도에 도움이 될 것이다.
- 낮잠을 자지 말라. 15～20분 정도 자는 짧은 수면은 괜찮다. 하지만 1시간 이상의 낮잠은 밤 수면을 방해한다.
- 불면을 두려워하지 말라. 잠들지 못한 밤을 잘 받아들이라. 2～3시간 정도만 잤다고 하더라도 당신은 다음 날에는 잘 잘 수 있을 것이다. 불면과 덜 싸우고 덜 저항하며 덜 두려워할수록 잠들기 쉬워진다.

✽ 일반적인 사항

- 의사와 건강 관리자의 승인을 받고 수면을 촉진하는 천연식품을 먹는다. 카바와 길초근 같은 허브를 많이 섭취하면 수면을 돕는다(이 허브에 대한 정보는 15장에 나와 있다.). 섭취하기 전에 의사의 처방을 받아 그 이상을 섭취하지 않도록 주의한다.
- 어떤 사람들에게는 수면시간에 .5～3mg 정도 멜라토닌 호르몬을 섭취하는 것이 유용하다. 당신에게 최고로 작용하는 양을 결정하는 실험을 해 본다.
- 트립토판 아미노산은 많은 사람이 잠드는 데 도움이 된다. 당신은 5-HT나 L-트립토판 모두 대부분 건강식품점에서 얻을 수 있다. 자기 전에 5-HT를 50～150mg 섭취하는 것은 L-트립토판을 500～1500mg 섭취하는 것과 같다. 두 가지 트립토판의 효과는 탄수화물로 된 간단한 식사와 비타민 B_6와 B_3를 100mg 섭취함으로써 향상된다. 필요하다면 당신은 매일 밤에 트립토판을 섭취할 수 있다. 마지막으로 일부 사람들에게는 자기 전에 GABA 아미노산을 500～1000mg 정도 섭취하는 것이 수면에 도움이 될 것이다. 복용량을 다르게 할 때, 어떤 사람들은 너무 많은 양을 섭취하면 초조해진다.
- 긴장된 근육과 급한 마음을 이완하기 위해 깊은 이완 기법을 사용한다. 점진적인 근육이완이나 심상기법 지침 연습 테이프가 유용할 수 있다(4장과 11장 참조). 반복적으로 테이프를 작동시키는 자동 되감김 녹음기를 사용한다.
- 만약 고통 때문에 잠들기 어렵다면 진통제를 복용한다. 고통의 경우는 수면제보다 더 적절한 것이 있다.
- 특별히 비상사태가 아니면 레스토릴이나 암비엔 같은 수면제를 피한다. 이러한 처방 진정제는 수면 주기를 방해하고 불면증을 증대시킬 수 있다. 만약 당신이 수면을 위한 처방 약물을 복용해야만 한다면, 트라자돈을 25～100mg 정도 복용한다.
- 만약 당신이 수면제에 의존하고 있는데 그것이 잠을 방해하는 느낌이 든다면, 약물을 끊도록 도운 경험이 많은 유능한 의사나 심리치료사의 자문을 받는다.

활동 요약

1. 만약 당신이 부신 소모로 고통을 겪는다는 생각이 든다면 당신의 음식에서 가능한 한 카페인과 당분을 제거하고 음식 알레르기를 치료하라(15장 참조). 고단백, 저탄수화물 음식을 섭취하고 모든 가공식품과 정크푸드를 자제하라. 스트레스를 줄이기 위해 당신의 삶을 최대한 단순화하는 것과 매일 적절한 수면을 보장하고 운동하는 것이 중요하다. 건강 전문가와 '부신 소모' 섹션에 추천한 건강보조식품을 섭취하고 부신피질 샘 건강보조식품을 섭취하는 것에 관해 이야기를 나눠라.

2. 만약 당신이 티록신 과소 또는 과대 증상을 갖고 있다는 생각이 든다면 티록신 혈액관을 점검하는 것에 대해 논의하라. 의사의 추천을 받아 약물을 사용하고 적절한 운동을 하라.

3. 피로, 곰팡이나 누룩 감염과 같은 증상, 복부 팽창과 경련, 설탕을 섭취한 이후에 아픈 느낌이나 습한 환경에 있을 때 아픈 증상은 모두 칸디다증 문제다. 당신은 칸디다 항체 혈액 검사를 통해 의사의 진단을 받기를 원할 것이다. 만약 당신이 칸디다증이라면 '칸디다증' 섹션에 추천한 식단 목록을 따르라. 당신은 또한 잠시 동안 나이스탈틴이 필요할 것이다. 뿐만 아니라 카프릴산, 포도열매 씨앗 추출물, 오레가노 오일 캡슐 같은 항칸디다 보충제 섭취가 필요할 것이다.

4. 피로, 두통, '인지기능장애(brain fog)' 혹은 혼란, 근육통과 고통, 화학적 민감도, 과민성, 발진과 알레르기는 모두 당신의 신체가 독성 물질에 감염되었음을 의미한다. '생활양식에서 독소의 완화' 섹션에서 제안한 모든 음식과 생활양식에 대한 권장 목록을 따르라. 당신의 음식에서 카페인, 니코틴, 알코올, 안정제, 정제 설탕, 정크푸드를 제거하는 것이 매우 중요하다. 의사의 처방을 받아 당신에게 실제로 도움이 될 정도로만 섭취하라. 땀 흘리는 규칙적인 운동도 매우 중요하다. 의사와 건강 전문가의 자문을 받아 일주일에 한 번 날 음식을 먹거나, 4일에 한 번 주스를 마시거나, 항산화제 보충제를 섭취하거나, 우유엉겅퀴, 민들레 뿌리, 우엉 같은 해독 허브를 섭취하거나 차전자 제품을 이용하거나, 대장 세척을 통해 대장을 해독하는 것을 원할 것이다.

5. PMS 증상을 완화시키기 위해, 가능한 한 음식에서 정제된 탄수화물과 설탕을 줄이거나 제거하라. 당신은 카페인, 알코올, 소금을 줄이는 것이 도움이 됨을 발견할 것이다. 음식에서 야채, 신선한 과일, 통 음식을 증가시키라. 또한 운동을 증가시키라. 'PMS' 섹션에서 제안한 건강보조식품들, B 혼합체, B_6, 비타민 A, 칼슘-마그네슘, 어유 캡슐, GLA를 섭취하라. 많은 여성은 허브가 도움이 된다는 것을 발견할 것이다. 의사와 건강 전문가의 자문을 받아 천연 프로게스테론 크림을 이용하라.

6. 만약 당신이 폐경에 대해 생각한다면 합성 호르몬 대체물을 잘 알고 있는 의사나 건강 전문가와 천연 프로게스테론과 가능한 천연 에스트로겐 대체물에 대해 상의하라. 승마(black cohosh)는 폐경에 매우 유용한 허브다. 당신은 이것만 사용할 수도 있고 동충

하초와와 감초 같은 다른 허브와 함께 사용할 수 있다. 파이트에스트로겐이 많이 함유된 음식을 먹고 규칙적으로 운동하라.

7. 계절성 정서장애(SAD)에 대해서는 이 장에 제시된 지침을 모두 따르라. 겨울 동안에는 날마다 적어도 한 시간 정도 밖이나 밝은 실내에 노출되어야 한다. 만약 여기 제시된 지침이 충분하지 않다면 겨울 동안 당신의 세로토닌 양을 늘리는 데 주력하라. 이는 트립토판이나 세인트존스워트를 섭취하고 졸로프트, 렉사프로, 팍실, 루복스 같은 SSRI 약물을 복용하는 것에 대해 의사의 자문을 구함으로써 자연스럽게 시행할 수 있다(SSRI 약물에 대한 더 많은 정보는 17장을 보라.).

8. 불면증의 원인과 치료는 복잡하다. 당신의 수면 문제의 가능한 원인을 결정하기 위해 '불면증' 섹션을 신중하게 읽어 보라. 그러고 나서 일반적인 지침 섹션의 다양한 제안을 따르라. 그래도 당신이 충분히 도움을 받지 않고 있다고 느낀다면 참고문헌에 제시된 피터 하우리와 윌리엄 디멘트의 책을 살펴보거나 수면 전문가에게 자문을 구하라

참•고•문•헌

Arem, Ridha. *The Thyroid Solution*. New York: Ballantine Books, 2000.

Bourne, Edmund J., Arlen Brownstein, and Lorna Garano. *Natural Relief for Anxiety*. Oakland, Calif.: New Harbinger Publications, 2004.

Crook, William. *The Yeast Connection*. Third edition. Jackson, Tenn.: Professional Books, 1989.

Dement, William C. *The Promise of Sleep*. New York: Delacorte Press, 1999.

Hahn, Linaya, and Allan Warshowsky. *PMS: Solving the Puzzle: Sixteen Causes of PMS and What to Do About It*. Chicago: Chicago Spectrum Press, 1995.

Hauri, Peter, and Shirley Linde. *No More Sleepless Nights*. New York: John Wiley and Sons, 1990.

Hoffstein, Victor, and Shirley Linde. *No More Snoring*. New York: John Wiley and Sons, 1998.

Lee, John R. *What Your Doctor May Not Tell You about Menopause*. New York: Warner, 1996.

Lipman, Derek S. *Snoring from A to ZZzz*. Portland, Ore.: Spencer Press, 1998.

Murry, Michael, and Joseph Pizzorno. *Encyclopedia of Natural Medicine*. Second edition. New York: Three Rivers Press, 1998. (An outstanding reference for most of the conditions described in this chapter and many others.)

Northrup, Christiane. *The Wisdom of Menopause*. New York: Bantam Books, 2003.

Rosenthal, Norman. *Winter Blues: Seasonal Affective Disorder and How to Overcome It*. New York: Guilford Press, 1993.

Selye, Hans. *The Stress of Life*. Second edition. New York: McGraw Hill, 1978.

Taylor, Diana, and Stacey Colino. *Taking Back the Month: A Personalized Solution for Managing PMS and Enhancing Your Health*. New York: Penguin Putnam, 2002.

Wilson, James L. *Adrenal Fatigue*. Petaluma, Calif: Smart Publications, 2001.

Women's Heath Initiative. "Risks and Benefits of Estrogen Plus Progestin in Healthy Postmenopausal Women." *Journal of the American Medical Association* 288 (2002): 321-333.

CHAPTER 17
불안을 다루는 약물

약물의 사용은 불안장애를 치료하는 전문가들뿐만 아니라 매일 불안장애로 어려움을 겪고 있는 사람들에게도 중요한 관심사다. 회복과정에 있는 많은 사람에게 약물은 긍정적인 전환점이 된다. 그런데 장기간 진정제를 복용하여 불안으로부터의 자유를 얻게 된 대신 그에 중독된 사람들에게는 오히려 약물이 회복과정을 혼란시키고 복잡하게 할 수 있다. 하지만 여전히 모든 종류의 약물에 근본적으로 반대하거나 두려워하는 사람들에게는 약물이 필요한 상황에서도 약물 사용을 고려하지 않을 수 있다. 한 가지 분명한 점은 개인적인 상황에 따라 약물 사용 여부가 결정된다는 것이다.

지금까지 살펴봤던 것처럼, 이 책은 당신이 불안, 공황 그리고 공포증을 극복하도록 돕는 다양한 범위의 비임상적인 전략을 제공했다. 나는 처방된 약물에 대한 의존을 높이기 전에 항상 자연적인 방법을 철저하게 탐색해야 한다고 생각한다. 약물은 단기적 · 장기적 부작용과 함께 몸의 생리기능에 인위적인 변화를 일으킬 수 있기 때문이다.

꽤 많은 사람들은 다음의 방법을 포함한 종합적인 건강관리 프로그램을 실행함으로써 약물을 사용하지 않거나 약물 복용을 중단할 수 있게 됨을 확인할 수 있을 것이다.

- 식단을 바꾸고 적합한 건강보조식품 섭취하기(15장 참조)
- 매일 활동적인 운동 프로그램 실시하기
- 매일 깊은 이완 또는 명상 연습하기
- 기본적인 신념을 변화시키고 삶에 더 이완된 접근을 촉진하는 혼잣말(self-talk) 하기
- 가족 또는 친구들로부터의 인간적 지지받기
- 삶과 환경을 단순화하여 스트레스 줄이기

만약 당신의 불안 증상이 상대적으로 약하다면 이러한 접근방법으로 불안 증상을 충분히 다룰 수 있다. 여기서 '약하다' 는 것의 의미는 당신의 문제가 작업 능력이나 중요한 인간관계를 심각하게 저해하지 않는다는 것이다. 또한 문제가 심각하거나 지속적인 고통을 유발하지 않는다는 것을 의미한다.

반면 당신이 불안과 관련하여 더 심각한 문제를 가지고 있다면 적당한 약물의 사용은 치료의 중요한 부분이 될 수 있다. 특히 공황장애, 광장공포증 또는 강박장애의 문제를 가지고 있을 때 더욱 그러하다. 또한 사회공포증과 범불안장애에서도 이런 문제가 대부분의 방식에서 삶의 질을 저해하고 있다면 적당한 약물의 사용이 치료의 중요한 부분이 될 수 있다. 나를 찾은 내담자들의 50~60% 정도는 약물을 복용한다. 그들을 치료하는 방식에 있어서 나의 원칙은 자연적인 방법과 약물치료를 결합하는 것이 가장 도움이 되고 효과적이며 회복을 향한 접근이라는 것이다.

기한을 정하지 않고 계속적으로 약물을 복용하는 것은 때로는 필요하지 않다는 것을 명심하라. 하지만 적당한 기간 동안 적당한 약물을 사용하는 것은 당신의 상태를 개선시키는 데 도움이 될 수 있다. 이 장에서 나는 먼저 불안 문제를 치료하는 데 사용되는 다양한 종류의 약물에 대한 정보를 제시하고자 한다. 이를 넘어서서, 당신은 약물을 고려해야 할지의 여부를 결정하는 데 도움이 되는 몇 가지 지침을 찾게 될 것이다.

언제 약물이 유용한가

내 경험상, 특정 상황에서 특정 유형의 사람들에게 적합한 약물이 있다. 다음의 목

록은 내과 의사나 정신과 의사에게 내담자를 의뢰한 상황에서 적당하게 사용될 수 있는 약물의 종류를 함께 제시한 것이다.

1. 당신은 하루에 한 번 이상 작업 능력과 생활을 꾸려 갈 능력, 기본적인 인간관계 혹은 기본적인 안정감과 삶에 대한 통제감을 저해할 정도로 심한 공황 발작을 겪고 있다. 특히 2~3주 동안 공황 또는 불안의 심각한 증상이 개선되지 않는다면 약물을 고려하는 것은 중요하다. 여기서 '심각하다'는 것은 기능상의 어려움을 가지고 있고 상당한 고통을 겪고 있는 것을 의미한다. 초기에 약물로 불안이 감소되지 않은 상황이라면 오랜 기간 동안 심각한 수준의 불안을 견디는 것 자체가 신경계의 불안을 장기화시킬 수 있다.
   두 가지 종류의 약물이 공황 발작을 치료하는 데 가장 많이 사용된다. 첫 번째는 항우울제다. 이 약물들은 비록 '항우울제'라고 명명되지만 불안을 줄이는 강력한 효과도 함께 가지고 있다. 가장 흔하게 사용되는 항우울제는 팍실(파록세틴), 졸로프트(설트랄린), 루복스(플루복사민), 셀렉사(시탈로프람), 렉사프로(에스시탈로프람)와 같은 SSRI계 약물이다. 때때로 사용되는 또 다른 종류의 항우울제 약물은 토프라닐(이미프라민) 또는 파멜로(노르트립틸린)와 같은 삼환계 약물이다. 이 약물들은 SSRI계 약물이 사용된 이래로 차선책이 되었다.
   공황(그리고 다른 불안장애)을 치료하는 데 사용되는 다른 종류의 약물은 벤조디아제핀계 신경 안정제다. 이런 약물 중에는 자낙스(알프라졸람), 클로노핀(클라나제팜), 아티반(로라제팜)이 보통 쓰인다. (불안장애를 치료하는 데 사용되는 주요 약물에 대한 설명은 다음 섹션에 제시된다.) 보통 신경 안정제는 공황에 대한 불안뿐만 아니라 공황의 빈도와 정도를 두드러지게 줄일 수 있는 충분한 복용량으로 6개월에서 2년의 기간 내에 처방된다.
2. 당신은 광장공포증을 가지고 있고 실생활에서 공포스러운 상황에 노출되는 것을 견디는 데 어려움을 겪고 있다(7장 참조). 당신은 때때로 약물을 사용하지 않고 노력했지만 그 효과는 오래 가지 못했다. 클로노핀과 같은 벤조디아제핀계 신경 안정제를 하루에 .25~.5mg 정도로 적게 복용하는 것은 공포증에 대한 점진적 노출을 실시할 수 있게 해 준다. 만약 복용량이 아주 적은 상태라면 노출의 이점은 약물 복용을 중지할지라도 지속될 수 있다. 하지만 신경 안정제를 많이 복용할 때(하루에 2mg 이상)는 이런 경향이 더 적게 나타난다. 의학 기술이 효과

적으로 적용되기 위해서는 노출을 할 때 적어도 약한 불안 상태에 머무를 필요가 있다. 신경 안정제와 함께 노출 단계를 완성하고 나면 공포증으로부터 완전하고 영구적인 회복을 보증하기 위해 약물을 사용하지 않고 다시 작업하는 것이 중요하다.

SSRI 항우울제(뒤 섹션 참조)는 또한 사람들로 하여금 노출을 견디는 데 도움을 줄 수 있어서 매우 효과적이다. 사실 많은 정신과 의사들은 SSRI 약물이 광장공포증 치료에 중요한 부분이라고 생각한다.

❸ 당신은 충격적 상황에 대한 반응으로 심각한 불안을 겪고 있다. 당신은 특히 스트레스 상황(예: 취업 면접, 중요한 건강 문제 다루기, 가까운 친척의 죽음 또는 다른 주요 생애사건)을 견디기 위해 단기간 동안 벤조디아제핀계 신경 안정제에 의존함으로써 도움을 얻을 수 있을지 모른다. 대안적으로 신경 안정제(예: 레스토릴, 암비엔)가 그 기간 동안 숙면을 취하도록 처방될 수 있다.

❹ 만약 당신이 공황장애, 광장공포증 또는 다른 불안장애와 함께 만성적이거나 심각한 우울증을 가지고 있다면 일반적으로 항우울제 약물을 처방받는 것이 도움이 될 수 있다. 더 약한 우울증의 경우(즉, 식욕, 수면, 간단한 즐거움에 대한 관심을 잃지 않고 자살의 생각을 갖지 않는 경우)는 허브인 세인트존스워트, 보충제인 에스-아데노시-메티오닌(SAM-e) 또는 아미노산인 트립토판, 타이로신, DL-페닐알라닌에도 반응한다(이 장 마지막의 '천연 약물의 사용' 섹션을 보라.). 보통의 경우에 심각한 우울증의 경우는 SSRI계, 삼환계 또는 다른 종류의 항우울제 약물로 가장 잘 치료된다. 이런 약물들은 우울, 공황 그리고 불안을 동시에 완화시키도록 도와줄 것이다.

❺ 만약 당신이 대중 연설이나 대중 앞에서 연주를 하는 상황에서 불안에 시달린다면(특히 불안이 심계항진을 포함한다면) 인데랄(프로프라놀롤)과 같은 베타 차단제 약물을 단기적으로 복용함으로써 도움을 받을 수 있다. 자낙스 또는 클로노핀과 같은 벤조디아제핀계 신경 안정제는 가끔(규칙적이 아닌) 긴장되는 수행 상황에서 협상할 수 있도록 도와주는 데 사용된다.

❻ 사회공포증이나 사회적 불안이 심각한 경우(예: 다양한 범위의 사회적 상황을 피하거나 직장에서 중요한 모임에 참석하지 못하는 경우)는 SSRI 항우울제 약물이나 MAO 억제제라 불리는 다른 등급의 항우울제 약물이 도움이 될 수 있다. 개인적으로 이런 약물은 개인 또는 집단 인지행동치료와 병행하면서 복용해야 한다

(1장의 '사회공포증' 섹션 참조).

7 강박장애를 가진 사람들은 보통 인지치료, 노출 그리고 반응 방지와 함께 종종 항우울제 약물을 사용하는 것으로 도움을 받을 수 있다. 이 장애의 치료에는 아나프라닐(클로미프라민), 프로작(플루옥세틴), 팍실(파록세틴), 루복스(플루복사민)와 같은 약물이 자주 사용된다. 강박장애를 가진 사람들의 60~70%가 이 약물들 중 하나를 복용하면서 그들의 증상이 호전되는 것을 경험한다. 이 모든 약물은 우울과 동반되는지의 여부에 상관없이 강박장애 자체를 치료하는 데 도움이 되는 것으로 나타난다. 하지만 아나프라닐은 우리가 원하지 않는 부작용을 가지고 있다.

약물에 의존하기로 결정한 사실이 끼칠 수 있는 다양한 영향력에 대한 더 많은 정보는 이 장 뒷부분의 '약물치료에 대한 결정 시 고려해야 할 점' 섹션을 참조하라.

불안장애 치료를 위한 약물의 종류

다음에서는 불안장애의 치료에 사용되는 약물의 주요 종류에 대한 설명을 제시한다. 각 약물이 가질 수 있는 잠재적인 장점과 단점을 함께 제시한다.

SSRI 항우울제 약물

SSRI(selective serotonin reuptake inhibitor) 항우울제 약물은 프로작(플루옥세틴), 졸로프트(설트랄린), 루복스(플루복사민), 셀렉사(시탈로프람), 렉사프로(에스시탈로프람)를 포함한다. 이러한 약물은 지난 15년 동안 많은 정신과 의사가 불안장애를 치료하는 데 사용해 온 중요한 약물이다. 모든 SSRI 약물은 뇌에서 시냅스(신경세포 사이의 공간)의 세로토닌 재흡수를 막음으로써 신경전달물질 세로토닌을 증가시킨다. 증가된 세로토닌과 함께 뇌 속의 신경세포의 세로토닌 수용기의 수는 줄어들 수 있다. 세로토닌 수용기의 감소는 SSRI을 복용한 지 한두 달 동안 일어나는데 이를 기술적으로 'downregulation'이라고 부른다.

'downregulation'은 세로토닌 수용기 체계(특히 뇌에서 불안과 관련 있는 부위에 있는)가 스트레스로 인해 발생되는 뇌의 신경화학적 환경 변화에 덜 민감하도록 만들어 준다. 이것은 극적인 개인의 기분 전환이 감소되고 불안에 대한 취약성이 줄어들게 됨을 의미한다.

SSRI 약물은 오래전에 불안을 치료하는 데 사용되었던 순환계 항우울제(예: 이미프라민, 데시프라민, 노르트립틸린)만큼 효과가 있거나 때로는 더 효과적이다. 또한 더 오래된 항우울제에 비해 대부분의 사람들에게 부작용을 덜 유발한다는 훌륭한 장점을 가지고 있다. SSRI 약물은 대부분 공황, 광장공포증과 함께 나타나는 공황 또는 강박 장애를 치료하는 데 자주 사용된다. 그것은 또한 사회공포증, 특히 거의 모든 종류의 사회적 상황과 사건에 대해 공포를 느끼는 일반적인 사회공포증에도 사용된다. 때로는 외상후 스트레스 장애나 범불안장애, 특히 이런 어려움들이 우울증과 함께 나타나는 경우에도 사용된다. 사람들은 SSRI 약물에 대한 반응이 매우 다르다. 만약 한 번 복용하고 아무런 효과를 경험하지 못한다면 다시 한 번 시도하라. SSRI로부터 완전한 효과를 보기 위해서는 1~2년 가까이 복용해야 할지도 모른다. 약물을 최소 18개월 동안 복용했을 때 SSRI 약물 복용 이후에 더 나빠질 가능성은 낮은 것으로 나타난다. 하지만 이 책을 집필할 당시 증상이 악화되는 것에 대한 정확한 확률에 대한 신뢰할 만한 정보는 구할 수 없었다. 보통 효과적인 하루 복용량은 프로작은 20~40mg, 졸로프트는 50~100mg, 루복스는 50~100mg, 셀렉사는 20~40mg, 그리고 렉사프로는 10~20mg이다. 강박장애를 위한 이 약물들의 효과적인 복용량은 다소 높아 보이는 경향이 있다. 하지만 어떤 강박장애 환자는 더 적은 복용량으로 좋은 결과를 얻기도 한다.

✱ 장점

SSRI 약물은 특정 종류의 불안장애 또는 우울증에 도움이 될 수 있다. 그것은 특히 공황장애, 사회공포증 또는 강박장애를 가진 사람들에게 도움이 되어 왔다. SSRI 약물은 쉽게 내성이 생기고, 의학적인 고통을 경험하거나 나이 든 사람들에게도 안전하다. 그것은 중독성이 없고, 오랜 기간 복용할 때에도 문제를 일으키지 않는다. 대부분의 경우에는 체중 증가를 가져오지 않는다.

✱ 단점

비록 SSRI 약물들이 더 오래된 순환계 항우울제에 비해 적은 부작용을 가지고 있더라도, 그것은 어떤 사람들에게는 신경과민, 흥분, 불안, 어지러움, 졸림, 두통, 메스꺼움, 위장장애, 성 기능 저하와 같은 부작용을 유발할 수 있다. 이런 부작용은 2주 후에 없어지는 경향이 있으나 이를 치료의 첫 단계 동안 이겨 내기 위해서 노력하는 것이 중요하다. 이러한 모든 부작용은 매우 적은 양의 약물을 복용하기 시작하고 시간이 지나면서 치료 수준에 이르기까지 복용량을 늘리는 방법을 통해 최소화할 수 있다. 예를 들어, 프로작 또는 팍실을 매일 5mg 복용하거나 졸로프트 또는 루복스는 매일 10mg 복용할 수 있다. 이러한 복용량을 달성하기 위해 대부분의 경우 1/4 알약으로 시작해야 하며, 하루에 알약 하나를 복용하기까지 몇 주간에 걸쳐 점차적으로 증가시켜 나갈 필요가 있다. 복용량을 점차적으로 늘려 나가는 데 충분한 시간이 필요하다는 것을 기꺼이 받아들이라. (당신은 각 복용량을 증가시킨 후 하루 또는 이틀 동안 부작용이 증가한 것을 발견할 수 있다.)

오랜 시간에 걸쳐 문제가 될 수 있는 한 가지 부작용은 성욕의 감퇴나 성 기능 저하다(예: 오르가슴이 늦어지거나 없어지는 것). 이것은 많은 사람을 불편하게 할 수 있고, 어떤 경우에는 그들이 약물을 중지하는 계기가 되기도 한다. SSRI를 복용하는 사람들 중 몇 퍼센트 정도는 약물을 복용하고 2~3개월 후에 정상적인 성 기능을 찾을 수 있다. 그러므로 처음에 성욕이 감퇴되는 것을 경험할지라도 SSRI를 계속 복용하는 것이 좋다. 만약 이 문제가 좋아지지 않는다면 의사의 지시를 받아 다음과 같은 네 가지 중 한 방법으로 완화시킬 수 있다. ① 성행위를 하기로 한 날의 SSRI 복용량을 반으로 줄이기, ② 부스파를 하루에 5~10mg 복용하여 SSRI의 사용을 증가시키기, ③ 아만티딘이나 시프로헵타딘과 같은 약물로 SSRI를 보충하기, ④ 대부분의 건강식품점에서 구할 수 있는 보충제 DHEA를 하루에 25~50mg 섭취하기다. 많은 사람의 경우에 이 대안들 중 하나 또는 두 가지 방법을 활용하면 SSRI 복용을 계속하면서 정상적인 성생활을 되돌려 주는 데 도움이 될 수 있다.

SSRI의 또 다른 단점은 의미 있는 치료 효과를 보기 위해서는 4~5주 정도의 시간이 걸린다는 것이다. 때때로 완전한 치료적 잠재력이 12주나 그 이상 복용할 때까지 이루어지지 않기도 한다(그 이상의 효과가 발생하려면 1년 이상의 기간이 걸린다는 증거도 있다.). 만약 당신의 공황 증세가 심각하고 아무것도 할 수 없는 무능력한 상태라면 당신의 의사는 SSRI 약물이 효과를 나타낼 때까지 기다리기보다 당신으로 하여금 진정제(대부분 고효능 벤조디아제핀: 다음 참조)를 복용할 것을 권할 것이다.

지난 몇 년 동안 많은 사람은 팍실과 같은 약물을 중단하기 어렵다는 사실을 밝혔다. 팍실 복용을 중단한 약 5～10% 정도의 사람들은 공황 발작, 조울증, 다한증, 탈인격화 그리고 불쾌감과 비슷한 '전기 충격'과 같이 심각한 증상을 경험할 것이다. 팍실의 사용을 결정하기 전에 이런 잠재적인 문제를 의사와 함께 의논하라.

SSRI 약물의 마지막 단점은 비용 문제다. SSRI의 복용은 보험 적용을 받지 못하고 한 달에 최대 200달러를 지불해야 한다. SSRI를 복용하는 최상의 기간은 1～2년이다. 만약 당신이 단기간 동안 그것을 복용한다면 증상의 재발을 증가시킬 위험을 가지게 된다.

주의: 양극성 장애(조울증)를 가진 사람들은 SSRI 약물이 조증의 상황을 증가시킬 수 있으므로 정신과 의사의 지도감독하에서만 복용해야 한다.

고효능 벤조디아제핀

고효능 벤조디아제핀 진정제(BZs)인 자낙스(알프라졸람), 아티반(로라제팜) 그리고 클로노핀(클로나제팜)은 보통 불안장애를 치료하는 데 사용된다. 바륨, 리브리움 또는 트란젠과 같이 오래된 벤조디아제핀 약물은 새로운 BZ 약물의 부작용에 민감한 사람들에게 종종 사용된다. 심각한 경우의 공황장애를 치료하기 위해 벤조디아제핀은 SSRI 항우울제(또는 오래된 삼환계 항우울제)와 동시에 사용되기도 한다. 항우울제 약물이 항불안 효과를 여러 차례 나타낸 후(즉, 약물 복용을 시작한 지 4～6주 후), BZ 사용을 점진적으로 줄이는 것이 가능하다.

벤조디아제핀 약물은 일반적으로 전반적인 중추신경계의 활동을 저하시켜서 직접적이고 효과적으로 불안을 감소시킨다. 이 약물들은 불안을 담당하는 뇌 부위, 일반적으로 편도, 청반 그리고 대뇌 변연계에서 일어나는 활동을 억제하거나 부드럽게 작용하는 두뇌의 수용기와 결합함으로써 작용한다. BZ 신경 안정제를 많이 복용하게 되면 진정제처럼 작용하여 졸음을 유발할 수도 있다. 적게 복용하면 진정 작용 없이 단순히 불안을 줄여 주는 경향이 있다. 다양한 벤조디아제핀 약물 사이의 주요 차이점은 각 약물의 '반감기' 또는 약물의 화학적 대사 물질이 체내에 머무르는 시간이다(예를 들어, 자낙스는 8시간, 클로노핀은 18～24시간 그리고 바륨은 48～72시간의 반감기를 가진다.).

현재 불안장애를 치료하기 위해 가장 많이 사용되는 신경 안정제는 자낙스(알프라졸람)다. 알프라졸람은 불안을 감소시킬 수 있는 능력뿐만 아니라 항우울 효과가 있다는 점에서 다른 BZ 약물과 다르다. 이것은 또한 다른 신경 안정제보다 적은 진정 효과를 가지고 있다. 자낙스는 짧은 반감기를 가지고 있기 때문에 보통 하루에 두세 개의 복용량이 처방된다. 만약 당신이 하루에 한 알만 복용한다면 당신은 '반동 불안(rebound anxiety)' — 약물이 사라짐에 따라 높은 수준의 불안을 경험하게 되는 경향 — 을 경험할 수 있다. 클로노핀과 같이 더 긴 반감기를 가진 BZ는 반동 불안을 더 적게 유발하는 경향이 있고 종종 하루에 하나만 복용할 수 있다. 연구 결과는 완전히 공황 발작을 억누르려면 자낙스를 하루에 2~9mg 정도로 많이 복용할 필요가 있음을 밝혔다. 하지만 임상 장면에서는 .25~1mg을 하루에 2~3회로 소량 복용하는 것이 보통이다. (자낙스의 하루 복용량은 클로노핀보다 높은 경향이 있다.) 이러한 복용량은 진정 부작용을 낮추고 공황 발작의 증상을 현저하게 줄일 수 있다.

✽ 장점

BZ는 매우 빨리 작용하여 15~20분 안에 불안 증상을 줄여 준다. 규칙적으로 복용해야 하는 항우울제와 달리, BZ 약물은 필요한 만큼만 복용하면 된다. 즉, 당신이 단계적 노출 과제, 취업 면접 또는 비행과 같은 위협이 되는 상황을 맞닥뜨릴 때 자낙스, 아티반 또는 클로노핀을 소량 복용할 수 있다.

BZ 약물은 많은 사람들에게 항우울제 약물(특히 삼환계 항우울제)보다 귀찮은 부작용을 더 적게 가지고 있는 경향이 있다. 때때로 이 약물은 어떤 사람이 다른 종류의 항우울제 약물을 복용할 수 없을 때 안도감을 줄 수 있는 유일한 약물이기도 하다. 비용을 줄여 주는 미등록 상표 BZ도 가능하다.

✽ 단점

항우울제 약물과 달리, BZ는 중독성이 있는 경향이 있다. 복용량이 많을수록(즉, 고용량 BZ를 하루에 1mg 이상) 그리고 더 오래 복용할수록(한 달 이상) 신체적으로 의존적이 될 가능성이 높다. 신체적 의존성은 당신이 갑자기 복용을 중단한다면 심각한 불안 증상이 발생할 수 있다는 것을 의미한다. 자낙스(또는 다른 BZ)를 높은 복용량으로 한 달 동안 또는 적은 복용량으로 몇 달 동안 복용해 온 많은 사람은 약물에서 벗어나는 것이 매우 어렵다고 보고한다. (긴 반감기 때문에 클로노핀의 복용 중지가 자낙스의 경우보다 약간 더 쉽고 덜 오래 걸린다는 증거가 있다.) 이런 약물의 갑작스러운 복용 중지는 위험하며 공황 발작, 심각한 불안, 혼란, 근육 긴장, 신경과민, 불면증, 심지어 중풍을 유발할 수도 있다. 몇 주 혹은 몇 달 동안으로 기간을 늘려서 복용량을 더 점진적으로 줄이는 것은 복용 중지를 가능하게 하는 것이다. 자낙스 복용을 중지하는 것이 쉽고 어려운 정도의 차이는 사람들마다 다르지만, 일반적으로는 의료적 관리하에 1~4개월에 걸쳐 매우 점진적으로 중지하는 것이 최선이다. 이 복용 중지 기간 동안, 당신은 처음 약을 처방받았을 때의 공황 발작이나 다른 불안 증상이 재발하는 것으로 인해 고통받을지도 모른다.

만약 BZ 약물을 너무 빨리 중단하면 반동 불안을 경험할 수 있다. 반동은 처음 약물을 복용하기 전에 겪었던 것보다 더 심각한 불안 증상이 발생하는 것이다. 반동은 병의 재발, 즉 약물 복용 전 당신이 겪었던 것과 같거나 더 심각한 정도의 불안의 재발을 이끌지도 모른다. 반동의 위험을 최소화하기 위해서 BZ 복용량을 매우 점진적으로, 가급적 몇 달에 걸쳐 중단해 나가는 것이 중요하다. (예를 들어, 당신이 하루에 1.5mg의 자낙스를 6개월 동안 복용하고 있었다면 복용량을 매 2주 또는 3주에 .25mg씩 줄이라.)

BZ 약물의 다른 단점은 복용할 때에만 효과가 있다는 것이다. 만약 복용을 중지한다면, 대처 기술(즉, 복식호흡, 이완, 운동, 스트레스 관리, 혼잣말 다루기, 자기주장하기 등)을 배우고 장기간 불안에 대해 안심할 수 있는 생활양식의 변화를 만들지 않는 한, 불안장애는 거의 100% 재발될 것이다. 아무것도 하지 않고 오직 BZ만 복용하는 것은 어려움을 다루는 것 없이 단지 증상을 억누르는 것과 마찬가지다.

벤조디아제핀의 마지막 문제는 불안에 대해서뿐만 아니라 일반적인 감정에 대해서도 무감각하게 만드는 경향이 있다는 것이다. 많은 사람이 이 약물을 복용하는 동안 그들의 감정적 반응이 약해졌다고 보고한다(심지어 울거나 화내는 반응이 적합할 때조차 그들은 그런 반응에 문제를 가질 수 있다.). 불안이 억압되고 미해결된 감정과 연관되어 있는 범위까지 이 약물들을 복용하는 것은 문제의 원인을 완화시키기보다는 오직 증상만을 완화시키는 경향이 있다. (드물기는 하지만, 실제로 더 감정적이거나 충동적이 되어서 벤조디아제핀에 모순적인 반응이 나타나기도 한다.) 감정적으로 무뎌지기는 하지만 항우울제 약물과의 관련성은 적다.

BZ 약물을 장기간 사용(2년 이상)하는 처치방법은 다른 종류의 약물에 대해서는 반응을 보이지 않는 심각한 공황과 불안의 원인을 치료하는 데 때때로 필요한 경우가 있다. 그러나 BZ의 사용으로 많은 사람이 기능할 수 있게 되는 반면, 장기간의 사용은 심각한 문제점을 가지고 있다. 장기간 BZ를 복용하는 많은 사람은 그들이 우울함 또는 원하는 것보다 덜 활력적이고 덜 활발함을 느낀다고 보고한다. 이것은 이 약물이 어느 정도 그들의 생기를 없애는 경향이 있기 때문이다. 경우에 따라 그들이 자신의 불안을 다루는 것을 돕기 위해 항우울제 약물로 바꿀 수 있다면 삶의 활력과 열정의 감각을 다시 얻을 수 있다. 내 경험으로는 BZ 약물은 광장공포증, 외상후 스트레스 장애 또는 강박장애처럼 오래 지속되는 불안의 경우보다 짧고 정확한 불안과 스트레스를 치료하는 데 가장 적합하다. 가능한 어느 경우건 만성적이고 장기적인 불안장애는 SSRI 항우울제로 가장 잘 치료된다. 하지만 오랜 기간 동안 BZ를 조금씩 복용하는 것이 필요한 사람들도 있다. 그들은 다른 종류의 약물이나 자연적인 방법을 사용해서 관리할 수 없었던 불안으로부터 보호받기 위해 약물의 중독성과 다른 부작용을 인정한다. 만약 당신이 50세 이상이고 2년 이상 BZ 약물을 복용하고 있었다면 주기적으로 간 기능 검사를 포함한 의료 검진을 받아야 한다.

세로토닌-노르에피네프린 재흡수 억제제

세로토닌-노르에피네프린 재흡수 억제제(SNRI) 항우울제는 두 가지 주요한 신경전달물질인 세로토닌과 노르에피네프린의 재흡수를 막는 작용을 한다. 가장 널리 쓰이는 약은 이펙서(벤라팍신)와 확장된 형태의 이펙서 XR이다. 확장된 형태는 하루에 한 번 복용하므로 자주 복용하지 않아도 되는 장점을 가지고 있다.

이펙서는 효능 있는 약으로서 졸로프트나 렉사프로 같은 세로토닌 재흡수 항우울제에 대한 반응이 불충분할 때 사용될 수 있다. 그것은 우울증, 범불안장애를 치료하는 데 가장 많이 사용된다. 하지만 공황장애나 강박장애와 같은 다른 불안장애를 치료하기 위해 사용되기도 한다. 두 개의 연구가 범불안장애를 치료하는 데 있어 부스파보다 이펙서가 우수하다는 것을 보여 준다.

이 책이 출판될 때쯤 새로운 SNRI인 심발타(둘록세틴)가 소개되었다. 이 약물은 불안장애를 위해 사용될 수 있으나, 새로운 약이라 이 책을 집필하는 시기에 그것을 적합하게 평가하기는 어렵다.

삼환계 항우울제

삼환계 항우울제는 토프라닐(이미프라민), 파멜로(노르트립틸린), 노르프라민(데시프라민), 아나프라닐(클로미프라민), 엘라빌(아미트립틸린), 사인콴(독세핀)을 포함한다. 이런 약물들(특히 이미프라민)은 종종 공황 발작을 치료하는 데 사용되는데, 공황 발작이 단독으로 또는 광장공포증과 함께 나타날 때 사용된다. 삼환계 항우울제는 많은 사람들에게 공황 반응의 빈도와 강도를 모두 줄여 줄 수 있다. 또한 공황장애와 광장공포증과 함께 나타나는 우울증을 줄이는 데도 효과적이다. 공황을 치료하는 데 토프라닐이 가장 효과적인 항우울제라고 믿어져 왔으나, 더 최근의 증거는 개인에 따라 다른 종류의 삼환계 항우울제 약물이 더 도움이 될 수 있다고 밝히고 있다. 아나프라닐은 특히 강박장애를 치료하는 데 도움이 되는 경향이 있다.

삼환계 항우울제는 요즈음 SSRI 항우울제보다 덜 쓰이고 있다. 왜냐하면 더 심각한 부작용을 가지고 있기 때문이다. 예를 들어, 이미프라민에 대한 연구에서 보통 1/3의 대상자는 부작용을 견딜 수 없어서 중단한다(오직 10%만이 사용함). 반면에 삼환계 항우울제는 대부분이 (아나프라닐과 달리) 뇌의 다른 수용기 체계를 수정하기 때문에 어떤 사람들에게는 SSRI보다 더 좋은 선택이 된다. SSRI처럼 삼환계 항우울제도 매우 적은 복용량으로 시작해(예: 이미프라민 하루에 5mg) 점진적으로 치료적 수준으로 복용량을 늘리는(하루에 대략 100~200mg) 방식으로 작업해 나가는 것이 최선이다.

✱ 장점

삼환계 항우울제는 SSRI와 같이 신체적 의존성을 가져오지 않는다. 또한 공황과 불안에 대해서뿐만 아니라 우울에 대해서도 효과를 가지고 있다. 그것은 당신이 우울하지 않더라도 공황 발작을 막아 준다. 일반적인 형태로 이용 가능하기 때문에 비싸지 않다.

✱ 단점

삼환계 항우울제는 (SSRI와는 달리) 입이 마름, 시야가 흐려짐, 어지러움이나 방향감각 상실 그리고 (어지러움을 유발하는) 저혈압을 포함한 콜린 억제성 부작용을 만들어 내는 경향이 있다. 또한 체중 증가와 성 기능 저하도 일어날 수 있다. 이미프라민은 특히 투여하는 처음 며칠 동안 불안이 증가할 수도 있다. (강박장애에 효과가 있는) 클로미프라민의 경우는 부작용이 특히 귀찮을 수 있다.

이런 부작용은 1~2주 후에 사라지는 경향이 있으나, 삼환계 항우울제를 복용한 25~30%의 사람들에게는 그 부작용이 이후에도 지속된다.

삼환계 항우울제는 SSRI와 같이 치료적 효과가 나타나는 데 3~4주가 걸린다. 공황 발작을 막을 수 있는 대신, 이 약물들은 공황 발작이나 공포스러운 상황을 직면해야 할 가능성에 대한 예기 불안을 줄이는 데에는 SSRI와 벤조디아제핀계 신경 안정제만큼 효과적이지 않을 수 있다. 결론적으로는 삼환계 항우울제를 중단한 후에는 30~50%의 사람들이 재발한다(공황 또는 불안 증상의 재발을 경험한다.). 하지만 이 재발 수준은 벤조디아제핀의 경우보다 더 낮다.

MAO 억제제 항우울제

만약 당신이 SSRI와 삼환계 항우울제를 처방받고도 여전히 어떤 효과도 얻지 못했다면 담당 의사는 가장 오래된 종류의 항우울 약물인 MAO 억제제(MAOIs)를 시도할 것이다. 파르네이트(트라닐시프로민)가 때로 사용되었지만, 나르딜(페넬진)은 MAOI 중 공황 치료에 가장 자주 사용된다. MAOI 약물들은 효과가 있으나, ① 포도주, 발효된 치즈, 특정 고기와 같이 아미노산 타이라민을 포함하고 있는 음식과 ② 처방전 없이 구입 가능한 진통제를 포함한 특정 약물과 결합되었을 때 심각하고 치명적으로 혈압을 상승시킬 수 있기 때문에 종종 마지막 선택방법으로 시도된다. 만약 당신이 MAOI를 복용한다면 의사의 철저한 지도감독을 받아야 한다.

* 장점

MAOI 약물은 효과적인 공황 방지 효과가 있고, 때때로 다른 종류의 항우울제가 실패했을 때 효과적이다. 또한 이 약물이 사회공포증, 특히 범사회공포증(다양한 범위의 상호작용적 상황에 대해 공포를 느끼는 경향)을 치료하는 데 도움이 된다고 밝힌 연구도 있다. 이 약물들은 또한 다른 종류의 항우울제에 반응을 보이지 않던 우울증에도 도움이 될 수 있다.

* 단점

MAOI 약물의 부작용에는 체중 증가, 저혈압, 성 기능 저하, 두통, 피로감 그리고 불면증이 포함된다. 이런 부작용들은 치료의 3~4주차 동안 가장 심각하다가 그 이후 사라질 것이다.

MAOI를 복용할 때는 식단 조절이 중요하다. 타이라민이 포함된 음식, 대부분의 치즈, 홈메이드 요거트, 대부분의 알코올 음료, 숙성된 육류, 생선, 간, 덜 익은 바나나 그리고 특정 야채를 피해야 할 필요가 있다. 처방전 없이 구입할 수 있는 감기약, 다이어트 약, 그리고 특정 항히스타민제도 피할 필요가 있다. 처방 암페타민, SSRI 또는 삼환계 항우울제도 피해야 한다.

기타 항우울제

때때로 불안장애에 사용되는 항우울제는 레메론(미르타자핀), 웰부트린(부프로피온), 세르존(네파조돈), 데시렐(트라조돈)이다. 레메론은 노르아드레날린/세로토닌에 활성화되는 항우울제로 이펙서와 마찬가지로 시냅스에 있는 노르아드레날린과 세로토닌의 수치를 모두 증가시키는 역할을 한다. 레메론은 적은 복용량으로도 진정시키는 효과가 크며 수면을 촉진하는 데 사용되기도 한다. 더 많은 양을 복용하면 효과적인 항우울제로서 이펙서에 내성이 없는 경우 사용될 수 있다. 정신과 의사는 불안을 감소시키고 SSRI의 항우울 효과를 증대시키기 위해 때때로 레메론을 팍실이나 셀렉사 같은 SSRI와 함께 조합하여 사용할 수 있다. 이를 보완 전략(augmentation strategy)이라 한다.

웰부트린은 종종 우울증에 도움이 되지만 불안과 불면증의 부작용이 있기 때문에 불안장애를 갖고 있는 사람들이 사용하기에는 어려울 수 있다. 긍정적인 측면에서 웰부트린은 성적 부작용을 갖고 있지 않은 새로운 항우울제다.

세르존은 항우울제와 항불안제로서 1990년대부터 폭넓게 사용되었지만 최근에 간을 손상시킬 수 있다는 보고 때문에 그 선호도가 감소했다. 트라조돈은 1980년대 초기부터 사용된 더 오래된 이종환식(異種環式)의 항우울제다. 불안장애에 자주 처방되는 것은 아니지만, 트라조돈은 매우 효과적인 진정제가 될 수 있다. 그것은 레스토릴이나 암비엔처럼 중독되지 않는다는 이점을 가지고 있고, 어떤 사람들에게는 멜라토닌과 트립토판과 같은 자연적인 신경 안정제보다 더 효과가 있을 수 있다. 부작용으로는 삼환계 항우울제에서 제시한 증상들과 유사하다.

베타 차단제

베타 아드레날린의 작용을 막는 몇 가지 약물(베타 차단제로 유명함)이 있음에도 불구하고, 불안장애에 가장 보편적으로 사용되는 두 가지 약물은 인데랄(프로프라놀롤)과 테놀민(아테놀올)이다. 이 약물은 특히 심장 두근거림(빠르거나 정상적이지 않은 심장박동)과 식은땀 같은 신체적 증상을 동반하는 불안 상황에서 도움이 될 수 있다. 베타 차단제는 이러한 불안장애의 심계항진 증상(가슴이 두근거리는 증상)을 치료하는 데 매우 효과적이지만, 신경계에 의해 조절되는 불안의 본질적인 증상을 줄이는 데는 덜 효과적이다. 인데랄이나 테놀민은 자낙스와 같은 벤조디아제핀계 진정제와 함께 심계항진 증상이 두드러지는 공황장애를 치료하는 데 사용된다. 베타 차단제는 대중 연설, 취업 면접, 기말고사나 음악 연주회와 같은 수행 상황 이전에 유발되는 불안의 신체적 증상(빠른 심장박동, 떨림, 홍조증)을 경감시키는 데 소량 사용된다(예: 인데랄 20~40mg). 또한 베타 차단제는 때때로 공황장애를 동반하는 심장 승모판 탈출증, 양성 심장 부정맥(benign heart arrhythmia)의 치료에 사용된다.

이러한 약물은 비교적 안전하나 저혈압(현기증이나 가벼운 두통을 유발하는), 피로 및 졸음과 같은 부작용이 있을 수도 있다. 또한 우울증을 가져올 수도 있다. 진정제와 달리, 이러한 약물은 중독되지 않는다. 아직도 당신이 어느 정도 이 약들을 복용하고 있다면 혈압이 다시 올라가는 것을 막기 위해 점차적으로 복용량을 줄이는 편이 더 낫다. 베타 차단제는 씨근거림이나 당뇨를 유발하는 천식이나 호흡기 장애를 가진 사람들에게는 적합하지 않다.

부스파

부스파(부스피론)는 20년 동안 사용되어 왔다. 최근에 범불안을 감소시키는 데는 유용하지만 공황 발작의 빈도나 강도를 줄이는 데는 별 효과가 없다는 것이 밝혀졌다. 몇몇 연구에서는 부스파가 사회공포증이나 강박장애를 치료하는 데 사용된 SSRI의 효과를 증대시키는 데 유용하다고 밝혀졌다. 일부 치료자들은 졸음을 유발하지 않고 중독적이지 않다는 것 때문에 범불안을 치료하는 데 자낙스나 다른 벤조디아제핀 약물보다 부스파를 더 선호하기도 한다. 부스파는 신체적으로 약물에 의존하게 되거나 복용을 그만두는 데 시간이 오래 걸릴 위험이 거의 없다. 그러나 최근 연구에서는 범불안을 치료하는 데 부스파가 SSRI보다 더 효과적이라는 결과는 밝혀지지 않았다.

일반적으로 부스파는 하루에 2~3회 5mg씩 복용하기 시작한다. 이 약으로 인한 항불안 효과는 2~3주 후에 나타난다. 부스파는 어떤 사람들에게는 효과적이지만 어떤 연구에서는 무기력증, 메스꺼움, 현기증을 일으키거나 오히려 불안을 유발하기도 하는 등의 부작용을 보고하고 있다.

불안을 치료할 수 있는 다른 약물

항불안제나 벤조디아제핀계 진정제가 공황장애에 덜 효과적이거나 전혀 효과가 없을 때, 정신과 의사들은 데파코트(발프로산), 뉴론틴(가바펜틴)이나 가비트릴(티아가빈) 같은 다른 약물을 시도해 볼 수 있다. 이 약물들은 보통 발작이나 양극성 장애에 사용되지만 항불안 효과 또한 가지고 있다. 이 약물들은 뇌의 신경물질인 GABA의 활동이나 수치를 증가시키는 역할을 한다(실제적으로 티아가빈은 선택적으로 GABA 재흡수를 억제하는 역할을 한다.). 나는 SSRI 항불안제를 복용한 경우보다 이 약물을 사용한 치료가 여러 내담자에게 더 효과적이었던 경험이 있다. 효과적인 데파코트의 복용량은 하루에 700～1,500mg 정도이며, 뉴론틴은 900～1,800mg, 가비트릴은 4～10mg 정도다.

이 약물치료의 장점은 매우 효과가 빠르고, 중독적이지 않으며, 성적인 부작용이 없다는 것이다. 정말 많은 사람들이 이 약물로 도움을 받았다. 단점으로는 몇몇 연구에서 뉴론틴이나 가비트릴이 피곤함, 무기력증, 고립감 등을 느끼게 할 수 있음을 보고하였다. 만약 항우울제가 당신에게 효과적이지 않고 벤조디아제핀과 관련된 중독의 문제를 피하기를 원한다면 이 약물을 시험해 볼 가치가 있다.

약물치료에 대한 결정 시 고려해야 할 점

불안장애를 치료하기 위해 약물치료를 결정할 때는 고려해야 할 점이 많다. 우선적으로 당신은 의사에게 항상 자문을 구해야 한다. 의사(아마도 정신과 의사)는 불안장애를 치료하는 데 많은 지식을 가지고 있고 경험이 많아야 하며 독재적이 아닌 협력적으로 당신과 함께 작업을 해야만 한다. 또한 약물치료에 대한 결정은 다음과 같은 여러 가지 개인적 요인에 달려 있다. ① 불안 문제의 심각성, ② 약물치료에 관한 당신의 관점, ③ 당신에게 적합한 약물을 찾을 때까지 시도하게 될 여러 가지 약물치료 상황을 견디는 인내가 그것이다.

약물치료에 대한 가장 적절한 답과 결과를 신중하게 고려해 보라. 다음은 약물치료를 하고 있거나 결정하려는 사람에게 지침을 제공할 수 있는 열두 가지 사례를 모은 것이다.

❶ 직장, 가정 혹은 그가 속한 공동체에서 해야 할 일이 너무 많아 매우 바쁜 의사가 있다. 그는 명상, 조깅, 감정 표현, 혼잣말(self-talk) 다루기 등 여러 가지를 시도해 보았지만, 아직도 공황 발작에 시달리고 있다. 그는 SSRI 항우울제가 숙면을 돕고 불안 없이 일상의 업무를 수행할 수 있도록 돕는다는 것을 경험했다.

❷ 오랫동안 광장공포증으로 시달려 온 한 어머니는 노출치료를 시작하는 것이 매우 어려웠다. SSRI 약물치료는 그녀가 노출치료를 시작할 수 있도록 도와주었고, 1년 동안의 노출치료 후에 그녀는 약물치료 없이 노출치료를 계속 할 수 있다는 것을 확신하게 되었다.

❸ 복합적인 불안장애와 우울증을 지니고 있는 한 비서는 약물치료를 1년 정도 받은 후에 임신했다는 사실을 알게 되었다. 그녀는 약물치료를 그만두고 건강한 아이를 출산하기 위해 9개월 동안 극심해진 증상을 참고 견뎠다.

❹ 이혼을 겪은 한 남성은 복합적인 불안장애와 우울증을 동반한 심장 발작을 보였다. 그는 약물치료를 반대해 왔지만, 심각한 위기 상황을 극복하기 위해 벤조디아제핀을 복용하기로 결정했다.

❺ 막 승진하여 더 많은 일을 해야 하는 한 여성은 어머니가 돌아가셨다는 것을 알게 되었다. 그녀는 스트레스 상황을 다루기 위해 몇 달 동안 약물치료를 하기로 결정했다.

❻ 영양학을 가르치는 척추 지압사는 심각한 강박장애를 갖고 있다. 그는 이 상황을 다루기 위해 SSRI 항우울제를 복용할 필요가 있다는 것을 깨달았다.

❼ 침술사가 되기 위해 자격과정을 등록하기로 결정한 한 학생은 공황 발작에도 불구하고 단지 자연적 치유(허브, 식이 조절, 태극권, 명상 등)로 불안을 극복하려고 하고 있다. 그녀는 약물치료를 원하지 않는다.

❽ 5년이 넘는 동안 공황장애 치료에 SSRI 항우울제를 복용하고 있는 한 남성은 약물치료 없이 잘 견딜 수 있는지 평가하기를 원했다. 그는 2개월이 넘게 약물치료를 그만두고 아주 잘 지내고 있다.

❾ 벤조디아제핀을 오랫동안 복용해 온 한 여성은 그 약물이 그녀를 더 우울하게

만든다는 것을 느꼈고, 진정제에 중독되거나 그만두는 데 에너지를 들이는 것보다 약간의 불안과 정서적 긴장을 지니는 것이 낫다고 결정했다.

⑩ 공황장애를 지니고 있는 한 장관은 항우울제 치료를 견딜 수가 없었다. 그는 매일 아주 적은 양의 신경 안정제를 복용하는 것이 가장 낫다는 것을 발견했다.

⑪ 기도와 올바른 삶을 신봉하는 종교 집단의 한 여성은 삶의 고통을 회복하는 데 약이 필요 없다는 강한 철학적 신념을 가지고 있다. 그래서 그녀는 공황 발작 치료에서 약을 복용하지 않기로 결정했다.

⑫ 2년 동안 알코올중독에서 회복되고 있는 한 남성은 불안을 다루기 위해 자낙스를 복용하기 시작했다. 그는 2개월 동안 복용량을 늘리기 시작했다. 의사와 12단계 프로그램의 지지자들은 그에게 약물치료를 그만두라고 충고했다. 그래서 그는 약물중독에서 벗어나는 과정을 계속 이행하면서 그렇게 했다.

당신이 약물치료를 시작하려 하건 오랫동안 복용해 왔던 약을 중단하려고 생각하건, 그 결정에서 가장 중요하게 생각해야 할 두 가지 요인은 당신 자신의 개인적 가치와 증상의 심각성이다.

개인적 가치

약물치료에 대한 당신의 개인적 가치는 무엇인가? 당신의 회복 프로그램의 일부분으로 약물치료를 포함하려 하는가? 아니면 강하게 자연적 치유에 의지하려고 하는가? 약물치료가 필요한지에 대해 당신의 증상이 증명해 주고 있고 의사가 그렇게 하라고 권할 때, 당신은 결국 약물치료를 하기로 결정하게 될 것이다. 만약 당신이 약물치료의 도움 없이 자연적 치유에 맡기기로 했다면 그것은 절대적으로 합리적인 선택이다. 만약 이 책에서 개관하고 있는 것처럼 자연적 치유를 수행하는 데 충분한 동기, 인내심과 근면함이 있다면 자연적 치유를 통해서 불안장애를 극복할 수 있다. 대조적으로 시간을 감내하는 데 충분한 흥미나 동기가 없고 매일의 이완, 운동, 둔감화와 인지 기술 훈련을 하는 데 노력하지 않는 사람들이 있다. 그들은 약을 복용함으로써 순간적이고 즉각적으로 증상을 이완하려고 한다. 많은 경우, 여기에는 다시 다양한 선택이 있을 수 있다. 약으로 불안장애를 이완시키려는 사람을 판단할 수 있는 사람은 아무도 없다. 약물은 확실하게 많은 사람들을 이완시켜 준다.

약물치료에 의존할 것인지에 대한 결정을 할 때는 그 결정을 분명하게 해 주고 많은 것을 알려 줄 수 있는 모든 정보에 입각하는 것이 중요하다. 그런 결정은 단지 충동적으로 해서는 안 된다. 예를 들어, 가능한 한 모든 불안 증상을 경감시키도록 많은 양의 약물을 복용하려는 것이다. 또한 당신이 약물에 대한 공포를 가지고 있기 때문에 약물치료에 대한 두려움이나 회피에 근거해서는 안 된다. 이 장의 목적은 당신이 최적의 선택을 할 수 있도록 많은 정보를 제공해 주는 것이다.

증상의 심각성

다음으로 증상의 심각성에 따라 약물치료를 고려해 볼 수 있다. 일반적으로 문제가 더욱 심각할수록 약물치료가 더 효과가 있는 것 같다. 심각성은 두 가지 방법, 즉 기능적 능력과 스트레스 수준으로 정의된다. 증상의 심각성을 평가하기 위해 다음에 제시되는 질문을 사용하라.

첫째, 불안 문제가 삶의 기능적 능력에 명백히 방해가 되고 있는가? 일하는 데 어려움을 갖고 있거나 전혀 일을 할 수 없는가? 불안으로 인해 아이들을 키우거나 배우자에게 반응하는 데 어려움을 보이는가? 요리나 요금을 지불하는 것과 같은 기본적인 일을 완수하기 위해 사고하는 데 어려움을 보이는가?

둘째, 불안으로 인한 스트레스로 매우 불편한 시간이 2시간 이상 매일 지속되는가? 매일 어떤 것을 하는 데 어려움을 보이는가? 매일 아침 두려운 채로 일어나는가? 만약 이런 질문의 어느 하나에라도 '예' 라고 답한다면 약물치료를 고려해 보기를 원할 수 있다.

약물치료를 고려해 볼 다른 요인은 우울증이다. 50% 정도의 경우에 우울증이 불안장애를 유발한다. 특히나 공황장애, 광장공포증, 강박장애와 외상후 스트레스 장애와 동반되어 나타나는 것이 일반적이다. 또한 최근에는 불안과 우울의 복합적인 증후군이 주목을 받고 있다. 우울증의 범주에는 지속적인 우울한 기분이나 무감동, 식욕부진, 불면증, 잦은 자기비판, 주의집중 곤란, 자살 생각 등이 포함된다. 만약 당신이 우울증이 있다면 항우울제가 특히 이 책에서 권장하고 있는 복식호흡, 이완, 운동, 인지적 재구조화와 점진적 노출과 같은 기법을 행하는 데 필요한 동기와 에너지를 회복시키는 데 도움이 될 수 있다. 만약 당신이 자살을 시도하려는 생각을 가지고 있다면 당신의 주치의는 확실하게 약물치료를 권할 것이다.

증상의 심각성뿐만 아니라 만성화 정도—당신이 얼마나 오랫동안 증상을 지니고 있었는지—도 약물치료를 고려해 볼 다른 중요한 요인이다. 만약 당신의 불안이 스트레스를 주는 상황 때문에 발생했다면, 당신은 스트레스 유발 문제가 무엇이든 스트레스 관리 기술을 익혀 수행할 때 나아질 수 있다. 한편 당신이 1년 넘게 고통받고 있고 인지행동치료를 하고 있는데도 아직 원하는 만큼 나아지지 않았다면 약물치료가 도움이 될 수 있다. 결론적으로 증상이 더 심각하고 만성화되었을수록 당신에게 약물치료가 특히 더 적합할 수 있다.

약물 복용 기간에 관한 문제

현재 약물치료를 고려하고 있는 사람에게 얼마나 오랫동안 약물을 복용해야 하는지는 매우 중요한 문제다. 불행하게도 간단한 답은 없다. 약물 복용 기간은 최소 세 가지 요인에 의해 결정된다.

- 약물의 유형(예: 신경 안정제, 항우울제)
- 불안장애의 유형(예: 공황장애, 사회공포증, 강박장애)
- 자연적 치유에 대한 동기와 전념(약물을 사용하지 않는 프로그램에 전념해서 참여하는 것은 약물치료를 그만두거나 복용량을 줄이는 데 도움이 된다.)

약물의 유형

신경 안정제나 베타 차단제와 같은 약물은 단지 그 약물을 필요로 하는 상황에 사용될 수 있다, 즉, 당신이 일시적으로 공포를 직면하는 것같이 불안을 유발시키는 상황에서 그 약물을 사용할 수 있다. 또한 진정제는 당신이 특히 사랑하는 사람의 죽음이나 시험 보는 데 장애가 있는 것 같은 어려운 상황을 견디는 데 도움이 되도록 몇 주간만 사용될 수 있다. 만약 당신에게 1년이나 2년 동안 항우울제가 도움이 되지 않았다면 신경 안정제가 유용할 수 있다. 신경 안정제를 2년 이상 사용해도 증상이 나아지지 않는 것은 거의 드문 일이다(벤조디아제핀 신경 안정제에 관한 앞의 섹션을 보라.).

항우울제는 대체로 최소 6개월 동안 매일 복용해야 한다. 개인적인 경험으로는 불안장애를 치료하는 데 18개월에서 2년 동안 복용했을 때 가장 효과적이었다. 이 기간 동안 복용했다면 항우울제 복용을 중단했을 때 재발의 위험은 매우 적다. 어떤 사람들에게는 장기간 일정한 양의 항우울제 복용이 적절할 수 있다.

불안장애의 유형

만약 당신이 공포 상황에서 점진적 노출법을 훈련하는 동안 약한 수준의 광장공포증이 유발된다면 약물 복용(신경 안정제나 항우울제)이 필요할 수 있다. 그런 다음 이후의 단계 동안 당신은 약물 복용을 중단하고 스스로 노출 단계를 할 수도 있다. 약물 없이 수행하는 것은 공포를 극복하는 감각을 길러 줄 수 있다. 달리 말하면, 당신이 자주 공황 발작이 일어나거나 실제적으로 집에만 있다면 당신에게 약물의 장기 복용이 유용할 수 있다. SSRI 항우울제는 18개월에서 2년 정도 복용하는 것이 적절하다. 항우울제를 적은 양만큼 꾸준히 장기적으로 복용하는 것이 필요한 경우도 있다. 사회공포증의 경우, 특히 당신이 범사회공포증으로 고통받고 있다면, 당신은 항우울제(SSRI 항우울제나 MAO 억제제)나 벤조디아제핀 약물을 복용할 수 있다. 아마도 1~2년 동안의 약물치료가 적절할 수 있을 것이다. 광장공포증은 경우에 따라 적은 양을 꾸준히 장기적으로 복용하는 것이 필요할 수 있다.

강박장애의 경우는 많은 양의 SSRI 장기 복용이 최선의 전략이 될 수 있다. 2년 후에 당신은 강박장애와 관련된 신경생물학적 증상이 회복되는 데 최소 어느 정도가 필요한지를 살펴보면서 양을 줄여 나갈 수 있다. 한편으로 강박장애를 지닌 어떤 사람들에게는 때때로 시작할 때나 1~2년 동안의 약물치료 후에 인지행동치료만으로 그 문제를 다룰 수도 있다(이 장 참고문헌에 제시된 제프리 슈와츠[Jeffrey Schwarz]의 『브레인 락(*Brain Lock*)』을 참고하라.).

범불안장애의 경우는 상태가 심각하거나 행동 또는 생활양식을 변화시키고자 하는 동기가 없거나 그렇게 하려고 하지 않는 상황을 바꾸는 데 약물치료가 요구된다.

마지막으로 외상후 스트레스 장애는 항우울제가 인지행동치료와 결합되어 사용될 때 도움이 될 수 있다. 심각한 경우에는 지속적인 장기 복용이 필요할 수 있다.

자연적 치유에 대한 동기와 전념

많은 경우, 당신이 자연적 치유 프로그램에 전념해서 지속적으로 참여하고 있다면 약물을 장기적으로 복용하려는 마음을 없애거나 최소한으로 줄이는 것이 가능하다. 뇌는 약이 근본적으로 필요하게 만드는 스트레스로 인한 불균형을 치유하는 선천적인 능력을 가지고 있다. 뇌는 골절이나 인대 파열과 같은 경우보다 회복하는 데 시간이 더 오래 걸리지만, 적절한 인지, 행동, 생활양식의 수정으로 자연적인 본래 모습의 대부분 혹은 전부를 회복할 수 있다. 불안으로부터 회복될 수 있고 결국 약물로 치유될 수 있다는 믿음은 보다 자신감을 갖게 하는 데 도움이 될 것이다. '정신에 의한 육체적 회복(mind over matter)' 이라는 유명한 개념은 이상적인 것이 아니다. 이 책에서 제안한 접근은 당신이 자연적으로 치유될 수 있도록 도울 것이다. 당신이 규칙적으로 수행할 수 있는 이 접근들은 더 활력 있게 당신의 몸과 마음이 자연적으로 건강한 상태가 되도록 촉진시켜 줄 것이다.

약물치료를 그만두기

만약 당신이 약물치료를 그만두려고 결정했다면 다음의 지침을 명심하라.

1. 이 책에서 제시하고 있는 불안과 공황을 극복하기 위한 기본 전략을 몇 단계 수행하고 있어야 한다는 것을 명심하라. 특히 불안 증상을 극복하기 위해 복식호흡과 두려운 혼잣말에 반박하기 작업과 함께 깊은 이완과 운동을 매일 하는 것은 좋은 생각이다. 만약 당신이 자낙스나 BZ 신경 안정제를 끊으려고 한다면 이러한 기법들이 장기간 불안을 잘 다룰 수 있게 해 줄 뿐만 아니라 끊는 기간 동안 재발되는 불안까지도 잘 다룰 수 있게 해 줄 것이다. 신경 안정제를 끊는 동안 재발하는 높은 불안은 일시적이며, 만약 당신이 충분히 점진적인 태도로 나아간다면 지속되지 않을 것이라는 사실을 명심하라.
2. 의사에게 점차적으로 약물 복용을 줄이는 프로그램을 만들어 가는 것에 대해 자문하라. 특히 당신이 BZ 신경 안정제를 복용하고 있다면 이것이 매우 중요하다(줄이는 기간에는 약을 복용하지만 끊는 데 6개월 정도가 필요할 수 있다.). 또한 당신

은 인데랄 같은 베타 차단제나 팍실 같은 항우울제의 사용을 줄이는 데도 대개 한두 달의 기간이 요구된다.

많은 사람에게 벤조디아제핀계 약물의 복용량을 줄이는 것은 어려울 수 있다. 신경체계가 이 약물에 적응했기 때문에 약물 없이 살아가도록 재적응하는 데 시간이 꽤 걸릴 수 있다. 종종 정신과 의사들은 BZ를 줄이는 동안 혹은 그 이후에 금단 증상을 완화시키기 위해 SSRI 항우울제나 뉴론틴과 같은 다른 비중독적인 항우울제를 처방하곤 한다. 이 약물 처방에도 견딜 수 없는 사람에게는 때때로 많은 양의 아미노산 트립토판, GABA, 타우린, 글리신을 정맥주사나 복용을 통해서 줄이는 기간 혹은 그 이후의 기간 동안 도와줄 수 있다.

벤조디아제핀을 끊는 데는 두 가지 방법이 있다. 하나는 몇 달 동안 복용량을 천천히 줄이는 것으로 비중독적인 항우울제의 경우에 선호되는 방법이다. 다른 방법으로 약물 회복 프로그램은 2~3주 동안 빠르게 끊을 수 있게 해 주고 바륨과 같은 대안적인 벤조디아제핀이나 자낙스나 클로노핀처럼 잠재적으로 벤조디아제핀과 같은 페노바르비탈을 사용할 수 있다. 대체 약물을 끊은 후에 항우울제나 다른 비중독적인 항우울제가 몇 달 동안 적응하는 것을 도울 수 있다. 벤조디아제핀을 줄이는 더 자세한 정보는 이 장 참고문헌에 제시된 헤더 애슈톤(Heather Ashton)과 셜리 트리켓(Shirley Trickett)의 책을 참고하라.

❸ 약물 사용을 줄이는 기간 동안 이 책에서 제시하고 있는 전략에 대한 믿음을 더 확고히 가지라. 특히 복식호흡, 이완, 운동, 불안에 적응하는 전략, 부정적인 혼잣말에 반박하기가 중요한 전략이다. 약물을 끊는 것은 이 전략을 사용하고 그 기술을 향상시킬 수 있는 기회가 될 수 있다. 약물치료 없이 불안과 공포를 극복하기 위한 자기 자신만의 전략을 배움으로써 자신감을 더 얻을 수 있을 것이다.

❹ 다시 급성적인 불안이나 스트레스가 발생했을 때 약에 의존하려는 증상이 생기더라도 실망하지 말라. 약물 복용을 정기적으로 끊는 것은 미래에 단기간 동안 약물을 사용하는 것이 유익하지 않다는 의미가 아니다. 예를 들어, 외상 경험 때문에 급성 스트레스가 발생했을 때 2주 동안 신경 안정제나 수면제를 사용하는 것은 적절하며, 다시 약물에 대해 의존 성향이 생기지는 않을 것이다. 만약 당신이 계절성 정서장애가 있다면 겨울 동안 항우울제를 사용하는 것이 유익할 수 있다. 때때로 당신이 제한된 기간 동안 약물치료를 하게 된다면 그것을 다시 약해졌거나 자기조절 능력의 부족으로 생각하지 말라. 삶에서 스트레스와 압력을

받았을 때 잘 조절할 수 있도록 종종 처방된 약물을 사용하는 사람들이 꽤 있다.

의사와 작업하기

이 장의 목적은 불안의 치료에서 약물의 역할에 대한 균형 잡힌 관점을 제공하는 것이다. 물론 약물과 관련된 부작용과 한계보다 약물 처방이 유익한 상황이 더 많다. 그러나 약물을 복용하기 전에 잠재적인 부작용과 한계를 전반적으로 인식하는 것이 매우 중요하다. 당신의 의사는 ① 증상의 전체적인 병력에 관해 알려 줄 것, ② 특정 약물의 가능한 부작용과 한계를 알려 줄 것, ③ 약을 시도하는 데 동의를 구할 것에 대한 책임이 있다. 그리고 의사가 ① 어떤 약에 알레르기 반응이 있는지, ② 임신하고 있는지, 혹은 ③ 다른 처방이나 대체 약물을 복용하고 있는지의 여부에 대한 당신의 병력에 관해 정보를 요구했을 때 의사에게 알려 주는 것뿐만 아니라 알려 주지 않는 것 역시 당신의 권리며, 이런 경우 의사는 물어보는 것을 그만두어야 한다. 이러한 정보의 교환이 당신과 의사 사이에서 이루어질 때, 둘 다 특정한 약물 처방에 당신이 관심이 있는지의 여부에 대해 전반적으로 정보를 공유하고 상호 결정을 내리는 위치에 있을 것이다. 만약 의사가 당신의 동의를 구하는 데 협력하지 않으려 한다면 다른 의사를 찾을 것을 강력하게 권고한다. 약물은 당신이 특정 문제로부터 회복될 때 고비를 넘기게 도와주지만 주의를 기울이고 책임감을 가지고 사용해야 한다.

주의: 처방 없이 특히 신경 안정제 같은 다양한 항우울제를 제시하고 있는 웹사이트가 있다. 나는 이런 사이트에서 거래하지 않기를 주장한다. 그들은 돈만 받고 물건을 보내지 않을 수도 있고, 잘못된 약을 보내거나 약의 질이 떨어지거나 중독성 있는 제품을 보낼 수도 있기 때문이다. 약이 필요할 때 처방을 요하는 이름 있는 약을 사용하기 위하여 경험 많은 의사나 정신과 의사에게 자문을 구하는 것이 가장 좋다.

결 론

적절한 약물의 사용은 총체적인 가치나 자연적인 생활양식에 모순되지 않는다. 불안장애를 다루는 데는 약물을 사용해야 하며, 그렇게 하지 않는 것은 당신 자신을 돌보지 않는 것과 같다. 나의 질문은 당신 자신을 가장 특별히 배려하는 것은 무엇인가다. 경우에 따라 이 질문에 대한 답은 약물치료를 그만두는 것일 수도 있다. 특히 당신이 몇 년 동안 약물에 너무 의존하고 있거나 중독되었다면 더욱 그러하다. 또한 인지행동치료나 다른 자연적 치료가 힘든 것을 견디려는 동기를 부여하기 위해 몇 달 동안 약물을 사용할 수도 있다. 다른 경우, 이 책에서 제안하고 있는 인지적, 자연적, 생활양식의 변화의 총체적인 스펙트럼 선상에서 약물(특히 SSRI)의 장기 복용은 당신이 당신 자신에 대해 가질 수 있는 가장 배려 있는 반응일 수 있다.

약물의 주제에 관련해서 몇 가지 대답이 있다. 당신이 가능한 한 모든 정보를 얻는 것, 신뢰할 수 있는 유능한 의사와 작업하는 것, 자신의 직관에 귀 기울이는 것은 당신이 할 수 있는 최선의 것이다.

천연 약물의 사용

이 장이 약물 처방에 관한 것이기에, 나는 불안 문제를 치료하는 데 유용한 천연 약물에 대한 정보를 포함시키지 않았다. 그런 천연 약물에는 두 가지 종류가 있다. 천연 신경 안정제에는 아미노산 GABA뿐만 아니라 카바, 길초근, 시계풀, 캐모마일과 같은 허브가 포함된다. 불안 감소 효과가 있는 천연 항우울제에는 허브종인 세인트존스워트, 아미노산 트립토판, 타이로신과 DL-페닐알라닌(DLPA)이 포함된다. 당신은 지역의 건강식품점이나 약국에서 이것들을 찾을 수 있다. 이러한 천연 약물은 불안이나 우울을 치료하는 데 약물을 대신해서 꽤 도움이 될 수 있다. 천연 약물을 사용하려는 데 고려해야 할 핵심은 불안 문제의 심각성을 완화시키려는지의 여부다. 만약 불안이 성가시긴 하지만, 즉 삶에서 불편한 것이지만 쇠약하게 만들거나 아주 스트레스를 주는 상황이 아니라면, 나는 당신이 약물 처방에 대해 정신과 의사에게 자문을 구하기 전에 먼저 천연 약물을 고려해 볼 것을 제안한다. 만약 당신이 이미 SSRI 항우울제나 BZ 신경 안정제를 복용하고 있다면 그 약물과 함께 복용해도 잘 듣는지를 의사에게 자문하지 않고 천연 약물을 시도해 보지 말라.

불안과 우울을 치료하는 데 사용된 천연 약물에 대한 모든 정보는 15장의 '불안 감소를 위한 건강보조식품' 섹션을 보기 바란다.

활동 요약

1. 불안장애를 치료하는 데 사용될 약물의 다양한 종류를 다시 한 번 살펴볼 수 있도록 이 장을 다시 읽으라. 당신의 특정 문제에 적절할 수 있는 약물의 유용성과 한계를 잘 알고 있으라.
2. 만약 현재 약물을 복용하고 있지는 않지만 그렇게 하는 것이 유용할지에 대해서 고민하고 있다면, 당신의 선택에 관해 함께 논의하기 위해 불안장애에 대해 잘 알고 있는 정신과 의사를 만나 보라. 미국불안장애협회가 출판한 『전국 전문가 인명사전(*A National Professional Membership Directory*)』에는 불안장애에 전문적인 정신과 의사뿐만 아니라 그런 정신과 의사를 잘 알고 있는 다른 전문가들도 제시되어 있다.
3. 만약 현재 약물을 복용하고 있는데 그만두려고 한다면 그렇게 하는 것의 적절성을 논하기 위해 담당 의사에게 자문을 구하라. 만약 당신이나 그 의사가 당신이 약물치료를 그만두는 것을 함께 결정하게 된다면 '약물치료를 그만두기' 섹션의 지침을 따르라. 다만 이 책의 4장에서 15장까지의 기술을 모두 완료한 후에 약물치료를 그만두는 것이 가장 좋다는 것을 기억하라. 만약 세 달 이상 동안 복용해 온 벤조디아제핀을 끊고 싶다면 몇 달 동안 점차적으로 복용량을 줄여 나갈 준비를 하라. 참고문헌에 제시된 헤더 애슈톤과 셜리 트리켓의 책을 참고하라.
4. 만약 불안 관련 문제를 비교적 심각하지 않게 느끼고 있다면(쇠약하게 만들거나 높은 스트레스를 유발시키기보다 그냥 단지 불편하고 성가시다면), 15장에 기술된 것처럼 천연 물질을 고려해 보라. 또한 헤럴드 블룸필드(Harold Bloomfield)의 『허브로 불안 치료하기(*Healing Anxiety with Herb*)』, 마이클 머레이(Michael Murray)의 『프로작에 대한 천연의 대안(*Natural Alternatives to Prozac*)』을 보는 것도 좋을 것이다.

참•고•문•헌

Ashton, C. Heather. *Benzodiazepines: How They Work and How to Withdraw*. Boston: Benzodiazepine Awareness Network, 2002.

Bloomfield, Harold. *Healing Anxiety with Herbs*. New York: HarperCollins, 1998.

Murray, Michael T. *Natural Alternatives to Prozac*. New York: William Morrow, 1996.

Norden, Michael. *Beyond Prozac*. New York: HarperCollins, 1995.

Preston, John, John H. O'Neal, and Mary C. Talaga. *Handbook of Clinical Psychopharmacology for Therapists*. Fourth edition. Oakland, Calif.: New Harbinger Publications, 2004.

Schwartz, Jeffrey. *Brain Lock: Free Yourself from Obsessive-Compulsive Behavior*. New York: HarperCollins, 1996.

Thomson PDR. *Physicians Desk Reference*. Fifty-eighth edition. Montvale, N.J.: Thomson PDR, 2004.

Trickett, Shirley. *Free Yourself from Tranquilizers and Sleeping Pills*. Berkely, Calif.: Ulysses Press, 1997.

Wilson, Reid. *Don't Panic: Taking control of Anxiety Attacks*. Revised edition. New York: HarperCollins, 1996. (See chapter 19.)

CHAPTER 18 명 상

명상(meditation)은 지난 3,000년간 정신을 훈련시키고 고요하게 만들기 위한 목적으로 행해져 왔다. 이미 알려진 것처럼, 명상은 힌두교와 불교 내의 영적 수행에서 시작된 것이다. 동양 철학은 인간 고통의 근원이 우리의 자동적이고 조건화된 사고에 있다고 가르쳐 왔다(인지치료에서의 자동적 사고라는 용어가 이 개념과 비슷하다.). 우리가 우리의 인생에 대해서 나쁘다고 생각하거나 그렇게 반응할 때를 제외하고는 실제로 나쁜 것은 아무것도 없다. 명상 연습을 통하면, 의식적인 판단 없이 단계를 되돌아가서 단순하게 자동적 사고와 반응 유형을 눈앞에 보는 것이 가능하다. 일반적인 명상 연습은 자신의 정신에 있는 자동적 유형에 붙들려 있는 대신에 점차적으로 그것으로부터 자유로워지도록 도와줄 수 있다. 동양적인 관점에 따르면 명상은 정신에서 만들어 낸 고통으로부터 자유로워지는 상태를 경험할 수 있는 가장 훌륭한 방법이다. (교회에서도 수세기 동안 명상의 형태를 수련해 왔다.)

명상은 어떻게 이런 자유를 성취하도록 도와주는가? 한마디로 인식의 '확장'을 통해서라고 얘기할 수 있다. 인식은 자신 안에서 깊이 경험할 수 있는 의식의 순수하고 조건화되지 않은 상태로 정의될 수 있다. 인식은 개인이 살아가면서 학습해 온 사고의 조건화된 유형과 감정적인 반응 유형 '아래에' 또는 앞서서 존재한다. 이러한 조건화되지 않은 인식은 항상 가능한 것이다. 그러나 대부분의 시간 동안 그것은 일상생활에서 순간적으로 경험하는 정신적인 대화와 감정적 반응의 지속적인 줄기에 의해 둘러싸여 있다. 오직 당신이 매우 조용하고 정적인 상태가 될 때, '그저 존재하고자 하는' 의지를 가지면서 현재 순간에 내부에서 경험하는 것들을 판단이나 어떤 것을 하려는 의지 없이 관찰하는 것은 당신의 사고와 감정의 바탕이 되는 인식을 나타나도록 할 수 있다.

인식의 조건화되지 않은 상태를 경험할 때는 깊은 평화로움을 느낄 수 있다. 이러한 내적인 평화의 장소는 무조건적인 사랑, 지혜, 깊은 통찰, 기쁨과 같은 다른 종류의 조건화되지 않은 상태를 일으킬 수 있다. 내적인 평화로움의 상태는 그 자체로 발달해 나갈 필요가 전혀 없어지게 된다. 당신은 그것과 함께 태어났다. 그것은 항상 당신의 내부 깊은 곳에 있다. 당신은 그것이 나타날 만큼 충분히 오랜 시간 동안 조용하고 정적인 상태에 놓인다면 그러한 평화를 발견할 수 있을 것이다. 명상 연습은 이러한 것을 하는 가장 직접적인 방법이다.

명상 연습은 인식이 자신의 두려운 사고나 감정적 반응보다 더 넓어지도록 확장시켜 줄 것이다. 인식이 두려움보다 커지자마자, 더 이상 두려움에 대해 걱정하지 않고 그 밖에 있는 정신 가운데 서서 단지 그 두려움을 바라보게 된다. 그것은 두려운 사고들 때문에 자신을 가두어 놓은 부분보다 더 넓은 내적 존재의 일부로 스스로를 정의하는 것과 마찬가지다. 계속적인 인식의 과정을 통해 자신의 인식을 넓혀 나가면 당신의 경험을 구성하고 있는 사고와 감정을 관찰하는 계속적인 과정에 쉽게 놓이게 된다. 당신은 그 안에서 덜 붙잡혀 있거나 길을 잃는 경우가 적어진다.

자신의 내적인 사고와 감정을 관찰하는 능력을 키우는 것은 자신과 더 연결되어 있기보다는 내적으로 분리되는 과정인 것처럼 보일 것이다. 사실은 그 반대라고 볼 수 있다. 당신을 자신의 중심에서 끌어내는 경향성이 있는 것은 당신의 반응적인 사고와 조건화된 감정 유형이다. 당신을 더 깊은 내적 자기로부터 이끌어 내고 생각 여행이나 개인적인 드라마와 같은 곳으로 이끄는 것이다. 당신이 자신의 인식을 더 깊어지게 하고 확장시켜 나가면 당신 자신에 대해서 더 많이 가까워지게 될 것이다. 당신의 반응적인 생각과 감정이 나타나도 당신은 강하게 그것들에 의해서 흔들리지 않게 될 것이다. 당신은 더 진실되게 자신의 삶을 즐길 수 있을 정도로 자유로워진다. 왜냐하면 불안, 걱정, 화, 죄책감, 부끄러움, 슬픔 등의 특정한 상태에 덜 붙잡혀 있게 되기 때문이다. 그보다 당신은 자신의 반응을 단순하게 인식할 수 있고, 경험을 통해 흘러나가 떠나버리도록 할 수 있다. 당신의 내적인 의식 속에는 당신이 걱정하는 생각들을 관찰할 수 있을 만큼의 충분한 공간이 있다. 그러므로 생각이 실행하기에 이성적인 것이면 실행을 할 것이고, 비이성적이라면 그 생각을 그저 떠나도록 둘 것이다. 당신은 생각하고 경험한 것을 더욱 선택해 나가기 시작한다. 당신은 반응적 사고와 감정의 끊임없는 정신적 공간에서 방황하지 않는다. 이런 생각과 감정이 여전히 나타나지만 그것들과의 관계는 달라진다. 자신의 내적인 인식이 충분히 넓어서 그런 것들에 이끌리기보다는 그것을 관찰하고 수용하게 된다.

명상의 장점

명상은 미국에서 1960년대 중반에 초월명상(transcendental meditation)의 형태로 인기를 얻기 시작했다. 초월명상에서 강사는 '옴 샨티(Om shanti)' 나 '소훔(So-Hum)'과 같은 산스크리트 만트라를 선택한다. 당신은 정신적으로 이런 소리를 내면서 조용한 장소로 올라가게 된다. 정신을 분산시키는 어떤 것이라도 모두 정신을 통해 빠져나가도록 하면서 완전하지만 강제적이지 않게 만트라에 집중해야 한다.

1970년대에 허버트 벤슨(Hervert Benson)은 초월명상에 대한 연구를 했으며, 유명한 저서 『이완 반응(*The Relaxation Response*)』을 출판했다. 벤슨은 명상을 자신의 버전으로 발전시켰는데, 그것은 정신적으로 한 단어를 반복하면서 숨을 내쉬는 것에 관한 것이다. 그는 명상의 수많은 신체적인 영향을 다음과 같이 정리했다.

- 심장박동의 감소
- 혈압 저하
- 산소 소비 저하
- 신진대사율 저하
- 불안 감소와 관련해 피가 산성화되는 것 감소
- 팔과 손의 혈류 및 온도 상승
- 깊은 이완과 관련하여 피부의 전기 저항 증가
- 이완과 관련하여 뇌의 알파파 활동 증가

벤슨은 명상의 장점이 초월명상과 배타적이지 않다고 얘기했으며, 개별적으로 선택된 만트라는 불필요하다고 얘기했다. 그의 호흡 방법은 초월명상과 동일한 신체적 효과를 거두었다. 그는 '이완 반응' 으로서 명상에 신체적인 깊은 이완 상태에 대해 언급했다.

벤슨의 작업 이후에 명상의 장기적 장점에 대한 괜찮은 연구들이 계속해서 명상이 성격 특질, 행동, 태도를 바꾼다는 것을 증명했다. 만약 당신이 불안장애로부터 고통받고 있다면, 명상은 강박적인 정신 유형을 깨고 당신이 자신의 사고를 더 생산적으로 재구조화할 수 있도록 이끌어 줄 것이다. (일반적인 명상은 근육 긴장을 완화시켜 주는데, 더 직접적인 점진적 근육이완보다 반복적인 정신적 유형에 더 큰 영향을 미친다.)

명상은 반복적으로 만성적인 불안과 걱정을 발견해 왔다. 종종 매일 명상을 하면 신경 안정제나 다른 약물들의 사용을 줄일 수 있다. 그 밖의 장점은 다음과 같다.

- 긴장 완화
- 에너지 수준과 생산성 증가
- 자기비판 감소
- 객관성(상황을 판단하지 않고 바라보는 능력) 향상
- 알코올, 놀이, 처방약 등에 대한 의존성 감소
- 자존감과 자아정체감 고양

1980년대와 1990년대에 존 카밧진(Jon Kabat-Zinn)은 스트레스 관리의 방법으로 명상에 대한 연구를 확장시켰다. 명상에 대한 이런 접근을 하면서 그는 '마음챙김(mindfulness)' 에 대해 언급했고, '마음챙김 기반 스트레스 완화(Mindfulness-Based Stress Reduction: MBSR)' 라는 스트레스 관리 프로그램을 발전시켜 나갔다. 이것은 미국의 여러 대학과 클리닉에서 시행되고 있다. ('마음챙김' 이라는 단어는 모든 형태의 명상에 관한 기본적 입지를 표현한다. 조용하게 자신의 내적인 경험에서 일어나는 것을 바라보고 완전히 수용하며 판단하지 않는다. 어떤 사람들은 동양적인 톤의 명상이란 개념이 아닌 순수하게 신체적인 개념이기에 이 단어를 더 좋아한다.) 그는 『완전히 비극적인 삶(*Full Catastrophe Living*)』(국내에서는 『마음챙김 명상과 자기치유』라는 제목으로 출간됨—역자 주)과 『당신이 어디에 가든 그곳에 당신이 있다(*Where You Go, There You Are*)』라는 두 권의 유명한 저서를 통해서 명상 또는 마음챙김을 전체 사회에 확장시켜 나갔다.

더 최근으로 거슬러 올라오면, 명상 연습은 진델 시걸(Zindel Segal), 마크 윌리엄스(Mark Williams)그리고 존 티스데일(John Teasdale)이 『우울증에 관한 마음챙김 기반 인지치료(*Mindfulness-Based Cognitive Therapy for Depression*)』에서 지적한 주요 우울에 대한 세 가지 이상의 삽화를 가진 사람들 사이에서 우울이 재발하지 않도록 방지하는 역할을 했다. 명상과 동떨어진 개입은 거의 없었고, 경험적으로 우울이 재발하는 것을 막는 데 도움이 된다는 점을 밝혀냈다. 현재 많은 의사와 심리학자들은 다양한 신체적 · 심리적 문제를 치료하는 과정에서 명상과 마음챙김 연습을 사용하고 있다. 즉, 명상과 마음챙김 연습은 정신을 고요하게 만드는 강력한 심리 기법이다. 비록 이것이 영적인 전통에서 나온 것이기 하지만, 당신은 명상을 통해 이득을 얻기 위해 영적인 관점을 적용할 필요가 없다.

명상의 종류

명상에는 두 가지 종류가 있는데, 집중하는 것과 집중하지 않는 것이다. 때로는 구조화된 명상과 구조화되지 않은 명상으로 불리기도 한다. 집중하는 접근은 명상을 하는 동안 특정한 대상에 구체적 초점을 맞추면서 주의를 집중하는 것을 강조한다. 이 접근에서 당신은 명상 회기 동안 당신의 정신이 흩어질 때마다 그 대상에 초점을 맞출 수 있다. 초월명상과 벤슨의 '호흡(respiratory one)' 명상이 대표적이다. 초월명상에서는 산스크리트 만트라를 반복하는 것에 집중하며, 벤슨의 호흡 명상에서는 호흡을 내쉴 때 단어 'one'이라는 단어에 집중한다. 집중하는 명상으로부터 나온 매우 유명하고 널리 알려진 것은 숨쉬는 감각에 초점을 맞추는 것이다. 명상할 때 당신은 단순히 주의를 숨쉬는 주기에 기울이고, 배 또는 가슴으로부터 당신의 숨이 올라갔다가 내려가는 것에 집중한다. 이 장에서 소개하고 있는 몇 가지 명상 연습은 숨쉬는 데 주의를 기울이는 것이다.

집중하지 않는 명상은 명상에 대한 구조화되지 않은 접근으로서, 주의를 특정 대상에 집중하지 않는다. 대신 경험의 전체적 맥락, 즉 인식이 일어나는 무엇이든지 그 경험의 맥락이 초점 대상이 된다. 당신은 단순하게 사고, 감정, 욕구, 신체적 감각이 경험에서 어떻게 일어나는지를 어떤 방식으로 평가하거나 저항하는 것 없이 바라볼 수 있다. 당신은 주의 깊게 현재 순간을 인식하는 방식으로 주의를 집중하고 현재 경험에서 포함된 모든 것을 판단 없이 바라보게 된다.

마음챙김이라는 단어는 때때로 명상의 집중하지 않는 형태를 언급하기 위해 사용된다. 이 장의 목적에 따라 마음챙김은 집중하는 것이든 집중하지 않는 것이든 관계없이 어떤 형태의 명상에서 취하는 태도, 입지, 접근으로 이해된다. 예를 들어, 당신은 호흡이나 만트라에 초점을 맞추면서 경험에서 떠오르는 사고, 감정, 감각에 주의를 기울이는 상태를 유지할 수 있다. 마음챙김은 어떤 형태의 명상을 하건, 명상 밖에서 경험하는 어떤 순간이건 비판단적으로 수용하는 상태를 말한다. 또한 마음챙김은 명상 연습을 통해 또는 당신의 모든 깨어 있는 경험을 통해 얻을 수 있는 상태, 접근, 태도다.

모든 형태의 명상은 핵심적인 특징을 갖고 있다. 명상 교사인 크리스티나 펠드먼(Christina Feldman)은 『토슨스의 명상 법칙(*Thorsons Principles of Meditation*)』에서 특정한 법칙이 모든 명상 연습 가운데 존재한다고 지적한다. 그것은 주의, 인식, 이해, 동정이다. 주의는 조용하게 꾸준히 숨을 쉬고, 만트라를 하며, 대상에 집중하거나, 지속적인 사고, 감정, 감각이 즉각적으로 체험되는 형태를 통해서 주의를 집중하는 능력이다. 인식은 당신의 의식이 점진적으로 더 밝고, 명확하며, 반응이나 판단에 의해 방해받지 않는 방식으로 발달되어 나가는 것이다. 인식은 조건화되지 않고, 현재 중심의 존재 상태인 당신의 정신에 반응하는 그 상태로 존재한다. 정기적으로 명상을 하게 되면 당신은 조건화되지 않은 인식을 발달시킬 수 있으며, 그 결과로 모든 것을 조금 더 밝고 명확하게 보게 될 것이다. 이해는 삶에서 일어나는 것들을 더 깊고 명확하게 있는 진실 그대로 바라보는 것이다. 명상은 당신 자신과 자신의 삶에 대한 인식을 확장시켜 주고 다양한 상황 속에서 환상으로부터 대상을 더 잘 분리해 나갈 수 있도록 해 준다. 마지막으로 동정은 명상의 생생한 부분이다. 대부분의 명상 교사는 일종의 명상 연습 동안에 일어나는 것들에 대해 환영하는 태도를 강조한다. 그렇게 하면서 당신은 경험을 통해 일어나는 것, 두려움과 불안 등을 판단하거나 저항하지 않게 되는 것을 배운다. 때때로 명상 교사들은 마음챙김이라는 단어를 '진심(heartfulness)'으로 바꾸어서 명상 그리고 실제 일반적인 삶에서 일어나는 것에 대한 친절함과 동정의 중요성을 강조한다. 유명한 명상 교사인 틱낫한(Thich Nhat Hanh)은 학생들에게 명상하는 동안 더 웃도록 장려한다.

명상 배우기

명상 배우기는 적어도 다음의 네 가지 구체적 단계를 포함하는 과정이다.

- 바른 자세
- 바른 기법
- 집중을 높이기
- 마음챙김을 고양시키기

바른 자세는 당신이 명상을 하게 되는 정신 상태다. 이런 태도는 시간과 헌신을 발전시킨다. 운 좋게도 명상 연습 자체는 당신에게 바른 자세를 배우도록 해 준다. 바른 기법은 명상을 하는 동안 당신의 인식에 머물러서 초점을 맞추는 구체적인 방법들을 배우는 것이다. 집중을 높이기는 명상을 시작하는 모든 사람들(때로는 전문가들)이 갖게 되는 불가피한 산만함을 줄이도록 하는 기법이다. 마음챙김을 고양시키기는 자신의 내적 경험과 관련된 기초적인 전환을 만드는 과정이다. 이것은 자기 자신 안에서 비판단적인 '내적 관찰자' 를 발달시키고 매일 존재의 오르내림에 반응하기보다는 단순히 지켜볼 수 있도록 하는 것이다.

바른 자세

명상을 연습하는 태도는 매우 중요하다. 사실 바른 자세를 갖도록 하는 것은 연습의 일부다. 명상 연습을 하는 데 있어서 성공과 능력은 큰 부분에서 그것에 접근하는 방법에 의해 결정된다. 다음의 여덟 가지 올바른 자세는 존 카밧진이 기술한 내용이다. 그의 책 『완전히 비극적인 삶』과 『당신이 어디에 가든 그곳에 당신이 있다』를 읽어 보면 일반적인 명상 연습에 대해서 더 살펴볼 수 있을 것이다.

✱ 초보자의 마음가짐

판단하거나 미리 개념을 갖거나 투사하지 않고, 즉각적이고 지속적인 경험을 관찰하는 것은 '초보자의 마음가짐' 이라고 할 수 있다. 그 핵심을 보면, 어떤 것을 처음

볼 때 그것을 있는 그대로 인식하는 것이다. 그것은 어떤 것을 보고 수용하는 것이며, 이는 현재 순간에서 실제로 일어난 것을 자신의 추측이나 판단 없이 보는 것이다. 예를 들어, 어떤 사람과 친밀하게 된 다음에 그가 실제로 어떤지를 감정, 사고, 투사, 판단 없이 그대로 보는 것에 대해 고려해 보라. 만약 당신이 이 사람을 처음 만났다면 어떻게 보게 될 것인가?

✻ 애쓰지 않기

당신이 하루 동안 하는 거의 모든 것은 목표 지향적인 것이다. 명상은 그렇지 않다. 명상은 연습하기 위해 노력해야 하지만 그 자체 이상의 목표는 아니다. 만약 당신이 명상을 하기 위해 앉았다면 어떤 목표를 마음에서 지워 버리는 것이 가장 좋다. 당신은 안식을 취하고, 머리를 비우며, 스트레스를 완화시키고, 깨달음에 도달하기 위해 노력하는 것이 아니다. 당신은 자신이 그런 목표를 달성했는지에 따라 명상의 질을 평가할 필요가 없다. 당신이 명상을 하면서 갖고 있는 한 가지 의도는 있는 그대로 당신의 '지금 여기' 에서의 경험을 체험하고 만트라를 반복하거나 숨쉬기에 초점을 두는 것이다. 만약 당신이 긴장되고 불안하며 고통스럽다면 이런 감각을 지우려고 노력하지 않는다. 대신에 단순히 그 감각들을 바라보고 최선을 다해 그것과 함께한다. 당신은 단순하게 있는 그대로 존재한다. 그런 방식으로 당신은 저항하거나 투쟁하지 않을 수 있다.

✻ 수용

수용은 애쓰는 것의 반대다. 당신은 단순하게 자신이 순간 경험하는 것과 함께하는 것을 배울 때 수용력을 키울 수 있다. 수용은 일어나는 것을 무엇이든지(예: 긴장, 고통) 좋아해야 한다는 것을 의미하지는 않는다. 그것은 단순하게 벗어나려는 노력 없이 그것과 함께 있는 것을 의미한다. 당신은 "저항하는 것을 지속하라."라는 말에 익숙해지게 될 것이다. 명상에서든 실생활에서든 어떤 것에 저항하거나 애쓰는 한, 당신은 실제로 그것에 에너지를 쏟고 확대하게 된다. 수용은 그저 존재하는 것으로 불편감과 문제를 허락한다. 그런 문제가 사라지지는 않지만 당신이 그것과 싸우거나 피하려고 하기를 멈추기 때문에 그것을 다루기가 더 쉬워진다.

명상 연습에서 수용은 당신이 매 순간 일어나는 것을 포옹하는 것을 익힐 때 발달한다. 당신이 이렇게 하는 것을 배워 나간다면 저항하려고 노력할 때보다 더 빨리 주어진 순간에 있는 모든 것이 곧 변해 갈 것이다.

인생에서 수용은 어떤 방식으로 자기 자신을 포기하고 변화와 성장하려는 노력을 멈추도록 하는 것을 의미하지는 않는다. 오히려 수용은 당신의 삶에서 명확하게 반영하고 적절하게 행동하고자 하는 공간이다. 당신은 더 이상 어려움에 대해 반응하거나 노력하지 않아도 될 때 실행할 에너지를 자유롭게 얻는다. 물론 때때로 수용할 수 있게 되기 전에 문제에 대한 감정 반응의 범위를 관통할 필요가 있다.

✻ 판단하지 않기

수용의 중요한 전제 조건은 판단하지 않는 것이다. 당신이 하루 동안 일어나는 지속적인 경험에 주의를 기울일 때, 당신은 자신의 기분이나 감정뿐만 아니라 외부 환경에 있는 것들을 자주 판단한다는 점을 깨달을 것이다. 이런 판단은 자신의 개인적 가치나 좋고 나쁨의 기준에 근거한다. 만약 이를 의심한다면 5분 동안 얼마나 많은 것들을 당신이 그 짧은 시간 안에 판단하고 있는지 살펴보라. 명상을 연습하기 위해서 당신은 단순히 반응하지 않고 판단을 최소화하며 일어나는 것은 무엇이든지 관찰하면서 판단을 중지시키는 연습을 한다. 당신은 그런 사고가 왔다 가도록 하면서 계속적으로 숨쉬기를 관찰하고 당신이 명상에서 초점을 두기로 선택한 다른 대상에 집중할 수 있다.

✻ 인 내

인내는 수용과 노력하지 않는 것의 가까운 사촌이다. 그것은 모든 사물을 자연적인 시간에 펼쳐 놓는 것이다. 그것에 달려들지 않고 있는 그대로 명상 연습을 놓아두는 것이다.

인내는 매일 반 시간 동안 명상할 시간을 만들어 내는 데에 필요하다. 또한 명상 연습을 매일 혹은 매주 특별히 흥미로운 일이 일어나지 않을 때에도 유지하도록 하는 데에 필요하다. 인내하게 되면 서두르기를 멈춘다. 또한 빨리 움직이는 사회의 뿌리에 대항하고 하나의 목적을 다른 곳으로 빠르게 움직여 가는 기준에 대항하는 것을 의미한다.

명상 연습을 통해 키울 수 있는 인내는 성공과 영속성을 확신시켜 주도록 도와줄 것이다. 정규적으로 명상하면서 앉아 있으면 인내심을 발달시키게 되며, 이것은 이 장에서 서술된 모든 특징을 키워 주도록 도울 것이다. 당신이 명상 연습을 하도록 돕는 이런 태도는 연습 자체로 깊어질 수 있는 태도다.

❋ 놓아 버리기

존 카밧진은 인도에는 원숭이를 잡는 효과적인 방법이 있다고 얘기했다. 코코넛에 원숭이의 손이 들어갈 만한 크기의 구멍을 뚫고 바나나를 넣어 둔다. 그러면 원숭이가 가까이 다가가서 손을 코코넛에 넣고 바나나를 잡는다. 구멍은 너무 작아서 원숭이가 손을 넣을 수는 있어도 바나나를 잡고 꺼내지는 못한다. 그 원숭이가 자유롭게 되려면 바나나를 놓고 가는 것이 필요하지만, 대부분의 원숭이는 그렇게 하지 못한다.

우리의 정신은 종종 원숭이와 같다. 우리는 특별한 사고나 감정적 상태, 때때로 굉장히 아픈 사고나 감정을 붙잡는다. 그리고 그 상태를 놓아 버리지 않는다. 놓아 버리는 능력은 불안한 생활을 덜 언급하는 명상 연습을 할 때 키울 수 있다. 즐거운 것이든 아픈 것이든 어떤 경험을 붙잡고 있다면 어떤 것을 판단하거나 노력하지 않고 지금 여기에 그대로 머무르는 것이 어려워진다. 반면에 어떤 것을 놓아 버리려 한다면 그것을 수용하는 법을 배우면서 그 방법을 익힐 수 있다. 놓아 버리기는 어떤 것을 있는 그대로 수용하고자 하는 의지의 자연스러운 결과인 것이다. 만약 명상에 앞서 당신이 어떤 걱정을 놓아 버리는 것이 어렵다는 것을 알게 된다면, 당신은 명상을 당신이 걱정하는 그 자체의 과정을 포함하여 걱정 주변의 모든 생각과 감정을 증명하는 수단으로 사용할 수 있을 것이다. 당신이 문제 주위에 있는 당신의 생각과 감정을 구체적으로 관찰하면 할수록, 당신은 그 문제 주위에 있는 인식을 더욱 확장시키고 놓아 버릴 수 있게 될 것이다. 걱정이 감정적으로 강하게 엮여 있다면 명상을 하기 전에 그 문제에 대해서 일기를 쓰거나 얘기하면서 당신의 감정을 해방시키는 것도 좋은 방법이 될 것이다. 이 장에서 묘사하고 있는 모든 태도를 연습한다면 문제를 놓아 버리는 데 도움이 될 것이다.

❋ 신뢰

명상으로 가는 다른 중요한 태도는 자기 자신에 대한 기본적인 신뢰다. 신뢰는 어떤 권위 있는 사람이나 다른 사람들이 뭐라고 생각하거나 말하는 것에 관계없이 당신의 본능, 반응, 감정을 존중하는 것을 의미한다. 당신이 경험한 것에 대해서 판단하는 것을 막고 당신의 근본적인 자아 안에 선천적으로 좋은 것이 있다고 믿는다. 명상 연습은 더 완전하게 자기 자신이 되는 것이다. 명상에서 당신은 경험에 대해 순간순간

책임을 진다. 당신이 자신의 경험에 대해 책임을 진다. 경험한 것을 완전히 받아들이기 위해 당신은 그것을 믿을 필요가 있다. 자신의 통찰과 지혜를 믿으면 타인뿐만 아니라 자신을 향한 동정심을 가질 수 있다.

✱ 헌신과 자기 훈련

명상 연습을 하는 데 있어서 과정을 잘 지키고 따르면서 자신에게 작업하도록 강하게 헌신하는 것은 중요한 부분이다. 명상은 원래 매우 단순하지만 명상 연습이 항상 쉬운 것은 아니다. 무언가를 하는 것을 매우 중시하는 사회에 살면서 정기적으로 '존재 자체가 되는' 시간을 만들고 그에 가치를 두는 일은 헌신을 필요로 한다. 우리 중 아주 적은 수의 사람들만이 애쓰지 않는 것에 대해 가치를 둔다. 그리고 하루에 적어도 30분 정도 목표 지향적 활동을 멈추는 것은 헌신과 훈련을 필요로 한다. 이러한 헌신은 운동 훈련에서 요구되는 것과 유사하다. 훈련을 할 때 운동선수는 자신이 그것을 좋아한다고 느끼고, 연습하는 데 충분한 시간을 가지며, 다른 사람들이 주위에 있을 때에만 연습하지는 않는다. 훈련은 운동선수가 어떻게 느끼는지 또는 즉각적인 성취감이 있는지 없는지에 관계없이 매일 연습하기를 요구한다.

명상 연습을 하기 위해서는 당신이 그것을 좋아하든 좋아하지 않든 또는 편하든 편하지 않든 일주일 동안 거의 매일 적어도 한 달간 앉아서 명상을 하는 것이 최선이다. (만약 당신이 처음에 종종 앉아 있지 못하겠다고 느낀다면 자신에게 벌을 주는 것이 좋은 방법이다.) 만약 하루 중 특정한 시간을 명상을 위해 남겨 놓고, 특히 아침이나 저녁 식사 전 등의 시간을 남겨 둔다면 명상이 훨씬 쉽게 느껴질 것이다. 만약 정기적으로 명상 연습을 한다면 두 달 정도 후에는 그러한 명상의 과정을 충분히 지속할 수 있는 습관이 되고 충분히 자기 강화가 될 것이다. 명상 경험은 회기별로 다양하다. 때로는 기분 좋게 느끼고, 때로는 일상적이라고 느끼며, 때로는 전혀 명상이 어렵지 않다는 것을 발견할 것이다.

비록 중요한 부분은 어떤 것을 위해 애쓰지 않는다는 것이나, 정기적인 명상 연습에 대해 장기적으로 헌신한다면 기본적으로 삶을 변화시킬 수 있을 것이다. 당신의 삶에서 일어날 수 있는 어떤 것을 변화시키지 않고, 명상은 당신이 경험하는 모든 것의 관계를 더 깊은 수준으로 변화시킬 것이다. 나의 개인적인 경험에 따르면 명상 훈련을 시작하고 지속하는 데 힘을 들이는 것은 그만큼의 가치가 있었다.

바른 기법: 명상 연습을 위한 지침

적절한 명상 기법에서 가장 중요한 부분은 등을 바로 세우고 앉거나, 바닥에 다리를 교차한 자세로 눕거나, 의자에 앉아서 바닥에 발을 평평하게 대는 것과 같은 자세로 있는 것이다. 똑바로 앉아 있는 자세로부터 신체 안에 어떤 에너지가 넘치는 배열이 생겨날 수 있는 것 같다. 비록 누워 있는 자세가 이완의 다른 형태이기는 하지만, 누워 있는 자세는 이런 에너지를 일으키지는 않는다. (이 장의 후반부에 이런 몸의 자세에 대해 조금 더 설명할 것이다.) 명상하기 전에 긴장한 근육을 이완시켜 준다면 도움이 될 것이다. 한 가지 방법은 요가를 연습하는 것이다. 역사적으로 볼 때, 요가 자세의 중요한 목적은 명상에 앞서 몸을 이완시키고 신체의 에너지 균형을 맞추는 것이다. 다음은 명상 연습을 더 효과적이고 쉽게 할 수 있도록 도와줄 것이다.

❶ 조용한 장소를 찾으라. 외부의 소음과 방해를 최소한으로 줄일 수 있는 곳을 찾으라. 만약 가능하지 않다면 부드럽고 조용한 악기나 자연 소리를 틀으라. 파도 소리는 좋은 배경이 될 것이다.

❷ 근육 긴장을 줄이라. 긴장되었다고 느낀다면 10분 이내의 시간 동안 근육 긴장을 이완시키라. 만약 익숙하다면 요가 자세는 근육 긴장을 푸는 최고의 방법이 된다. 몸의 윗부분, 즉 머리, 목, 어깨로 내려오는 점진적 근육이완은 도움이 될 것이다(4장 참조). 머리와 목 연습의 다음 과정이 도움이 될 것이다.

천천히 뺨을 가슴에 세 번 대라. 천천히 다음 연습을 따라 하라.

- 머리를 뒤로 구부려서 목 뒤로 세 번 뻗으라.
- 오른쪽 어깨 쪽으로 머리를 세 번 숙이라.
- 왼쪽 어깨 쪽으로 머리를 세 번 숙이라.
- 시계 방향으로 머리를 천천히 세 번 돌리라.
- 시계 반대방향으로 머리를 천천히 세 번 돌리라.

❸ 바른 자세로 앉으라.

- 동양 방식: 바닥에 쿠션이나 베개를 두고 다리를 꼬고 앉으라. 손을 뒤로 두고 천천히 무게를 뒤로 두어서 지탱하라.
- 서양 방식(대부분의 미국인이 선호): 편안하게 앉아서 의자에 똑바로 기대고, 발을 바닥에 두고 무릎을 펴며, 손을 뒤에 두라(손바닥을 아래위로 편한 대로 두라.).

각 자세에서 등과 목을 굽히지 않고 똑바로 하라. 거칠고 유연하지 않은 자세를 취하지 말라. 만약 긁거나 움직일 필요가 있다면 그렇게 하라. 일반적으로 누워 있거나 머리를 받치고 있지는 말라. 이렇게 하면 잠이 들 것이다.

❹ 20~30분간 명상하라(처음 시작하는 사람은 10분 정도 한다.). 시계를 옆에 두고 당신이 할 수 있는 한 길게 20~30분 정도 배경음악을 들으며 명상을 하라. 시계를 보이는 곳에 두는 것이 더 편안하다면 그것도 좋다. 몇 주간 하루에 20~30분간 명상을 한 이후, 한 시간 정도로 명상시간을 늘리는 것도 좋다.

❺ 명상을 매일 정기적으로 하라. 5분 정도만 명상을 하더라도 매일 하는 것이 중요하다. 명상시간을 정해 두는 것이 이상적이다. 하루에 두 번 정도가 적당하다. 최소한 하루에 한 번은 해야 한다.

❻ 배부른 상태에서 명상하지 말라. 배가 부르지 않거나 피곤하지 않을 때 명상하는 것이 더 쉽다. 밥을 먹기 전에 명상을 할 수 없다면 밥을 먹고 적어도 30분 후에 하도록 하라.

❼ 주의집중을 위해 하나의 초점을 선택하라. 주의집중을 위한 가장 일반적인 장치는 호흡 연습이나 만트라다. 구조화된 명상 연습은 이런 기법이다. 그림, 반복적인 음악, 챈트, 성물 등을 포함한 명상의 일반적인 도구들도 있다.

집중을 높이기

명상 연습을 처음 실시한다면 정신에 집중하는 능력을 키우는 것이 도움이 될 것이다. 이것은 연습할 때 일어날 수 있는 불필요한 잡념을 없애 줄 것이다. 지속적으로 특정 대상에 집중하도록 요구하는 명상 형태는 '구조화된 명상'이라고 부른다. 만트라와 숨 세기 같은 두 가지 일반적인 형태가 다음에 묘사되어 있다. 이와 같은 구조화된 명상을 1~2주간 한 후에 여기에 소개된 다른 연습을 할 수 있다. 그렇지 않고 당신이 만트라나 호흡법이 불편하다고 느껴진다면 이 장에서 소개된 단순한 기본적 명상 연습을 하는 것도 좋을 것이다.

✻ 만트라 이용하기

❶ 집중할 단어나 짧은 문장을 선택하라.

- 산스크리트 만트라는 '옴 샨티'나 '소훔'과 같은 단어

- 편안하게 느끼거나 자신에 대해 중요한 신념을 갖게 해 주는 '이완하세요.' '놓아 버리세요.' '지금' '평화' '신이 함께합니다.' 와 같은 단어나 문장

❷ 조용하게 이 단어와 문장을 반복하라.

❸ 어떤 생각, 반응, 산만한 생각이 머릿속에 생겼을 때 반복적인 단어나 문장에 주의를 기울이고 그런 생각들을 지나치라.

❹ 적어도 10~30분간 이런 과정을 지속하라.

* 숨 세기

❶ 조용히 앉아서 숨을 들이쉬고 내쉬는 것에 집중하라. 편안하고 천천히 숨쉬도록 하라. 숨을 내쉴 때마다 조용히 세라. 10까지 세고 다시 시작할 수도 있고, 하고 싶은 만큼 셀 수도 있다.

❷ 산만한 생각이 들 때마다 숨쉬는 것으로 돌아가서 세는 활동을 하라. 만약 어떤 내적인 독백이나 환상에 붙잡혀 있다면 그에 대해 걱정하고 자신을 판단하지 말라. 계속해서 숨을 쉬고 세는 것으로 돌아오라.

❸ 숨을 세다가 잊어버렸다면 다시 1로 돌아가거나 50이나 100으로 돌아가라.

❹ 잠시 동안 숨 세기 명상을 실시한 후에 다시 숨을 들이쉬고 내쉬면서 세는 것에 돌아가서 집중할 수 있다.

❺ 이 과정을 10~30분간 지속하라.

구조화된 명상을 할 때 명상의 대상으로 선택한 것이 무엇이든 그에 집중하는 것이 중요하다. 그러나 자신을 그것에 강제로 매어 두지는 말라. 적절한 명상은 이완된 집중 상태다. 생각, 백일몽, 외적인 자극이 당신을 산만하게 할 때 그것을 붙들고 있지 말고 완고하게 그것에 저항하지 말라. 그냥 그런 생각들이 들어오고 나가도록 두라.

만트라와 숨 세기 명상 연습은 당신이 처음 명상을 시작할 때 집중하도록 돕는 데 유용하다. 어떤 사람들은 이런 방법을 각 명상 회기마다 집중력을 높이는 방법으로 10분 정도 사용한다.

어떤 형태의 명상을 하는 동안에 외부의 방해를 줄이기 위해서 눈을 감는 것은 일반적으로 도움이 된다. 그러나 몇몇 사람들은 눈을 가볍게 뜨고 외적인 대상을 바라보는 것을 더 좋아한다. 이것은 내적인 생각, 느낌, 백일몽으로 인해 방해받는 것을

줄일 수 있다. 산만해서 어려움을 느낀다면 이렇게 하라.

당신은 명상을 하기 위해 처음으로 앉을 때까지는 당신의 정신이 얼마나 산만한지 인식할 수 없을 것이다. 인도에서는 이것을 미치거나 술 취한 원숭이와 같이 훈련되지 않은 정신이라고 말한다. 시작할 때는 구조화된 명상법을 사용해서 집중력을 높이라. 나중에는 이런 형식을 버리고 직접적으로 마음챙김에 집중할 수 있을 것이다.

마음챙김을 고양시키기

마음챙김은 단지 몇 단어로 완전하게 이해하기에는 어려운 다차원적인 개념이다. 존 카밧진은 『완전히 비극적인 삶』이라는 책에서 마음을 다음과 같이 정의한다. "간단하게 말해서, 마음챙김은 순간적인 인식이다. 그것은 우리가 일상적으로 결코 순간적인 생각을 하지 않는 것들에 일부러 집중함으로써 함양된다. 그것은 이완, 집중, 인식, 통찰에 관한 내적인 능력에 기초해서 우리 삶에서 새로운 종류의 통제와 지혜를 형성하는 체계적인 접근이다."

말하자면, 마음챙김은 당신이 경험하는 현재 순간에 떠오르는 것이 무엇이든지 판단하지 않고 집중하는 것이다. 그것은 당신의 즉각적인 경험을 변화시키거나 반응하거나 방해하지 않고 있는 그대로 보는 것이다. 마음챙김을 감상하는 좋은 방법은 그것이 앞서 '바른 자세'에 관한 섹션에 설명된 모든 태도, 즉 애쓰지 않기, 수용, 판단하지 않기, 초보자의 마음가짐, 인내, 믿음, 놓아 버리기 등을 포함한다는 것을 깨닫는 것이다. 마음챙김은 당신이 도달하기 위해서 노력해야 할 대상이 아니다. 당신이 마음챙김을 위해서 노력하면, 그것은 당신에게서 멀어지는 경향이 있다. 이완하고, 놓아 버리고, 판단하지 않고 단순히 당신 경험의 계속되는 흐름을 관찰하게 되면 마음챙김이 실제로 무엇인지 경험하게 될 것이다. 언어는 직접적인 경험만큼 마음챙김의 의미를 가르쳐 주지 않는다.

동정은 마음챙김의 한 부분이다. 많은 명상 교사들은 무엇이 떠오르든지 당신의 내적인 경험을 향해서 친근하거나 인정 많은 태도를 갖는 것을 강조한다. 그것은 깊게 뿌리박힌 화나 고통일 수도 있다. 명상을 하면서 무엇이 떠오르든지 수용하고 판단하지 않는 것을 배우게 되면서, 당신은 당신 자신에 대해서 좀 더 온정적인 태도를 갖추기 시작한다. 최종적으로 마음챙김은 명백한 방식으로 당신이 두려움이나 고통을 다루는 방식을 변화시킨다. 연습이 강화됨에 따라 당신은 두려움이나 고통이 현재 순간에 진행되더라도 이완하고 현재에 머무는 것을 배우게 된다.

명상 연습

다음의 명상 연습은 존 카밧진, 잭 콘필드(Jack Kornfield)와 다른 명상 교사들에 의해서 주도되었다. 그것들은 많은 세기 동안 명상을 하는 학파의 수련가들에 의해서 사용된 기본적인 연습에 유래한다. 여기에서 설명된 이러한 연습은 호흡 주기에 초점을 유지하는 것을 강조한다. 방해받을 때마다 당신의 호흡에 다시 주의를 기울이면서 계속 호흡에 집중하는 것이다. 아마도 연속적으로 운동하는 것이 가장 좋다. 일단 명상과 함께 어떤 경험을 얻으면 이런 수행을 매일의 연습과정으로 통합시킬 수 있다.

기본적인 명상

이 연습을 위한 기본적인 지도는 단순하다. 단순히 당신의 호흡 주기에 집중하는 것이다. 숨을 들이쉬고 내쉴 때, 단순히 당신의 호흡을 관찰한다. 당신은 숨을 들이쉴 때 완전히 호흡에 집중하고, 숨을 내쉴 때도 완전히 호흡에 집중한다. 배나 가슴으로부터 호흡을 느낄 수 있는지 보라. 호흡을 깊게 하거나 다른 것을 하려고 노력하지 말라(초점을 맞추도록 돕기 위해서 숨 세기 기법을 사용하지 않는다면). 그 생각은 단순히 힘이나 노력 없이, 당신이 그것과 연관된 지독하고 미묘한 감각들을 모두 경험하면서 호흡하는 과정을 관찰하는 것이다.

비록 항상 쉬운 것은 아니지만, 고유한 호흡 주기에 머물러 있는 것은 간단하다. 2~3분 후에 당신은 지루해지는 것을 알게 되고, 무언가 다른 것을 하기를 원한다. 또는 당신의 몸은 위치를 바꾸기를 원하거나 일어나거나 무언가를 하기를 원할 것이다. 요점은 명상하는 '일' 이 시작된다는 것이다. 당신은 무언가에 충동을 주는 것 대신에 충동 자체를 관찰하고, 순간에 호흡을 관찰하면서 부드럽게 관심을 호흡으로 돌린다.

호흡을 관찰하는 것이 방해되고 멈추는 경향은 피할 수 없다. 이는 5분 이내에 10번 또는 아마 50번 일어날 수도 있다. 방해받을 때는 자신을 판단하지 않는 것이 매우 중요하다. 자신의 호흡에 집중하는 것에 주목하라. 주의가 방해받는 사실을 좋아하지 않는다면 당신이 그것을 좋아하지 않고 호흡에 집중한다는 것을 주목하라. 만약 당신이 어떻게 느끼는지를 정말로 즐긴다면 숨을 들이마시고 내쉬는 것을 관찰하라. 좋은 명상이나 나쁜 명상이 없다는 점을 인식하라. 종종 당신은 특정 회기가 어떻게 진행되는지에 관해서 좋거나 나쁘게 느낀다는 점을 주목할 것이다. 명상의 전체 초점은 무엇인가를 달성하거나 경험이 어떻게 진행되는지 평가하지 않고 현재 순간에서 당신의 경험을 목격하는 것이다.

✱ 연습

❶ 발을 평평하게 바닥에 놓고 편안하고 곧은 자세로 앉으라. 배로부터 천천히 호흡을 하면서, 호흡에 초점을 맞추라. (배에서부터 호흡을 느낄 수 없다면 가슴으로부터 느끼도록 노력하라.) 배에 초점을 맞춤에 따라서 휴식을 취하고 부드러워지게 하라. 숨을 내쉬고 들이마시는 것에 대한 감각에 초점을 맞추라. (이 과정은 4장의 복식호흡 연습과 상당히 유사하다.) 방해받거나 중단되지 않을 수 있는 자유로운 곳에서 20~30분 정도 이 운동을 하라.

❷ 명상의 기본을 이루는 바른 자세들—초보자의 마음가짐, 수용, 애쓰지 않기, 판단하지 않기, 인내, 믿음, 놓아 버리기—을 명심하라. 연습이 어떻게 이루어지는지에 관한 어떤 기대도 하지 말라. 불안감을 느낀다면 불안감을 없애려고 하는 어떤 목표도 놓아 버리라.

❸ 당신은 눈을 감거나 약간 눈을 뜨고 있는 것을 선호할 수도 있다. 만약 눈을 감는 것이 졸리게 한다면 눈을 뜨고 방의 특정 지점에 초점을 맞출 수도 있다.

❹ 숨을 내쉬고 들이마시는 것을 느끼는 신체의 부위에 집중하라. 그것은 배나 가슴이 될 수도 있다. 가장 편하게 호흡에 집중할 수 있는 장소에 당신의 몸을 두라. 그것이 확실하지 않다면 복부가 시작하기에 좋은 장소다.

❺ 통제하지 않고 숨을 들이쉬고 내쉬라. 마음이 숨쉬는 것에 집중하는 것으로부터 산만해질 때 판단하지 않고 그렇게 하도록 두라. 그런 다음에 부드럽게 관심을 호흡에 집중하라. 마음이 산만해질 때 그것을 인식하고 호흡에 집중하는 것은 명상의 연습과정에서 일반적으로 이루어진다. 당신은 그것이 여러 번 일어날 것을 예상할 수 있다.

❻ 두려운 생각이 떠오를 때 집중하려고 노력한다면 자신에게 '이것은 단지 생각이야.' 또는 '나는 나의 생각이 아니야.' 라고 상기시키는 것이 도움이 될 수도

있다. 그것에 들어가지 말고 두려운 생각과 감정과 함께 호흡하라. 결과적으로 그것은 이동하고 지나갈 것이다. 연습을 하면서 그것은 심지어 두려운 생각과 같이 방해하는 생각들을 더 쉽게 지나가게 할 것이다.

❼ 방해, 지루함, 불안, 졸음, 인내는 명상 동안에 나타나는 흔한 증상들이다. 이러한 것들이 떠오를 때, 단지 그것들을 주시한 다음 그대로 두고 호흡을 위해서 당신의 주의로 다시 돌아오라.

❽ 종종 방해되는 것을 알게 된다면 앞에서 설명된 숨을 내쉬면서 1～50까지 세는 숨 세기 기법을 시도하기를 원할 수도 있다. 그러면 1부터 시작하라. 당신이 호흡에 초점을 잘 맞추고 휴식을 취하고 있다고 느낄 때 숫자 세는 것을 멈추라.

❾ 이 연습을 10분에서 시작해서 점차 30분까지 늘리라. 30분 동안 이 운동을 하는 데 익숙해지려면 여러 주의 시간이 걸릴 수도 있다. 그러나 이런 기간은 오랜 시간에 걸쳐서 연습을 지속하는 데 유익한 시간이다. 당신이 다 했다는 것을 알기 위해서 타이머를 설정해 놓거나 명상 음악을 30분 동안 틀어 놓는 것이 유용할 수도 있다. 어느 정도의 시간이 당신에게 가장 잘 맞는지 실험해 보라. 하루 최소한 30분이 가장 권장된다.

❿ 하루의 연습을 마칠 때는 눈을 뜨고(만약 당신이 눈을 감았다면) 스트레칭을 하라. 당신이 어떻게 느끼는지에 주목하라. 그러나 감정이 긍정적인지 부정적인지를 평가하지는 말라. 연습 후에 좋은 기분을 느낀다면 다음 연습도 좋아야 한다는 기대를 갖는 것을 자제하라. 다른 사람들보다 연습 회기를 즐길 것이라고 기대하라. 각각의 연습 회기가 당신에게 특별한 경험이 되게 연습하라.

바디 스캔: 명상을 하는 동안 당신의 몸을 느끼기

바디 스캔은 마음 챙기는(mindful) 인식을 발달시키는 데 유용한 또 다른 연습이다. 당신의 관심을 천천히 그리고 의도적으로 당신의 몸 각 부위로 가지고 옴으로써 몸을 다시 연결시킬 수 있고, 마음과 신체의 통합을 증가시킬 수 있다. 많은 사람은 우리 몸에 대해서 양가적인 관계를 지니고 있다. 몸을 물체로 보고는 너무 크다고 판단하거나 크기가 잘못되거나 형태가 맞지 않다고 생각한다. 우리는 또한 근육 긴장, 나쁜 자세, 육중한 감정의 형태에서 부정적인 감정을 우리 몸에 저장하는 경향이 있다. 바디 스캔은 몸에서 억압되어 있거나 꽉 쥐어진 느낌이 이완될 수 있게 만들어 당신의 신체와 가까워지도록 한다.

바디 스캔은 머리를 기대고 편한 의자에 눕거나 기대 있는 상태에서 가장 잘 수행된다. 편안한 자세를 유지하고 있다는 것을 확인하면서 몇 분 동안 배로부터 숨쉬는 것에 초점을 맞추기 시작하라. 그런 다음에 왼쪽 발의 발가락에 집중하면서 운동을 시작하라. 왼쪽 발에 느끼는 감각이 무엇이든지 주목하라. 그런 다음에 깊은 숨을 들이마시고, 왼쪽 발가락을 통해서 그런 감각들이 숨쉬는 것을 상상하라. 단순하게 왼쪽 발가락을 심상화하고 왼쪽 다리, 왼쪽 발, 왼쪽 발가락을 통해서 호흡하는 것을 상상하라. 이것이 처음에는 어색해 보일 수 있지만 연습을 반복하는 동안 점점 쉬워질 것이다. 일단 왼쪽 발가락을 통해서 여러 가지 고양을 경험하면 왼쪽 발과 함께 바디 스캔 과정을 계속하라. 다시 잠시 동안 왼쪽 발에서 경험하는 긴장과 감각에 주목하라. 그런 다음 여러 차례 왼쪽 발을 통해서 그러한 긴장과 감각들을 내쉬라. 일단 왼쪽 발을 가지고 이러한 과정을 완성했다면 당신 몸의 각 부위들을 가지고 이러한 과정을 계속해 보라. 각각의 몸을 가지고 당신이 주목하는 어떤 감각, 긴장, 감정들에 초점 맞추기를 원하고 그런 감각들을 내보낸다는 것을 명심하라.

❶ 왼쪽 발가락
❷ 왼쪽 발
❸ 왼쪽 종아리
❹ 왼쪽 허벅지
❺ 오른쪽 발가락
❻ 오른쪽 발
❼ 오른쪽 종아리
❽ 오른쪽 허벅지
❾ 골반 부분
❿ 아랫배
⓫ 가슴
⓬ 왼쪽 손
⓭ 왼쪽 아래팔
⓮ 왼쪽 위팔
⓯ 왼쪽 어깨
⓰ 오른쪽 손
⓱ 오른쪽 아래팔
⓲ 오른쪽 위팔
⓳ 오른쪽 어깨
⓴ 목
㉑ 입과 턱
㉒ 눈과 이마
㉓ 머리 맨 위

당신의 머리 위에 닿을 때는 머리 위를 통해서 숨을 들이마시고 내쉬는 것을 상상하라. 일부 사람들은 바디 스캔을 위해서 오디오테이프에 녹음된 지시문을 사용하는 것이 도움이 된다는 것을 안다. 카밧진은 바디 스캔을 포함해서 마음챙김 명상에 관한 일련의 훌륭한 오디오테이프를 제공한다. (이 장의 참고문헌에 제시된 명상 테이프들을 살펴보라.)

인식 최대의 마음챙김

앞의 두 가지 연습은 당신의 집중을 좁은 범위에서 호흡이나 몸에 대한 신체적인 감각에 집중하는 것에 초점을 맞추고 있다. 두 가지 연습은 현재에 존재하고 어떤 방해가 오든지 하나의 구체적인 초점에 고정시키는 것을 배우는 데 도움이 된다. 다음의 단계는 당신이 만드는 생각, 감정, '초점의 대상'으로 떠오르는 감각의 지점에 초점을 확대해 나가는 것이다. 무엇이 떠오르건 그것이 당신의 마음챙김 대상이 된다. 이러한 접근에서 방해는 없다. 왜냐하면 당신이 '방해'라고 간주하는 모든 것이 판단하지 않고 수용하면서 바라볼 대상이 되기 때문이다.

폭넓은 경험에 집중을 여는 것은 때때로 '사실 그대로의 꾸밈없는 집중'이라고 불린다. 여기서 '꾸밈없는'이란 인식이 판단이나 방해 없이 열리는 것을 의미한다. 당신은 그것을 변경하거나 제거하지 않고 선두가 되는 어떤 경험도 존재하는 것을 허용한다. 즉각적인 경험에 대한 이런 완전한 수용은 무엇이 떠오르든지 특히 불안을 다루는 데 도움이 된다. 불안이나 두려움은 그것을 제거하려고 하거나 저항할 때 항상 심화된다. 두려움을 제거하려고 하면 두려움이 더욱 커진다. 아무리 불편하더라도 불안의 경험을 함께함으로써 결과적으로 자연적으로 흘러가게 한다. 제거하려고 애쓰지 않고 걱정되거나 두려운 상태를 좀 더 완전하게 받아들일수록, 그것은 점점 옮겨가고 지나간다.

다음의 세 가지 명상 연습은 제프리 브랜틀리(Jeffrey Brantley)의 『당신의 불안한 마음을 진정시키기(*Calming Your Anxious Mind*)』에 제시된 연습에 근거하고 있다. 두려움과 불안을 다루는 데 명상 연습이 어떻게 도움이 되는지를 깊게 알고자 하는 사람에게 이 책을 권한다.

✻ 연습

명상을 위한 조건들을 형성하라.

❶ 당신이 주로 명상을 연습하는 장소에 편안하게 앉으라. 이 운동을 적어도

20~30분 정도 하라.

❷ 명상의 기초를 형성하는 바른 자세들—수용, 판단하지 않기, 애쓰지 않기, 인내, 신뢰 등—을 생각해 내라. 이 특별한 운동을 하면서 가질 수도 있었던 기대나 목표뿐만 아니라 당신이 그날 일찍부터 가졌던 어떤 의제도 그냥 놓아 버리라. 당신 자신이 현재에 충실하게 존재하도록 하라. 무엇이 떠오르든지 동정이나 '우호적' 인 태도를 취하라.

❸ 첫 번째 명상 연습에서 배운 대로 스스로 호흡에 집중하라. 두리번거릴 때마다 당신의 마음을 호흡으로 가지고 오고 1~2분 정도 호흡 주기에 초점을 맞추면서 머물러 있으라. 일어나는 것에 자신이 휴식을 취할 수 있게 하라. 배를 부드럽게 하라.

감각 경험의 마음챙김을 형성하라.

❹ 일단 호흡에 대한 인식에 초점을 맞추면 존재하는 모든 소리를 포함시키기 위해서 집중을 확장시키라. 어떻게 일어나고 줄어들고 사라지는지에 주목하면서다양한 소리들에 주목하라.

특정한 소리에 대한 생각이나 판단을 지니고 있다면 단지 주목하고 흘러가게 하라. 특정한 소리가 불쾌한지 짜증나게 하는지에 대한 생각(예: '개가 소리가 크군.' 또는 '전화가 울리네.')에 갇히는 것을 피하라. 단지 당신이 가지고 있는 생각들을 바라보라. 어떤 소리뿐만 아니라 당신이 인식하고 있는 모든 소리를 포함해서 확장하는 것에 주의를 집중하라.

❺ 상실감을 느끼고 혼란스럽고 흥분되고 방해된다면 당신의 관심을 호흡에 집중시키라. 호흡의 마음챙김을 다시 정립하라. 방해가 심해지면 그대로 두고, 그것이 변할 때까지 내쉬고 들이마시라. 배를 부드럽게 하고 숨을 쉬라. 현재에 기초하고 현재에 머무르기 위해서 호흡으로 돌아와 배를 종종 부드럽게 하라.

❻ 계속하면서, 당신의 호흡을 따라서 당신이 인식하는 몸의 내부 감각들을 포함하기 위해서 초점을 확장하라. 어떤 것도 일어나게 하려고 애쓰지 말고, 몸의 감각을 부드럽게 하고 쉬게 하라. 진동, 반박, 확장, 온기, 냉기 등의 몸의 감각을 주목하라. 각각의 감각이 그대로 있게 놓아두라. 만약 특정한 감각에 대한 생각이나 반응을 지니고 있다면 그것에 주목하고 흘러가게 두라.

❼ 현재에 있는 냄새나 맛을 포함하는 당신의 인식을 확장하라. 당신 자신에게 직

접적인 경험을 허용하라. 냄새나 맛이 달콤하거나 시거나 짜거나 무겁거나 가벼운가? 그것을 코나 입으로 인식하는가? 다시 한번, 만약 냄새나 맛에 대한 어떤 생각, 판단, 반응을 지니고 있다면 당신이 그것을 지니고 있다는 것을 인식하고 지나가게 두라.

⑧ 이 연습을 너무 심하게 시도하지는 말라. 집중의 대부분이 청각, 감정, 냄새, 맛의 직접적인 경험이 되게 하라. 당신이 방해되고 동요될 때마다 관심을 호흡으로 가져오라. 무엇이 일어나든지 숨을 내쉬고 들이마시라. 무엇이 일어나든지 이완을 취하면서 관심이 인식하는 모든 것에 열리도록 하라.

⑨ 모든 형태의 인식을 포함하도록 당신의 인식을 확장시키라. 떠오르는 무엇이든지 인정하라. 논평이 있는가? 판단? 계획? 이야기? 이야기에서 흐름을 잃는 것과 이야기가 진행되는 것을 인식하는 것 간의 차이는 무엇인가? 어떤 이야기를 당신에게 하건 단지 그것에 주목하라. 마음속에서 일어나는 어떤 특정한 이야기에 관해서 반응이나 판단을 지니고 있다면 단지 그러한 것을 주목하라. 특정한 생각에 갇히게 된다면 단지 '갇힘'을 인식하고 그대로 두라. 모든 생각은 동일한 방식으로 다루어진다. 당신이 할 수 있는 한 그것들을 그대로 두라. 그것들이 일어나고 옮겨가게 하라. 그것들은 단지 생각들이다. 그것들은 무엇이 일어나든지 당신의 호흡, 신체적인 몸 감각, 소리와 함께 그 순간에 단지 여기에 있다. 몸이 오고 가는 생각들을 허용하기에 충분하게 하라. 생각도 판단도 하지 않고 인식을 허용하면서 휴식을 취하라.

선택하지 않은 인식을 연습하기

⑩ 지금 전체적인 경험에서 떠오르는 것이 무엇이든 모두 포함하여 당신의 집중이 확장되게 하라. 마음의 상태, 화, 두려움, 지루함과 같은 감정, 졸림, 불안, 다른 것에 대한 욕구, 성급함, 침착, 평온, 기쁨, 질투, 친절, 사랑, 동정 등을 조용히 바라보라. 각각의 감정과 조건과 관련된 에너지를 느끼라. 다른 에너지 형태로서 각각을 상상하라. 구체화하거나 잡거나 밀어 버리지 않고 인식의 열린 공간에서 떠오르는 각각을 관찰하게 하라.

⑪ 현재의 모든 것을 열린 상태로 두라. 떠오르는 각각의 생각, 감정, 감각은 동일한 방식으로 다루어진다. 휴식을 취하고 온전히 현재에 존재하라. 당신이 그것에 지나치게 집중한다면 호흡으로 돌아가서 숨을 내쉬고 들이마시라. '단순한

에너지'로 그것을 바라보라. 그것이 전환되거나 변화되기 전까지 호흡하라. 당신이 특정한 '갇힌' 생각이나 감정으로 호흡한다면 그것이 더 빨리 지나간다는 것을 알 수 있다. 인식으로 떠오르는 각각의 것을 주시할 때 스스로를 가능한 한 환한 상태로 있게 하라.

⑫ 인식이 떠오르는 모든 것에 열려 있게 하면서 이러한 방식으로 계속하라. 현재에 존재하는 것에 무엇인가를 하려는 것을 제외하고, 집중이 하나에서 다른 하나로 가능한 한 자연스럽게 흘러가게 하라. 두려움이나 걱정이 떠오른다면 지속적인 관심을 가지고 그것을 직면하려고 노력하라. 그대로 있게 하라. 단지 그것을 받아들이고, 그것과 함께 숨쉬며, 그것이 언제든 간에 그것이 전환되거나 변화되게 하라. 두려움이나 불안으로부터 벗어나려고 하지 말고, 그것의 가장 크고 강한 부분에 주의를 집중하라. 당신이 숨쉬면서 자세하게 그것을 관찰하고 현재에 머물러 있으라. 두려움이 강하면 인내와 신뢰를 기억하라. 영원한 것은 아무것도 없으며, 감정이 변하고 이동한다는 점을 기억하라. 자신에 대해서 연민과 친절의 태도를 유지하라. 현재에 경험하는 것이 무엇이든지 경험하는 것이 좋다. 그것을 더 지나가게 하고 그곳에 있는 불안이나 걱정을 충분히 받아들일수록, 당신은 그 주변에서 더 많은 공간을 만들 수 있다.

⑬ 눈을 뜨고, 부드럽게 이동하면서 연습을 마무리하라.

⑭ 이 수행을 처음 시작할 때는 짧은 연습 기간으로부터 시작한 다음 하루에 30분씩 연습하라.

명상 연습의 유지

명상하는 것을 배우는 것은 야구, 라켓볼, 골프와 같은 운동을 배우는 것과 비교될 수 있다. 능숙해지려면 어느 정도 의미 있는 훈련량이 꼭 필요하다. 이것은 하고 싶지 않거나 불편하다고 생각할 때에도 계속 전념하는 것을 포함한다. 하루에 30분 연습을 위해서 일정한 시간을 내는 것은 이를 더 쉽게 만든다. 최적의 시간은 아침에 일어나서 하거나 잠들기 전 저녁이나 또는 일터에서 휴식시간에 하는 것이다. 당신은 정기적인 시간을 내면서 당신의 삶에서 명상을 위한 장소를 만들 수 있다.

개인적인 헌신과 자기 훈련 외에도 연습을 지지하는 여러 가지 방법이 있다. 아마도 대부분의 지지방법은 규칙적으로 명상할 수 있는 지역 교실이나 모임을 찾는 것이다. 주변에서 그러한 교실이나 지역 병원, 대학교(성인교육 프로그램)를 찾을 수 있을 것이다. 또는 운전해서 갈 수 있는 거리에 자조적인 명상 집단이 있을 수도 있다. 많은 지역에서 초월명상 프로그램이 제공된다. 정기적으로 함께 명상할 수 있는 지지집단을 갖는 것은 날마다 수행하는 것이 힘들 것 같을 때 동기를 북돋아 줄 것이다.

명상 연습 분야에 대해서 잘 알고 있는 능숙한 선생님과 가까워진다면 더욱 좋다. 지역에서 집단이나 교사를 찾는 것에 관심이 있다면 이 장의 참고문헌에 제시된 Insight Meditation Society나 Spirit Rock Meditation Center에 연락을 취할 수 있다.

Sight Meditation Society는 미국 전역의 여러 장소에서 명상 묵상을 제공한다. 명상 묵상은 일반적으로 하루에 8～12시간(1시간마다 휴식시간 있음) 동안 앉아서 하는 명상과 서서 하는 명상을 반복하면서 명상하는 것을 포함한다. 더 길어질 수도 있지만, 묵상은 하루에서 열흘까지 연속적으로 한다. 묵상을 하는 것은 계속되는 명상 연습을 심화시키는 효과적인 방법이다. 초보자에게는 일반적으로 추천되지 않는다.

마지막으로 연습을 지지해 주는 훌륭한 책과 테이프도 많다. 제프리 브랜틀리의 『당신의 불안한 마음을 진정시키기』와 앞에서 언급한 존 카밧진의 두 권의 책은 시작하기에 좋다.

떠오를 수 있는 공통적인 걱정

당신은 정기적으로 명상을 하면서 많은 질문과 걱정을 하게 될 수 있다. 다음은 『당신의 불안한 마음을 진정시키기』에 나열된 목록에 기초를 두고 있다.

- 나는 명상할 시간이 없다.
  대개 무엇인가를 할 시간이 없을 때는 그것에 대해서 시간을 투자할 만큼 충분히 우선순위를 두고 있지 않다는 것을 의미한다. 규칙적으로 명상과 마음챙김을 연습하는 것은 삶을 변화시키고 불안을 다루는 능력을 점차적으로 증가시킬 것이다. 당신이 대답해야 할 질문은 명상에 얼마만큼 우선순위를 둘 것인가다. 삶에서 규칙적인 위치를 갖기 위해서 얼마만큼 헌신할 준비가 되어 있는가?

• 명상은 매우 지루하다.

때때로 명상은 지루해질 수 있다. 이것은 예상 가능한 일이다. 이런 경우의 질문은 명상이 어떠해야 하는지에 관해서 당신이 비합리적인 기대를 갖고 있는지 아닌지의 문제다. 당신이 유념하고 있다면 지루함에 대한 해결책이 떠오를 때 당신이 느끼는 지루함의 상태를 조심스럽게 지켜보는 것이다. 조심스럽게 지루함을 살펴봄으로써 지루함에 대해서 무엇인가를 배울 수 있다. 예를 들면, 지루함은 대개 구체적이고 부정적인 혼잣말과 판단을 포함한다. 조심스럽게 무엇이 있는지 보기 위해서 지루함 주변의 당신의 생각과 반응들을 살펴봄으로써 덜 지루해지는 것을 느낄 수 있다.

• 앉아서 명상을 할 때 그것이 나를 더 걱정하게 만든다.

명상이 실제로 당신을 더 걱정하게 만드는가? 또는 멈추거나 앉아 있으면서 이미 존재한 불안을 인식하기 시작하는가? 혼란스럽지 않을 때는 마음의 혼란으로 덮여 있던 어떤 불안이 전면으로 나타나는 경향이 있다. 당신은 불안으로부터 도망치거나 그것을 피하는 대신 불안을 다룰 용기가 있다. 불안을 받아들임으로써(그리고 불안을 당신의 집중과 인식의 대상으로 만듦으로써) 당신은 그것과 관계된 방식을 변화시킬 수 있는 기회가 있다. 불안이 변화될 때까지 불안과 함께 있을 기회가 있다. 마음이 불안에 반응하기보다 불안을 충분히 수용하도록 허용할 수 있다. 명상 연습이 불안을 더 잘 다루도록 도움을 줄 수 있는 중요한 방법들 중에 하나는 불안으로부터 도망가기보다는 훈련하면서 불안 상태를 받아들이는 것이다. 당신이 불안을 더 받아들이고 불안과 함께하는 것을 배울수록, 그것은 당신에게 덜 적대적으로 다가온다. 최종적으로는 불안에 대해서 덜 저항할수록 다루기가 더 쉬워진다. 그래서 명상 동안에 더 불안함을 느낀다면 그것과 함께 호흡하고 불안을 허용하라. 그렇게 함으로써 불안과 걱정을 다루는 새로운 방법을 배우게 될 것이다.

• 나는 너무 불안하고 걱정되어서 명상을 할 수 없다.

만약 명상 훈련이 당신을 진정시키는 데 도움이 되지 않는다면? 만약 당신이 10분이나 그 이상의 명상 후에 불안하고 혼란스러워진다면? 만약 그렇게 된다면 몸이 가만히 앉아 있기에는 너무 흥분되어 있는 상태일 것이다. 이런 경우에 해결하는 가장 좋은 방법은 운동을 하는 것이다. 에어로빅 형태의 운동을 하거나(5장 참조) 20분 동안 일련의 요가 자세를 취하라. 몸에서 에너지가 나간 후에는 다시 명상을 위해 앉도록 노력하라.

- **나는 규칙적으로 명상하지 못한다.**

목표가 매일 명상하는 것이지만 처음에는 그렇게 하기가 힘들다는 것을 발견할 것이다. 처음에는 완벽하려고 하지 말고 최선을 다하라. 연습을 계속하면서 당신은 명상이 주는 이점을 경험하게 될 것이고, 매일 명상하는 것에 동기화되는 자신을 발견할 수 있을 것이다. 피아노 치는 것을 배우는 것이나 운동을 배우는 것처럼 명상도 연습이 필요하다는 것이 사실이다. 명상을 오랜 기간에 걸쳐 하고자 한다면 규칙적으로 명상하는 것에 전념할 필요가 있다. 그러나 처음에 매일 명상할 수 없다면 스스로를 재촉하지 말라. 단지 최선을 다하라. 책을 읽고, 테이프를 듣고, 최선을 다하며, 규칙적으로 할 수 있는 지역 집단을 찾으라. 이러한 모든 것은 규칙적으로 연습하기 위해서 동기를 지속하는 데 도움을 줄 것이다.

명상과 연민

마음을 관찰하는 능력을 발달시키는 중요한 측면은 관찰에 연민(compassion)을 가지는 것이다. 단순히 반응적인 생각과 감정을 관찰하는 것은 충분하지 않을 수도 있다. 당신은 당신의 반응에 대한 연민을 발달시키지 않는다면 긴장 상태에 있게 될 것이다. 자기관찰에 마음과 연민을 가지는 것은 마음을 편하게 하는 것으로부터 시작한다.

많은 사람, 특히 완벽주의자들은 신병을 훈련시키는 거친 훈련 하사관처럼 자신을 혹독하게 다룬다. 이를 상상하기 힘들다면 얼마나 많은 시간을 자기 자신을 비판하는 데 쓰는지, 그리고 자신을 비하하고 자신이 원하지 않는 일을 억지로 하는 데 쓰는지 확인해 보라. 당신이 자신을 압박하거나 비판하지 않을 때에도 당신은 두려움 때문에 더 수동적인 태도를 갖거나 희생자의 입장에 빠질 수 있다. 당신의 마음은 지속적으로 '만약 이렇게 된다면' '만약 저렇게 되다면' 과 같은 생각으로 당신을 끊임없이 두렵게 한다. 희생자의 입장에 처할 때 당신은 '소용없어.' '희망이 없어.' '승산이 없어.' 라고 우울해할 수도 있다. 덜 우울해지기 시작할 때는 당신의 완벽주의가 '나는 꼭 해야 해.' '나는 해야 해.' 라고 생각하게 만들 것이다. 당신이 얼마나 자신을 압박하고, 우울해하고, 두려워하며, 비판하는지에 주목하라. 그리고 당신은 자신의 마음에 대해서 좀 더 알게 될 것이다. 불행하게도, 당신이 자신과의 싸움을 계속한다면 세상의 모든 인지치료는 도움이 되지 않는다.

자기관찰에 대한 연민을 갖는 것은 자신에 대한 관계를 변화시키는 데 기초가 된다. 연민은 당신이 판단, 비판, 인내를 향한 시도, 수용, 사랑으로부터 멀어지게 하는 것을 허용한다. 연민은 당신(그리고 세상의 나머지)을 받아들이는 것에 의존한다. 이것은 명상 연습을 통해서 형성될 수 있는 태도다. 당신의 한계와 더불어 살고 당신의 인간성을 포용하는 것은 당신이 배울 수 있는 것이다. 명상에서 연민의 역할에 대한 좀 더 깊이 있는 진술을 위해서는 잭 콘필드의 『마음과 함께하는 길(*A Path with Heart*)』을 살펴보라.

명상과 약물

처방 약물이 명상의 경험에 어떻게 영향을 미치는지를 설명한 책은 거의 없다. 초월명상과 같은 일부 형식적인 명상 연습 프로그램은 초보자들이 명상을 배우는 것을 시작하기 전에 필수적이지 않는 처방을 사용하지 않기를 요청한다. 내가 관찰한 바에 의하면 다른 약물은 다른 방식으로 사람들에게 영향을 준다. 그러나 두 가지의 일반화가 이루어질 수 있다.

- 자낙스, 아티반, 클로노핀과 같은 벤조디아제핀 약물은 명상에 집중하는 것을 더 어렵게 만들면서 혼란을 증가시키는 것 같다. 벤조디아제핀은 뇌에서 베타파(사고와 연관된 빠르고 동시에 진행되지 않는 뇌파)의 활동을 증가시키는 경향이 있고 알파파(명상뿐만 아니라 휴식과 관련된 동시적인 뇌파) 상태에 들어가는 능력을 감소시킨다. 벤조디아제핀을 복용하는 동안에는 명상하는 것이 완전히 불가능한 것은 아니지만 다소 어렵다는 것을 알 수 있다. 나는 존 카밧진과 이 주제에 대해서 이야기할 기회가 있었다. 그의 반응은 신경 안정제가 당신이 날마다 앉아서 마음챙김을 하려는 노력을 방해해서는 안 된다는 것이었다.

• 프로작, 졸로프트, 팍실, 셀렉사와 같은 SSRI 항우울제는 대부분의 사람들에게 명상을 방해하는 것 같지는 않다. SSRI 항우울제를 복용하는 동안 명상이 힘들다고 말한 사람도 일부 있다. 하지만 일부 사람들은 SSRI를 복용한 후에 더 안정감을 느끼고 내적인 생각과 감정에 덜 종속되어서 명상을 하는 것이 더 쉽다는 보고를 하였다. 일반적으로 SSRI 약물치료는 명상 연습에 큰 방해가 되지 않는 것으로 보인다.

아쉽게도 삼환계 항우울제 또는 뉴론틴, 가비트릴과 같은 다른 항불안 약물이 명상에 미치는 영향에 관한 정보는 없다. 또한 부스파가 명상에 미치는 영향에 대한 정보도 없다. 명상을 하는 며칠 동안 복용량을 줄이고 나서 다시 원래 복용량을 유지하면 약물의 영향을 평가하는 것이 가능하다. 이러한 사항을 적용해 보기 전에 처방을 내려 준 의사의 자문을 구하라.

결 론

이 장의 목적은 당신이 불안, 두려움, 걱정을 더 잘 다룰 수 있는 추가적인 전략으로서 명상 연습을 제시하는 것이다. 명상은 효과적인 대처 전략이지만 결코 이 책에서 제시된 불안을 다루는 다른 기법들—복식호흡, 운동, 두려운 혼잣말을 다루기, 노출을 통해서 불안에 직면하기, 좋은 영양을 섭취하기, 불안을 악화시키는 상태들을 다루기, 자기주장과 자존감을 사용하기—을 대신하지는 않는다. 명상에 의존하는 것은 당신의 회복을 돕는 수단이다. 결과적으로 당신은 명상이 불안을 극복하는 데 어떤 역할을 하는지 발견하게 될 것이다. 당신은 날마다 연습할 시간을 내고 오랜 기간 동안 명상을 한다면 명상이 상담에 효과적인 수단이라는 것을 알게 될 것이다.

명상에서 '성공'은 단지 그것을 하는 것 자체라는 것을 명심하라. 명상을 더 할수록 마음이 덜 반응적이 되고, 당신은 더 안정적이고 더 잘 관찰할 수 있게 된다. 어떤 것을 다른 것보다 높게 평가하지 않고, 그것의 각 순간을 받아들이기 위해서 명상을 훈련할 수 있다. 마음에 인내를 갖고 꾸준히 임하는 것은 마음에 내적인 힘을 키운다. 규칙적인 명상 연습은 시작할 때 그 연습을 촉진시키는 자세들, 즉 수용, 인내, 판단하지 않기, 놓아 버리기, 신뢰 등의 발달을 촉진할 것이다.

활동 요약

1. 명상 연습을 시작하기 위해서는 이 장의 '바른 기법: 명상 연습을 위한 지침'과 '집중을 높이기'에 있는 지침을 1~2주 정도 따르라. 당신은 10분 동안의 명상으로 시작해서 점차적으로 30분까지 높일 수 있다. 날마다 연습하기 위해서 다시 자신에게 전념하라. 당신이 방해받지 않고 명상할 수 있는 구체적인 시간과 장소를 정하는 것이 가장 좋다. 당신의 연습을 위해서 적절한 태도를 갖추는 것을 돕기 위해서 '바른 자세' 섹션을 복습하라.

2. 1~2주(당신이 명상을 지속할 수 있는 능력이 있다고 느끼는 때) '명상 연습' 섹션에 제시된 연습을 하라. 각각을 할 때, 순서대로 하는 것이 가장 좋다. 당신은 처음에 당신이 단계를 따르는 것에 도움이 되도록 오디오테이프를 켜 놓기를 원할 수도 있다. 각각의 연습을 여러 차례 한 후에는, 호흡, 바디 스캔, 인식 최대의 마음챙김을 강조하면서 당신이 선호하는 연습 유형으로 시작할 수 있다.

3. 당신의 수행을 지지하기 위해서 규칙적으로 명상을 하는 수업이나 집단을 찾으라. 이것이 가능하지 않다면, 명상과 관련된 오디오테이프와 함께하고 참고문헌에 제시된 브랜틀리, 카밧진, 콘필드, 골드스타인 등의 명상 관련 책들을 읽기를 권한다.

참•고•문•헌

Benson, Herbert. *The Relaxation Response.* Third edition. New York: Morrow, 1975.

Brantley, Jeffrey. *Calming Your Anxious Mind.* Oakland, Calif.: New Harbinger Publications, 2003. (Directly examines how meditation practice can help deal with anxiety and worry.)

Feldman, Christina. *Thorsons Principles of Meditation.* London: Thorsons, 1998.

Goldstein, Joseph. *Insight Meditation.* Boston: Shambhala, 2003.

Harp, David, and Nina Feldman. *The Three-Minute Meditator.* Third edition. Oakland, Calif.: New Harbinger Publications, 1996.

LeShan, Lawrence. *How to Meditate.* New York: Bantam Books, 1974.

Levine, Stephen. *A Gradual Awakening.* Garden City, N.Y.: Anchor/Doubleday, 1979.

Kabat-Zinn, Jon. *Full Catastrophe Living.* New York: Delacorte Press, 1990.

Kabat-Zinn, *Wherever You Go, There You Are.* New York: Hyperion, 1994. (Both of Kabat-Zinn's books provide a good introduction to meditation and mindfulness practice.)

Kornfield, Jack. *A Path with Heart*. New York: Bantam Books, 1993.

Salzberg, Sharon. *A Heart As Wide As the World*. Boston: Shambhala, 1997.

Segal, Zindel, Mark Williams, and John Teasdale. *Mindfulness-Based Cognitive Therapy for Depression: A New Approach to Preventing Relapse*. New York: Guilford Press, 2002.

Thich Nhat Hanh. *Being Peace*. Berkeley, Calif.: Parallax Press, 1987.

______________ . *The Miracle of Mindfulness:* Boston: Beacon Press, 1975.

CHAPTER 19

개인의 고유한 의미(실존적 의미)에 대하여

지금까지 이 책에서는 불안장애의 신체적, 정서적, 행동적, 정신적 측면을 살펴보았다. 그리고 문제의 다양한 수준에 대처하는 지침이 함께 제시되었다. 신체적 수준에서는 불안, 공황, 공포증을 겪을 때 복식호흡, 이완, 운동 혹은 약물치료가 도움이 될 수 있다. 정서적으로는 정체성을 찾고 감정을 표현하는 것이 불안 이면에 존재하는 긴장을 완화시킬 수 있다. 행동적 수준에서는 노출이 공포증으로부터의 회피를 극복하게 해 줄 수 있다. 정신적 수준에서는 두려운 혼잣말(self-talk)과 신념을 현실적인 사고와 가정으로 대체시킴으로써 다양한 형태의 불안을 줄이는 데 도움이 될 수 있다.

많은 사람에게 지금까지 제시된 광범위한 접근법은 회복하는 데 충분히 도움이 될 것이다. 이 책에서 개괄한 프로그램을 따르겠다고 스스로 혹은 상담자와 함께 다짐하는 일은 불안으로부터 당신의 삶을 되찾는 데 도움이 될 것이다. 그러나 당신은 보다 많은 것을 요구할 수도 있다. 지금까지 설명한 모든 기법은 큰 도움이 될 수 있지만, 여전히 어떤 사람들은 충분치 않다고 여길 수 있다. 불안의 기저에는 삶의 의미나 목적에 대해 기본적인 의문을 갖지 않아서 생기는 불안이 있다.

실존심리학자인 롤로 메이(Rollo May)와 같은 이들은 삶의 충분한 잠재력을 발휘하지 못하게끔 하는 데에서 비롯되는 이런 유형의 불안을 '실존 불안'이라고 명명했다. 이는 한 가지 혹은 그 이상의 이유로 자신이 할 수 있을 만큼 충분히 존재하지 못하는 데에서 비롯된 모호한 감각의 긴장, 지루함, 억압하는 기분에서 나타나는 '우울'이다. 당신은 의식하지 못할지라도 무엇인가 중요한 것을 잃은 듯한 불완전성을 느끼면서 산다. 누군가 당신에게 "당신의 삶은 어떻게 되고 있습니까?" 또는 "당신의 삶에 대해 어떻게 생각하십니까?"라고 물을 때, 당신은 대답하는 것이 어려울 수 있다. 또는 당신은 깊게 생각한 후에 당신이 원하는 만큼 삶을 '충분히' 의미 있게 하지 못하는 것들을 생각해 낼 수도 있다.

어떤 사람들에게 삶의 목적이나 의미의 결여는 공황 발작이나 공포증을 일으키는 데 비옥한 토양을 제공한다. 공황은 수많은 요인에 의해 나타나지만, 때로 삶에 명확한 방향이 없다는 것에 대한 갑작스러운 발견(그리고 절망)을 반영하기도 한다. 이와 유사하게, 많은 공포증의 기저에 있는 잡히거나 구속되는 것 혹은 '도망칠 수 없음'에 대한 공포는 전망 없는 직업, 관계 혹은 구속감을 느끼지만 벗어나기에는 위험한 어떤 다른 상황을 포함하여 현재 삶의 환경에 붙잡히는 것에 대한 깊은 공포를 반영한다. 공포증으로부터의 회피는 당신의 잠재력과 삶의 목표를 깨닫게 하는 위험 요소들에 대한 더 깊은 회피를 반영할 수 있다. 많은 내담자와의 경험에서 보았을 때, 그들의 불안장애(그 유형이 무엇이든 간에)는 그들이 삶을 더 의미 있게 만드는 무언가를 찾고 그것을 위해 필요한 위험을 감수하기 전까지는 완전히 해결되지 않았다. 직업 전환과 관련된 한 사례에서는 음악에 대한 창조적 재능을 개발하는 것을 말할 수 있다.

이 장의 목적은 당신에게 스스로 삶의 의미에 대한 질문을 생각해 볼 기회를 주는 것뿐만 아니라 그 답을 찾는 데 적어도 한 가지 방향을 제시해 줄 수 있는 어떤 영성을 개발하는 것이다. 나는 영성을 특정한 종교가 아니라 인간의 규칙을 변화시키는 더 큰 힘—즉, 초월적 존재—과 같은 삶의 더 큰 목적이라는 기본적 감각으로 나타냈다. 영성은 인생에 더 큰 의미를 부여하는 것뿐만 아니라 내면의 평화, 고요, 신념, 무조건적 사랑과 같은 가치를 이끌어 불안을 직접적으로 극복할 수 있도록 돕는다.

당신이 의미와 영성을 중요하게 느낀다면 이러한 주제를 보다 깊이 있게 다룬 나의 책 『불안과 공포증을 넘어서: 장기적 회복을 위한 전체적 접근의 새로운 스펙트럼(*Beyond Anxiety & Phobia: A New Spectrum of Holistic Approaches to Long-Term*

Recovery)』을 살펴볼 수도 있다. 사실 이 책은 『불안 · 공황장애와 공포증 상담 워크북(*The Anxiety & Phobia Workbook*)』에 제시된 내용을 넘어 더 광범위한 접근을 다루고 있다. 나는 그 책을 『불안 · 공황장애와 공포증 상담 워크북』의 보조 교재나 지침서로 썼다. 관심이 있다면 이 워크북의 마지막 페이지에 제시된 참고문헌을 확인하라.

당신의 고유한 목적 찾기

우리 모두는 우리 삶에 완성감을 주기 위해 성취하고자 하는 하나 혹은 그 이상의 특별한 목표가 있다. 자신의 특별한 목표를 충분히 깨달은 사람들은 자신의 삶에 만족을 느끼는 황혼에 이르렀을 때 자신이 이루고자 세웠던 목표를 성취하기 위해 최선을 다했다고 말한다. 인생의 목표에 대한 일반적인 예시들은 가족 부양하기, 직업에서 성공하기, 공동체에 기여하기, 예술적 재능 기르고 표현하기, 교육 목표를 완수하고 배운 것을 남들을 위해 사용하기, 중독이나 역기능적 아동기의 문제 극복하기, 자신이 배운 것을 남에게 전하기 등을 포함한다. 인생 목표는 이중적인 기능을 하는 것으로 보인다. 즉, 스스로를 완전하고 온전하게 느끼게 하는 것과 다른 사람이 더 나아질 수 있도록 돕고 기여하게끔 하는 것이다. 무엇이 진정으로 당신의 삶에 의미와 목표를 주는지 깨닫는 것은 당신을 개인적 욕구 너머로 이끌고 누군가에게 이로운 영향을 미치게 한다. 그 사람이 아이든, 당신의 고객이든, 공동체든, 누구든 간에 당신은 그 사람에게 당신이 경험을 통해 배운 것을 전해 준다. 당신은 자신의 진정한 목표와 잠재력을 발견하면서 개인적 안전이나 만족에 대한 당장의 고민을 넘어 의미 있는 기여를 하는 것으로 옮겨 가게 된다.

당신이 최근 인생 목표를 찾는 데 실패했다면 그것이 무엇인지를 발견해 보는 것은 어떠한가? 다음의 '인생 목표 질문지'는 당신의 고유한 목표를 세우는 데 도움이 되는 방식으로 생각하도록 자극하기 위해 만들어졌다. 질문들에 대한 대답은 삶에서 당신에게 가장 중요한 것은 무엇인가에 대한 통찰을 줄 것이다. 이 질문들에 대해 하루 정도 숙고할 시간을 가진 후에 답을 써 보라. 그것들을 일주일이나 한 달 동안 깊이 생각해 보고 싶을 수도 있다. 스스로 답에 이른 후에는 고유한 목표를 진정으로 성취한다면 당신의 삶이 어떻게 될지를 심상화하는 연습을 해 보라. 또한 나는 당신이 이 질문들에 대한 답을 가까운 친구나 상담자와 공유해서 그들의 생각과 피드백을 들어 보기

인생 목표 질문지

1. 최근에 한 일이 당신이 진짜 하고 싶은 일을 나타내는가? 만약 그렇지 않다면 개인적 성취를 더 얻을 수 있는 일을 찾기 위해 어떤 일을 시작할 수 있을까?

2. 당신은 당신이 마친 교육에 만족하는가? 학교로 돌아가 교육과 훈련을 더 받고 싶은가? 그렇다면 그렇게 하기 위해 무엇부터 시작할 수 있을까?

3. 당신은 창의력을 발휘할 곳이 있는가? 당신의 인생에 당신이 창조적이라고 느끼는 영역이 있는가? 그렇지 않다면 어떠한 창조적 활동을 발달시킬 수 있을까?

4. 당신은 영적인 삶을 살아왔는가? 그렇게 하면서 더 탐구하고 싶은 것이 있는가?

5. 당신이 진짜 원하는 것을 할 수 있다면 당신은 무엇을 하겠는가? (이 질문의 목적을 위해 돈이나 최근 직업, 가족에 대한 책임감으로 인한 제한이 없다고 가정하라.)

6. 당신이 삶에서 성취하고 싶은 것은 무엇인가? 70세가 되었을 때 인생이 생산적이고 의미 있었다고 느끼기 위해서 무엇을 이루어야 한다고 생각하는가?

7. 당신에게 가장 중요한 가치는 무엇인가? 어떤 가치가 당신의 삶에 가장 큰 의미를 부여하는가? 가치의 예시는 다음과 같다.

행복한 가족	물질적 성공
친밀감	직업적 성공
우정	창의적 표현
건강	개인적 성장
마음의 안정	영적 자각
다른 사람 돕기	사회적 헌신

8. 당신이 높은 가치를 두지만 아직 충분히 경험했다고 느끼거나 깨닫지 못한 것이 있는가? 당신의 가장 중요한 가치를 충분히 알기 위해 만들어야 할 변화 혹은 감수해야 할 위험은 무엇일까?

9. 당신은 충분히 발달시키거나 표현하지 못한 특별한 재능이나 기술이 있는가? 당신의 특별한 재능과 기술을 발달시키고 표현하기 위해 만들어야 할 변화 혹은 감수해야 할 위험은 무엇일까?

10. 이상의 질문들에 대한 시각에서 당신의 가장 중요한 인생 목표는 다음을 포함한다(목록).

11. 당신의 인생 목표를 이루고 깨닫는 데 방해가 되는 것들은 무엇인가?

12. 11번 문항의 장애물들을 없애고 당신의 특별한 목표를 깨닫기 위해 한 달, 1년, 3년 동안 무슨 일을 할 것인가?

한 달:

1년:

3년:

를 추천한다. 당신의 목표가 직업의 변화를 포함하는 것을 깨달았다면, 직업 상담자와 작업하는 것이 도움이 될 것이다. 만약 학교로 돌아가는 것을 포함할 때에는 당신이 염두에 두고 있는 학교의 학업지도 상담자와 이야기해 보고 싶을 것이다.

인생 목표의 심상화

자신의 독특한 인생 목표를 충분히 깨닫는다면 당신의 삶이 어떨지에 대한 시나리오를 다른 종이에 써 보라. 각각의 목적에 대해 개별적으로 심상화를 할 수도 있고, 모든 인생 목표의 인식을 하나의 설명으로 통합할 수도 있다. 그 시나리오가 당신이 어디에 살고, 어디에서 일하고 있으며, 누구와 함께 있고, 어떤 활동을 하며, 일상적인 하루가 어떤 모습인지 등을 자세하게 담고 있어야 함을 명심하라. 상세한 묘사를 마치고 나면 그것을 되도록 당신의 목소리로 테이프에 녹음하라. 몇 분간의 이완을 위한 사전 연습 후에 녹음하고자 할 수도 있다. 인생 목표의 성취를 규칙적이고 지속적인 바탕 위에 심상화하는 것은 실제로 당신의 목표를 깨닫는 과정을 가속화하는 데 큰 도움이 될 것이다.

영 성

나의 내담자 중 많은 이들이 그들의 영적 삶을 발전시킨 결과로 상태의 큰 변화를 거두었기 때문에 이 섹션을 포함시켰다. 만약 이 섹션이 당신에게 영감을 준다면 영성을 기르기 위한 동기를 부여할 수 있을 것이다. 당신이 이미 깊은 영적 헌신을 하고 있다면 다음의 내용은 당신이 이미 알고 있는 것을 강화할 것이지만, 새로운 것을 당신에게 더 알려 주지는 못할 것이다. 거꾸로 말하면, 이 섹션의 내용이 불쾌하고 부적당하게 보인다면 무리해서 읽거나 회복 프로그램에 통합시키려고 할 필요는 없다는 것이다. 당신은 불안과 관련된 당신의 특정한 문제를 이 책의 이전 장들에서 제시한 전략과 지침을 따라 극복할 수 있을 것이다.

영성은 당신의 지능이나 의지 너머, 당신이 관계를 맺을 수 있는 초월적 존재에 대한 인식과 수용을 포함한다. 이 초월적 존재는 당신에게 영감, 기쁨, 안전, 마음의 평화에 대한 경험 그리고 그러한 힘이 존재함을 확신하지 않을 때 가능한 일을 넘어서는 지침을 줄 수 있다.

여기에서 우리의 목표는 영성을 종교와 별개로 보일 수 있게 하는 것이다. 세계의 여러 종교는 다양한 교리를 제시하고 초월적 존재의 본질 그리고 그것과 인간성의 관계에 대한 신념체계를 다르게 갖는다. 그러나 영성은 이처럼 다양한 관점 너머의 공통적 경험을 나타내는데, 그 경험은 사물에 대한 인간의 규칙과 같은 개인적 자아를 넘어서는 무언가를 인식하고 관계를 맺는 것을 포함한다. 여기서 '무언가'란 다양한 이름(서구 사회에서는 '신'이라고 가장 많이 불림)이 있고, 셀 수 없을 만큼 많은 방법으로 정의되었다. 이 장의 목표들을 위해 나는 그것을 단순히 (당신의) 초월적 존재라고 부르겠다. 당신은 그것을 가장 적합하다고 느껴지는 방식으로 당신에게 어떤 의미인지를 정의 내릴 수 있다. 초월적 존재에 대한 당신의 감각은 '우주적 의식' 처럼 추상적일 수도 있고, 바다나 산의 아름다움처럼 실제적일 수도 있다. 당신이 스스로를 불가지론자나 무신론자라 여긴다고 하더라도 숲 속을 산책하거나 아름다운 석양을 바라볼 때 영감을 느낄 수 있을 것이다. 혹은 작은 아이의 미소가 당신에게 특별한 기쁨을 줄 수도 있다. 여기에서는 당신을 고무시키고 당신을 보다 큰 관점으로 데려가는 것은 무엇이든 초월적 존재라고 나타냈다.

이 섹션의 목적은 영적인 삶을 발달시킴으로써 많은 치유와 이익을 얻을 수 있음을 강조하는 것이다(만약 그것에 관심이 가거나 당신에게 적합하다고 느낀다면). 이 책에 제시된 모든 방법과 지침 가운데, 개인의 영적 헌신은 다양한 유형의 불안장애의 기저에 있는 공포나 위험의 기본적 감각을 극복하는 것을 도울 수 있는 가장 깊은 곳에 다다르게 한다. 이전 장들에서 제시된 다른 방법들이 다양한 수준—신체, 정서, 마음, 행동—에서 작업됨에 비해 영적 인식과 성장은 전체적 존재를 변화시키는 데 기여한다. 이는 당신이 흔들리지 않는 기본적 신뢰와 믿음을 발달시키도록 돕는다. 물론 이전 장에서 설명된 다른 방법들도 여전히 중요하고 필요하다. 이 장에 제시된 개념과 훈련들이 이 책의 다른 모든 전략과 기술을 대체하는 것은 아님을 명심하라.

나의 내담자 중 많은 사람이 영성을 개발시킨 결과로 주요한 전환을 경험했다. 초월적 존재와의 관계를 발전시키는 것은 특정 공포증이나 강박장애를 치료하는 데 필수적인 것은 아니지만, 개인적 회복 프로그램을 통해 도덕적 지원, 용기, 희망 그리고 따를 수 있는 믿음을 줄 수는 있다. 이는 그들에게 자신은 우주에서 혼자가 아니라는 것과 혼란스럽고 실의에 빠졌을 때 활용할 수 있는 지침과 조력의 자원이 있음을 알려 줄 수 있다.

영성을 개발함으로써 얻을 수 있는 특수한 이익에는 어떤 것이 있을까? 그에 대해 열거하기 전에 누구도 이런 이익을 '얻기' 위해 영적 성장을 추구하지는 않는다는 것을 이해하는 일은 중요하다. 당신은 당신이 깊이, 마음속으로 그렇게 하고자 하기 때문에 스스로를 영적으로 성장시키는 것이다. 그 이익들은 단지 초월적 존재와의 관계를 발전시키는 것을 선택하는 데 뒤따르는 결과일 뿐이다. 만약 당신이 이미 영적인 삶을 발달시켰다면 다음에 열거된 이익을 이해할 것이다.

보호와 안전

당신이 불안, 걱정, 공황 발작이나 공포증을 자주 겪는다면 내면의 보호와 안전감은 특히 중요하다. 초월적 존재와의 연결을 발전시킴으로써, 당신은 자신이 우주에서 혼자가 아니라는 확신을 통해 일시적으로 다른 사람들과 분리된 기분을 느낄 때에도 안전감을 얻을 수 있다. 당신은 힘들 때 언제나 의지할 수 있는 원천이 있다는 사실을 믿게 됨으로써 점점 더 안전함을 느낄 것이다. 초월적 존재의 도움으로 해결할 수 없는 문제나 어려움은 없다는 것을 이해함으로써 더 많은 안전감을 얻을 수 있다.

마음의 평화

마음의 평화는 보호와 안전감을 깊이, 오래 느껴서 나타난 결과다. 초월적 존재 안에서 의지와 믿음을 더 발전시킬수록, 당신은 삶에서 생기는 불가피한 변화를 두려움이나 걱정 없이 대하기 쉬워진다. 이는 그러한 힘에 당신 스스로나 당신의 의지를 포기하는 것이 아니다. 오히려 '내버려 둘(let go)' 수 있다는 것을 배우고, 당신이 문제에 빠진 기분이고 어떻게 나아가야 할지 모를 때 초월적 존재에 의지하는 것이다. 문제의 해답이 즉시 나타나지 않을 때 그냥 내버려 두는 것을 배우는 일은 삶에서 걱정과 불안을 줄이는 데 큰 도움을 줄 수 있다. 마음의 평화는 그러한 불안이 사라질 때 생기는 것이다.

자신감

당신은 초월적 존재와 관계를 맺으면서 당신이 스스로를 창조하지 않았음을 기억하게 된다. 당신은 자신이 새, 별, 나무처럼 우주의 한 부분임을 깨닫게 된다. 만약 우리가 사는 우주가 다정하고 지지적이라면(초월적 존재와의 관계 맺음이 이것을 믿도록 도울 것이다) 당신이 여기에 있다는 이유 하나로 본질적으로 당신은 훌륭하고 사랑스럽고 존중받을 가치가 있을 것이다. 당신이 어떻게 행동하건 간에(어떠한 선택을 하건) 당신은 여전히 훌륭하고 가치가 있다. 당신이 스스로에게 부정적인 평가를 내리는 것은, 당신이 다른 모든 것과 마찬가지로 우주의 창조물이라면 결정적인 영향을 미치지 못한다. 누군가 재미있게 한 말처럼, "신은 쓰레기를 만들지 않는다." (물론 이러한 유형의 합리화는 무례하고 비윤리적인 행동의 정당화에 사용될 수도 있다. 본질적으로 사람이 어떻게 행동하는지와 사람이 무엇인지에 대해 구별하는 것을 명심하는 것은 중요하다.)

무조건적 사랑을 주고받을 수 있는 능력

초월적 존재의 가장 기본적인 특징은 당신에게 무조건적 사랑의 경험을 제공한다는 것이다. 이는 로맨틱한 사랑이나 평범한 우정과는 구별되는 종류의 사랑이다. 그것은 어떠한 조건에도 관계없이 타인의 행복을 위한 절대적 보살핌을 의미한다. 다른 사람이 어떻게 보이거나 행동하는 것에 상관없이, 그 사람을 판단 없이 측은하게 여기고 돌보는 것이다. 초월적 존재와 깊이 연결될수록, 당신은 삶에서 더 큰 정도의 무조건적 사랑을 경험하게 될 것이다. 당신은 당신의 마음이 사람들과 그들의 걱정에 대해 더 쉽게 열린다고 느낄 것이다. 당신은 그들에 대한 판단이나 그들을 비교하는 데에서 더 자유로워짐을 느낄 것이다. 무조건적 사랑은 다른 사람들에게 사랑을 주는 능력의 증진과 당신의 삶에 다가오는 무조건적 사랑을 더 잘 경험하는 데에서 모두 나타난다. 당신은 두려움을 덜 경험하고 기쁨은 더 경험하기 시작할 것이며, 다른 사람들이 무조건적 사랑을 경험할 수 있도록 도울 것이다. 이러한 종류의 사랑은 당신이 하고자 하는 일을 하기 위해 당신이 삶에서 필요로 하는 모든 것을 쓰는 경험을 통해 명백해진다. 이에 대해 성경에는 다음과 같이 나타나 있다. "먼저 그의 나라와 그의 의를 구하라. 그리하면 이 모든 것을 너희에게 더하시리라."

지 침

초월적 존재와 관계를 발전시키는 일은 결정을 내리고 문제를 해결하는 데 지침을 제공한다. 초월적 존재는 당신의 지능을 통해 해결할 수 있는 것을 넘어서는 우주적인 지혜다. 전통적 종교에서는 이를 '신의 전지전능함' 이나 '신성' 이라고 불렀다. 당신은 초월적 존재와 연결됨으로써 이 위대한 지혜를 모든 종류의 문제를 해결하는 데에 이용할 수 있다. 당신은 무언가에 대한 깊은 확신을 느낄 때나 직관적으로 번득인 생각이 꽤 정확한 것으로 밝혀졌을 때 이미 초월적 존재의 양상을 경험했을 것이다. 당신은 초월적 존재를 지침으로 사용하는 것을 배움으로써 조만간 모든 진실한 요청이 답을 얻는 것에 놀랄 것이다. 그리고 그 대답의 질은 일반적으로 당신이 자신의 지능이나 의지로 발견할 수 있는 수준을 넘어선다.

당신과 초월적 존재 간의 친밀한 관계를 정의하는 특성들은 없다. 그것들은 모두 개인적 회복과정에 의미 있는 방식으로 기여할 수 있다. 초월적 존재를 인식하기 위한 방법은 매우 많다는 것을 명심하라. 당신이 선택하는 특정한 방법은 그것이 전통적이건 비전통적이건 당신에게 달려 있다. 당신이 선택한 방법에 대한 헌신의 범위와 성실성이 당신이 경험하는 개인적 치유의 정도를 결정할 것이다.

영성과 관련된 신념의 변화

영성의 개발은 새로운 경험으로 이끌고 느끼는 방식에 변화를 줄 뿐만 아니라 인생과 세상에 대한 기본 신념과 가정을 변화시킬 수 있다. 당신이 영성을 개발시킬수록, 일반적으로 인생의 의미가 무엇이고 당신의 삶이 구체적으로 어떠한지에 대한 많은 신념이 극적으로 바뀔 수 있다. 그리고 이러한 기본 신념이 변화함에 따라 당신의 상태—불안에 대한 개인적 노력—에 대한 관점 또한 바뀌기 시작한다.

이러한 신념의 변화는 스스로에게 더 연민을 갖고 인내하게 하며, 당신이 부딪히게 되는 도전들을 임의적이고 의미 없다고 보는 대신 그것들의 깊은 의미를 발견하게 한다. 당신은 불안과 같은 어떤 문제를 갖는 희생자처럼 느끼는 것이 점점 줄어들 것이다. 대신 자신의 상태를 스스로를 더 성장시키고 확장시킬 수 있는 '기회' 로 여기게 될 것이다.

다음에는 최근 영성과 관련되는 열 가지 가정의 목록을 제시하였다. 그것들은 하나의 자원, 전통 혹은 신조에서 비롯된 것이 아니며 나의 개인적인 경험에 기초한 것이다. 비록 나의 개인적인 관점을 반영하고 있으나 이런 개념들은 나의 내담자 중 많은 사람과 논의할 때 출발점으로 유용하게 사용되었다. 그 개념들을 읽으면서 그것이 적합하거나 말이 되는지를 생각해 보고, 그렇지 않다면 그것들을 사용하지 않아도 좋다. 우리 각자는 스스로 만들어야 할 인생에 대한 기본 철학을 지니고 있다.

이런 개념 중 일부는 당신으로 하여금 의미 있는 타자, 믿을 수 있는 친구 혹은 목사, 신부, 랍비와 의논하고 싶게 만드는 질문을 유발할 수도 있다. 모든 개념은 삶에 대해 보다 긍정적인 관점을 이끌어 낸다. 이들 중 당신에게 맞는 어떤 것을 적용함으로써 당신의 상태—일반적인 인생뿐만 아니라—에 대한 태도가 조금 더 긍정적으로, 덜 부담스럽게 됨을 발견할 수 있을 것이다.

❶ 인생은 학교다. 인생의 기본 의미와 목표는 그것이 의식의 성장을 위한 '교실'이라는 것이다.

대부분의 사람들은 인생의 의미를 그들이 큰 가치를 두는 사람, 활동, 자기 이미지, 사물로 정의 내리는 경향이 있다. 당신이 인생에서 무엇—가족, 다른 사람, 일, 특정한 역할이나 자기 이미지, 건강 또는 물질의 소유 등—에 가장 가치를 두건 이러한 것들이 당신 인생의 의미를 정의할 것이다. 만약 당신이 가장 가치를 두는 것을 잃는다면 당신의 삶은 의미를 잃은 것처럼 보일지 모른다. 잠시 동안 당신이 인생에서 가장 높은 가치를 두는 것은 무엇이며, 무엇이 당신에게 가장 큰 만족감과 안전감을 주는지 생각해 보라. 그리고 그것들이 갑자기 사라진다면 당신의 삶이 어떻게 될지 그려 보라.

물론 당신이 가치를 두는 모든 것은 결국 사라질 것이다. 당신이 아끼는 것 중 어떤 것도 영원히 지속될 수는 없다. 그러나 당신이 가치를 두는 모든 것이 언젠가 끝이 난다면 인생의 근본적인 의미는 무엇일까? 당신의 현재 삶보다 더 실재하는 것은 없음을 가정하는 동안은 어떠한 근본적인 의미도 없는 것처럼 보인다. 당신은 마침내 인생이 갖는 유일한 의미는 지금 이 순간 당신이 만들어 가는 것이라고 말하게 될 것이다(장 폴 사르트르[Jean-Paul Sartre]나 다른 실존주의자들이 그랬던 것처럼). 이 외에 인생은 어떠한 의미도 없는 것처럼 보인다. 인생을 포함하여 모든 것이 결국 사라지게 마련인데 어떻게 그 안에 근본적인 것이 있을 수 있을까?

영성에 대한 전통적 · 현대적 형태의 대부분은 이 실존적 범주를 넘어선다. 그 대부분은 인간의 삶에서 그것이 전부가 아니라는 가정을 갖는다. 우리 안의 어떤 것들은 인간의 삶 너머까지 지속되므로 인생을 최종 목적지가 아닌 잠시 머무는 곳으로 볼 수 있다. 인생은 살아 있는 동안 충분히 이해하거나 밝히지 못하는 무언가를 위한 준비 혹은 훈련 기간으로 이해될 수 있다.

이는 인생의 '근본적' 의미에 대한 특정한 해석으로 내가 가장 타당하고 도움이 된다고 생각한 것이다. 만약 인생의 최종적 의미가 의식—지혜나 사랑의 능력을 기르기 위한—의 성장을 위한 교실이나 학교라고 한다면 모든 것이 사라진다는 사실은 완전히 새로운 의미를 갖게 된다. 인생에서 마주하게 되는 일이나 도전 그리고 당신의 반응은 절대적인 영향을 갖지 않는다. 그렇다고 아무 의미가 없는 것도 아니다. 그것들은 당신이 스스로 신청해서 터득할 때까지 최선을 다해야 할 학교 수업과 더 비슷하다. 각각의 수업은 그것을 완수할 때까지 반복된다. 당신이 예전 수업을 다 익히면 새로운 수업이 주어진다. 이 '지구 학교'는 당신이 배우고 성장하는 곳이지 당신이 최종적으로 살게 될 곳은 아니다. 마침내 당신은 교실을 떠나 나아갈 때를 맞이하게 된다.

❷ 역경이나 힘든 상황은 당신의 성장을 위해 만들어진 수업이다. 그것들은 운명의 우연적 · 변칙적 소행이 아니다. 더 큰 틀에서 보면 모든 일은 목적이 있어 일어난다.

당신이 인생은 교실이라는 생각을 받아들인다면 당신 인생에서 나타나는 역경과 어려움도 성장을 위한 수업으로서 교육과정의 한 부분이라고 볼 수 있을 것이다. 이는 인생의 불행을 운명의 임의적 변화로 보는 관점과 매우 다른 것이다. 후자의 관점은 피해의식(sense of victimization)을 초래할 수 있다. 당신은 누군가는 불행에 싸여 있는 동안 다른 누군가는 행운을 갖는 불공평한 처우를 보이는 변덕스러운 세상에서 무기력하게 느끼는 것을 그만둘 수 있다.

여기에 제시된 관점은 인생의 어려움이 지혜, 연민, 사랑과 다른 긍정적인 가치들의 성장을 촉진시키기 위한 수업이라는 것이다(어떤 종교적 전통에서는 '시험[test]'이라고 하기도 하지만, 나는 '수업[lesson]'이라는 표현을 더 선호한다.). 어려움이 클수록 배움과 성장의 잠재력 또한 커진다. 당신이 이 생각을 받아들인다면, 당신이 할 수 있는 다음 질문은 누가 당신의 교육과정을 만들고 인생 수업을 '배정'했는가 하는 것이다. 우리 중 많은 사람들은 주어진 삶의 도전이 특히 어렵다고 생각될 때 이런 질문을 할지 모른다. 우리는 우리가 마주하게 되는 불행이나 한계에 대해 이의를 제기하고 불평을 늘어놓는 경향이 있다. '사랑의 하나님이 어떻게 이런 일을 하실 수 있지?' 하는 의문이 생긴다.

이런 의문에는 쉬운 답이 없다. 여러 영적 전통들이 이 문제(서양 전통에서는 '카르마' 라고 하고, 유대-기독교 전통에서는 '시험' 이나 '유혹' 이라고 한다)에 대해서 각각 다른 관점을 갖고 있지만, 우리 중 누구도 우리의 인생 수업이 어떻게 관리되고 정해지는지를 완전히 이해할 수 없다. 우리는 왜 그런지를 충분히 이해하지 못한 채 인생에 도전하며 분투하고 있다. 명백해 보이는 것은 그 수업이 언제나 쉽다면 성장이 일어나지 않는다는 것이다. 만약 인생의 목표가 우리로 하여금 지혜, 의식, 연민을 성장시키게 하는 것이라면 그 수업들은 어려울 필요가 있다. 이는 완전히 위안이 되는 시각은 아니지만 적어도 인생에서 일어나는 어려운 상황을 이해할 수 있게 해 준다.

이러한 관점을 갖고, 당신은 '왜 나에게 이런 일이 일어났지?'라고 묻는 것을 멈추고 보다 건설적인 질문을 할 수 있게 된다. '이 일이 내게 가르쳐 주려는 것은 뭐지? 내가 여기에서 무엇을 배울 수 있지?' 걱정이나 근심이 당신을 괴롭힐 때, 앞의 질문 대신 뒤의 두 질문들을 해 보려고 노력하라.

③ 당신의 개인적 한계와 약점은 내적 성장을 위해 작업해 나가야 할 자료가 된다. 때때로 당신은 적절한 노력을 통해 그것들을 극복하고 치유할 수 있다. 한편으로 그것들은 당신의 잠재력을 극대화하기 위해 오랫동안 당신과 머무를 수도 있다. 당신의 한계로 인해 자신이 어떤 식으로든 잘못되었다고 인식할 필요는 없다.

당신이 지니고 살기에 가장 힘들다고 여겨지는 자신의 개인적 한계에 대해 생각해 보자. 불안장애를 다루면서 당신의 상태를 생각해 보자. 당신은 왜 공황장애, 광장공포증, 사회공포증, 강박장애 등을 몇 개월씩 혹은 그 이상 다루어야 하는지 묻고자 할 것이다. 당신은 약물치료를 포함한 모든 가능한 처치를 동원해 왔을 것이다. 그리고 의미 있고 실제적인 회복을 경험하고 있을 것이다. 다양한 사례에 따르면 불안장애의 완치는 가능하다. 당신이 1년 혹은 2년간 가능한 모든 처치를 해 오고 상당 부분 개선되었음에도 여전히 완치되지 않았다고 해 보자. 그것을 실패라고 불러야 할 것인가? 완치된 이들에 비해 기술과 인내가 부족하다는 것이 이유가 될 것인가?

당신이 여전히 완치되지 않았다면 거기에는 의미심장한 성장 경험이 있을 것이다. 짧은 시간 안에 극복한다는 것은 당신의 자신감을 북돋아 줄 것이다. 그럼에도 연민과 인내의 능력을 개발시켜 주지는 못한다. 스스로가 자신의 약점으로 인해 분투해 본 사람은 다른 이들의 어려움을 공감하고 받아들이는 힘을 갖게 된다.

두 번째 예로, 당신은 자신이 통제하지 못하는 어려움을 통해 신이나 초월적 힘과 같은 것들이 당신에게 선한 영향을 미치도록 하는 법을 배우게 된다. 당신이 아무리 노력해도 해결되지 않는 상황은 당신이 그런 영향을 받아들이도록 돕는 길이 된다. 그런 상황에서는 다른 선택의 여지가 없다. 계속해서 싸운다고 해 봐야 스트레스 받고 힘만 들 뿐이다. 당신이 뭔가 해 보려고 애쓰는 일을 중지할 때 일종의 치유가 일어나는 경우가 있다. 이것은 당신이 아무것도 할 필요가 없다는 것을 말하는 것이 아니라 먼저 당신 자신을 돕는 것으로부터 시작할 수 있다는 것이다.

요약하자면, 미해결 상황에 대해서 자신을 비난하는 것은 옳지 않다. 그런 상황은 자신의 내적 자아를 성숙하게 한다. 상황 자체가 아니라 그것을 통해 무엇을 배우고 어떻게 반응할지가 중요한 것이다.

④ 당신의 삶에는 창조적 목적과 사명이 있다. 개발하고 생산할 당신만의 창조성이 있다.

삶은 우연히 일어난 것이 아니라 심오한 계획을 따르는 것이다. 이런 계획은 우리 모두가 명확히 인식하지는 못하지만 창조된 것이다. 그것의 일부분은 앞의 세 섹션에서 기술된 성장에 관한 교훈으로 구성되어 있다.

삶의 계획의 또 다른 중요한 측면은 당신의 창조성과 '재능'이다. 우리 각자는 그러한 의미와 목적을 가지고 있다. 당신의 창조적 재능의 온전한 표현과 개발은 이 장의 앞에서 이미 언급된 '삶의 목적' 또는 '삶의 사명'이라고 한다.

삶의 목적이란 당신의 삶에서 성취하고 완성하며 온전히 느끼기 위해 해야 할 필요가 있는 것을 느껴 보는 것을 말한다. 그것은 복제할 수 없는 당신 고유의 것이다. 당신만이 할 수 있다. 그것은 오로지 당신 내면에서 나오는 것이지 당신의 부모, 파트너, 친구 등이 원해서 될 것이 아니다. 일반적으로 그것은 당신을 통해서 다른 이들과 일에 영향을 미친다.

당신의 목적과 사명은 소명이 될 수 있다. 그것의 영역은 전 세계가 될 수도 있고 주변 사람이 될 수도 있다. 그 예로는 가족 부양, 악기 익히기, 노약자를 위한 봉사, 시 쓰기, 감동적인 연설, 정원 가꾸기 등이 있다.

자신의 창조적인 재능을 표현하고 개발할 때까지 당신의 삶은 불완전해 보일 것이다. 당신은 자신이 진정 무엇을 원하는지, 무엇을 위해 이 세상에 왔는지 모르기에 더욱 불안할 것이다. 이 장의 첫 부분은 당신이 자신의 창조적 목적과 사명을 알아가도록 고려되었다. 당신이 아직 그것이 무엇인지 확실치 않다면 앞의 '인생 목표 질문지'를 믿을 만한 친구나 상담자와 더불어 실시해 보라. 또한 당신은 나오미 스테판(Naomi Stephan)의 『당신 삶의 사명을 찾아서(*Finding Your Life Mission*)』라는 책을 찾아서 읽어 볼 수 있다.

5 초월적 지지와 안내는 언제든 유용하다.

이 개념은 영성에 관한 부분의 기초를 이루고 있다. 과도한 불안과 공포는 당신이 분리되어 있고 홀로 있다는 인식에서 출발한다. 또는 당신이 거절되고 잃어버리게 될 것이라는 기대에 기초한다. 진실을 보면 당신은 혼자가 아니다. 모든 사람으로부터 떨어져 있다고 느낄 때에도 여전히 또 다른 지원의 원천이 있다. 초월적 존재란 우주를 창조하고 유지하는 이론적 존재에 그치지 않는다. 그것은 당신이 개인적 관계를 맺을 수 있는 힘, 권력, 존재다. 이러한 관계는 다른 사람들과도 맺을 수 있는 개인적인 것이다.

이러한 개인적 관계에서 당신은 지지와 안내를 경험할 수 있다. 지지는 종종 당신의 낮은 동기와 좌절을 고무시켜 주는 영감과 열정의 형태로 나타난다. 안내는 당신이 필요로 하는 방향과 판단을 제공하는 통찰과 직관의 형태로 나타난다. 종종 이러한 형태의 통찰과 직관은 당신의 이성으로 결정하는 것보다 훨씬 더 지혜로운 것이 된다.

당신은 이것에 대해 딜레마를 경험할 수도 있다. 영감과 직관이 당신의 잠재의식 속에서 오는 것이라면 어떻게 초월적 존재에서 나오는가? 의식적 차원에서 보면 모든 것이 분리되어 있다고 보인다. 당신은 당신 자신이 다른 이들, 세상, 초월적 존재로부터 분리되어 있다고 인식할 것이다. 하지만 의식적 차원에서는 인식할 수 없는 또 다른 영역이 있다. 거기서는 모든 것이 연결되어 있다. 동양 철학자들은 이를 '모든 것이 담겨 있는 하나'라고 부른다. 데이비드 봄(David Bohm)과 같은 정신과 의사는 그것을 '연결 상태'라고 부른다. 그리고 신약 성경에서는 그에 대해 "하늘나라가 너희 안에 있다."라고 말한다.

초월적 존재로부터의 지지와 안내를 받기 위해서는 간단하게 묻기만 하면 된다. 더 이상 필요한 것은 없다. 이것이 너무 쉽게 보이겠으나, 당신 스스로가 모든 것을 통제하고 해결해야만 한다고 믿는다면 실행하기가 어려울 것이다. 마찬가지로 지지를 위한 이성적 선을 넘어가는 비이성적이고 취약하다는 느낌이 있다면 쉽지가 않을 것이다. 초월적 존재를 의지하고 믿기 위해서는 일종의 겸손함과 상황을 그대로 둘 수 있는 마음이 필요하다. 상황에 머무르고 믿는 능력은 배울 수 있는 것이다. 가장 배우기 어려운 삶의 교훈은 머무르기일 것이다.

초월적 존재가 당신을 돕도록 허락할수록, 당신은 자신의 통제력을 제거하는 것이 때로 적절하다는 것을 알게 될 것이다.

❻ 초월적 존재와의 접촉은 당신의 개인적 경험 안에서 직접적으로 이용 가능하다.

당신의 직접적인 경험 안에서 초월적 존재와 함께 개인적 관계를 발견할 수 있다. 다른 사람과의 관계와 마찬가지라고 보면 된다. 이것은 상호적인 관계다. 당신은 지지, 안내, 영감, 평화, 내적 힘, 희망, 그 밖의 다른 여러 재능을 초월적 존재로부터 받을 수 있다. 동시에 기도와 직접적인 소통을 통해 당신이 느끼고 있는 감사와 존중의 마음을 전달할 수 있다. 그러한 소통은 당신이 관심을 가지고 시간을 투자할수록 늘어나고 깊어지게 된다.

초월적 존재가 당신의 개인적 경험 속에 나타날 수 있는 다양한 방식이 있다. 몇 가지 예는 다음과 같다.

- 사랑스러운 존재로부터 지지받는 느낌
- 내적 앎 또는 직관적 인식: 깊은 통찰을 하며, 분명하고 명료한 인식을 갖게 되는 것
- 자연의 아름다움을 주시할 때 느끼는 경외감과 놀라움
- 비전의 경험: 영적 존재의 마음의 안팎에서 나오는 시각적인 인상
- 동시성: 당신 안에서 일어나는 일과 밖에 있는 것들이 동시에 들어맞는 것. 단순한 우연 이상의 느낌. 예를 들어, 당신이 무언가를 골똘히 고민하며 차를 몰고 있을 때 당신 앞으로 번호판에 '그냥 놔두세요.' 라고 쓰인 차가 지나가는 경우
- 기적: 예를 들어, 의학적으로 설명 불가능한 자발적 치유

당신이 이것을 읽어 가는 동안, 당신 자신의 경험 안에서 초월적 존재의 현존을 경험했는지 생각해 보라. 앞에 언급된 예 외에도 많은 형태가 있다.

❼ 초월적 존재에게 진지하게 물어보는 질문은 반드시 답을 얻게 된다.

이것은 초월적 존재가 우리를 지지하고 안내한다는 것의 연장선상에 있다. 이를 따로 다루는 것은 단순히 초월적 존재의 지지와 안내가 당신에게 주어질 뿐만 아니라

당신이 먼저 물을 수도 있다는 것을 말한다. 예수가 말한 "구하라, 그러면 받을 것이다."라는 말은 특정 종교적 배경에 관계없이 진실이다.

기도가 응답된다는 것은 모든 종교의 기본 가정이다. 당신은 자신의 기도가 응답되는 경험을 했을지 모른다. 당신이 진지하게 구하는 정도가 응답과 관련이 있다고 보인다. 당신이 압도되는 경험을 할 때 초월적 존재에 도움을 구하면 그 상황이 개선되거나 짧은 시간 안에 변하는 것을 종종 경험하게 된다.

기도의 효과를 증명하는 과학적 연구가 있다. 기도에 관해 잘 통제된 경험적 연구들은 의학박사 래리 도세이(Larry Dossey)의 책 『영혼의 회복: 과학적이고 영적인 탐구(*Recovering the Soul: A Scientific and Spiritual Search*)』에 기록되어 있다.

요컨대, 기도가 효과적이라는 생각에 대한 일화들과 연구 증거가 있다. 이것은 당신이 기도하는 모든 것이 무조건 이루어진다는 것을 말하지는 않는다. 거기에는 어떤 조건이 있다. ① 기도는 매우 진실하고 간절해야 한다는 점이다. ② '답' 또는 응답은 직접 오지 않을 수도 있으며 며칠, 몇 주 또는 몇 달이 지나기도 한다. ③ 응답은 한 번에 오는 것이 아니며, 단계를 밟아서 오는 경우가 있다. 기도는 다양한 방식으로 응답되고, 때로는 당신이 기대하지 않은 방향으로 응답이 온다. 어떤 기도가 응답받을지 사전에 안다는 것을 불가능하다. 분명한 것은 응답은 나타나고 그것이 당신의 최고선을 위한다는 것이다.

❽ 당신의 가슴 깊숙이에서 구하는 것은 반드시 응답될 것이다.

긍정적 변화와 치유를 일으키는 가장 강력한 것 중 하나는 진지하게 전념하는 것이다. 내담자와 함께했던 나의 경험을 보면 전념의 힘은 기적적인 결과를 나타낸다. 자신의 모든 것을 걸고 믿고 헌신하는 사람은 성취하게 된다. 당신이 전념하게 될 때 그것은 당신의 최고선을 위하면서도 다른 이의 최고선과도 충돌하지 않게 된다.

깊이 몰입한 전념은 변화시키고 자신의 의식에 초점을 두게 해 준다. 그것은 당신과 떨어진 바깥세상에 영향을 주기도 한다. 세상사는 당신의 깊은 의도에 따라 전개될 것이다. 이에 대해 괴테(Goethe)는 다음과 같이 말하고 있다.

> 시작하고 창조하는 모든 행위의 바탕에는
> 단 하나의 진리가 있다.

그 진리에 대한 무지는
수많은 생각과 빛나는 계획을 죽인다.
사람이 자신을 완전히 헌신하는 순간
신의 섭리도 움직인다.

절대로 일어나지 않았을 모든 일이
그를 돕기 위해 일어난다.

사건의 모든 흐름이 그 결심으로부터 나와서
아무도 꿈꾸지 못한 뜻밖의 사건과 도움들이
그 사람의 편을 들어 발생한다.

⑨ 사랑은 두려움보다 강하다. 순수하고 무조건적인 사랑은 당신의 초월적 존재(신)로부터 나오고, 그 사랑은 당신의 존재와 모든 존재의 중심에 이미 있다. 모든 두려움은 분리의 다른 형태로 이해될 수 있다. 이는 다른 이들, 자신 그리고 신과의 분리이며, 모든 것을 묶어 주는 것으로부터의 분리다.

사랑은 그 깊이로 인해 두려움보다 강력하다. 의식의 수준에서 사랑은 다른 사랑과 연합하고 싶어 하는 감정으로 정의된다. 하지만 깊은 내면의 수준에서 사랑은 '기저 상태' 혹은 모든 우주의 기본 토대다. 이것이 서양과 동양 종교 모두의 기본 전제가 된다. 그것은 우리의 핵심과 본질에 있는 것이므로 소유하거나 소유하지 못하는 어떤 것이 아니다. 두려움은 깊지만 사랑만큼 깊을 수는 없다. 두려움은 우리가 그 기반으로부터 분리되었다고 느낄 때에만 일어나기 때문이다.

"우리는 하나다."라는 유명한 금언은 사랑에 대한 진실을 표현하고 있으며, 사랑은 우리의 인식적 정의를 넘어서는 진리라는 것을 말하고 있다.

우리가 경험하는 대부분의 불안은 방치, 거부, 치욕, 통제 상실, 구속, 부상 혹은 사망에 대한 특정한 두려움과 연결된다. 두려움은 당신의 상황과 과거 경험에 기반해 이러한 형태 중 하나가 된다. 그럼에도 당신이 분리를 경험하지 않는다면 그 두려움 중에 어떤 것도 일어날 수 없다. 두려움은 분리의 정도만큼 일어난다. 내면의 기반에서 우리가 서로 연결되어 있다는 것이 사실이라면 모든 두려움은 단지 착각일 뿐이다. 우리가 있는 그대로의 현실을 인식할 수 있다면 더 두려워할 이유가 없다.

사랑과 두려움은 인류에게 가장 심오하게 자리 잡고 있다. 그럼에도 사랑은 두려움보다 언제든지 크다.

⑩ 죽음은 끝이 아닌 전환이다. 우리의 본성 또는 영혼은 육체적 죽음에도 불구하고 여전히 있다. (죽음을 끝이라고 여기는 것은 착각에서 기인한다.)

이러한 기본 생각은 세계의 모든 종교에 공통적인 것이다. 죽음 이후의 삶에 대한 개념은 약간씩 다를지라도 죽음 이후에 영혼이 살아 있다는 것은 모두가 공통적으로 믿고 있다.

15년 전에 실시된 '가사(假死) 체험' 에 관한 광범위한 연구에서 이것이 증명되었다. 이 연구는 결과적으로 생존했지만 의학적 죽음을 경험했던 사람들의 보고에 기반한다. 이 보고서에서는 몇 가지 것들을 이야기하고 있는데, 예를 들어 터널을 통과한다든지, 사랑과 이해를 보여 주는 빛의 존재를 만난다든지, 자신의 전생을 본다든지, 이미 죽은 친지들을 만난다든지 하는 것들이 포함된다. 더 적은 수의 보고에서는 자신이 경험한 다른 지역의 장면을 보고하기도 한다. 세계적으로 나타난 수천 가지 사례들이 의식이 죽음을 극복한다는 것을 '증명' 할 수는 없지만 꽤 신빙성 있는 자료를 제공하고 있다. 보고서에 따르면 '가사 체험' 을 한 사람들은 영적으로 더 편안해짐을 느꼈다고 한다. 그들이 경험한 것을 단지 꿈이라고 한다면 그러한 경험이 왜 그리 깊고 강한 영향을 미치겠는가?

병이나 부상에 대한 두려움의 기저에 죽음의 두려움을 느끼고 있는가? 그렇다면 가사 체험에 관한 보고서를 읽고 당신의 죽음 이후의 삶에 대해 결론을 내려 볼 것을 권한다. 레이먼드 무디(Raymond Moody)의 『삶 이후의 삶(*Life After Life*)』과 『삶 이후의 삶에 관한 고찰(*Reflection on Life After Life*)』을 읽는 것은 좋은 시작이라고 생각한다. 하지만 나는 케네스 링(Kenneth Ring)의 『오메가를 향한 치유(*Heading Toward Omega*)』를 특별히 추천한다.

연습 1: 영성과 당신의 상태에 관한 관점

이상의 열 가지 가정으로 돌아가 보자. 어느 것이 당신에게 적합한지를 결정하라. 질문하고 논의하고 싶은 가정이 무엇인지를 결정해 볼 수도 있다. 혹은 말이 안 되는 소리라고 생각하는 것을 정할 수도 있다.

그중 몇몇이 사실로 다가온다면 그것을 믿는 것이 당신의 불안 상황을 어떻게 바꿀 것 같은가? 삶에 대한 당신의 견해는? 별도의 종이에 이 두 가지 질문에 대한 당신의 답변을 써 보자.

연습 2: 초월적 존재와의 만남

다음의 연습은 당신이 불안이나 걱정을 야기하는 문제를 다룰 때 초월적 존재와 연결하기 위해 돕도록 고안된 것이다. 적절하다고 생각될 때 활용해 볼 것을 권한다. 당신 자신에게 이완할 시간을 주고, 확언과 심상화로 작업하기 전에 집중할 시간을 주라.

❶ 앉거나 누운 자세로 편안히 있으라. 이완할 수 있는 자신만의 방법으로 5분간을 보내라. 당신은 복식호흡, 점진적 근육이완, 편안한 장소로 가는 심상화 또는 명상을 할 수 있다(특정 이완 기법을 위해서는 4장을 보라.).

❷ 여전히 인식되지 않는다면 상황, 사람 등 당신이 걱정하고 있는 것을 떠올리라. 그것이 명료해질 때까지 집중하라. 불안이 올라오면 그대로 느끼라.

❸ 최대한 확신하고 긍정하라.

- "나는 이것을 초월적 존재에게 가져간다."
- "나는 이 문제를 초월적 존재(혹은 신)에게 풀어 놓는다."

  기분이 나아질 때까지 원하는 만큼 천천히, 조용히 이 문장을 반복하라. 이를 하는 동안에 당신의 초월적 존재에 관한 생각을 뒤따르는 마음에 집중하는 것이 좋다.
- 그것은 '모든 것을 안다'. 이는 당신의 의식이나 인식을 초월한다는 것을 말한다.
- 그 위대한 지혜 속에서 당신의 초월적 존재는 당신이 걱정하는 모든 것의 답을 가지고 있다.
- 지금 당장 답을 찾을 수 없더라도 초월적 존재의 도움으로 해결되지 못할 일은 없다는 것을 확신하라.

❹ 당신이 시각 중심적이라면 당신의 초월적 존재를 만난다고 상상해 보자. 당신은

정원에 혹은 아름다운 장소에 있다. 그러고는 초월적 존재가 당신에게 다가온다고 상상해 보자. 처음에는 흐릿하다가 점점 분명해진다. 당신은 그것이 사랑과 지혜를 보여 줌을 알 수 있다. 그것은 지혜로운 노인, 빛, 예수, 당신 지역의 최고 권위자를 또는 초월적 존재를 보여 주는 다른 형상일 것이다.

❺ 초월적 존재를 보았다면 단순하게 도움을 구하라. 예를 들어, '나는 ~에 대한 당신의 도움과 안내를 구합니다.' 라고 당신의 요청을 편안함이 느껴질 때까지 반복하라.

당신은 초월적 존재가 바로 응답하거나 통찰을 주는지를 알기 원할 수 있다. 답이 없더라도 지속해서 요청하는 것이 중요하다. 이 과정의 목적은 초월적 존재에 대한 신뢰와 믿음을 발달시키기 위함이다.

이 과정의 핵심은 진정한 겸손의 태도다. 초월적 존재에게 도움을 구함으로써 당신은 의식적 통제과정의 일부를 제거하고 신뢰에 대한 의지를 연습하게 된다.

❻ 선택 사항: 적절하다면 하얀 광선을 자신이 불안과 걱정을 느끼는 자리에 비추라. 종종 그 자리는 명치나 위의 '파인 곳' 이 될 것이다. 불안이 물러날 때까지, 그리고 그것이 완전히 해결되고 편안해질 때까지 그 자리를 비추라.

이러한 과정을 시도해 보라. 당신이 초월적 존재와 연결된다는 느낌이 들기까지는 대략 30~45분 정도가 필요할 수 있다. 이 과정을 마친 후에 다음 날 다시 걱정이 찾아온다면 당신이 그 걱정에 숙달될 때까지 단순히 매일 연습을 반복하면 된다.

영적 삶의 개발을 위한 선택 사항

다음의 방법을 통해서 영성에의 전념을 깊게 할 수 있다.

❶ 교회나 자신에게 맞는 종교 단체에 정기적으로 참여하기

❷ 영감을 주는 책을 정기적으로 읽기: 하루에 한 번, 일어났을 때, 점심시간 혹은 자기 전에 하면 좋다.

❸ 규칙적으로 명상을 연습하기(18장 참조)

❹ 정기적으로 영적 간증과 기도하기

❺ 당신의 필요에 맞는 12단계 프로그램에 참여하기: 12단계 프로그램은 중독치료에 효과적인 잘 조직된 접근법이다. 이 프로그램은 알코올중독자를 위해 50여 년 전에 시작된 것이지만, 지금은 정서, 상호의존, 과식, 성과 사랑 중독, 일 중독 등에 유효하다. 지역 알코올센터의 전문가와 상의해 보라.

마지막 경고

이 장을 읽으면 영성이 만병통치약처럼 느껴질 수 있다. 당신은 초월적 존재와의 관계를 모든 불안과 걱정의 해결책으로 여길 수 있다. 하지만 현실은 다르다. 당신은 여전히 이 책의 다른 장에 나와 있는 전략들을 적용해야 한다. 이완, 연습, 공황에 대한 대처 전략, 둔감화, 혼잣말과 비합리적 신념 대체하기, 감정 표현하기, 자기주장하기, 자존감에 대한 작업 등이 필요하다.

영성의 개발은 당신에게 영감을 주고 이러한 회복 프로그램을 계속하기를 바라는 것이다. 이는 당신이 무기력해지고 좌절하고 혼란스러울 때 다음 단계로 이동할 수 있는 힘을 제공할 수 있다.

활동 요약

1. 당신은 자신만의 인생의 목적과 목표를 알고 있는가? '인생 목표 질문지'를 사용하여 당신이 원하는 것을 명료화하라.
2. '영성과 관련된 신념의 변화' 섹션에 게시된 열 가지 개념을 반영하고 연습 1을 해보라.
3. 당신이 노력으로 해결할 수 없다고 생각되는 일이 있다면 '연습 2: 초월적 존재와의 연결'에 제시된 명상을 수행하라.
4. '영적 삶의 개발을 위한 선택 사항'에 제시된 목록 중에서 다음 달에 좀 더 집중하고 싶은 것이 무엇인지를 결정하라.

참•고•문•헌

당신에게 종교가 있다면 영성에 대한 서적과 안내물에 익숙할 것이다. 당신이 기독교인이거나 유대교인이라면 성경은 훌륭한 통찰과 지혜를 제시해 줄 것이다. 이슬람, 불교, 힌두교 그리고 다른 문화에서도 영적 지혜에 대한 풍부한 저술들이 있다.

당신이 대안적인 영적 관점을 찾고 있다면 '뉴에이지 영성(new age spirituality)' 이라 불리는 것에 매력을 느낄 수 있다. 이 영역에 대해 많은 저서가 있지만 완벽하게 새로운 것은 드물다. 사실 신세대 영성은 수천 년 동안 전해 내려온 고대의 영적 지혜의 재발견이고 재등장이다. 이 분야의 추천 도서는 다음과 같다.

Bourne, Edmund J. *Beyond Anxiety & Phobia*. Oakland, Calif.: New Harbinger Publications, 2001.

Dass, Ram, and Paul Gorman. *How Can I Help?* New York: Alfred A. Knopf, 1986.

Dossey, Larry. *Recovering the Soul: A Scientific and Spiritual Search*. New York: Bantam Books, 1989.

Gawain, Shakti. *Creative Visualization*. Mill Valley, Calif.: Whatever Publishing, 1978.

Gawain, Shakti, with Laurel King. *Living in the Light*. Mill Valley, Calif.: Whatever Publishing, 1986.

Hay, Louise. *You Can Heal Your Life*. Santa Monica, Calif.: Hay House, 1984. (Includes many helpful tools and affirmations for developing self-worth.)

Jampolsky, Gerald. *Good-bye to Guilt*. New York: Bantam Books, 1985.

________. *Love Is Letting Go of Fear*. Millbrae, Calif.: Celestial Arts, 1979.

Moody, Raymond. *Life After Life*. New York: Bantam Books, 1976.

________. *Reflections on Life After Life*. Reprint. New York: Bantam Books, 1983.

Norwood, Robin. *Why Me. Why This. Why Now*. New York: Carol Southern Books, 1994.

Peck, M. Scott. *Further Along the Road Less Traveled*. New York: Simon & Schuster, 1993. (A comprehensive and compelling study of near-death experiences.)

Ring, Kenneth. *Heading Toward Omega*. New York: William Morrow, 1985.

Rodegast, Pat. *Emmanuel's Book*. New York: Bantam Books, 1985.

Roman, Sanaya. *Spiritual Growth*. Tiburon, Calif.: H. J. Kramer Inc., 1989.

Stephan, Naomi. *Finding Your Life Mission*. Walpole, N.H.: Stillpoint Publishing, 1989.

Tolle, Eckhart. *The Power or Now*. Novato, Calif.: New World Library, 1999. (An excellent resource for going beyond the conditioned mind and developing awareness.)

Williamson, Marianne. *Illuminata,* New York: Random House, 1994. (An outstanding collection of thoughts and prayers for modern times.)

Zukav, Gary. *The Seat of the Soul*. New York: Fireside Books, 1990.

찾아보기

《인 명》

Arem, R. 489
Ashton, H. 545

Bailey, C. 160
Bakan, D. 118
Barlow, D. 231
Beattie, M. 327, 430
Beck, A. 41, 288
Benson, H. 125, 553
Black, C. 411
Bloomfield, H. 475
Bohm, D. 594
Bowden, J. 411
Brantley, J. 570
Brown, R. 478

Cannon, W. 72
Cass, H. 471
Connor, K. 473
Cou, E. 337
Crook, W. 493

Davidson, J. 473
Davis, M. 88, 329
Dement, W. 515
Dossey, L. 596
Dufty, W. 459

Emery, G. 41
Eshelman, E. 88, 329

Fanning, P. 283
Feldman, C. 556
Foa, E. 45
Fonda, J. 169
Fox, E. 415
Frankl, V. 89
Freud, S. 119

Gendlin, E. 360
Gold, M. S. 79
Gravitz, H. 411

Hanh, T. H. 556
Hardy, A. 206
Hauri, P. 515
Holmes, R. 68
Hyman, B. 45

Jacobson, E. 87, 133
Jeffers, S. 442
Jung, C. 415

Kabat-Zinn, J. 554, 560
Kornfield, J. 566

Larson, J. M. 480
Lee, J. 505
Lowen, A. 359

Mackay, M. 88, 283, 329
Mandell, M. 461
Maslow, A. 413
Mason, J. 88, 329
May, R. 89, 582
McKay, J. 369
McNally, T. 472
McWilliams, P. 475
Melody, P. 327
Mindell, E. 476
Moody, R. 598

Nordfords, M. 475
Northrup, C. 505
Norwood, R. 327, 430

Peck, M. P. 359
Pedrick, C. 45

Rahe, T. 68
Ring, K. 598
Rogers, P. 369
Rosenthal, N. 506
Ross, J. 480

Sears, B. 463
Segal, Z. 555
Selye, H. 486
Shaffer, M. 88, 329
Simonton, O. C. 338
Spino, M. 169
Stephan, N. 594

Tavris, C. 365
Teasdale, J. 555
Tierra, M. 476
Trickett, S. 545

Weeks, C. 177, 229
Williams, K. 239
Williams, M. 555
Wilson, R. 45
Wilson, R. A. 503
Woititz, J. 411

《내 용》

GABA 75
SAM-e 477
T3 490
T4 490
TSH 490

감마아미노뷰티르산 479
감정적 추론 281
강박장애 43
계절성 정서장애 505, 506
고소공포증 37
고투콜라 476
공황장애 28
공황통제 치료 30
과잉일반화하기 278
광장공포증 30
급성 스트레스 장애 49
길초근 473

내면 아이 415
내부 감각의 둔감화 30
노르프라민 533
노출 33
니코틴 452

데시렐 536
동물 공포증 37
동충하초 501

레메론 536

렉사프로 525
루복스 525
리브리움 530

마음챙김 554
멜라토닌 481
명상 140, 551

바디 스캔 568
바륨 530
범불안장애 40
복식호흡 127
부스파 537
불안 24
불안장애 27
비행기 공포증 37

사인콴 534
사회공포증 34
상상 둔감화 243
생애 사건 68
생애 사건표 69
세르존 536
세인트존스워트 474
셀렉사 525

시계풀 476

아나프라닐 534
아티반 525
얕은 흉식호흡 128
엘라빌 534
엘리베이터 공포증 37
오메가-3 지방산 480
요가 141
웰부트린 536
의사나 치과 의사에 대한 공포증 37
이완 125
이완 훈련 29
인데랄 526
일일 운동 기록 165

자낙스 525
점진적 근육이완 132
졸로프트 525
질병 공포증 38
징코빌로바 476

천둥과 번개에 대한 공포증 38

초월명상 553

카바 470
카페인 450
칸디다증 492
칼슘 469
콤부차 501
클로노핀 525

토프라닐 525, 533
투쟁-도피 반응 155
트란젠 530
트립토판 478
특정 공포증 36

파멜로 525, 533
파이퍼메티스틴 472
팍실 525

항갑상선과산화효소 490
항우울제 525
항티로글리불린 490
혈액-손상 공포증 38
호흡항진증 129

저자 소개

• **Edmund J. Bourne** Ph. D.

20여 년 동안 불안장애와 관련 문제의 치료 전문가로 활동하였으며, 수년 동안 캘리포니아 새너제이와 산타로사의 Anxiety Treatment Center 소장으로 재직하였다. 전 세계의 수십만 독자를 도와주고 있는 불안에 관한 그의 베스트셀러 저서로는 *Natural Relief for Anxiety, Beyond Anxiety & Phobia* 그리고 *Coping with Anxiety*가 있다. 현재 하와이와 캘리포니아에서 상담을 진행하고 있다.

역자 소개

• **김동일** Ph. D.

현재 서울대학교 사범대학 교육학과 교육상담전공 및 특수교육전공 주임교수로 재직 중이며, 한국학습장애학회 회장과 한국교육심리학회 부회장으로 재임 중이다. 서울대학교 교육학과를 졸업하고 교육과학기술부 국비유학생으로 선발되어 미네소타 대학교 교육심리학과에서 석사 및 박사 학위를 취득한 후, Developmental Studies Center Research Associate, 한국청소년상담원 상담교수, 경인교육대학교 교육학과 교수를 역임하였다. 『학습장애아동의 이해와 교육』『BASA: Reading』『특수아동상담』을 비롯하여 30여 권의 (공)저서가 있으며, 150여 편의 학술논문과 20여 편의 상담사례 논문을 발표하였다.

불안 · 공황장애와 공포증 상담 워크북

The Anxiety & Phobia Workbook(Fourth Edition)

2010년 11월 10일 1판 1쇄 발행
2023년 11월 20일 1판 6쇄 발행

지은이 • Edmund J. Bourne
옮긴이 • 김 동 일
펴낸이 • 김 진 환
펴낸곳 • (주) 학지사
04031 서울특별시 마포구 양화로 15길 20 마인드월드빌딩 5층
대표전화 • 02) 330-5114 팩스 • 02) 324-2345
등록번호 • 제313-2006-000265호
홈페이지 • http://www.hakjisa.co.kr
인스타그램 • https://www.instagram.com/hakjisabook

ISBN 978-89-6330-448-9 93180

정가 22,000원

역자와의 협약으로 인지는 생략합니다.
파본은 구입처에서 교환하여 드립니다.